Angewandte Sportphysiotherapie – Obere Extremität

Sven Reuter

Angewandte Sportphysiotherapie – Obere Extremität

Evidenz für Befund und Behandlung

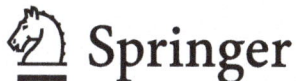

Sven Reuter
PrehabSportsMedicine
Starnberg, Deutschland

ISBN 978-3-662-71383-9   ISBN 978-3-662-71384-6 (eBook)
https://doi.org/10.1007/978-3-662-71384-6

Die Deutsche Nationalbibliothek verzeichnet diese Publikation in der Deutschen Nationalbibliografie; detaillierte bibliografische Daten sind im Internet über https://portal.dnb.de abrufbar.

© Der/die Herausgeber bzw. der/die Autor(en), exklusiv lizenziert an Springer-Verlag GmbH, DE, ein Teil von Springer Nature 2025

Das Werk einschließlich aller seiner Teile ist urheberrechtlich geschützt. Jede Verwertung, die nicht ausdrücklich vom Urheberrechtsgesetz zugelassen ist, bedarf der vorherigen Zustimmung des Verlags. Das gilt insbesondere für Vervielfältigungen, Bearbeitungen, Übersetzungen, Mikroverfilmungen und die Einspeicherung und Verarbeitung in elektronischen Systemen.
Die Wiedergabe von allgemein beschreibenden Bezeichnungen, Marken, Unternehmensnamen etc. in diesem Werk bedeutet nicht, dass diese frei durch jede Person benutzt werden dürfen. Die Berechtigung zur Benutzung unterliegt, auch ohne gesonderten Hinweis hierzu, den Regeln des Markenrechts. Die Rechte des/der jeweiligen Zeicheninhaber*in sind zu beachten.
Der Verlag, die Autor*innen und die Herausgeber*innen gehen davon aus, dass die Angaben und Informationen in diesem Werk zum Zeitpunkt der Veröffentlichung vollständig und korrekt sind. Weder der Verlag noch die Autor*innen oder die Herausgeber*innen übernehmen, ausdrücklich oder implizit, Gewähr für den Inhalt des Werkes, etwaige Fehler oder Äußerungen. Der Verlag bleibt im Hinblick auf geografische Zuordnungen und Gebietsbezeichnungen in veröffentlichten Karten und Institutionsadressen neutral.

Planung/Lektorat: Kathrina Nißle
Springer ist ein Imprint der eingetragenen Gesellschaft Springer-Verlag GmbH, DE und ist ein Teil von Springer Nature.
Die Anschrift der Gesellschaft ist: Heidelberger Platz 3, 14197 Berlin, Germany

Wenn Sie dieses Produkt entsorgen, geben Sie das Papier bitte zum Recycling.

Inhaltsverzeichnis

Teil I Schulter

1 Verletzungen des Akromioklavikular- und des Sternoklavikulargelenkes 3
  1.1 Akromioklavikulargelenk 3
  1.2 Anatomie 3
  1.3 Kinematik 4
  1.4 Einteilung der ACG-Verletzungen 4
  1.5 Klinik 5
  1.6 Therapie 7
  1.7 Sternoklavikulargelenk 17
  1.8 Anatomie 17
  1.9 Kinematik 18
  1.10 Verletzungen 19
  1.11 Klinik 20
  1.12 Therapie 24
  1.13 Return to Sport 30
  Literatur 31

2 Instabilität der Schulter 35
  2.1 Anteriore Instabilität 35
        Epidemiologie und Risikofaktoren 36
        Klassifikation 36
        Klinik 37
        Therapie 45
        Return to Sport 75
  2.2 Posteriore Instabilität 80
        Ätiologie und Epidemiologie 80
        Klassifikation 82
        Klinik 83
        Therapie 87
        Return to Sport 98
  2.3 Multidirektionale Instabilität 103
        Klinik 103
        Therapie 104
  Literatur 105

3 Rotatorenmanschette ... 113
- 3.1 Rotatorenmanschetten-assoziierter Schulterschmerz ... 113
  - Begriffsklärung und Einteilung ... 113
  - Pathoanatomische Diagnostik und Klassifizierung ... 115
- 3.2 Rotatorenmanschettenruptur ... 135
  - Klinik ... 136
  - Therapie ... 137
  - Postoperative Therapie ... 152
  - Return to Sport ... 162
- Literatur ... 162

4 Skapula und Frozen Shoulder ... 171
- 4.1 Skapuladykinesie ... 171
  - Kinematik ... 171
  - Skapuladyskinesie ... 172
  - Klinik ... 174
  - Therapie ... 181
  - Ausblick ... 187
- 4.2 Snapping Scapula ... 190
- 4.3 Frozen Shoulder ... 191
  - Klinik ... 192
  - Therapie ... 194
- Literatur ... 196

5 Bizeps-Labrum-Komplex ... 201
- 5.1 Pathologien der langen Bizepssehne und des Pulley-Systems ... 201
  - Pulley-System ... 202
  - Klinik ... 204
  - Therapie ... 205
  - Return to Sport ... 208
- 5.2 Labrumläsionen ... 208
  - Verletzungen ... 209
  - Klinik ... 211
  - Therapie ... 214
- Literatur ... 220

6 Neuropathien der Schulter ... 225
- 6.1 Quadrilateral-Space-Syndrom ... 226
  - Klinik ... 226
  - Therapie ... 227
- 6.2 Incisura-Scapulae-Syndrom ... 228
  - Klinik ... 229
  - Therapie ... 229
- 6.3 Läsionen des N. thoracicus longus ... 230
  - Klinik ... 230
  - Therapie ... 231
- 6.4 Thoracic-Outlet-Syndrom ... 232
  - Klinik ... 233
  - Therapie ... 235
- Literatur ... 238

7 Spezielle Überlegungen bei Sportverletzungen der Schulter... 241
   7.1 Glenohumerales Innenrotationsdefizit................ 241
          Klinik.. 242
          Therapie....................................... 242
   7.2 Kinetische Kette.................................. 244
          Bedeutung und Folgen von Störungen................ 244
          Untersuchung................................... 245
          Integration in die Therapie........................ 247
   7.3 Return to Sport................................... 248
   7.4 Risikofaktoren und Prävention....................... 252
          Theoretische Modelle............................. 253
          Präventives Screening 255
          Präventionsprogramme 255
   Literatur... 256

Teil II   Ellenbogen

8 Verletzungen und Pathologien des Ellenbogens............. 263
   8.1 Laterale Epikondylopathie.......................... 263
          Pathophysiologie 263
          Klinik.. 267
          Therapie....................................... 271
   8.2 Mediale Epikondylopathie.......................... 275
          Klinik.. 276
          Therapie....................................... 276
   8.3 Tendinopathie und Läsionen der distalen Trizepssehne..... 278
          Klinik.. 278
          Therapie....................................... 279
   8.4 Pathologien des medialen ulnaren Kollateralbandes 280
          Klinik.. 281
          Therapie....................................... 282
          Return to Sport................................. 288
   8.5 Stressfrakturen des Olekranons 289
          Klinik.. 289
          Therapie....................................... 289
          Return to Sport................................. 290
   8.6 Posterolaterale Rotationsinstabilität.................. 290
          Klinik.. 290
          Therapie....................................... 291
   8.7 Posteromediales Impingement....................... 294
          Klinik.. 294
          Therapie....................................... 295
   8.8 Distale Bizepssehnenruptur......................... 296
          Klinik.. 296
          Therapie....................................... 297
          Return to Sport................................. 300
   Literatur... 301

9 Neuropathien des Ellenbogens............ 311
- 9.1 Radialtunnelsyndrom............ 311
  - Klinik............ 311
  - Therapie............ 312
- 9.2 Pronator-teres-Syndrom............ 312
  - Klinik............ 313
  - Therapie............ 314
- 9.3 Kubitaltunnelsyndrom und Neuritis des N. ulnaris....... 314
  - Klinik............ 315
  - Therapie............ 317
- Literatur............ 317

Teil III Hand

10 Syndrome und Verletzungen der Hand............ 321
- 10.1 Pathologien des triangulären fibrokartilaginären Komplexes............ 321
  - Klinik............ 322
  - Therapie............ 323
  - Return to Sport............ 328
- 10.2 Pathologien des M. extensor carpi ulnaris............ 329
  - Klinik............ 330
  - Therapie............ 331
- 10.3 Scaphoid- und Hamulusfraktur............ 333
  - Hamulusfraktur............ 333
  - Skaphoidfraktur............ 335
- 10.4 Loge-de-Guyon-Syndrom............ 338
  - Klinik............ 338
  - Therapie............ 339
- 10.5 Skidaumen............ 339
  - Klinik............ 339
  - Therapie............ 340
  - Return to Sport............ 341
- 10.6 Mallet- und Jersey-Finger............ 341
  - Mallet-Finger............ 341
  - Jersey-Finger............ 342
- 10.7 Verletzungen des proximalen Interphalangealgelenkes..... 342
  - Klinik............ 342
  - Therapie............ 343
- 10.8 Tendovaginitis de Quervain............ 343
  - Klinik............ 343
  - Therapie............ 343
- 10.9 Boxer's Knuckle............ 344
  - Klinik............ 345
  - Therapie............ 345
- Literatur............ 345

Über den Autor

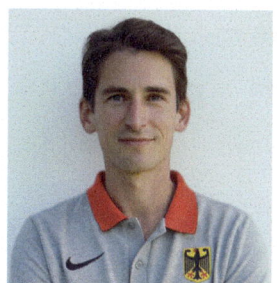

Prof. Dr. med. Sven Reuter ist Facharzt für Orthopädie und Unfallchirurgie, Sportmediziner und Physiotherapeut.

Als Physiotherapeut arbeitete er im Bayer-04-Physioteam am Olympiastützpunkt Rheinland mit einer Vielzahl verschiedener Athleten zusammen. Als Arzt absolvierte er seine sportorthopädische Spezialisierung an Kliniken in Köln und München. Seit 2011 ist er Mannschaftsarzt des Mehrkampfteams im Deutschen Leichtathletik-Verband und begleitet Athleten regelmäßig zu internationalen Einsätzen und Trainingslagern.

2016 wurde er zum Professor für Therapiewissenschaften (Schwerpunkt Physiotherapie) an der SRH Hochschule für Gesundheit am Campus Stuttgart berufen, wo er bis 2022 tätig war. Er ist ständiger Lehrbeauftragter an der Universität Salzburg im Studiengang „Sports Physiotherapy MSc" sowie Mitgründer von PrehabSportsMedicine und PSM-Physiotherapie.

Teil I
Schulter

Verletzungen des Akromioklavikular- und des Sternoklavikulargelenkes

1.1 Akromioklavikulargelenk

Verletzungen des Akromioklavikulargelenkes (ACG) gehören zu den häufigsten Verletzungen im Bereich des Schultergürtels im Sport. Sie machen bis zu 12 % aller traumatischen Schulterverletzungen aus und betreffen vor allem Kontaktsportler im Alter zwischen 20 und 30 Jahren (Hockey, Ringen, Football, Rugby) oder können Folge eines Hochenergie- bzw. Rasanztraumas (Motorrad, Rad) sein (Cleary et al. 2024; de Groot et al. 2023; Lynch et al. 2013). Der Anteil von ACG-Verletzungen an allen Verletzungen liegt bei 3–12 %. Betrachtet man nur die Gruppe der Kontaktsportathleten, steigt dieser Anteil auf 40–50 % an (Kaplan et al. 2005; Rosso et al. 2021). Männer sind bis dabei zu 9× häufiger betroffen als Frauen (Markel et al. 2017).

Eine Verletzung des ACG resultiert entweder aus einem Sturz auf die Schulter mit dem Arm in adduzierter Position (direkte Verletzung) oder aus einem Sturz auf den ausgestreckten Arm (indirekte Verletzung), wodurch der Humeruskopf in Richtung Akromion gestaucht wird (Berthold et al. 2022). Auch ein direkter seitlicher Gegnerkontakt mit adduziertem Arm kann eine ACG-Verletzung bedingen. Höhergradige Verletzungen (Rockwood III–VI) treten seltener auf als geringgradige Verletzungen (Rockwood I–II; Sciascia et al. 2022).

Aufgrund des oftmals hochenergetischen Unfallmechanismus besteht immer ein Risiko für Begleitverletzungen im Bereich der Rotatorenmanschette, des Labrums oder in Form einer Fraktur. Bereits 2009 wurde beschrieben, dass 18,2 % der Patienten mit höhergradigen ACG-Verletzungen zusätzlich intraartikuläre Verletzungen (meist SLAP-Läsionen; SLAP = Superior Labrum Anterior to Posterior) aufweisen (Tischer et al. 2009). In einer Untersuchung aus dem Jahr 2017 wurden Begleitverletzungen sogar bei 39,3 % der Patienten festgestellt. Die häufigsten Begleitverletzungen waren Verletzungen der Rotatorenmanschette, des Knorpels sowie SLAP-Läsionen (Markel et al. 2017). Dabei scheint das Patientenalter eine wichtige Rolle zu spielen. Intraartikuläre Begleitverletzungen betreffen vor allem ältere Patienten mit einem Alter von über 35 Jahren (Markel et al. 2017; Vetter et al. 2024).

1.2 Anatomie

Das ACG ist ein diarthrodiales und synoviales Gelenk, das durch die Verbindung zwischen der distalen Klavikula und dem medialen Anteil des Akromions gebildet wird (Lindborg et al. 2024). Die Stabilität der distalen Klavikula ist größtenteils ligamentär bedingt (Cook und Krul 2018). Das ACG wird in diesem Bereich durch die Gelenkkapsel, das Lig. acromioclaviculare, das Lig. coracoclaviculare (bestehend aus dem Lig. trapezoideum und dem Lig. conoideum) sowie dem Lig. coracoacromiale stabilisiert (de Groot et al. 2023). Die anterioren, posterioren und superioren Bandkomponenten des ACG haben eine kräftige akromiale Insertion und bedingen die relativ hohe Steifigkeit des Gelenkes (Debski et al. 2000). Die akromioklavikulären Ligamente sorgen für Stabilität direkt am ACG, indem sie die horizontale Bewegung der distalen Klavikula limitieren. Die korakoklavikulären Ligamente verbinden das Korakoid mit der Klavikula und limitieren die vertikale Translation der Klavikula (Fukuda et al. 1986a). Die Stabilität des Akromions wird durch das Lig. coracoacromiale unterstützt (Cook und Krul 2018). Zu den dynamischen Stabilisatoren des Gelenkes gehören die myofaszialen Ansätze des M. trapezius und des M. deltoideus (Hawthorne et al. 2023).

1.3 Kinematik

Biomechanisch betrachtet handelt es sich bei der ACG-Bewegung um eine Kombination aus Translations-, Elevations- und Rotationsbewegungen, die durch das komplexe Zusammenspiel bei der skapulothorakalen Bewegung beeinflusst wird (de Groot et al. 2023).

Ein effizienter Bewegungsablauf an der oberen Extremität basiert auf einer Kopplung der Bewegung von Akromion und Klavikula. Obwohl die Klavikula bei einer vollständigen Elevation der Schulter eine Rotation von 40° bis 50° durchführt, beträgt die Bewegung im ACG nur 5–8° (Dumonski et al. 2004). Die geringere ACG-Bewegung ist das Ergebnis einer synchronen skapuloklavikulären Bewegung, durch die die ACG-Bewegung abnimmt (Gumina et al. 2009). Da es nur wenige muskuläre Insertionen an der Klavikula gibt, erfolgt ein Großteil der Klavikulabewegungen durch die Bewegung der Skapula (Sciascia et al. 2022). Bei einer Schulterelevation beinhaltet die Bewegung des ACG eine Innenrotation der Skapula von 8°, eine Aufwärtsrotation von 11° und eine Kippung nach posterior von 19°. Das bedeutet, dass das ACG vertikalen, horizontalen und Rotationsbewegungen ausgesetzt ist (Ludewig et al. 2009; Tingle et al. 2024). So kommt es bei einer Elevation der Schulter zu einer Elevation, Retraktion und posterioren Rotation der Klavikula. Das Ausmaß der Bewegung ist dabei individuell. Die Elevation der Schulter setzt die skapulothorakale Bewegung und die damit verbundenen Bewegungen im ACG und im Sternoklavikulargelenk (SCG) voraus. Die Hauptfunktion des ACG besteht darin, der Skapula mehr Bewegungsspielraum für die skapulothorakale Rotation zu geben, sodass bei Armbewegungen eine entsprechende Bewegung der Skapula am Thorax möglich ist. Das ACG ermöglicht darüber hinaus die Kraftübertragung von der oberen Extremität auf die Klavikula.

Eine ACG-Luxation führt zu einer Fehlstellung im ACG, die aus der Dissoziation zwischen Skapula und Klavikula als Stützstrebe resultiert (Beitzel et al. 2012, 2014). Die Schwerkraft führt zu einer Verlagerung der Skapula nach kaudal und es kommt zu einer Protraktion und Innenrotation sowie Medialisierung der Skapula gegenüber dem ACG (Beitzel et al. 2014; Oki et al. 2013). Eine ACG-Luxation führt so zu einer skapulohumeralen Entkopplung, wodurch der skapulothorakale Rhythmus beeinflusst wird. Durch diese Entkopplung mit einer daraus resultierenden Fehlpositionierung der Skapula kann die Funktion der Rotatorenmanschette und die Fähigkeit einer adäquaten Schulterpositionierung, insbesondere bei Überkopfaktivitäten, beeinträchtigt werden (Sciascia et al. 2022).

1.4 Einteilung der ACG-Verletzungen

ACG-Luxationen werden in 3 Typen (nach Tossy) bzw. 6 Typen (nach Rockwood) eingeteilt. Die Klassifikationen ordnen ACG-Verletzungen auf der Grundlage der verletzten ligamentären Strukturen und dem Ausmaß der Fehlstellung den verschiedenen Typen zu.

Die Typen I–III sind in beiden Klassifikationssystemen identisch definiert. Eine ACG-Luxation vom Typ I wird als inkomplette akromioklavikuläre Bandruptur ohne Schädigung der korakoklavikulären Bänder beschrieben. Eine Typ-II-Verletzung ist definiert als eine vollständige Ruptur der akromioklavikulären Bänder in Kombination mit einer Partialläsion des korakoklavikulären Bandes. Die Ruptur der akromio- und korakoklavikulären Bänder wird in beiden Klassifikationen als Typ-III-Verletzung bezeichnet. Der sehr unterschiedliche Schweregrad von Typ-III-Verletzungen hat zu einer Konsenserklärung geführt, die eine weitere Unterteilung dieser Verletzungen vorsieht, um Patienten, die von einer operativen Versorgung profitieren könnten, genauer zu identifizieren: Typ-IIIA-Verletzungen gelten als stabil, wenn keine horizontale Instabilität und keine signifikante Dysfunktion der Skapula vorliegen, während Typ-IIIB-Verletzungen eine horizontale Instabilität und eine therapieresistente Dysfunktion der Skapula aufweisen (Beitzel et al. 2014).

In der Klassifikation von Tossy wird nur die vertikale Dislokation der Klavikula im ACG beurteilt. Die Klassifikation nach Rockwood erfasst auch die Horizontalebene und definiert eine Verletzung vom Typ IV als posteriore Luxation (Minkus et al. 2021). Die Typ-V-Verletzung nach Rockwood beschreibt eine Dislokation der lateralen Klavikula gegenüber dem Akromion um mehr als eine Schaftbreite, was einer Vergrößerung des korakoklavikulären Abstands von mehr als 100 % im Vergleich zur kontralateralen Seite entspricht. Bei einer Verletzung vom Typ V kommt es zu einer vollständigen Ruptur der akromio- und korakoklavikulären Bänder sowie zu einer Ruptur der deltotrapezoidalen Faszie (Wahal et al. 2022). Eine Typ-VI-Verletzung nach Rockwood definiert eine Luxation der Klavikula unterhalb des Processus coracoideus.

1.5 Klinik

Bei akuten und höhergradigen ACG-Verletzungen ist oftmals bereits inspektorisch und palpatorisch eine Fehlstellung des ACG im Vergleich zur kontralateralen Seite feststellbar. Beschwerden werden direkt über dem ACG angegeben. Es kommt zu einer schmerzhaften Bewegungseinschränkung der Schulter bei Flexions- und Abduktionsbewegungen über 90°. Zum Ausschluss von Begleitverletzungen wird eine Untersuchung des Glenohumeralgelenkes, des SCG, der Halswirbelsäule (HWS) sowie eine neurovaskuläre Untersuchung durchgeführt. Die Beschwerden lassen sich durch den Cross-Body-Test (Horizontaladduktionstest) und den O'Brien-Test auslösen (Abb. 1.1).

Da im Zusammenhang mit höhergradigen ACG-Verletzungen SLAP-Läsionen beobachtet wurden, sollten diese Verletzungen ebenfalls als Schmerzursache in Betracht gezogen werden (Tischer et al. 2009). Die anteroposteriore Translation der Klavikula und die Reponierbarkeit des ACG werden überprüft. Dabei wird die horizontale Stabilität des ACG durch Bewegen der Klavikula in anteroposteriorer Richtung bei gleichzeitiger Stabilisation des Akromions beurteilt.

Weitere Testungen, die im Zusammenhang mit einer ACG-Verletzung durchgeführt werden können, sind der hohe Painful arc und das Klaviertastenphänomen. Zur Beurteilung der Integrität der deltotrapezoidalen Faszie kann ein Shoulder-Shrug überprüft werden. Wenn es durch einen Shoulder-Shrug zu einer Repositionierung des ACG kommt, kann davon ausgegangen werden, dass die deltotrapezoidale Faszie intakt ist (Saccomanno et al. 2014). Die Kombination mehrerer Testverfahren erhöht die diagnostische Sicherheit (Abb. 1.1).

Da eine ACG-Verletzung einen Einfluss auf den skapulothorakalen Rhythmus im Sinne einer Skapuladyskinesie (bzw. auf die Ruhestellung der Skapula im Sinne eines SICK-Scapula-Syndroms; SICK = Scapular Malposition, Inferior medial Border Prominence, Coracoid Pain and Dyskinesis of Scapular Movement; s. Abschn. 4.2) haben kann, ist es wichtig, auch die Skapula zu untersuchen. Die Beurteilung kann zunächst durch eine Inspektion der statischen Position mit seitlich angelegten Armen erfolgen. Zusätzlich sollte der Skapuladyskinesietest zur Untersuchung der dynamischen Schulterbewegung geprüft werden. Weiterführende Testungen wie der Scapular-Assistance-Test und der Scapular-Retraction-Test sind möglich.

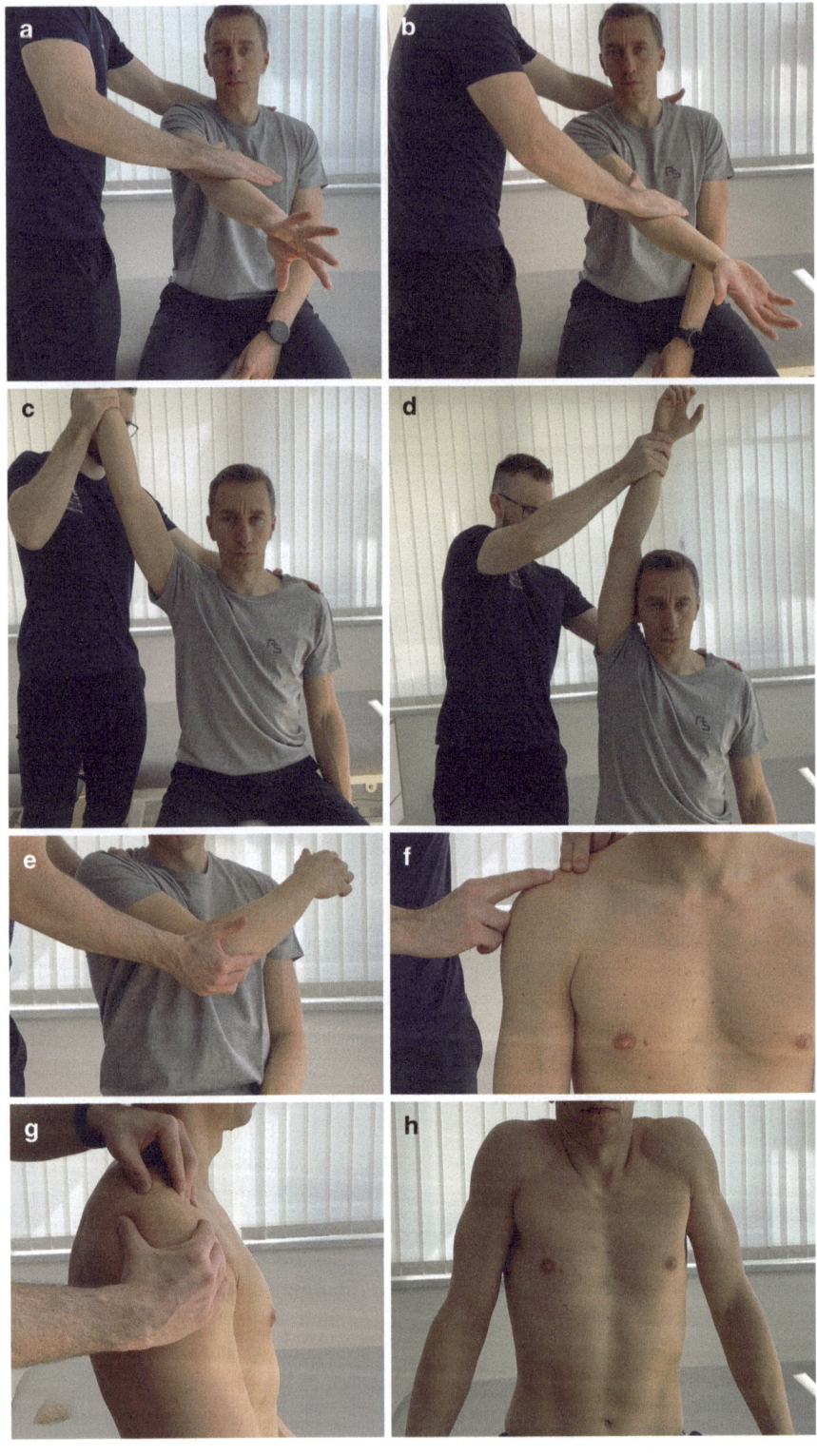

1.6 Therapie

Das Ziel der Therapie, egal ob operativ oder nicht-operativ, ist die Wiederherstellung der Schulterfunktion und die Reduktion von Beschwerden. Oft informieren sich Betroffene selbst zu den Therapieoptionen. In einer Untersuchung aus dem Jahr 2024 konnte gezeigt werden, dass sich Patienten in erster Linie mit den operativen Indikationen für ACG-Verletzungen befassen. Betroffene sind vor allem an der Diagnose, den Therapieoptionen (operativ vs. nicht-operativ) und der Rehabilitationsdauer interessiert (Obana et al. 2024).

▶ **Praxistipp** Da für die Einschätzung des Ausmaßes und der Richtung der Instabilität neben der klinischen Untersuchung eine radiologische Bildgebung erforderlich ist, erscheint eine eigenständige Diagnostik und die Ableitung der Therapie durch den betroffenen Patienten schwierig. Dies gilt insbesondere für eine Selbstdiagnose und nicht-operative Therapieversuche von höhergradigen ACG-Instabilitäten (Typ IV–VI; Obana et al. 2024).

Auf der Grundlage der derzeit verfügbaren Evidenz sind jedoch eindeutige Schlussfolgerungen in Bezug auf die operative oder nicht-operative Behandlung, den Zeitpunkt der Operation, die offene oder arthroskopische Operation und die Wahl des Operationsverfahrens immer noch schwierig (Berthold et al. 2022). Um das größtmögliche biologische Heilungspotenzial auszuschöpfen, sollte eine operative Behandlung – sofern erforderlich – möglichst früh nach dem Unfallereignis durchgeführt werden (Maier et al. 2020). Im Allgemeinen werden Verletzungen bis zu 3 Wochen nach dem Unfallereignis als „akut" und ab 6 Wochen nach dem Unfallereignis als „chronisch" bezeichnet (Flint et al. 2014). Typischerweise wird bei ACG-Verletzungen ein Zeitraum von bis zu 3 Wochen als Grenzwert für akute Verletzungen festgelegt. Dieses kurze Zeitfenster stellt eine Herausforderung dar, da es oftmals länger dauern kann, um eine Skapuladyskinesie und eine potenzielle Kompensation der Verletzung beurteilen zu können (Lindborg et al. 2024).

Einfache ACG-Distorsionen und geringgradige ACG-Luxationen (Rockwood Typ I–II) werden in der Regel nicht-operativ behandelt, während höhergradige ACG-Instabilitäten (Rockwood Typ IV–VI) operativ versorgt werden (Vetter et al. 2024). Die optimale Behandlungsstrategie von Rockwood-Typ-III-Verletzungen wird diskutiert. Prinzipiell ist bei diesen Verletzungen sowohl eine nicht-operative als auch eine operative Therapie möglich (Olsen und Gregory 2023). Es gibt keinen Goldstandard im Hinblick auf die Operationstechnik. So sind mehr als 150 Operationsmethoden zur ACG-Stabilisation beschrieben (Beitzel et al. 2013). Das Ziel einer operativen Versorgung ist die Wiederherstellung der vertikalen und horizontalen Stabilität des ACG.

Die Operationstechniken lassen sich in offene oder arthroskopisch-unterstützte Methoden unterteilen, die entweder anatomisch oder nicht-anatomisch sein können (Beitzel et al. 2013). Bei den anatomischen Methoden liegt der Schwerpunkt auf der Wiederherstellung sowohl des Lig. conoideum als auch des Lig. trapezoideum. Bei den nicht-anatomischen Techniken wird entweder nur eines der korakoklavikulären Bänder rekonstruiert oder eine offene Reposition mit interner Fixation durchgeführt. Eine zusätzliche akromioklavikuläre Augmentation mit einer

Abb. 1.1 a–h Untersuchungstechniken des Akromioklavikulargelenkes (ACG). **a, b** O'Brien-Test: Der Arm des Patienten ist um 90° flektiert, 10° horizontaladduziert und maximal innen-/außenrotiert. Der Untersucher drückt den Arm gegen den Widerstand des Patienten nach unten. Treten die Schmerzen im ACG auf, ist der Test ein Hinweis auf eine ACG-Pathologie. **c, d** Bild fehlt Hoher Painful arc: Zwischen 140°- und 180°-Abduktion treten Schmerzen im ACG auf. **e** Bild fehlt Cross-Body-Test: Die betroffene Schulter wird in 90°-Anteflexion gebracht und dann in maximale Adduktion geführt. Bei hierdurch auslösbarem Schmerz im ACG gilt der Test als positiv. **f** Bild fehlt Klaviertastenphänomen: Das Klaviertastenphänomen beschreibt die palpable abnorme vertikale Verschieblichkeit im ACG. Das ACG kann durch axialen Schub des Ellenbogens nach kranial reponiert werden. **g** Bild fehlt Prüfung der horizontalen Stabilität: Bewegen der Klavikula in anteroposteriorer Richtung. **h** Bild fehlt Shoulder-Shrug: Kommt es zu einer Repositionierung des ACG durch Hochziehen der Schulter, ist davon auszugehen, dass die deltotrapezoidale Faszie intakt ist

Cerclage ist möglich (Voss et al. 2021). Da die ACG-Kapsel und die deltotrapezoidale Faszie wesentlich zur horizontalen Rotationsstabilität beitragen, werden diese Strukturen, insbesondere bei chronischen ACG-Instabilitäten, ebenfalls operativ adressiert (Berthold et al. 2022; Hawthorne et al. 2023). Aufgrund der potenziellen intraartikulären Begleitverletzungen wird vor einer ACG-Stabilisation oftmals eine Arthroskopie des Glenohumeralgelenkes durchgeführt (Lindborg et al. 2024; Voss et al. 2021).

Eine ACG-Verletzung kann die Stabilität der Skapula verändern und dadurch die Schulterfunktion negativ beeinflussen (Sciascia et al. 2022). So wurde ein Zusammenhang zwischen einer ACG-Luxation und einem SICK Scapula-Syndrom beschrieben (Gumina et al. 2009; Murena et al. 2013; s. Abschn. 4.2). Bei einer chronischen ACG-Instabilität vom Typ III wurde in 70,6 % der Fälle eine Skapuladyskinesie beobachtet, davon fielen 58 % der Fälle in die Kategorie eines SICK-Scapula-Syndroms (Gumina et al. 2009). Dies deutet darauf hin, dass es sich beim dislozierten Anteil bei einer ACG-Luxation eigentlich um die Skapula handelt und dass nicht ausschließlich eine Reposition der Klavikula im Vordergrund der Therapie stehen sollte (Tingle et al. 2024). Daraus resultiert, dass eine durch ACG-Luxation bedingte Fehlstellung der Skapula funktionelle Auswirkungen auf die Biomechanik der Schulter hat und dass der skapulohumerale Komplex beeinträchtig wird. Die Funktion und Kraft der Rotatorenmanschette könnten ebenfalls negativ beeinflusst werden, sodass eine adäquate Positionierung des Glenohumeralgelenkes und des ACG nicht aufrechterhalten werden können (Oki et al. 2013). Einige empfehlen daher auch einen hybriden operativen Ansatz, der nicht nur eine isolierte korakoklavikuläre Rekonstruktion („Klavikula-zentrierte" Rekonstruktion), sondern auch eine akromioklavikuläre Rekonstruktion umfasst (Tingle et al. 2024).

Die große Heterogenität der Studien, bedingt durch die unterschiedlichen Operationstechniken, uneinheitliche Bewertungsmethoden des Therapieergebnisses und mangelnden Angaben zu spezifischer Übungsdurchführung, Intensität, Progressionskriterien etc., erschwert einen Konsensus zur optimalen nicht-operativen oder postoperativen Rehabilitation nach ACG-Verletzungen (Sciascia et al. 2022). Hinzu kommt, dass die Qualität der derzeitigen Evidenz als gering einzuschätzen ist, was die Ableitung allgemeingültiger Strategien kaum möglich macht (Tamaoki et al. 2019). Das Fehlen von Studien hat zu einem eher narrativen Forschungsansatz geführt, der auf empirischen Erkenntnissen über die Schulterfunktion beruht (Reid et al. 2012).

Derzeitige Empfehlungen basieren lediglich auf Expertenmeinungen (Evidenzklasse V). Es stimmen die meisten aber darin überein, dass sich Rehabilitationsprotokolle auf die Skapulakontrolle und Trainingsvarianten der kinetischen Kette fokussieren sollten (Olsen und Gregory 2023; s. auch Abschn. 7.2). Ein Beispiel für ein solches Protokoll ist ein Ansatz unter Berücksichtigung der kinetischen Kette mit insgesamt 5 Stufen (Sciascia et al. 2022):

- **Stufe 1:** Ruhe und Modifikation der Aktivität bis zum Abklingen der Akutsymptomatik (1–2 Wochen)
- **Stufe 2:** Beginn mit Trainingsvarianten zur Verbesserung der proximalen segmentalen Kontrolle (Übungen zur Kräftigung der Beine und des Rumpfes)
- **Stufe 3:** Nach Bedarf Übungen zur Verbesserung der Schulter- und Skapulamobilität (die Beweglichkeit kann zeitgleich mit der proximalen segmentalen Kontrolle adressiert werden)
- **Stufe 4:** Progression zu Trainingsvarianten mit kurzem Hebel; Beginn mit Trainingsvarianten, die den Rumpf und die Beine miteinbeziehen, um eine optimale Bewegung der Skapula zu fördern
- **Stufe 5:** Progression zu Trainingsvarianten mit langem Hebel; Beginn mit Übungen, bei denen die Schulter leicht flektiert oder abduziert ist; dann Progression zu Überkopf-Trainingsvarianten

In der Akutphase geht es vor allem darum, das ACG nicht zu überlasten. Dementsprechend werden anfangs Trainingsvarianten gewählt, bei denen der Arm am Körper angelegt (adduziert)

1.6 Therapie

ist. PNF-Übungen (PNF = propriozeptive neuromuskuläre Fazilitation) für die Skapula und Shoulder-Shrugs sollten aufgrund der vermehrten Stressbelastungen auf das ACG für ca. 3–6 Wochen vermieden werden. Erst wenn die einfachen Trainingsvarianten mit kurzem Hebel und adduzierter Armposition schmerzfrei und ohne Symptomprovokation durchgeführt werden können, werden 30–45°-Elevation oder -Abduktion der Schulter hinzugefügt. Empfohlen wird ein Beginn mit 1–2 Sätzen und 5–10 Wiederholungen ohne Widerstand, mit einer Progression zu 5–6 Sätzen und 10 Wiederholungen, ohne Symptome zu reproduzieren. In der nächsten Phase können dann leichte Widerstände, bevorzugt mit freien Gewichten, eingeführt werden (maximal 1–1,5 kg). Abschließend erfolgt die Progression zu Trainingsvarianten mit langem Hebel.

Dieses Vorgehen unterscheidet sich von klassischen Schulterrehabilitationsprogrammen dadurch, dass die kinetische Kette sowohl in der Frühphase als auch im späteren Verlauf in die Rehabilitation einbezogen wird und Belastungen mit einem langen Hebel in der Frühphase vermieden werden. Tab. 1.1 vermittelt einen Überblick über die Grundsätze, Ziele und Übungsbeispiele dieses Rehabilitationsprogramms. Die zeitliche Abfolge für die Integration der einzelnen Übungen ist in Tab. 1.2 dargestellt. Leistungssportler sollten ergänzend sportartspezifische Bewegungsabläufe und Trainingsvarianten durchführen, bevor sie zu Training und Wettkampf zurückkehren.

Das Zeitfenster bis zur Wiederaufnahme von sportlichen Belastungen bei geringgradigeren ACG-Verletzungen liegt typischerweise bei 1–7 Wochen (Diaz et al. 2021; Pallis et al. 2012).

Tab. 1.1 Grundsätze, Ziele und Beispiele für Trainingsvarianten in der Rehabilitation von ACG-Luxationen (modifiziert nach Sciascia et al. 2022)

Grundsätze	Ziele	Beispiel
Herstellung einer korrekten **Körperhaltung und Bewegung**	– Abbau von Haltungsdefiziten: Protraktionsstellung Schulter, thorakale Kyphose, lumbale Lordose, anteriore Translation des Kopfes– Verbesserung von Bewegungsdefiziten: glenohumeral, skapulär, spinal und an der unteren Extremität	– Programme, die auf alle Segmente der kinetischen Kette ausgerichtet sind, z. B. manuelle Therapie mit Gelenkmobilisation, passives Dehnen, aktives Dehnen mit einem Ball und/oder Massage sowie Heimtrainingsprogramme – Nach der Immobilisation sollte das ACG nicht sofort mobilisiert werden.
Erleichterung der Skapulabewegung durch Betonung der Bewegung der **unteren Extremität/Rumpf**	Einsetzen der Beine und des Rumpfes, um eine Rumpfrotation auszuführen oder von der Flexion in die Extension zu gelangen, mit dem Ziel einer Retraktion der Skapula	– Lawnmower mit Armen am Körper – Low Row (Sitz oder Stand) – Sternal Lift – Robbery-Manöver
Betonung **der Skapularetraktion** zur Kontrolle einer exzessiven Protraktion	– Sicherstellen der Skapularetraktion bei Armbewegungen– Frühe Limitation der Protraktion (kann die Funktion der Rotatorenmanschette einschränken)	– Low Row (Stand) – Wandwischen (Wall Washes)
Training in **geschlossener kinetischer Kette** vor Training in offener kinetischer Kette	Verringerung der auf den Arm einwirkenden Kräfte und Erhöhung des sensorischen Feedbacks	– Lawnmower (Arm weg vom Körper) – Fencing
Training in **multiplen Ebenen**	Nutzung der zuvor erarbeiteten Bewegung und Kraft, um die motorische Bewegungskontrolle durch Übungen in offener Kette in mehreren Bewegungsebenen, zu verbessern	–Abduktion (Stand) – Innen- und Außenrotation in 0°und 90° Abduktion – Elevation (Stand) – Elevation in Skapulaebene (Stand)
Progression zu Trainingsvarianten mit **langem Hebel**	Muskelausdauer und Kraft durch Trainingsvarianten verbessern, bei denen sich der Arm weiter vom Körper weg befindet	

ACG Akromioklavikulargelenk

Tab. 1.2 Beispielhafte Progression der Rehabilitation für Verletzungen des ACG (Sciascia et al. 2022)

Stufe	Akute Phase				Erholungsphase			Funktionelle Phase				
Geplante Woche	1	2	3	4	5	6	7	8	9	10	11	12
Proximale segmentale Kontrolle												
Step-up/step-down	x	x	x									
4-way hip	x	x	x	x	x							
Squat	x	x	x	x	x		x	x		x		
Lunge	x	x	x	x	x		x	x		x		
Verbesserung der Mobilität												
Dehnen der ant. und post. Msk. (Abb. 1.2)	x	x	x	x	x							
Bewegung und Mobilisation Ball (Abb. 1.3)	x	x	x									
Gewichtsverlagerung (Abb. 1.4)		x	x									
Pendeln in CKC (Abb. 1.5)	x	x	x									
Training mit kurzem Hebel												
Bewusste Korrektur der Skapula (Abb. 1.6)	x	x	x									
Sternal Lift (Abb. 1.6)	x	x	x									
Robbery-Manöver (Abb. 1.7)		x	x	x	x		x	x				
Low Row (Abb. 1.8)		x	x	x	x		x	x				
Lawnmower mit angelegtem Arm (Abb. 1.9)		x	x	x	x		x	x	x			
Training mit langem Hebel												
Lawnmower mit nicht-angelegtem Arm (Abb. 1.9)				x	x		x	x	x			
Fechter (Abb. 1.10)				x	x		x	x		x	x	
Wandwischen (Abb. 1.11)				x	x		x	x				
RM-Training im Stand (Abb. 1.12)					x		x	x		x	x	x
RM-Training mit Rumpfrotation						x	x	x		x	x	x
Gewichttraining										x	x	x

ACG Akromioklavikulargelenk, *CKC* closed kinetic chain (geschlossene kinetische Kette), *RM* Rotatorenmanschette

Nach der operativen Versorgung einer ACG-Luxation erreichen die meisten Athleten postoperativ wieder ihr ursprüngliches Sportniveau. Es ist eine RTS-Rate (RTS = Return to Sport) auf das ursprüngliche Sportniveau von 62 bis 100 % beschrieben (Kay et al. 2018). Eine Übersichtsarbeit aus dem Jahr 2024 zeigt, dass 85,6 % aller Athleten wieder ihr ursprüngliches Sportniveau erreichen (Cleary et al. 2024). Dabei liegt die RTS-Rate auf das ursprüngliche Sportniveau bei Kontaktsportlern über der RTS-Rate von Überkopfsportlern (97,2 vs. 79,2 %). Die durchschnittliche Dauer bis zur Rückkehr zum Sport wird in dieser Studie mit 5,7 Monaten angeben, wobei Typ-III-Verletzungen die grundsätzlich höchste RTS-Rate und die kürzeste Dauer bis zur Wiederherstellung der Sportfähigkeit aufweisen.

Da jede Sportart und jede Spielposition unterschiedliche Anforderungen an die obere Extremität stellen, sind noch weitere Untersuchungen notwendig, um sportartspezifische Rehabilitationsprogramme, objektive RTS-Kriterien und die RTS-Zeitfenster besser zu definieren (Olsen und Gregory 2023).

1.6 Therapie

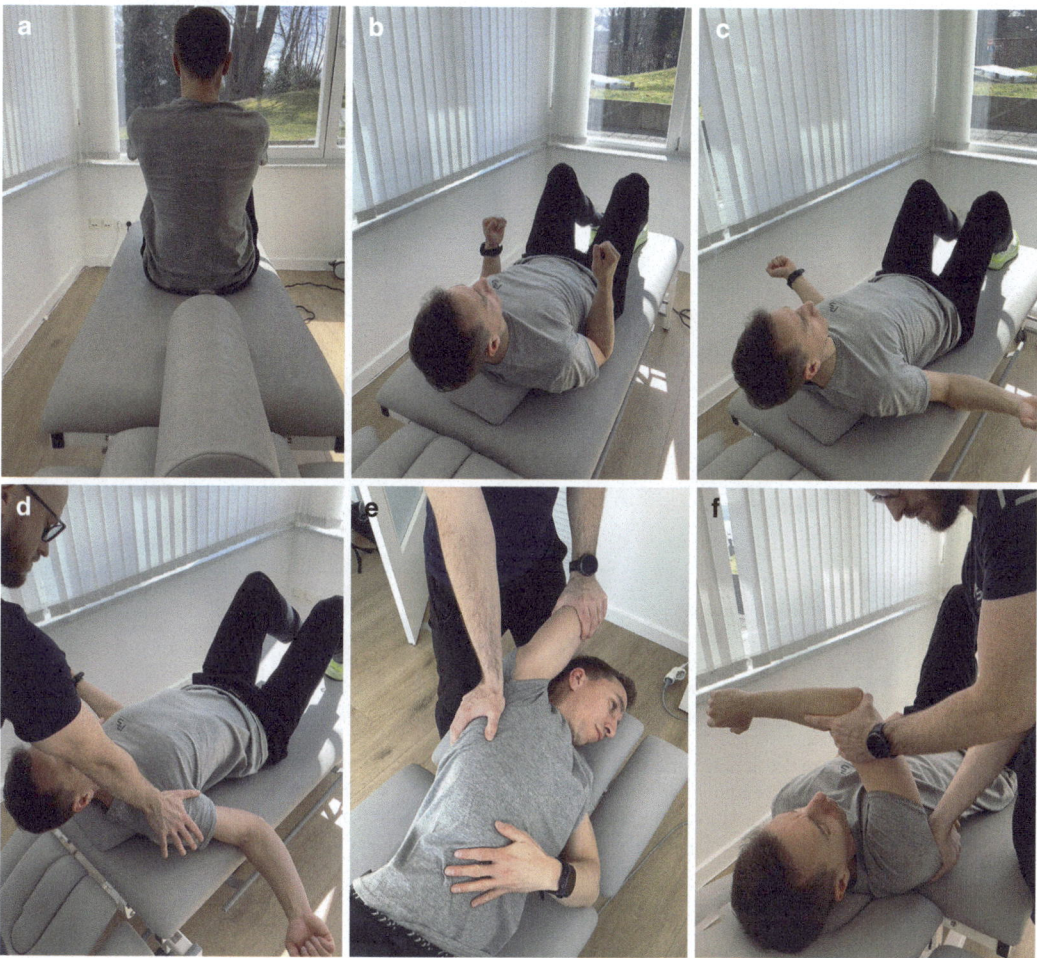

Abb. 1.2 a–f Dehnung der anterioren und posterioren Muskulatur. **a–d** Dehnung der anterioren Muskulatur mithilfe eines Polsters in Rückenlage in Außenrotation der Schulter mit seitlich angelegten Armen. Für eine intensivere Dehnung kann der Therapeut manuell Druck ausüben. **e** Dehnung des M. latissimus dorsi in Seitenlage; Arm in maximaler Abduktion; Stabilisation der Skapula und gleichzeitiger Druck auf den Humerus. **f** Dehnung der posterioren Schulter in Rückenlage; Stabilisation der Skapula und gleichzeitige Adduktion des Arms in Richtung Körpermitte

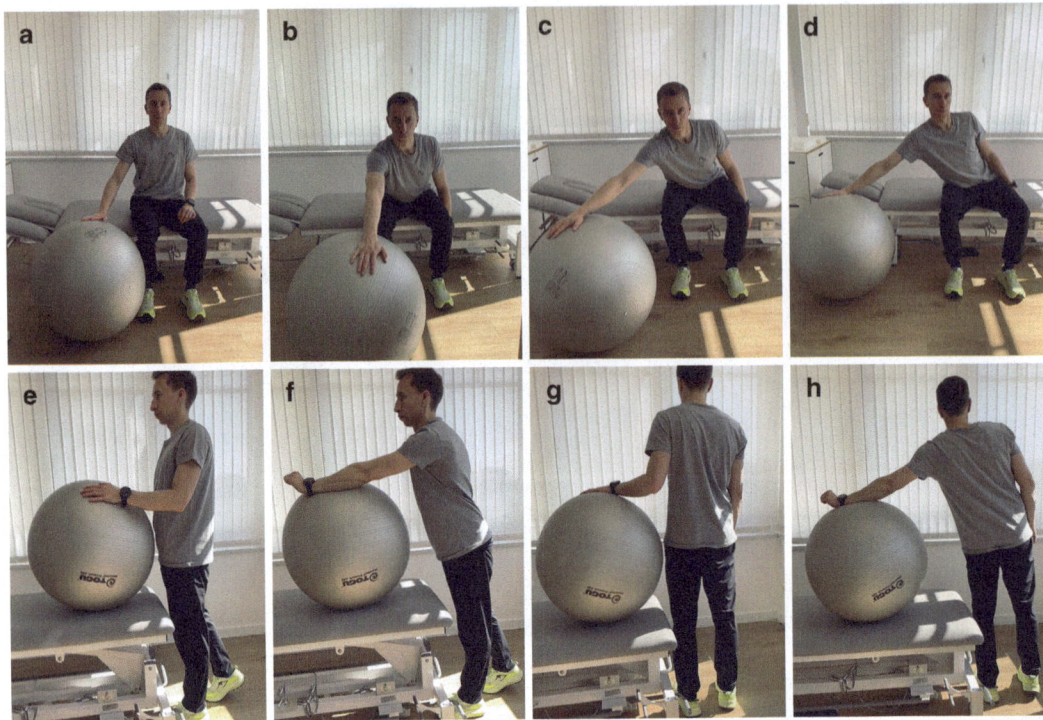

Abb. 1.3 a–h Mobilisation der Schulter mit Ball. **a** Ausgangsstellung. **b** Aktive Rumpfbeugung zur Mobilisation der Schulter in der Sagittalebene. **c** Aktive Rumpfbeugung zur Mobilisation der Schulter in der Skapulaebene. **d** Aktive Rumpfbeugung zur Mobilisation der Schulter in der Frontalebene. **e–h** Progression in den Stand: **e, f** Mobilisation der Schulter in der Sagittalebene. **g, h** Mobilisation der Schulter in der Frontalalebene

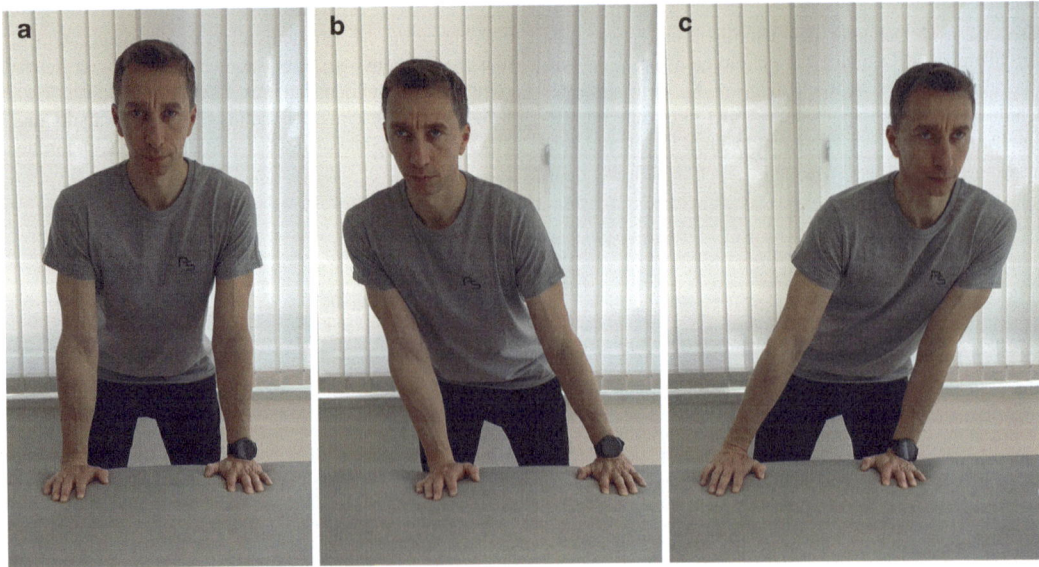

Abb. 1.4 a–c Gewichtsverlagerung. **a** Ausgangsstellung. **b**, **c** Verlagerung des Körpergewichts nach rechts und links (rhythmisch oder mit kurzer Pause in Endposition)

1.6 Therapie

Abb. 1.5 a–d Pendeln in geschlossener kinetischer Kette (über Hüftbewegung). **a** Ausgangsstellung. **b** Mobilisation der Schulterabduktion. **c** Mobilisation der Schulterflexion. **d** Mobilisation der Schulterextension

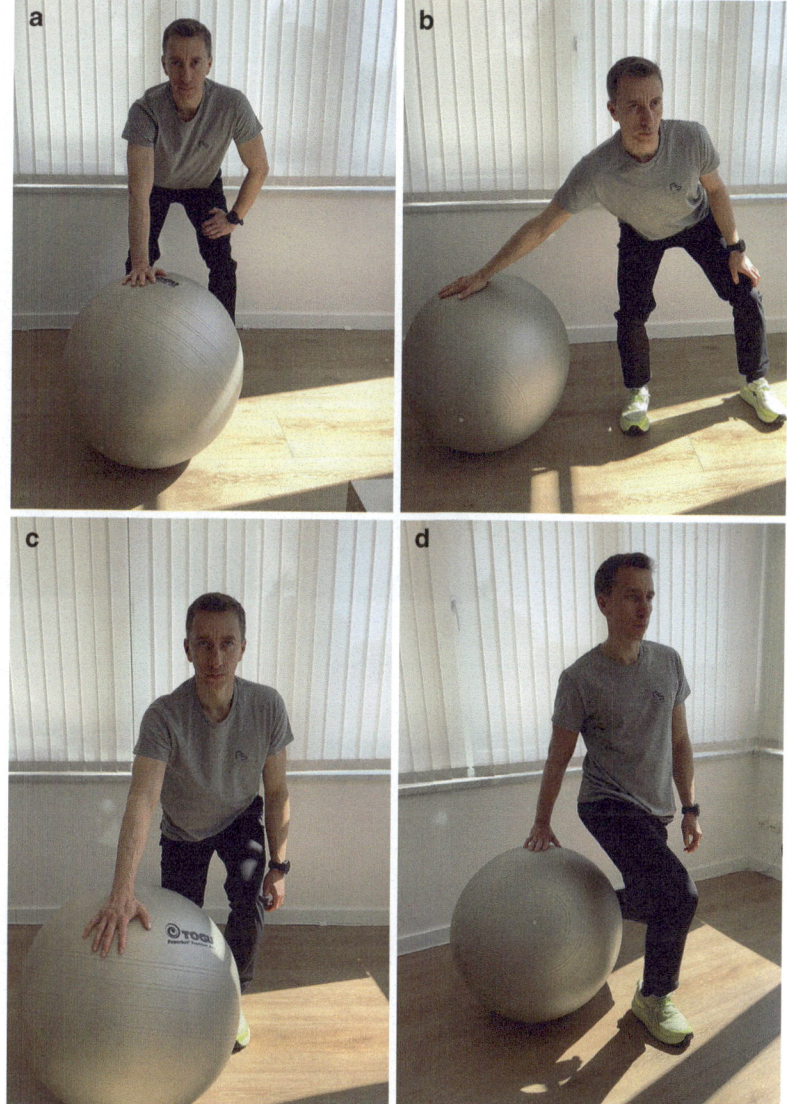

Abb. 1.6 a, b Korrektur der Skapula. **a** Ausgangsstellung. **b** Aktives Zusammenziehen der Schulterblätter (ein Spiegel oder Feedback über Videoaufnahmen können dem Patienten bei der Visualisierung der korrekten Skapulaposition helfen)

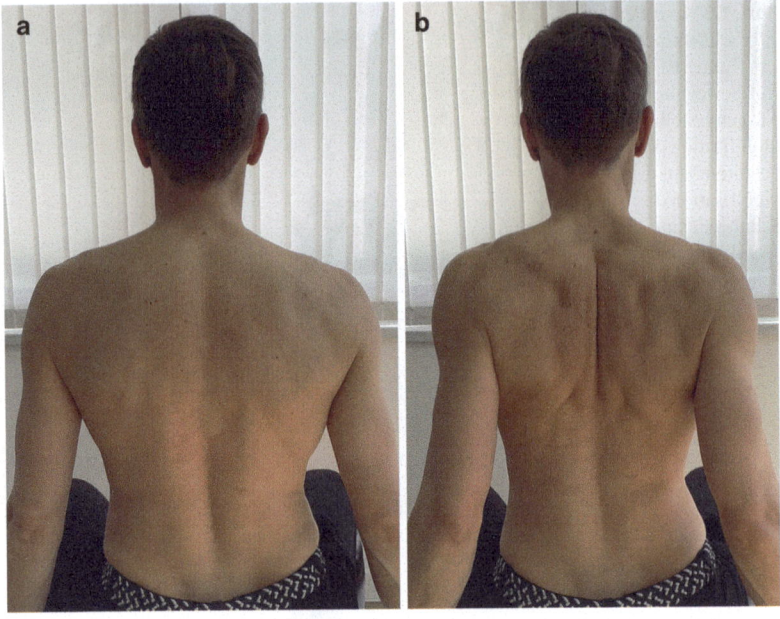

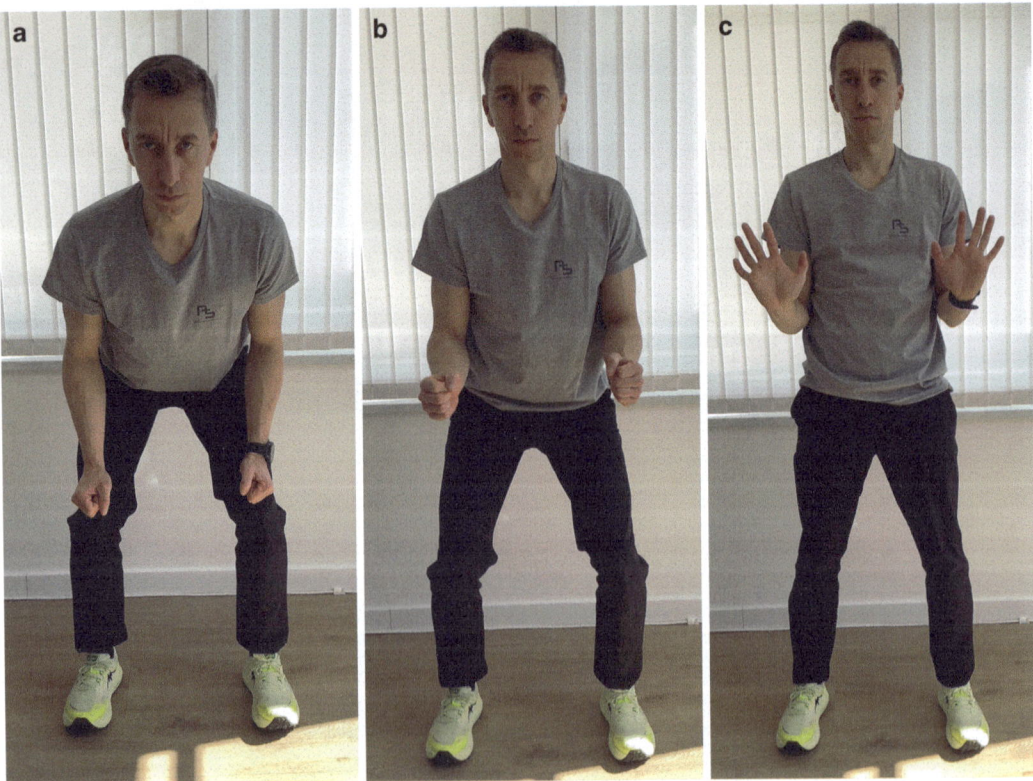

Abb. 1.7 a–c Sternal Lift und Robbery-Manöver. **a** Ausgangsstellung. **b** Der Patient wird angewiesen, den Brustkorb durch Streckung der Hüften und des Rumpfes anzuheben. **c** Das Robbery-Manöver ist die Weiterentwicklung des Sternal Lift. Hierbei wird der Patient angewiesen, die Ellenbogen in Richtung der Gesäßtaschen zu führen

1.6 Therapie

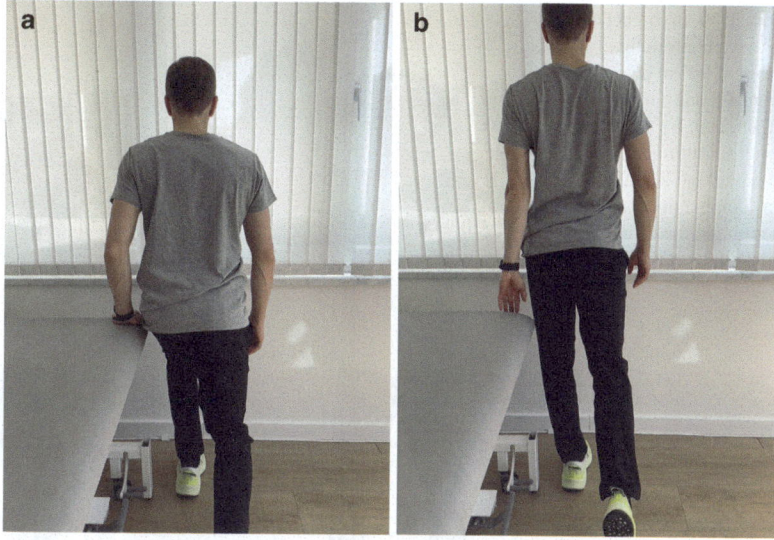

Abb. 1.8 a, b Low Row. **a** Ausgangsstellung. **b** Extension der Hüfte und des Rumpfes, um die Skapularetraktion zu erleichtern

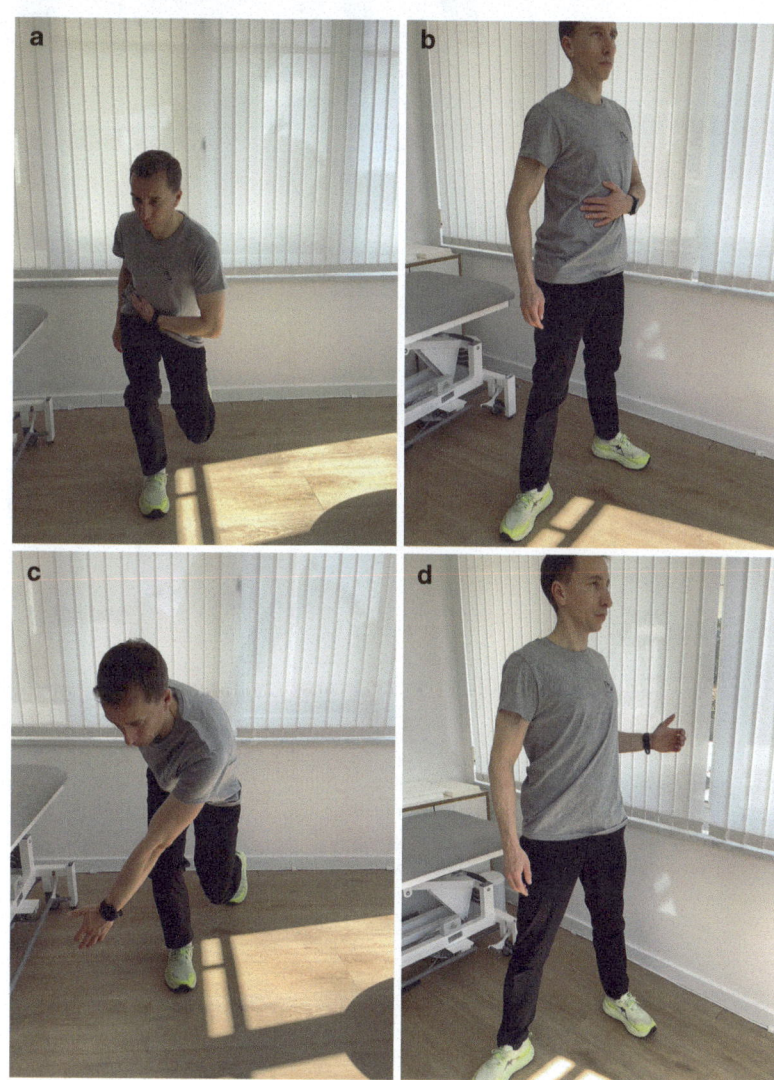

Abb. 1.9 a–d Lawnmower mit angelegtem und nicht angelegtem Arm. **a** Ausgangsstellung mit angelegtem Arm. **b** Endstellung mit angelegtem Arm. **c** Ausgangsstellung mit nicht angelegtem Arm. **d** Endstellung mit nicht angelegtem Arm. Extension der Hüfte und des Rumpfes, gefolgt von Rotation des Rumpfes, um die mediale Translation und Retraktion der Skapula zu erleichtern

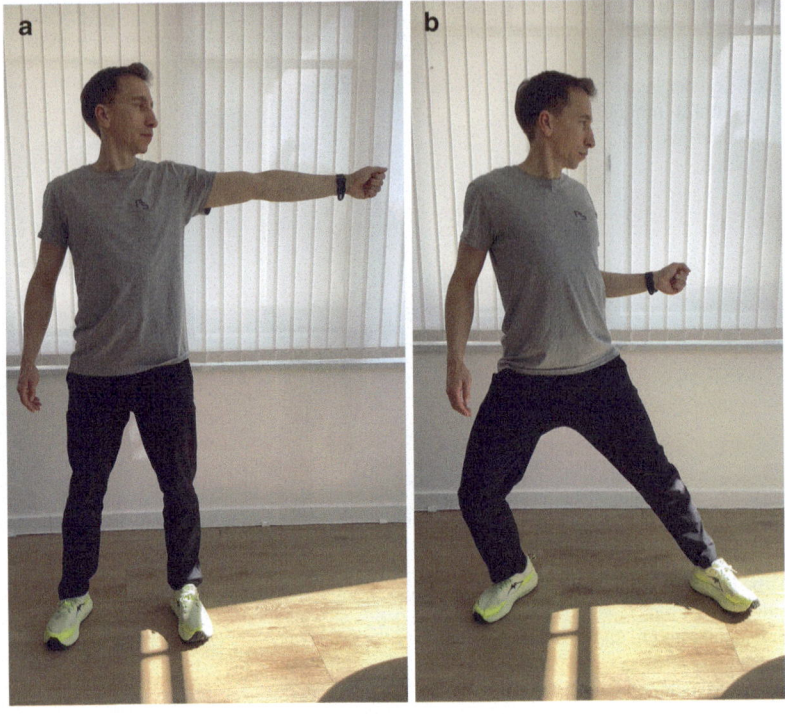

Abb. 1.10 a, b Fechter. **a** Ausgangsstellung: Arm auf 90° in der Frontalebene angehoben. **b** Seitenschritt und gleichzeitige Retraktion der Skapula und Adduktion des Arms die Bilder 1.10. a und b sind abgeschnitten

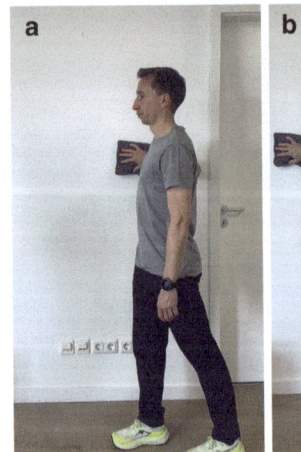
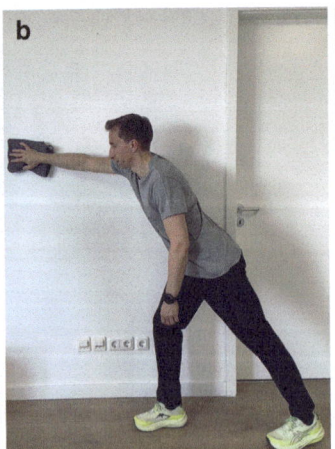
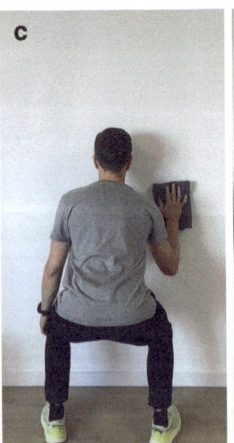
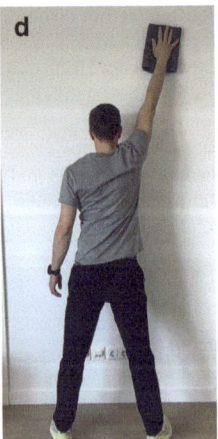

Abb. 1.11 a–d Wandwischen. **a** Ausgangsstellung: Stand mit Retraktion der Skapula und Handtuch an der Wand. **b** Schritt nach vorne und gleichzeitiges Schieben der Hand an der Wand. **c** Ausgangsstellung: Stand mit Retraktion der Skapula. **d** Vertikale Bewegung aus Hockposition in den Stand mit gleichzeitigem Schieben der Hand an der Wand

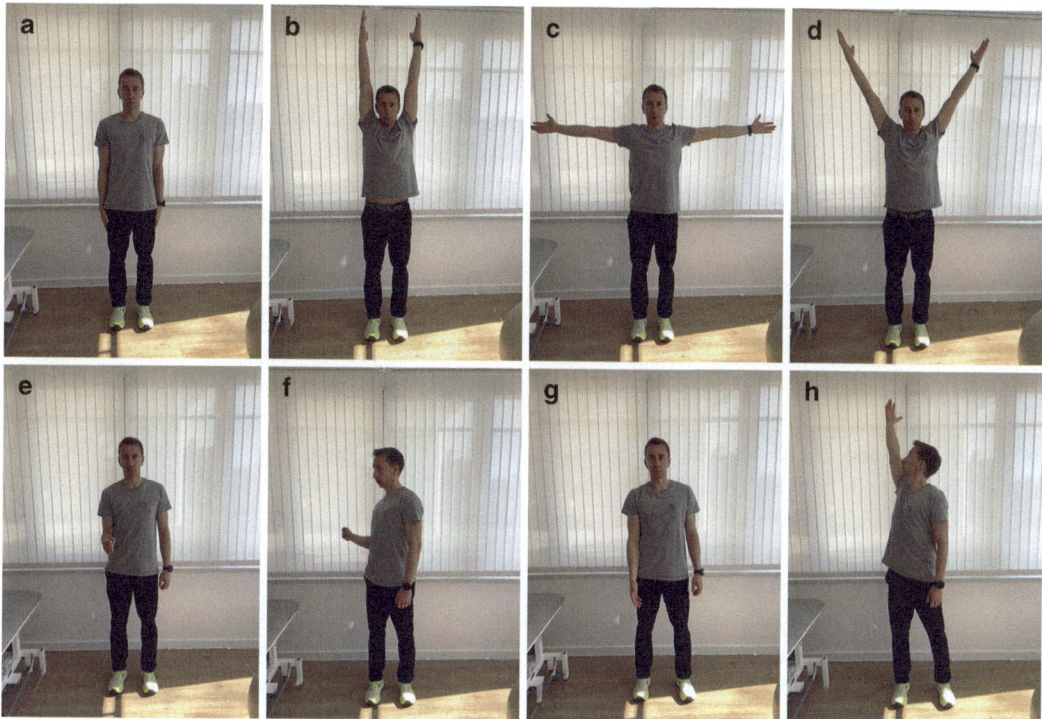

Abb. 1.12 a–h Training der Rotatorenmanschette im Stand. **a** Ausgangsstellung. **b** Flexion/Elevation der Schulter. **c** Abduktion der Schulter. **d** Flexion/Elevation der Schulter in Skapulaebene. **e, f** Außenrotation der Schulter mit gleichzeitiger Rumpfrotation. **g, h** Elevation der Schulter mit gleichzeitiger Rumpfrotation die Bilder e-h fehlen bzw. sind abgeschnitten

1.7 Sternoklavikulargelenk

Eine optimale Funktion des Schulterkomplexes basiert auf der Kombination glenohumeraler, sternoklavikulärer, akromioklavikulärer und skapulothorakaler Bewegungen (Lawrence et al. 2020). So spielt für die Koordination der periartikulären Muskellängen die Positionierung von ACG, SCG und Skapulothorakalgelenk eine wichtige Rolle (van der Helm 1994). Das SCG stellt eine komplexe anatomische Struktur innerhalb des Schultergürtels dar, die eine wichtige Rolle für die Schulterfunktion spielt (Giovannetti de Sanctis et al. 2023).

Der häufigste Unfallmechanismus, der zu einer Verletzung des SCG führt, ist ein direkter Stoß oder Aufprall auf die Schulter mit einer nach anterior oder posterior gerichteten Krafteinwirkung. In Abhängigkeit der Richtung der Krafteinwirkung kann es zu einer anterioren oder posterioren SCG-Luxation kommen. Darüber hinaus gibt es spontane SCG-Instabilitäten, denen kein Unfallereignis zugrunde liegt, sowie Verletzungen der medialen Klavikula-Epiphyse, die klinisch wie eine SCG-Instabilität imponieren (Jang et al. 2020).

1.8 Anatomie

Das SCG ist das einzige Gelenk, das das Achsskelett mit dem Schultergürtel verbindet. Die Stabilität im SCG wird primär durch kapsuloligamentäre Strukturen gewährleistet (Bontempo und Mazzocca 2010). Dazu zählen die vordere und hintere Gelenkkapsel, die Ligg. sternoclaviculares anterius und posterius, das Lig. interclaviculare sowie das Lig. costoclaviculare (Martetschläger et al. 2014). Das Lig. sternoclaviculare anterius verstärkt die Kapsel, das Lig. costoclaviculare entspringt von der 1. Rippe und sichert die Klavikula von kaudal. Das Lig. interclaviculare verbindet die linke und die rechte Klavikula miteinander.

Im lateralen Bereich der Klavikula liegt der M. subclavius, der die 1. Rippe mit der Klavikula verbindet. Der mediale Anteil der Klavikula steht nur mit seinem unteren Anteil mit dem konkaven Gelenkteil des Sternums in Kontakt (Lee et al. 2014). In 2,5 % artikuliert der untere mediale Anteil der Klavikula mit der 1. Rippe (Fukuda et al. 1986b).

Die Gelenkfläche der Klavikula ist größer und sattelförmig (konvex in der anteroposterioren Ausdehnung und konkav in der vertikalen Ausdehnung), während die Gelenkfläche des Sternums kleiner und konvex ist (Martetschläger et al. 2014). Diese Gelenkinkongruenz wird durch den Discus articularis ausgeglichen (Bontempo und Mazzocca 2010).

In unmittelbarer Nähe zum SCG befinden sich mehrere wichtige anatomische Strukturen. Direkt hinter dem SCG liegt die V. brachiocephalica. Darüber hinaus sind auch die A. carotis communis, die V. subclavia, die V. cava superior, der Aortenbogen, die A. thoracica interna (auch A. mammaria interna genannt) und die Trachea in direkter Nähe zum SCG lokalisiert (Ponce et al. 2013). Aufgrund der anatomischen Topografie sind diese Strukturen insbesondere bei einer posterioren Luxation des SCG sowie im Zusammenhang mit einer operativen Versorgung gefährdet. In der Literatur wird die Komplikationsrate bei posterioren Luxation mit bis zu 30 % angegeben (Kiel et al. 2024).

1.9 Kinematik

Für die Elevation der Schulter spielt die Aufwärtsrotation der Skapula am Thorax eine entscheidende Rolle. Die skapulothorakale Bewegung hängt dabei maßgeblich auch von den Bewegungen im ACG und im SCG ab. Da die Skapula und die Klavikula miteinander verbunden sind, setzt die Bewegung der Skapula immer eine kombinierte Bewegung im ACG und im SCG voraus (Ludewig et al. 2004).

Die Aufwärtsrotation der Skapula ist durch eine Aufwärtsrotation im ACG sowie eine posteriore Rotation und Elevation im SCG gekennzeichnet. Bei der skapulothorakalen Aufwärtsrotation rotiert die Skapula am Thorax, sodass die glenoidale Gelenkfläche nach kranial ausgerichtet wird. Diese Orientierung des Glenoids ist wichtig im Hinblick auf die Zentrierung des Humeruskopfes im Glenoid und zur Optimierung der glenohumeralen Muskellängenverhältnisse im Hinblick auf eine Maximierung ihrer kontraktilen Funktion (Lawrence et al. 2020).

Die möglichen Bewegungen der Klavikula gegenüber dem Thorax im SCG bezeichnet man als Protraktion/Retraktion, Elevation/Depression sowie als anteriore/posteriore Rotation (Ludewig et al. 2004, 2009). Grundsätzlich hat das SCG einen relativ großen Bewegungsumfang, der aus der aus 30–35°-Elevation, 35°-Translation nach anterior/posterior und 50°-Rotation um die Längsachse der Klavikula besteht (Bontempo und Mazzocca 2010; Renfree und Wright 2003). Die skapulothorakale Aufwärtsrotation, die bei der Schulterelevation entscheidend ist, basiert jedoch zu einem größeren Anteil auf einer Bewegung im ACG (Frank et al. 2013).

In der initialen Phase der Schulterelevation (30–60°) erfolgt die skapulothorakale Aufwärtsrotation vor allem über die akromioklavikuläre Aufwärtsrotation. In dieser Phase können die posteriore Rotation und die Elevation im SCG als akzessorische Bewegungen betrachtet werden. Dies deutet darauf hin, dass in dieser Phase die Skapula und die Klavikula noch nicht vollständig miteinander gekoppelt sind und die Skapulabewegung sich nicht wesentlich auf die Klavikula überträgt.

Die akromioklavikuläre Aufwärtsrotation stellt auch noch bei einer Schulterelevation zwischen 60 und 90° sowie zwischen 90 und 120° die führende Bewegungskomponente dar, wenngleich in diesen Phasen im SCG nun auch eine vermehrte posteriore Rotation stattfindet. Dies führt zu einer größeren Kopplung zwischen Skapula und Klavikula in diesem Bewegungsbereich. Der gleichwertige Beitrag der akromioklavikulären Aufwärtsrotation und der sternoklavikulären posterioren Rotation deutet darauf hin, dass Skapula und Klavikula in diesem höheren Bewegungsbereich als ein System funktionieren, sie also gekoppelt sind (Lawrence et al. 2020). Im Bereich einer Abduktion von etwa 100° ist das SCG dadurch grundsätzlich rigider als in den unteren Bewegungsabschnitten. Diese Rigidität ist aufgrund der größeren dynamischen Belastung der Schulter bei der Elevation zwischen 60 und 120° wichtig (Yanagawa et al. 2008).

▶ **Praxistipp** Veränderte Interaktionen durch das Ausmaß der Kopplung von Skapula und Klavikula können die periskapuläre Muskelfunktion und die Skapulakinematik (individuell) beeinflussen (Lawrence et al. 2020). Die Laxität des ACG beeinflusst die Kopplung zwischen Klavikula und Skapula (Giovannetti de Sanctis et al. 2023).

1.10 Verletzungen

Traumatisch bedingte SCG-Luxation

Aufgrund seiner inkongruenten und primär bandgesicherten Gelenkanatomie liegt die Vermutung nahe, dass das SCG anfällig für Luxationen und Instabilitäten sein sollte. Dennoch handelt es sich bei SCG-Luxationen um eine sehr seltene Sportverletzung. Im Jahr 1958 beschrieb Cave, dass SCG-Luxationen weniger als 3 % aller Luxationen im Schultergürtelbereich ausmachen (Cave 1958). In der Literatur wird diese Zahl immer wieder zitiert, wenngleich neuere Untersuchungen auf eine noch niedrigere Inzidenz hindeuten. So stellten Sandler et al. (2023) für einen Beobachtungszeitraum zwischen 2001 und 2020 fest, dass SCG-Luxationen gerade einmal 0,1 % aller Luxationen im Bereich der oberen Extremität ausmachen. Auch Bakir et al. (2021) konnten in einer Übersichtsarbeit zeigen, dass SCG-Luxationen gerade einmal einen Anteil von 0,6 % aller Klavikulaverletzungen erreichen.

In der Regel betreffen diese Verletzungen aktive, junge Männer und sind die Folge eines Hochenergie- bzw. Rasanztraumas. Insbesondere Kontaktsportathleten haben ein erhöhtes Risiko, eine SCG-Verletzung zu erleiden. Zu den Kontaktsportarten, die mit SCG-Luxationen in Verbindung gebracht werden, zählen Sportarten wie Football und Hockey. In der Literatur ist beschrieben, dass Verletzungen beim Football nahezu die Hälfte aller sportbedingten SCG-Luxationen ausmachen (Sandler et al. 2023).

Aufgrund der stabilisierenden posterioren Kapsel sowie intrinsischer und extrinsischer ligamentärer Strukturen treten SCG-Luxationen typischerweise eher in anteriorer als in posteriorer Richtung auf (Sandler et al. 2023; Spencer et al. 2002). Man geht davon aus, dass die posteriore Gelenkkapsel eine höhere Stabilität als die anteriore Kapsel des SCG aufweist (Dennis et al. 2000; Renfree und Wright 2003). Unter anderem dadurch lässt sich erklären, warum es im SCG seltener zu Luxationen nach posterior als nach anterior kommt.

Akute Verletzung des SCG können aus einer direkten Krafteinwirkung auf die anteromediale Klavikula oder aus einer indirekten Krafteinwirkung auf den antero-/posterolateralen Schultergürtel resultieren. Häufiger kommt es zu einer indirekten Verletzung des SCG durch eine Krafteinwirkung auf den antero- oder posterolateralen Schultergürtel mit Luxation nach anterior oder posterior (Martetschläger et al. 2014). Eine anterolaterale Krafteinwirkung führt durch die Bewegung der Schulter nach posterior und die Verschiebung der Klavikula im medialen Abschnitt nach anterior zu einer anterioren Luxation im SCG. Umgekehrt resultiert eine posterolaterale Krafteinwirkung auf den Schultergürtel zu einer Bewegung der Schulter nach anterior und zu einer Verschiebung der medialen Klavikula nach dorsal mit posteriorer Luxation im SCG (Bontempo und Mazzocca 2010).

Seltener kann eine posteriore SCG-Luxation auch durch ein direktes Trauma an der medialen Klavikula entstehen. Eine anteriore Instabilität tritt bis zu 9× häufiger auf als eine posteriore Instabilität (Garcia et al. 2020).

Atraumatische SCG-Instabilität

Neben den traumatisch bedingten SCG-Luxationen können auch atraumatische SCG-Instabilitäten auftreten. Bei Patienten mit einer atraumatischen SCG-Instabilität kommt es bewegungsabhängig zu einem Klick- oder Schnapp-Phänomen im SCG, ohne dass ein ursächlicher Zusammenhang mit einem Unfallereignis besteht (Athanatos et al. 2018).

Atraumatische SCG-Instabilitäten betreffen am häufigsten weibliche Jugendliche mit generalisierter Hyperlaxität. Das Durchschnittsalter wird mit 18,6 Jahren angegeben (Moreels et al. 2019). Die Instabilität ist oft schmerzlos und beeinträchtigt die Alltagsaktivitäten in der Regel nicht. Sie lässt sich oftmals in der Abduktion in einem früheren Bereich der Bewegung provozieren als in der Anteversion (Kiel et al. 2024; Moreels et al. 2019).

Klassifikation

Es sind unterschiedliche Klassifikationssysteme für SCG-Instabilitäten beschrieben. So kann eine SCG-Instabilität auf Basis folgender Parameter beschrieben werden (Garcia et al. 2020; Martetschläger et al. 2014):

- Auftreten (akut oder chronisch)
- Ausmaß (Subluxation oder Luxation)
- Richtung (anterior oder posterior)
- Mechanismus (atraumatisch oder traumatisch)

Meist wird aber zur Beurteilung einer SCG-Instabilität die Klassifikation von Allman aus dem Jahr 1967 verwendet, die Verletzungen des SCG nach dem Ausmaß der ligamentären Verletzung einteilt (Tab. 1.3).

Darüber hinaus ist die Anwendung der Stanmore-Klassifikation, die üblicherweise für die glenohumerale Instabilität verwendet wird, auch zur Klassifikation der Instabilität des SCG beschrieben (Sewell et al. 2013). Die Stanmore-Klassifikation ist vor allem geeignet, um eine atraumatische SCG-Instabilität einzuteilen (Tab. 1.4). So werden in dieser Klassifikation die traumatisch-bedingten SCG-Luxationen als Typ I (traumatisch-strukturell) bezeichnet. Das heißt, bei einem Typ I liegt ein eindeutig identifizierbares Unfallereignis mit strukturellem Schaden vor, durch das die Instabilität erklärt werden kann. Bei einem Typ II (atraumatisch strukturell) ist die Instabilität durch eine Kapsel-/Band-Hyperlaxität bedingt. Der Typ III (neuromuskulär nicht-strukturell) steht in Zusammenhang mit einer abnormalen muskulären Aktivität, aber ohne ursächliches Unfallereignis und ohne strukturelle Schädi-

Tab. 1.3 Klassifikation von Verletzungen des SCG nach Allman. (Allman 1967)

Einteilung	Verletzungsmuster
Grad I	Distorsion der Kapsel-/Bandstrukturen ohne Subluxation oder Dislokation
Grad II	Ruptur der sternoklavikulären Bandstrukturen, die kostoklavikulären Bandstrukturen sind intakt; Subluxation des SCG nach anterior oder posterior
Grad III	Ruptur der sterno- und kostoklavikulären Bandstrukturen mit Dislokation des SCG nach anteriorer oder posterior

SCG Sternoklavikulargelenk

Tab. 1.4 Klassifikation von Verletzungen des SCG nach Stanmore. (Sewell et al. 2013)

Einteilung	Beschreibung
Typ I	Traumatisch strukturell – durch traumatisches Ereignis mit strukturellem Schaden bedingte Instabilität
Typ II	Atraumatisch strukturell – durch eine Kapsel-/Bandhyperlaxität bedingte Instabilität
Typ III	Neuromuskulär nicht-strukturell – durch abnormale muskuläre Aktivität ohne ursächliches traumatisches Ereignis oder strukturelle Schädigung bedingte Instabilität

gung. Zu beachten ist, dass zwischen diesen einzelnen Typen ein Kontinuum besteht, d. h. ausgehend von einer Typ-I-Instabilität kann sich auch eine Typ-III-Instabilität entwickeln (Athanatos et al. 2018).

1.11 Klinik

Patienten mit einer traumatischen anterioren SCG-Luxation beschreiben eine schmerzhafte Verdickung im Bereich der medialen Klavikula, direkt lateral des Sternums. Wegweisend sind Schwellung und Silhouettenveränderungen, Druckschmerz bei der Palpation sowie tastbare Stufenbildung und manuelle Überprüfung der Stabilität in superoinferiorer und anteroposteriorer Richtung im SCG (Dyrna et al. 2020). Differenzialdiagnostisch muss eine mediale Fraktur der Klavikula ausgeschlossen werden (Morell und Thyagarajan 2016).

Da die Ossifikation der medialen Klavikula-Epiphyse erst zwischen dem 18. und 20. Lebensjahr beginnt und bis zum 23.–25. Lebensjahr andauert, kann bei jüngeren Patienten eine (Salter-Harris-II-)Fraktur im Bereich der medialen Epiphyse eine SCG-Instabilität vortäuschen (Athanatos et al. 2018). Bei Patienten unter 25 Jahren muss demnach differenzialdiagnostisch auch immer an eine Fraktur der Epiphyse gedacht werden (Morell und Thyagarajan 2016).

Darüber hinaus ist es wichtig, das ACG und die laterale Klavikula zu untersuchen, da bei zusätzlichen Verletzungen in diesen Bereichen eine bipolare Luxation der Klavikula (Floating Clavicle) entstehen kann (Ingoe et al. 2023).

1.11 Klinik

Auch bei traumatischen posterioren SCG-Luxationen besteht eine Schmerzsymptomatik im Bereich der medialen Klavikula, angrenzend an das Sternum. Zusätzlich zu den Symptomen einer anterioren Luxation können Patienten mit posteriorer Luxation aufgrund der Nähe des Gelenkes zu den großen Gefäßen, dem Mediastinum, dem Plexus brachialis, dem Ösophagus und der Trachea auch vaskuläre und neurologische Symptome aufweisen (Morell und Thyagarajan 2016). Möglich ist eine Vielzahl von Symptomen, z. B. eine eingeschränkte Blutzirkulation im Arm, Plexus-brachialis-Symptome, Dysphagie oder Dyspnoe (s. folgende Übersicht; Dhawan et al. 2018).

Im Zusammenhang mit einer traumatischen SCG-Luxation wirkt die betroffene Extremität oftmals verkürzt, der Arm ist adduziert und der flektierte Ellenbogen wird vom kontralateralen Arm gestützt (Carius et al. 2021; Dhawan et al. 2018). Als zusätzliche klinische Zeichen sind ein positiver Befund beim Shoulder-Shrug-Test (hierbei wird durch das Hochziehen beider Schultern gegen Widerstand ein Schmerz auf der betroffenen Seite provoziert), ein positives Cross-Body-Zeichen und ein federnder Widerstand über dem SCG beschrieben (Dey Hazra et al. 2020; Dyrna et al. 2020).

Bei einer atraumatischen anterioren Instabilität kommt es während der Flexion oder der Abduktion der Schulter zu einem Klick-/Schnapp-Phänomen im Bereich des SCG. Das Senken des Arms führt zu einer spontanen und meist schmerzlosen Repositionierung der Klavikula im SCG. In der Regel stellen sich diese Betroffenen primär aus Sorge über das plötzliche Hervortreten der Klavikula und nicht aufgrund von Beschwerden vor (Moreels et al. 2019). Da möglicherweise ein Zusammenhang mit einer generalisierten Hyperlaxität besteht, kann neben einer potenziell entsprechenden Familienanamnese (Ehlers-Danlos-Syndrom, Marfan-Syndrom etc.) eine Hyperlaxität mithilfe des Beighton-Scores quantifiziert werden (Dey Hazra et al. 2020).

Beim Vorliegen einer SCG-Arthrose berichten Patienten von einer progredienten Schmerzzunahme über Wochen bis Monate, meist mit Schwellung oder Veränderungen der knöchernen Kontur sowie palpablen Krepitationen (Dey Hazra et al. 2020; Plath et al. 2023)

In der Literatur wird empfohlen, bei einer SCG-Instabilität verschiedene Faktoren in die klinische Untersuchung miteinzubeziehen (Athanatos et al. 2022; Tunnicliffe et al. 2023). Die Einbeziehung dieser Faktoren basiert auf der Annahme, dass Beschwerden im SCG die Körperhaltung und die Schulterstellung im Sinne einer Schonhaltung beeinflussen. Diese Schonhaltung kann dann möglicherweise auch eine Auswirkung auf die Funktion und Kraft der Schultergürtelmuskulatur haben. Die Assessments sollen dann einerseits die Beurteilung entsprechender Einschränkungen, andererseits aber auch eine Ableitung des therapeutischen Vorgehens bei SCG-Instabilität ermöglichen (Tab. 1.5). Eine Palpation der Bewegung im SCG kann hilfreich sein (Abb. 1.13, 1.14, 1.15).

Tab. 1.5 Assessments bei Instabilität des SCG (Tunnicliffe et al. 2023)

	Beurteilung
Körperhaltung	Vermeidung einer aufrechten Körperhaltung (= hyperflektierte Körperhaltung), Innenrotationsstellung der Schulter mit nach unten gerichtetem Daumen und eine Vermeidung der aktiven Schulterelevation
Aktive Bewegung der Schulter	– Vermeidung der Schulterelevation > 90–120° (in diesem Bereich kommt es oftmals zur SCG-Luxation) – Vermeidung der Schulterabduktion (da hierbei der M. pectoralis major stärker gedehnt wird)
Kraft	Kraft des ISP (Beurteilung von Ausweichbewegungen, z. B. Schulterabduktion/-adduktion oder Ellenbogenflexion bei Schwäche)
Hyperaktivität des M. pectoralis major	Übermäßige Aktivierung des M. pectoralis major in der Außenrotationskraftmessung (als Innenrotator sollte der M. pectoralis major nicht aktiv werden)
Improvement Tests	– Fazilitation des ISP (Abb. 1.16) – Skapula-Setting (Abb. 1.17) – Kinetische Kette (Abb. 1.18)

ISP M. infraspinatus, *SCG* Subakromialgelenk

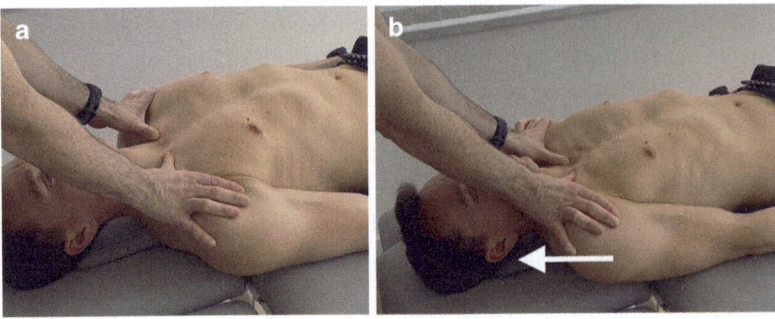

Abb. 1.13 a, **b** Beurteilung der Elevation. Die Klavikula sollte sich beim Hochziehen der Schultern seitengleich nach kaudal bewegen (Gleitbewegung nach inferior im SCG). Die Testdurchführung ist auch mit Schulterabduktion möglich

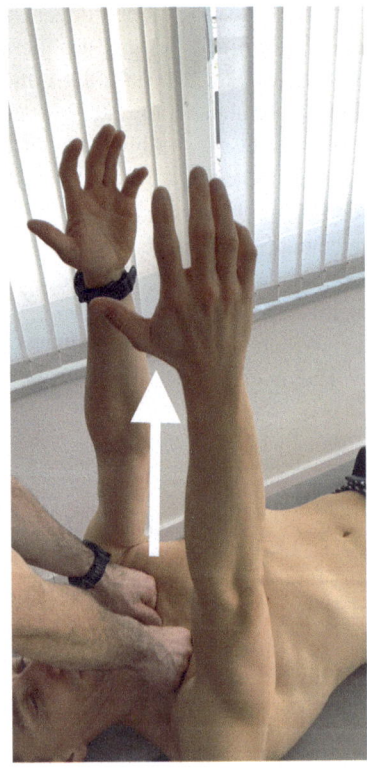

Abb. 1.14 Beurteilung der Protraktion. Während einer Protraktion der Schulter sollte sich die Klavikula im SCG (seitengleich) nach anterior bewegen

1.11 Klinik

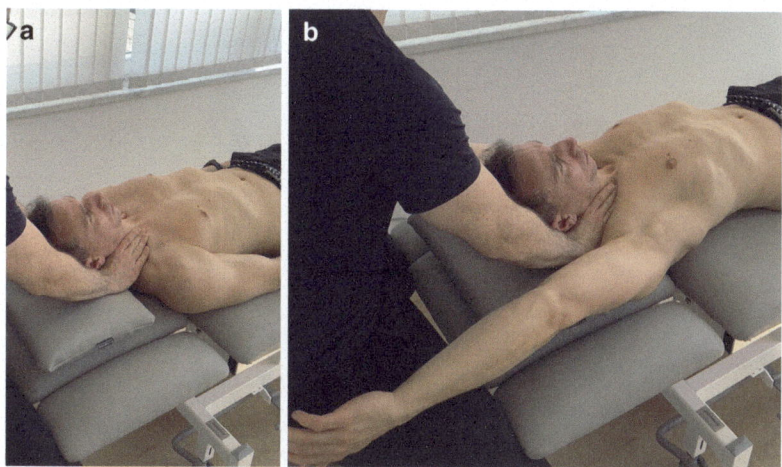

Abb. 1.15 a, b Beurteilung der Rotation. Während einer Elevation der Schulter sollte eine (seitengleiche) posteriore Rotation der Klavikula stattfinden

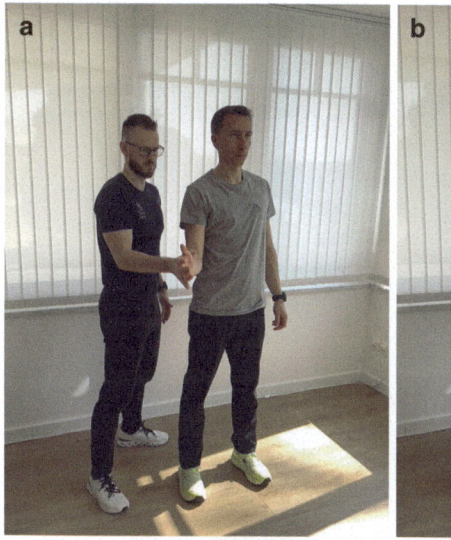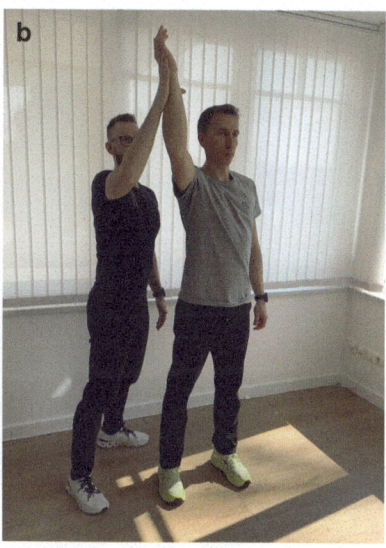

Abb. 1.16 a, b Fazilitation des M. Infraspinatus (ISP). Der Patient steht in einer entspannten, aufrechten Haltung mit seitlich angelegtem flektiertem Ellenbogen. Der Untersucher bittet den Patienten, leicht gegen seine Hand zu drücken, um die Außenrotatoren zu aktivieren. Der Patient wird aufgefordert, den Arm in eine Elevation zu bewegen und dabei die Außenrotationsaktivierung beizubehalten

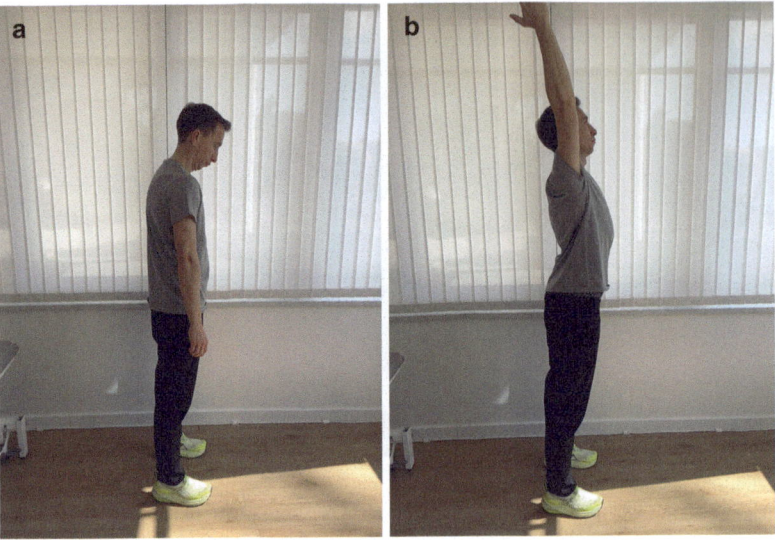

Abb. 1.17 a, b Skapula-Setting. Elevation der Schulter während gleichzeitiger Korrektur der Protraktion der HWS und des Schultergürtels durch aktive Retraktion

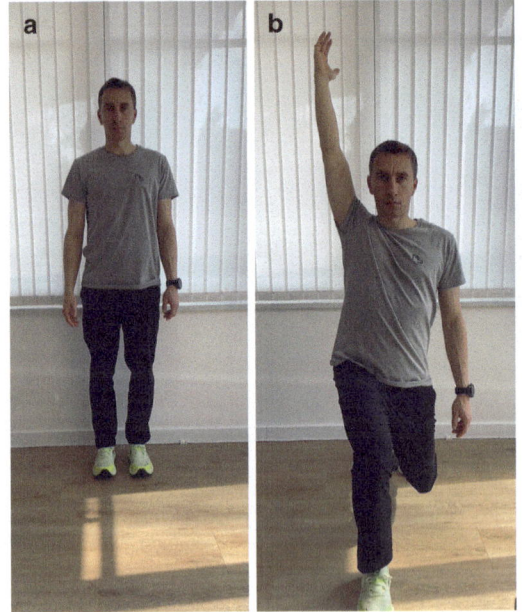

Abb. 1.18 a, b Kinetische Kette. Aktivierung der kinetischen Kette durch Elevation der Schulter bei gleichzeitigem Ausfallschritt und Rumpfrotation

1.12 Therapie

Distorsionen des SCG (Grad I nach Allman) haben unter einer nicht-operativen Therapie eine gute Prognose. Nach einer kurzfristigen Immobilisation in einer Schulterschlinge ist bereits nach 1–2 Wochen mit einer Wiederherstellung der vollständigen Funktionsfähigkeit zu rechnen (Garcia et al. 2020). Auch Grad-II-Verletzungen nach Allman sind nicht-operativ behandelbar

(Dey Hazra et al. 2020; Kiel et al. 2024; Plath et al. 2023). Die Behandlung erfolgt dabei ähnlich wie bei Grad-I-Verletzungen, jedoch mit einer längeren Ruhigstellung (4–6 Wochen; Kiel et al. 2024).

Die Möglichkeit der Durchführung einer nicht-operativen Therapie bei einer vollständigen Luxation (Grad III nach Allman) hängt von der Stabilität nach erfolgter geschlossener Reposition ab. Die Reluxationsrate nach geschlossener Reposition einer anterioren SCG-Luxation wird mit 50 % angegeben (Van Tongel et al. 2012). Nach geschlossener Reposition sollte daher zur Verhinderung einer Reluxation 3–4 Monate auf Kontaktsportarten verzichtet werden (Martetschläger et al. 2014).

Traumatisch bedingte posteriore SCG-Luxationen haben ein hohes Komplikationsrisiko und stellen bei entsprechender mediastinaler Begleitsymptomatik von vornherein eine chirurgische Notfallindikation dar (Kiel et al. 2024). Eine posteriore Luxation ohne mediastinale Begleitverletzungen kann nach geschlossener Reposition aber ebenfalls stabil bleiben, sodass eine nicht-operative Therapie auch hier grundsätzlich möglich ist (Dey Hazra et al. 2020; Kiel et al. 2024). Nach der geschlossenen Reposition einer traumatisch bedingten posterioren Luxation erfolgt eine Ruhigstellung für mindestens 6 Wochen in einem Rucksackverband. Aktive Kräftigungs- und Mobilisationsübungen werden nach etwa 12 Wochen gestartet (Kiel et al. 2024).

Atraumatische SCG-Instabilität
In älteren Untersuchungen gaben die meisten Patienten unter einer nicht-operativen Therapie einer atraumatischen Instabilität in der Nachuntersuchung (nach 8 Monaten bzw. 100 Monaten) eine zufriedenstellende Funktion der betroffenen Schulter ohne Alltagseinschränkung an. Interessanterweise bestand bei 90 % dieser Patienten jedoch die Instabilität im SCG weiter fort (und 21 % hatten weiterhin Beschwerden), was die Funktionsfähigkeit und das Bewegungsausmaß aber nicht beeinträchtigte (Rockwood und Odor 1989; Sadr und Swann 1979). Auch neuere Untersuchungen bestätigen die grundsätzlich gute Prognose eines nicht-operativen Therapieansatzes für diese Patientengruppe (Moreels et al. 2019).

Es scheint demnach ein gewisses Spektrum hinsichtlich der Prognose zu geben, d. h., es gibt Betroffene, bei denen trotz persistierender SCG-Instabilität keine Symptome vorliegen. Anders gesagt scheint eine andauernde SCG-Instabilität für manche Betroffene kein Problem im Hinblick auf die Funktionsfähigkeit der Schulter darzustellen. Bei anderen Betroffenen ist es möglich, sowohl die Instabilität als auch die Symptome durch eine auf die Skapula, die Außenrotatoren der Schulter und die HWS fokussierte Rehabilitation vollständig zu beheben. Heutzutage wird daher Physiotherapie als primäre Behandlung für Patienten mit anteriorer atraumatischer SCG-Instabilität empfohlen, da sich so potenziell auch die Instabilität im SCG reduzieren lässt (Athanatos et al. 2022; Tunnicliffe et al. 2023).

In der Literatur wird im Zusammenhang mit einer atraumatischen (chronischen) Instabilität immer wieder auf eine vermehrte Aktivität des M. pectoralis major und des M. sternocleidomastoideus hingewiesen (Athanatos et al. 2018; Tunnicliffe et al. 2023). Möglicherweise besteht hier eine Parallele zur atraumatischen glenohumeralen Schulterinstabilität, bei der in der Vergangenheit ebenfalls eine abnorme Muskelaktivierung oder inadäquate Muskelhemmung als potenzielle Ursache der Instabilität beschrieben wurde (Jaggi et al. 2012). Die Grundlage der Behandlung dieser Patientengruppe stellt daher die Physiotherapie dar.

Basierend auf Expertenmeinungen wird die Optimierung der Körperhaltung, der Skapulabewegung und der Muskelkontrolle empfohlen (Armstrong 2018; Athanatos et al. 2018). Tunnicliffe et al. (2023) haben ein physiotherapeutisches Vorgehen zur nicht-operativen Behandlung einer atraumatischen SCG-Instabilität beschrieben. Der therapeutische Ansatz basiert auf der Annahme, dass Beschwerden im SCG zu einer Protraktionsstellung von HWS und Skapula sowie einer Innenrotationsstellung der Schulter führen. Diese Faktoren können dann eine Hyperaktivität und Hypoflexibilität des M. pectoralis major (und des M. sternocleidomastoideus) und sekundär eine Funktionsbeeinträchtigung der Außenrotatoren der Schulter begünstigen (Abb. 1.19, 1.20, 1.21). Die Autoren empfehlen, mindestens 6 Mo-

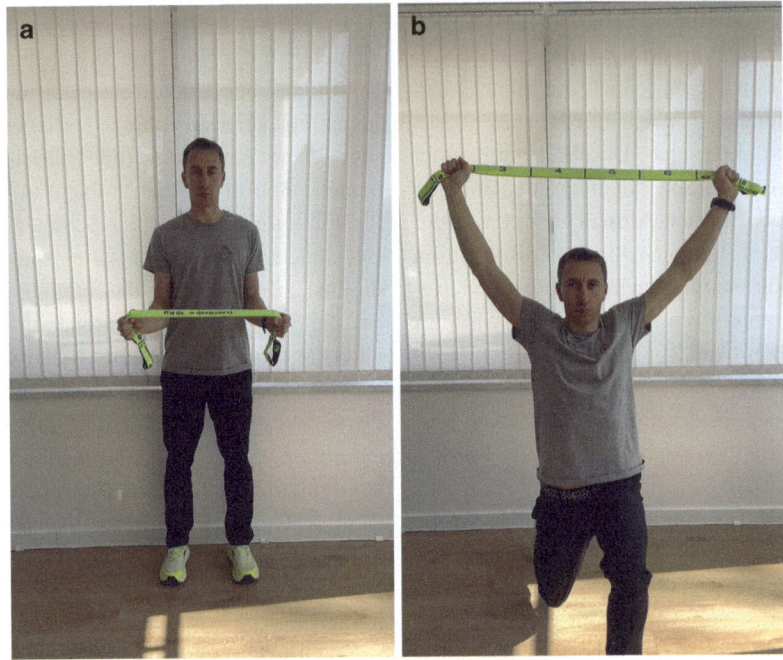

Abb. 1.19 a, b Fazilitation der Aktivierung des M. infraspinatus (ISP). Elevation der Schulter (unter Kontrolle der Stabilität im SCG) mit gleichzeitiger leichter Außenrotationskontraktion gegen ein Widerstandsband

Abb. 1.20 a, b Training des Skapula-Settings. Durchführung von Trainingsvarianten für die Retraktion der HWS und der Skapula

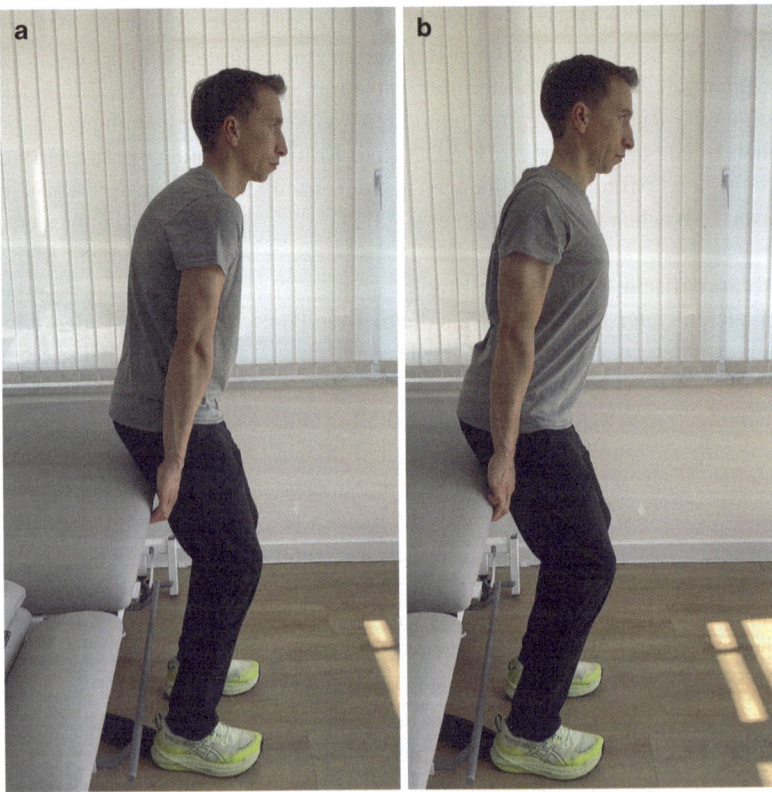

1.12 Therapie

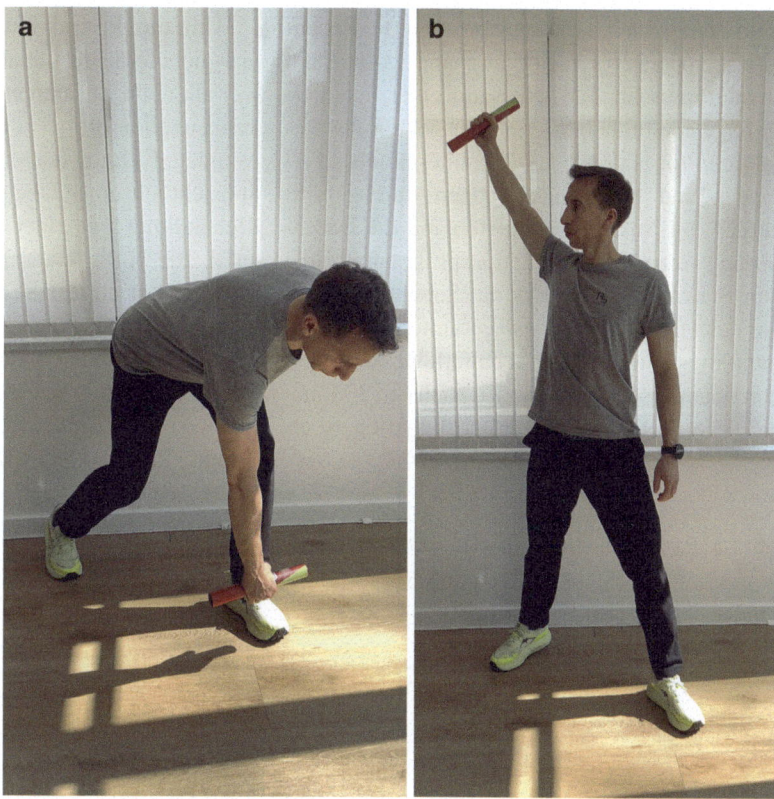

Abb. 1.21 a, b Training der kinetischen Kette. Schulterelevation mit gleichzeitiger Rumpfrotation und Ausfallschritt

naten ein entsprechend auf diese Faktoren ausgerichtetes Heimtrainingsprogramm durchzuführen (anfangs 1–2×/Woche, dann 3–4×/Woche, dann 6×/Woche). Die Wiederholungsanzahl ist davon abhängig, wie viele Wiederholungen der Patient kontrollieren kann. Es soll auf eine gute technische Ausführung geachtet werden, d. h., die SCG-Instabilität soll korrigiert bleiben und es soll weder zur Aktivierung des M. pectoralis major noch des M. sternocleidomastoideus während der Übungsausführung kommen.

▶ **Praxistipp** Der M. sternocleidomastodideus und der M. pectoralis major werden zur Atemhilfsmuskulatur gerechnet. Denkbar wäre daher auch eine Auswirkung dysfunktionaler Atemmuster auf die Funktion im SCG.

Postoperative Rehabilitation

Die Evidenz zum Vorgehen in der Rehabilitation nach einer operativen SCG-Stabilisation ist sehr limitiert. Die derzeitig verfügbaren Empfehlungen beruhen lediglich auf Expertenmeinungen. Empfohlen wir das Tragen einer Schulterschlinge für ein Zeitfenster von bis zu 6 Wochen postoperativ (Lacheta et al. 2020; Somerson et al. 2024). In den ersten 6 Wochen sollten keine Protraktions-/Retraktionsbewegungen der Skapula durchgeführt werden, Pendelbewegungen der Schulter sind freigegeben (Apostolakos et al. 2023; Petri et al. 2016). Aktive Bewegungen werden meist 6 Wochen postoperativ eingeführt. Somerson et al. (2024) empfehlen in der 2. bis zur 6. Woche nur aktiv-assistierte Bewegungen in Rückenlage mit einer Limitation der Elevation auf 90° sowie eine Steigerung des aktiven Bewegungsausmaßes auf 120°-Elevation und 90°-Abduktion in der 6. bis 9. Woche.

Der Beginn mit Trainingsvarianten zur Schulterkräftigung wird in den meisten Studien mit 6–8 Wochen postoperativ angegeben. Die Empfehlungen zur postoperativen Rehabilitation nach anteriorer oder posteriorer Stabilisation unterscheiden sich inhaltlich nur wenig. Die postoperative Immobilisationsdauer wird meist ebenfalls mit 6 Wochen angegeben (Garcia et al. 2020).

In einer neueren Fallserie wurden die Patienten nach operativer Versorgung einer posterioren Luxation nur für 3 Wochen mit einer Schulterschlinge versorgt. In dieser Zeit sollten die Retraktion/Protraktion des Schultergürtels vermieden und nur Pendelübungen durchgeführt werden. Im Anschluss erfolgte dann die Durchführung eines Rehabilitationsprogramms, bei dem zunächst die Stabilität des Schultergelenkes und die Kräftigung des gesamten Schulterkomplexes unterhalb der Schulterhöhe fokussiert wurde, um anschließend in den nächsten 2 Monaten die volle Beweglichkeit und Funktion zu erreichen (Tytherleigh-Strong et al. 2022).

Um die Protraktion der Skapula und eine mögliche erneute Luxation zu verhindern, wird vor allem im Zusammenhang mit einer posterioren Luxation oftmals ein Rucksackverband verwendet. Es gibt derzeit jedoch keine Evidenz hinsichtlich einer Überlegenheit gegenüber der Behandlung mit einer Schulterschlinge (Ingoe et al. 2023).

Logan et al. (2018) haben, basierend auf der verfügbaren Evidenz im Publikationsjahr, einen klinischen Kommentar mit Empfehlungen zur postoperativen Rehabilitation nach SCG-Stabilisation publiziert. Die entsprechenden Empfehlungen sind in Tab. 1.6 dargestellt.

Tab. 1.6 Postoperative Rehabilitation nach Stabilisation des SCG (Logan et al. 2018)

Phase/Inhalte	Beschreibung
Phase I (0–6 Wochen postoperativ)	
Vorsichtsmaßnahmen	• Kein Heben oder Tragen von Gegenständen • Keine Skapularetraktion oder -protraktion • Keine Skapuladepression oder -elevation • Keine Bewegung des Glenohumeralgelenkes • Keine isolierte Aktivierung der Hamstrings im Bereich der Transplantatentnahmestelle für 4 Wochen • Belastung der unteren Extremitäten nach Toleranz
Ziele	• Erhalt der Beweglichkeit von Ellenbogen/Handgelenk/Hand • Schutz der Rekonstruktion/Transplantatentnahmestelle
Physiotherapeutische Inhalte	• Bewegung der HWS • Bewegung von Ellenbogen/Handgelenk/Hand • Gehtraining (Thromboseprophylaxe)
ADL	• Arbeiten am Computer mit unterstütztem Arm möglich • Bewegung des Ellenbogens zum Essen/Trinken möglich • Einsatz des nicht betroffenen Arms für ADL
Progressionskriterien	• Keine persistierenden oder wiederkehrenden Schmerzen und/oder Schwellung
Phase II (6–12 Wochen postoperativ)	
Vorsichtsmaßnahmen	• Kein Heben oder Tragen von Gegenständen > 2 kg bis 9 Wochen postoperativ • Keine Überkopfaktivitäten (außer ROM-Übungen) bis zur 8. Woche • Keine aktive Bewegung bis zur 8. Woche
Ziele	• Wiederherstellung des passiven und aktiven glenohumeralen Bewegungsausmaßes • Förderung einer adäquaten skapulothorakalen Bewegung

Tab. 1.6 (Fortsetzung)

Physiotherapeutische Inhalte	• Retraktion/Depression der Skapula • Therapie im Wasser für vorsichtiges aktiv-assistiertes Bewegen • Aktiv-assistierte Bewegung: 　– Innen- und Außenrotation 　– Vorwärtselevation und Elevation in der Skapulaebene • Leichtes isometrisches Training: 　– Innen- und Außenrotation 　– Bizeps und Trizeps 　– Hamstrings • Aktive Bewegung (Beginn ab der 8. Woche): 　– Außenrotation in Seitenlage 　– Vorwärtselevation und Elevation in der Skapulaebene 　– Horizontale Abduktion mit Außenrotation in Bauchlage 　– Unterer Trapezmuskel in Bauchlage bis 60° 　– Extension mit Außenrotation in Bauchlage 　– Propriozeption in offener kinetischer Kette • Niedrig dosiertes, langes Dehnen 　– Pectoral-Stretch 　– Sleeper-Stretch 　– 90/90°-Außenrotations-Stretch 　– Hamstrings-Stretch
ADL	• Arbeiten am Computer mit unterstütztem Arm möglich • Ab der 8. Woche Beginn mit Überkopfaktivitäten • Durchführung von Anzieh-/Waschaktivitäten mit dem betroffenen Arm
Progressionskriterien	• Vollständig, schmerzfreies passives und aktives Bewegungsausmaß
Phase III (13–20 Wochen postoperativ)	
Vorsichtsmaßnahmen	Keine Einschränkung
Ziele	• Erhalt adäquate skapulothorakale Bewegung • Steigerung der Kraft im Bereich der Schulter und der periskapulären Muskulatur
Physiotherapeutische Inhalte	• Aktive Bewegung → Progression zu Gewicht/Widerstand: 　– Außenrotation in Seitenlage 　– Vorwärtselevation und Elevation in der Skapulaebene 　– Horizontale Abduktion mit Außenrotation in Bauchlage 　– Unterer Trapezmuskel in Bauchlage bis 60° 　– Extension mit Außenrotation in Bauchlage 　– Propriozeption in offener kinetischer Kette 　– Funktionelle Kräftigung der unteren Extremität • Niedrig dosiertes, langes Dehnen 　– Pectoral-Stretch 　– Cross-Arm-Stretch 　– Sleeper-Stretch 　– 90/90°-Außenrotations-Stretch 　– Hamstrings-Stretch
ADL	Keine Einschränkung
Progressionskriterien	• Adäquate skapulothorakale Bewegung bei Überkopfaktivitäten • Kraftwert 5/5 für Rotatorenmanschette, M. trapezius (alle Anteile), M. biceps und M. triceps brachii

(Fortsetzung)

Tab. 1.6 (Fortsetzung)

Phase IV (ab Woche 20 postoperativ)	
Vorsichtsmaßnahmen	Keine Einschränkung
Ziele	• Erhalt adäquate skapulothorakale Bewegung • Rückkehr zum Sport und allen Aktivitäten

Physiotherapeutische Inhalte	• Fortführung des Krafttrainings (2×/Woche)
	• Aktive Bewegung → Progression zu Gewicht/Widerstand:
	  – Außenrotation in Seitenlage
	  – Vorwärtselevation und Elevation in der Skapulaebene
	  – Horizontale Abduktion mit Außenrotation in Bauchlage
	  – Unterer Trapezmuskel in Bauchlage bis 60°
	  – Extension mit Außenrotation in Bauchlage
	  – Propriozeption in offener kinetischer Kette
	  – Funktionelle Kräftigung der unteren Extremität
	• Fortführung der Dehnung:
	  – Pectoral-Stretch
	  – Cross-Arm-Stretch
	  – Sleeper-Stretch
	  – 90/90°-Außenrotations-Stretch
	• Sportspezifisches Training

ADL	Keine Einschränkung
Progressionskriterien	• RTS unter der Voraussetzung, dass sportspezifisches Training schmerzfrei und in adäquater Ausführung möglich ist • Vollständiges, schmerzfreies Bewegungsausmaß • Kraftdifferenz < 10 % im Vergleich zur Gegenseite

ADL Activities of Daily Living, *HWS* Halswirbelsäule, ROM Range of Motion (Bewegungsausmaß), *RTS* Return to Sport, *SCG* Sternoklavikulargelenk

1.13 Return to Sport

Aufgrund der Seltenheit einer SCG-Luxation gibt es in der aktuellen Literatur keine größeren Studien zur Sportfähigkeit im Zusammenhang mit dieser Verletzung. Eine aktuelle Untersuchung zeigt, dass nur 45 % der Überkopfsportler in der Lage sind, nach einer operativen SCG-Stabilisation wieder ihr präoperatives Niveau zu erreichen. Bei den Nichtüberkopfsportlern schaffen es hingegen 81 %, wieder auf ihrem ursprünglichen Niveau aktiv zu sein (Rupp et al. 2024).

Viele andere Erhebungen beruhen momentan nur auf der subjektiven Einschätzung der Betroffenen. So gaben in einer Fallserie 94 % der Patienten nach operativer SCG-Stabilisation an, wieder ihr ursprüngliches Sportniveau erreicht zu haben. Die Untersuchung bezieht sich auf einzelne Sportler aus Sportarten wie Snowboarden, Baseball, Volleyball, Klettern und Fußball (Lacheta et al. 2020).

Nach geschlossener Reposition einer traumatischen posterioren SCG-Luxation wurde eine RTS-Rate von 74 % und eine Dauer bis zur Wiederherstellung der Sportfähigkeit von durchschnittlich 3,2 Monaten beschrieben (Damschen et al. 2023). Andere Untersuchungen zeigen, dass mit einer Wiederaufnahme sportlicher Aktivitäten nach 4–6 Monaten zu rechnen ist (Lacheta et al. 2020; Somerson et al. 2024). Zwar werden im Zusammenhang mit SCG-Luxationen einige globale RTS-Kriterien (z. B. keine Schmerzen bei sportartspezifischen Trainingsvarianten, vollständiges und schmerzfreies Bewegungsausmaß, Kraftkapazität innerhalb von 10 % im Vergleich zur nicht-betroffenen Seite) beschrieben, aber auch hier fehlt derzeit noch ein Konsens (Apostolakos et al. 2023; Petri et al. 2016).

Literatur

Allman FL Jr (1967) Fractures and ligamentous injuries of the clavicle and its articulation. J Bone Joint Surg Am 49(4):774–784

Apostolakos JM, Jildeh TR, Dey Hazra RO, Dey Hazra ME, Chang PS, Geissbuhler AR, Rutledge JC, Millett PJ (2023) Sternoclavicular Joint Reconstruction With Gracilis Tendon Autograft. Arthrosc Tech 12(8):e1281–e1288. https://doi.org/10.1016/j.eats.2023.03.019

Armstrong AL (2018) Disorders of the sternoclavicular joint. Orthopaedics and Trauma 32(3):186–199

Athanatos L, Singh HP, Armstrong AL (2018) The management of sternoclavicular instability. J Arthrosc Joint Surg 5(2):126–132. https://doi.org/10.1016/j.jajs.2018.05.008

Athanatos L, Kulkarni K, Tunnicliffe H, Samaras M, Singh HP, Armstrong AL (2022) Midterm results of chronic anterior instability of the sternoclavicular joint managed using a standardized treatment algorithm. Bone Jt Open 3(10):815–825. https://doi.org/10.1302/2633-1462.310.Bjo-2022-0088

Bakir MS, Unterkofler J, Haralambiev L, Kim S, Carbon R, Ekkernkamp A, Schulz-Drost S (2021) Medial injuries of the clavicle: more prevalent than expected? A big data analysis of incidence, age, and gender distribution based on nationwide routine data. Eur J Trauma Emerg Surg 47(4):1175–1182. https://doi.org/10.1007/s00068-019-01293-0

Beitzel K, Sablan N, Chowaniec DM, Obopilwe E, Cote MP, Arciero RA, Mazzocca AD (2012) Sequential resection of the distal clavicle and its effects on horizontal acromioclavicular joint translation. Am J Sports Med 40(3):681–685. https://doi.org/10.1177/0363546511428880

Beitzel K, Cote MP, Apostolakos J, Solovyova O, Judson CH, Ziegler CG, Edgar CM, Imhoff AB, Arciero RA, Mazzocca AD (2013) Current concepts in the treatment of acromioclavicular joint dislocations. Arthroscopy 29(2):387–397. https://doi.org/10.1016/j.arthro.2012.11.023

Beitzel K, Mazzocca AD, Bak K, Itoi E, Kibler WB, Mirzayan R, Imhoff AB, Calvo E, Arce G, Shea K (2014) ISAKOS upper extremity committee consensus statement on the need for diversification of the Rockwood classification for acromioclavicular joint injuries. Arthroscopy 30(2):271–278. https://doi.org/10.1016/j.arthro.2013.11.005

Berthold DP, Muench LN, Dyrna F, Mazzocca AD, Garvin P, Voss A, Scheiderer B, Siebenlist S, Imhoff AB, Beitzel K (2022) Current concepts in acromioclavicular joint (AC) instability – a proposed treatment algorithm for acute and chronic AC-joint surgery. BMC Musculoskelet Disord 23(1):1078. https://doi.org/10.1186/s12891-022-05935-0

Bontempo NA, Mazzocca AD (2010) Biomechanics and treatment of acromioclavicular and sternoclavicular joint injuries. Br J Sports Med 44(5):361–369. https://doi.org/10.1136/bjsm.2009.059295

Carius BM, Long B, Gottlieb M (2021) Evaluation and management of sternoclavicular dislocation in the emergency department. J Emerg Med 61(5):499–506. https://doi.org/10.1016/j.jemermed.2021.07.038

Cave EF (1958) Fractures and other injuries. Acad Med 33(10):757

Cleary BP, Hurley ET, Kilkenny CJ, Robinson J, Khan SU, Davey MS, Anakwenze O, Klifto CS, Mullett H (2024) Return to play after surgical treatment for acromioclavicular joint dislocation: a systematic review. Am J Sports Med 52(5):1350–1356. https://doi.org/10.1177/03635465231178784

Cook JB, Krul KP (2018) Challenges in treating acromioclavicular separations: current concepts. J Am Acad Orthop Surg 26(19):669–677. https://doi.org/10.5435/jaaos-d-16-00776

Damschen J, Nowak M, Murphy A, Park S, Li X, Galvin J (2023) Return to sports after closed reduction of acute traumatic posterior sternoclavicular joint dislocations: a systematic review. Am J Sports Med 51(11):3076–3083. https://doi.org/10.1177/03635465221131900

Debski RE, Parsons IM 3rd, Fenwick J, Vangura A (2000) Ligament mechanics during three degree-of-freedom motion at the acromioclavicular joint. Ann Biomed Eng 28(6):612–618. https://doi.org/10.1114/1.1304848

Dennis MG, Kummer FJ, Zuckerman JD (2000) Dislocations of the sternoclavicular joint. Bull Hosp Jt Dis 59(3):153–157

Dey Hazra RO, Reich AR, Hanhoff M, Warnhoff M, Lill H, Jensen G (2020) [Injuries of the sternoclavicular joint]. Unfallchirurg 123(11):879–889. doi:https://doi.org/10.1007/s00113-020-00888-2

Dhawan R, Singh RA, Tins B, Hay SM (2018) Sternoclavicular joint. Shoulder Elbow 10(4):296–305. https://doi.org/10.1177/1758573218756880

Diaz CC, Forlenza EM, Lavoie-Gagne OZ, Knapik DM, Korrapati A, Chahla J, Forsythe B (2021) Acromioclavicular joint separation in UEFA soccer players: a matched-cohort analysis of return to play and player performance from 1999 to 2018. Orthop J Sports Med 9(10):23259671211026262. https://doi.org/10.1177/23259671211026262

Dumonski M, Mazzocca AD, Rios C, Romeo AA, Arciero RA (2004) Evaluation and management of acromioclavicular joint injuries. Am J Orthop (Belle Mead NJ) 33(10):526–532

Dyrna F, Schliemann B, Raschke MJ, Katthagen JC (2020) Verletzungen des Sternoklavikulargelenkes. In: Engelhardt M, Raschke M (Hrsg) Orthopädie und Unfallchirurgie. Springer, Berlin Heidelberg, Berlin, Heidelberg, S 1–7. https://doi.org/10.1007/978-3-642-54673-0_69-1

Giovannetti de Sanctis E, Ciolli G, Mocini F, Cerciello S, Maccauro G, Franceschi F (2023) Evaluation of the range of motion of scapulothoracic, acromioclavicular and sternoclavicular joints: State of the art. Shoulder Elbow 15(2):132–139. https://doi.org/10.1177/17585732221090226

Flint JH, Wade AM, Giuliani J, Rue JP (2014) Defining the terms acute and chronic in orthopaedic sports injuries:

a systematic review. Am J Sports Med 42(1):235–241. https://doi.org/10.1177/0363546513490656

Frank RM, Ramirez J, Chalmers PN, McCormick FM, Romeo AA (2013) Scapulothoracic anatomy and snapping scapula syndrome. Anat Res Int 2013:635628. https://doi.org/10.1155/2013/635628

Fukuda K, Craig EV, An KN, Cofield RH, Chao EY (1986a) Biomechanical study of the ligamentous system of the acromioclavicular joint. JBJS 68(3):434–440

Fukuda K, Craig EV, An KN, Cofield RH, Chao EY (1986b) Biomechanical study of the ligamentous system of the acromioclavicular joint. J Bone Joint Surg Am 68(3):434–440

Garcia JA, Arguello AM, Momaya AM, Ponce BA (2020) Sternoclavicular joint instability: symptoms, diagnosis and management. Orthop Res Rev 12:75–87. https://doi.org/10.2147/ORR.S170964

de Groot C, Verstift DE, Heisen J, van Deurzen DFP, van den Bekerom MPJ (2023) Management of acromioclavicular injuries – current concepts. Orthop Res Rev 15:1–12. https://doi.org/10.2147/ORR.S340531

Gumina S, Carbone S, Postacchini F (2009) Scapular dyskinesis and sick scapula syndrome in patients with chronic type III acromioclavicular dislocation. Arthroscopy 25(1):40–45. https://doi.org/10.1016/j.arthro.2008.08.019

Hawthorne BC, Mancini MR, Wellington IJ, DiCosmo MB, Shuman ME, Trudeau MT, Dorsey CG, Obopilwe E, Cote MP, Mazzocca AD (2023) Deltotrapezial stabilization of acromioclavicular joint rotational stability: a biomechanical evaluation. Orthop J Sports Med 11(1):23259671221119542. https://doi.org/10.1177/23259671221119542

van der Helm FC (1994) Analysis of the kinematic and dynamic behavior of the shoulder mechanism. J Biomech 27(5):527–550. https://doi.org/10.1016/0021-9290(94)90064-7

Ingoe HMA, Mohammed K, Malone AA, Beadle G, Sharpe T, Cockfield A, Lloyd R, Singh H, Colgan F (2023) Traumatic posterior sternoclavicular joint dislocation – Current aspects of management. Injury 54(11):110983. https://doi.org/10.1016/j.injury.2023.110983

Jaggi A, Noorani A, Malone A, Cowan J, Lambert S, Bayley I (2012) Muscle activation patterns in patients with recurrent shoulder instability. Int J Shoulder Surg 6(4):101–107. https://doi.org/10.4103/0973-6042.106221

Jang ES, Park CN, Levine WN, Popkin CA (2020) A current concepts review of clavicle injuries in ice hockey from sternoclavicular to acromioclavicular joint. Orthop J Sports Med 8(9):2325967120951413. https://doi.org/10.1177/2325967120951413

Kaplan LD, Flanigan DC, Norwig J, Jost P, Bradley J (2005) Prevalence and variance of shoulder injuries in elite collegiate football players. Am J Sports Med 33(8):1142–1146. https://doi.org/10.1177/0363546505274718

Kay J, Memon M, Alolabi B (2018) Return to sport and clinical outcomes after surgical management of acromioclavicular joint dislocation: a systematic review. Arthroscopy 34(10):2910–2924.e2911. https://doi.org/10.1016/j.arthro.2018.04.027

Kiel J, Ponnarasu S, Kaiser K (2024) Sternoclavicular joint injury. StatPearls Publishing LLC, Treasure Island

Lacheta L, Dekker TJ, Goldenberg BT, Horan MP, Rosenberg SI, Pogorzelski J, Millett PJ (2020) Minimum 5-year clinical outcomes, survivorship, and return to sports after hamstring tendon autograft reconstruction for sternoclavicular joint instability. Am J Sports Med 48(4):939–946. https://doi.org/10.1177/0363546519900896

Lawrence RL, Braman JP, Keefe DF, Ludewig PM (2020) The coupled kinematics of scapulothoracic upward rotation. Phys Ther 100(2):283–294. https://doi.org/10.1093/ptj/pzz165

Lee JT, Campbell KJ, Michalski MP, Wilson KJ, Spiegl UJ, Wijdicks CA, Millett PJ (2014) Surgical anatomy of the sternoclavicular joint: a qualitative and quantitative anatomical study. J Bone Joint Surg Am 96(19):e166. https://doi.org/10.2106/JBJS.M.01451

Lindborg CM, Smith RD, Reihl AM, Bacevich BM, Cote M, O'Donnell E, Mazzocca AD, Hutchinson I (2024) Current concepts in management of acromioclavicular joint injury. J Clin Med 13(5):1413. https://doi.org/10.3390/jcm13051413

Logan C, Shahien A, Altintas B, Millett PJ (2018) Rehabilitation following sternoclavicular joint reconstruction for persistent instability. Int J Sports Phys Ther 13(4):752–762

Ludewig PM, Behrens SA, Meyer SM, Spoden SM, Wilson LA (2004) Three-dimensional clavicular motion during arm elevation: reliability and descriptive data. J Orthop Sports Phys Ther 34(3):140–149. https://doi.org/10.2519/jospt.2004.34.3.140

Ludewig PM, Phadke V, Braman JP, Hassett DR, Cieminski CJ, LaPrade RF (2009) Motion of the shoulder complex during multiplanar humeral elevation. J Bone Joint Surg Am 91(2):378–389. https://doi.org/10.2106/JBJS.G.01483

Lynch TS, Saltzman MD, Ghodasra JH, Bilimoria KY, Bowen MK, Nuber GW (2013) Acromioclavicular joint injuries in the National Football League: epidemiology and management. Am J Sports Med 41(12):2904–2908. https://doi.org/10.1177/0363546513504284

Maier D, Tuecking LR, Bernstein A, Lang G, Wagner FC, Jaeger M, Ogon P, Südkamp NP, Izadpanah K (2020) The acromioclavicular ligament shows an early and dynamic healing response following acute traumatic rupture. BMC Musculoskelet Disord 21(1):593. https://doi.org/10.1186/s12891-020-03614-6

Markel J, Schwarting T, Malcherczyk D, Peterlein CD, Ruchholtz S, El-Zayat BF (2017) Concomitant glenohumeral pathologies in high-grade acromioclavicular separation (type III – V). BMC Musculoskelet Disord 18(1):439. https://doi.org/10.1186/s12891-017-1803-y

Martetschläger F, Warth RJ, Millett PJ (2014) Instability and degenerative arthritis of the sternoclavicular joint: a current concepts review. Am J Sports Med 42(4):999–1007. https://doi.org/10.1177/0363546513498990

Minkus M, Wieners G, Maziak N, Plachel F, Scheibel M, Kraus N (2021) The ligamentous injury pattern in acute acromioclavicular dislocations and its impact on clinical and radiographic parameters. J Shoulder

Elbow Surg 30(4):795–805. https://doi.org/10.1016/j.jse.2020.10.026

Moreels R, De Wilde L, Van Tongel A (2019) Evolution of nonoperative treatment of atraumatic sternoclavicular dislocation. J Shoulder Elbow Surg 28(12):2350–2355. https://doi.org/10.1016/j.jse.2019.04.060

Morell DJ, Thyagarajan DS (2016) Sternoclavicular joint dislocation and its management: a review of the literature. World J Orthop 7(4):244–250. https://doi.org/10.5312/wjo.v7.i4.244

Murena L, Canton G, Vulcano E, Cherubino P (2013) Scapular dyskinesis and SICK scapula syndrome following surgical treatment of type III acute acromioclavicular dislocations. Knee Surg Sports Traumatol Arthrosc 21(5):1146–1150. https://doi.org/10.1007/s00167-012-1959-9

Obana KK, Lind DRG, Mastroianni MA, Rondon AJ, Alexander FJ, Levine WN, Ahmad CS (2024) What are our patients asking Google about acromioclavicular joint injuries? – Frequently asked online questions and the quality of online resources. JSES Rev Rep Tech 4(2):175–181. https://doi.org/10.1016/j.xrrt.2024.02.001

Oki S, Matsumura N, Iwamoto W, Ikegami H, Kiriyama Y, Nakamura T, Toyama Y, Nagura T (2013) Acromioclavicular joint ligamentous system contributing to clavicular strut function: a cadaveric study. J Shoulder Elbow Surg 22(10):1433–1439. https://doi.org/10.1016/j.jse.2013.01.004

Olsen B, Gregory B (2023) Diagnosis and nonoperative treatment of acromioclavicular joint injuries in athletes and guide for return to play. Clin Sports Med 42(4):573–587. https://doi.org/10.1016/j.csm.2023.05.003

Pallis M, Cameron KL, Svoboda SJ, Owens BD (2012) Epidemiology of acromioclavicular joint injury in young athletes. Am J Sports Med 40(9):2072–2077. https://doi.org/10.1177/0363546512450162

Petri M, Greenspoon JA, Horan MP, Martetschlager F, Warth RJ, Millett PJ (2016) Clinical outcomes after autograft reconstruction for sternoclavicular joint instability. J Shoulder Elbow Surg 25(3):435–441. https://doi.org/10.1016/j.jse.2015.08.004

Plath JE, Martetschläger F, Moroder P, Sandmann G (2023) Instabilities and osteoarthritis of the sternoclavicular joint. Z Orthop Unfall 162(4):360–367. https://doi.org/10.1055/a-2109-3190

Ponce BA, Kundukulam JA, Pflugner R, McGwin G, Meyer R, Carroll W, Minnich DJ, Larrison MC (2013) Sternoclavicular joint surgery: how far does danger lurk below? J Shoulder Elbow Surg 22(7):993–999. https://doi.org/10.1016/j.jse.2012.10.037

Reid D, Polson K, Johnson L (2012) Acromioclavicular joint separations grades I–III: a review of the literature and development of best practice guidelines. Sports Med 42(8):681–696. https://doi.org/10.2165/11633460-000000000-00000

Renfree KJ, Wright TW (2003) Anatomy and biomechanics of the acromioclavicular and sternoclavicular joints. Clin Sports Med 22(2):219–237. https://doi.org/10.1016/s0278-5919(02)00104-7

Rockwood CA Jr, Odor JM (1989) Spontaneous atraumatic anterior subluxation of the sternoclavicular joint. J Bone Joint Surg Am 71(9):1280–1288

Rosso C, Martetschläger F, Saccomanno MF, Voss A, Lacheta L, Beitzel K, Milano G (2021) High degree of consensus achieved regarding diagnosis and treatment of acromioclavicular joint instability among ESA-ESSKA members. Knee Surg Sports Traumatol Arthrosc 29(7):2325–2332. https://doi.org/10.1007/s00167-020-06286-w

Rupp MC, Geissbuhler AR, Rutledge JC, Horan MP, Ganokroj P, Chang P, Provencher MT, Millett PJ (2024) Predictors of clinical outcomes and quality of life after sternoclavicular joint reconstruction with hamstring tendon autograft. Am J Sports Med 52(12):3084–3093. https://doi.org/10.1177/03635465241273940

Saccomanno MF, Dei C, Milano G (2014) Acromioclavicular joint instability: anatomy, biomechanics and evaluation. Joints 2(2):87–92. https://doi.org/10.11138/jts/2014.2.2.087

Sadr B, Swann M (1979) Spontaneous dislocation of the sterno-clavicular joint. Acta Orthop Scand 50(3):269–274. https://doi.org/10.3109/17453677908989767

Sandler AB, Baird MD, Scanaliato JP, Harris AL, Raiciulescu S, Green CK, Dunn JC, Parnes N (2023) Incidence of sports-related sternoclavicular joint dislocations in the United States over the last two decades. World J Orthop 14(6):427–435. https://doi.org/10.5312/wjo.v14.i6.427

Sciascia A, Bois AJ, Kibler WB (2022) Nonoperative management of traumatic acromioclavicular joint injury: a clinical commentary with clinical practice considerations. Int J Sports Phys Ther 17(3):519–540. https://doi.org/10.26603/001c.32545

Sewell MD, Al-Hadithy N, Le Leu A, Lambert SM (2013) Instability of the sternoclavicular joint: current concepts in classification, treatment and outcomes. Bone Joint J 95-B(6):721–731. https://doi.org/10.1302/0301-620x.95b6.31064

Somerson JS, Parker KM, Warme WJ (2024) Sternoclavicular joint reconstruction for traumatic acute and chronic anterior and posterior instability: Patient-reported outcomes at a minimum of 2 years. Shoulder Elbow 16(1):68–75. https://doi.org/10.1177/17585732231209967

Spencer EE, Kuhn JE, Huston LJ, Carpenter JE, Hughes RE (2002) Ligamentous restraints to anterior and posterior translation of the sternoclavicular joint. J Shoulder Elbow Surg 11(1):43–47. https://doi.org/10.1067/mse.2002.119394

Tamaoki MJ, Lenza M, Matsunaga FT, Belloti JC, Matsumoto MH, Faloppa F (2019) Surgical versus conservative interventions for treating acromioclavicular dislocation of the shoulder in adults. Cochrane Database Syst Rev 10(10):CD007429. https://doi.org/10.1002/14651858.CD007429.pub3

Tingle M, Wang T, Hoenecke HR Jr (2024) Current trends in surgical treatment of the acromioclavicular joint injuries in 2023: a review of the literature. JSES Int 8(3):389–393. https://doi.org/10.1016/j.jseint.2023.11.018

Tischer T, Salzmann GM, El-Azab H, Vogt S, Imhoff AB (2009) Incidence of associated injuries with acute acromioclavicular joint dislocations types III through V. Am J Sports Med 37(1):136–139. https://doi.org/10.1177/0363546508322891

Tunnicliffe H, Athanatos L, Singh H, Armstrong A (2023) Physiotherapy management of atraumatic anterior sternoclavicular joint instability: a prospective case series. Shoulder Elbow 15(3):337–343. https://doi.org/10.1177/17585732221088268

Tytherleigh-Strong G, Sabharwal S, Peryt A (2022) Clinical outcomes and return to sports after open reduction and hamstring tendon autograft reconstruction in patients with acute traumatic first-time posterior dislocation of the sternoclavicular joint. Am J Sports Med 50(13):3635–3642. https://doi.org/10.1177/03635465221124267

Van Tongel A, McRae S, Gilhen A, Leiter J, MacDonald P (2012) Management of anterior sternoclavicular dislocation: a survey of orthopaedic surgeons. Acta Orthop Belg 78(2):164–169

Vetter P, Massih M, Bellmann F, Eckl L, Moroder P, Lazaridou A, Scheibel M (2024) Concomitant glenohumeral pathologies in patients with acromioclavicular joint dislocations: how do acute and chronic instabilities differ? J Clin Med 13(6):1723. https://doi.org/10.3390/jcm13061723

Voss A, Löffler T, Reuter S, Imhoff AB, Kellner R, Csapo R, Braun S (2021) Additional acromioclavicular cerclage limits lateral tilt of the scapula in patients with arthroscopically assisted coracoclavicular ligament reconstruction. Arch Orthop Trauma Surg 141(8):1331–1338. https://doi.org/10.1007/s00402-021-03761-y

Wahal N, Alabbasi A, Martetschläger F (2022) [Injuries of the shoulder in winter sports]. Orthopadie (Heidelb) 51 (11):896–902. doi:https://doi.org/10.1007/s00132-022-04322-w

Yanagawa T, Goodwin CJ, Shelburne KB, Giphart JE, Torry MR, Pandy MG (2008) Contributions of the individual muscles of the shoulder to glenohumeral joint stability during abduction. J Biomech Eng 130(2):021024. https://doi.org/10.1115/1.2903422

Instabilität der Schulter 2

2.1 Anteriore Instabilität

Die Schulter ist das beweglichste Gelenk des menschlichen Körpers. Mit insgesamt 6 Freiheitsgraden ist die Gesamtbeweglichkeit des Glenohumeralgelenkes einerseits einzigartig, andererseits ist die Schulter deshalb aber auch für eine Instabilität prädestiniert (Ward und Bradley 2013). Die große Beweglichkeit kann nur dadurch erreicht werden, dass eine der Gelenkflächen deutlich kleiner ist als die andere. Dies wirkt sich allerdings unmittelbar auf die Gelenkstabilität aus (Veeger und van der Helm 2007).

Die Stabilität der Schulter wird durch statische und dynamische Komponenten gewährleistet. Hierzu zählen Kapsel, Labrum, Ligamente und die umgebende Muskulatur. Das Labrum ist ein statischer Stabilisator und vergrößert die Tiefe des Glenoids. Das Labrum besteht aus dichtem Faserknorpel und setzt entlang des Glenoids an (Brelin und Dickens 2017).

Eine Instabilität kann aus einer Pathologie, die eine oder mehrere dieser stabilisierenden Komponenten betrifft, resultieren. Der Begriff „Instabilität" bezieht sich auf die Unfähigkeit, den Humeruskopf im Glenoid zu halten, und umfasst ein Spektrum von Erkrankungen, das von einer Subluxation bis zu einer vollständigen Luxation reicht.

Die anteriore Schulterinstabilität stellt eine häufige Pathologie bei Überkopfsportathleten dar. Der repetitive Belastungsstress, insbesondere die übermäßige Abduktion und Außenrotation, gilt als ein Risikofaktor für eine Instabilität in dieser Athletengruppe (Arguello et al. 2022). Daneben können beim Überkopfsportler auch posteriore und multidirektionale Instabilitäten auftreten (Sheean et al. 2020). Bei einer multidirektionalen Schulterinstabilität kann der Humeruskopf nicht in der Schultergelenkpfanne gehalten werden, wodurch es zu rezidivierenden unwillkürlichen Schulter(sub)luxationen kommt (Spanhove et al. 2021).

Eine atraumatische Schulterinstabilität ist gekennzeichnet durch eine abnormale Bewegung oder Positionierung des Humeruskopfes im Glenoid, was zu wiederkehrenden Schmerzen, Subluxationen, Dislokationen und Funktionseinschränkungen führt, ohne dass es in der Vorgeschichte eine signifikante Verletzung gegeben haben muss (Noorani et al. 2019).

Abzugrenzen von einer Instabilität ist die Hyperlaxität der Schulter, die eine exzessive Beweglichkeit der Schulter ohne Symptome beschreibt. Anders gesagt versteht man unter der Gelenklaxität das Ausmaß an Translation im Glenohumeralgelenk, das innerhalb eines physiologischen Bereichs liegt, und symptomlos ist. Hingegen beschreibt die Gelenkinstabilität eine abnorme, symptomatische Bewegung der Schulter, die zu Schmerzen, Subluxation oder Luxation der Schulter führt (Lewis et al. 2004). Die

Hyperlaxität ist durch eine unphysiologisch gesteigerte Bewegungsamplitude der Translations- und Rotationsfähigkeit charakterisiert, stellt aber allein noch keinen Krankheitswert dar. Den kompletten Verlust der glenohumeralen Artikulation bezeichnet man als Luxation (Scheibel und Brunner 2021).

Eine genaue Bestimmung der Ursache der Schulterdysfunktion im Sport wird oftmals durch das gleichzeitige Vorhandensein einer gewissen adaptierten Laxität der Kapsel erschwert. Eine solche adaptierte Laxität ermöglicht zwar einerseits die für die Überkopfwurfmechanik erforderlichen extremen Bewegungsabläufe, kann aber andererseits zu verschiedenen intraartikulären Pathologien (subakromiale Bursitis, Bizepssehnentendinitis, Rotatorenmanschettenläsion, Impingement etc.) beitragen (Sheean et al. 2020).

Epidemiologie und Risikofaktoren

Schulterluxationen treten am häufigsten als Folge eines Sturzes auf und ereignen sich meist beim Sport oder in der Freizeit (Zacchilli und Owens 2010). Die Inzidenz von Schulterluxationen liegt zwischen 0,12 (Verletzungen im Training) und 0,31 (Verletzungen im Wettkampf) pro 1000 h Sportexposition (Owens et al. 2009). Die Inzidenz von Sportverletzungen sollte vorzugsweise als Anzahl der Sportverletzungen pro Expositionszeit (z. B. pro 1000 h Sportbeteiligung) angegeben werden, um die Vergleichbarkeit von Forschungsergebnissen zu erleichtern (van Mechelen et al. 1992).

Während bei Kontaktsportlern Luxationen häufiger vorkommen, sind bei Überkopfsportlern Subluxationen wahrscheinlicher (Arguello et al. 2022; DeFroda et al. 2018). Die Prävalenz einer atraumatischen Schulterinstabilität ist nicht bekannt, beschrieben sind Inzidenzraten zwischen 4 und 10 % (Noorani et al. 2019). Traumatische anteriore (glenohumerale) Luxationen treten bis zu über 20× häufiger auf als posteriore Luxationen (Brelin und Dickens 2017; Robinson et al. 2011). Die anteriore Luxation ist mit einer Rate von mehr als 95 % die häufigste Form der Schulterluxationen. Die Rate der posterioren Luxation wird hingegen nur mit 2–4 % angegeben (Zacchilli und Owens 2010).

Eine Schulterluxation führt, insbesondere bei jungen Menschen, häufig zu einer rezidivierenden Schulterinstabilität. So ist bei Patienten im Alter unter 30 Jahren eine Rezidivrate von bis zu 90 % beschrieben (Kane et al. 2015). Bei einer chronischen anterioren Schulterinstabilität handelt es sich um eine wiederkehrende Instabilität, die eine glenohumerale Reposition erfordert und meistens mit einer knöchernen oder kapsuloligamentären/labralen Läsion einhergeht (Bauer et al. 2023). Zu diesen knöchernen Läsionen zählt man die Hill-Sachs-Läsion oder Verletzungen des Glenoids. Die Bankart-Läsion oder ein humeraler Ausriss des glenohumeralen Ligaments rechnet man zu den kapsuloligamentären/labralen Verletzungen. Grundsätzlich können diese Verletzungen auch bei einer akuten Luxation auftreten. So kommt es bei einer vorderen Schulterluxation typischerweise zu einer Verletzung der anteroinferioren labroligamentären Strukturen.

Als Risikofaktoren für eine rezidivierende Instabilität gelten (Balg und Boileau 2007):

- Alter < 20–25 Jahre
- Knochenverlust (bone loss)
- Leistungs-, Kontakt- und Überkopfsport
- Hyperlaxität in Verbindung mit einer strukturellen traumatischen Läsion

Klassifikation

Es existieren verschiedene Klassifikationssysteme, die u. a. Kriterien wie Ätiologie, Richtung, Ausmaß, Häufigkeit einer Schulterluxation berücksichtigen. Die überwiegende Zahl der Klassifikationssysteme basiert auf einem biomechanischen Modell.

Nach Thomas und Matsen (1989) lassen sich die meisten Patienten mit einer rezidivierenden Instabilität in eine von zwei Gruppen einteilen. Basierend auf dieser Annahme ist ein häufig verwendetes Klassifikationssystem beschrieben, das

2.1 Anteriore Instabilität

durch die Akronyme „TUBS" und „AMBRI" bekannt geworden ist. In diesem System wird zwischen einer atraumatischen und einer traumatischen Schulterinstabilität differenziert (Thomas und Matsen 1989). Das Akronym „TUBS" steht dabei für die **t**raumatische, **u**nidirektionale Instabilität mit **B**ankart-Läsion, die im Falle eines Rezidivs operativ (**s**urgically) behandelt wird. Der 2. Typ wird unter dem Akronym „AMBRI" zusammengefasst (**a**traumatisch, **m**ultidirektional, **b**ilateral mit der **R**ehabilitation als Hauptbehandlung). Für den Fall, dass Patienten eine Operation benötigen, kommt ein inferiorer Kapsel-Shift (**I**) mit Verschluss des Rotatorenintervalls (**I**) infrage. Dieses System klassifiziert Patienten sehr gut an den beiden entgegengesetzten Enden des Instabilitätsspektrums, lässt aber keinen Raum für alle Fälle dazwischen oder für Patienten, die von einer auf die andere Seite wechseln können (Moya et al. 2021).

Das Stanmore-Klassifikationssystem (Abb. 2.1) ordnet den Patienten anhand einer Reihe von Merkmalen zu einem von 3 Polen eines Dreiecks zu (Lewis et al. 2004). Dieses System berücksichtigt einerseits die beiden Gruppen AMBRI und TUBS, beinhaltet aber zusätzlich eine 3. Gruppe, bei der keine strukturelle Ursache für die Instabilität im Vordergrund steht, sondern die muskuläre Kontrolle. Das System beschreibt ein Kontinuum zwischen den einzelnen Polen sowie die Relevanz der strukturellen Integrität und der Muskulatur bei allen Typen. Die Patienten werden nach der Nähe zu den 3 Polen klassifiziert (Bateman et al. 2015):

- **Polar-Typ I:** traumatisch mit struktureller Pathologie
- **Polar-Typ II:** atraumatisch mit struktureller Pathologie
- **Polar-Typ III:** atraumatisch, ohne strukturelle Pathologie, aber mit anormalem muskulärem Muster

Patienten mit einer atraumatischen Schulterinstabilität können strukturell „normale" oder „abnorme" Schultergelenke, mit einer variablen Instabilität nach anterior, posterior oder mit einer inferioren Komponente, haben und damit den Polar-Typen II und III zugeordnet werden (Noorani et al. 2019).

Klinik

Die klinische Diagnose einer Schulterinstabilität basiert in erster Linie auf der Anamnese und der klinischen Untersuchung. Anamnestische Hinweise zum Mechanismus des Auftretens, zur Häufigkeit und Richtung der Instabilität, zu den auslösenden Bewegungen/Aktivitäten, zu den Auswirkungen auf die Funktion/Lebensqualität

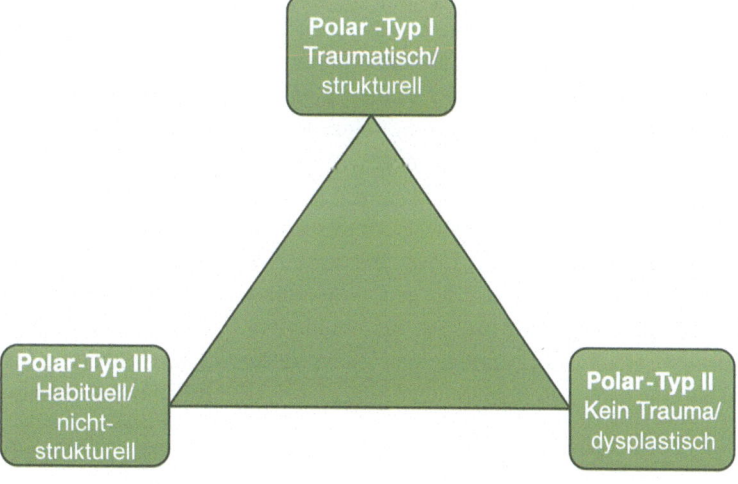

Abb. 2.1 Stanmore-Klassifikation

und zum Vorhandensein einer Hypermobilität helfen bei der Klassifizierung der Art der Schulterinstabilität und geben Aufschluss über die Behandlung und Prognose (Lewis et al. 2022). Darüber hinaus sollten Unfallhergang, Voroperationen des Schultergelenkes, das Sportprofil des Betroffenen (Überkopf-/Kontaktsport) sowie bisherige Luxationsereignisse und deren Therapie in der Vergangenheit abgefragt werden.

Im Hinblick auf **Red Flags** bei Schulterbeschwerden sollten folgende Punkte berücksichtigt werden (Hind et al. 2022; Noorani et al. 2019):

- Schmerzen und Bewegungseinschränkungen, die in keinem Verhältnis zu den klinischen und röntgenologischen Befunden stehen.
- Deutlicher Gewichtsverlust und hohe Leidenszeichen des Patienten (Ausschluss eines primären oder metastasierten Knochentumors).
- Dumpfe oder stechende Schmerzen, die sich nachts verschlimmern und durch Azetylsalizylsäure (ASS) oder andere entzündungshemmende Medikamente gelindert werden, können auf ein Osteoidosteom der Skapula oder des proximalen Humerus hinweisen.
- Schmerzen und Bewegungseinschränkungen, die mit lokalen Anzeichen einer Infektion wie Rötung, Hitze, Schwellung und Fieber einhergehen, können auf eine Infektion hinweisen.
- Ein rheumatischer Zustand mit Schulterschmerzen weist in der Regel auf eine Arthritis rheumatischen Ursprungs hin.
- In einigen Fällen kann eine Mischung aus verschiedenen glenohumeralen Pathologien vorliegen. Eine traumatische Luxation kann bei älteren Patienten zusammen mit einer Ruptur der Rotatorenmanschette auftreten.

Die Anamnese und körperliche Untersuchung konzentrieren sich auf die Unterscheidung zwischen physiologischer Laxität und symptomatischer Instabilität sowie auf das Verständnis von Ausmaß, Häufigkeit, Ätiologie und Richtung der Schulterinstabilität (Arguello et al. 2022).

Bei einer Luxation zeigt sich in der Inspektion ein Verlust der Schulterkontur an der betroffenen Extremität. Klassischerweise besteht bei Luxationsereignissen eine Schonhaltung mit eingeschränktem Bewegungsausmaß in Innen- und Außenrotation. Im Zusammenhang mit einer Subluxation oder einer Luxation mit Spontanrepositionierungen ist eine Seitenasymmetrie weniger offensichtlich.

Da eine Verletzung des N. axillaris in 5–35 % der primären Luxationen auftritt, sollte vor der Reposition immer eine neurovaskuläre Untersuchung durchgeführt werden (Ward und Bradley 2013). Dabei wird der Pulsstatus im Bereich der A. brachialis, A. radialis und A. ulnaris im Seitenvergleich überprüft. Die periphere Durchblutungssituation des Arms kann orientierend mit der Nagelbettprobe getestet werden. Hierbei wird ein moderater Druck auf das Nagelbett ausgeübt. Nach dem Loslassen beträgt die Reperfusionszeit normalerweise weniger als 2 s. Die Funktionsprüfung des N. axillaris beinhaltet eine Untersuchung im Seitenvergleich im Hinblick auf eine Hyp- oder Dysästhesie im sensiblen Autonomiegebiet des N. axillaris am proximalen lateralen Oberarm. Eine Beugeschwäche des Ellenbogens kann auf eine Schädigung des Plexus brachialis mit einer Affektion des N. musculocutaneus hindeuten.

Beurteilung der Laxität des Glenohumeralgelenkes

Die Bestimmung der tatsächlichen Laxität des Glenohumeralgelenkes ist aufgrund der Komplexität der kombinierten glenohumeralen und skapulothorakalen Bewegung schwierig (Whitehead et al. 2018). Eine Hyperlaxität tritt bei einer Schulterinstabilität in etwa 5–15 % der Fälle auf (Kraeutler et al. 2018).

Patienten mit einer allgemein vermehrten Gelenklaxität können muskuloskelettale Beschwerden entwickeln. Beschrieben ist, dass eine Gelenkhypermobilität bei Sportlern mit einer 3-fach höheren Wahrscheinlichkeit des Auftretens von Schulterverletzungen verbunden ist

(Liaghat et al. 2021). Es gibt Evidenz für einen Zusammenhang zwischen einer Gelenkhyperlaxität und einer multidirektionalen Schulterinstabilität, eine Korrelation zu einer traumatischen Schulterinstabilität konnte jedoch bislang noch nicht nachgewiesen werden (Wolf et al. 2011).

In der Schulterchirurgie werden Risiko-Scoring-Systeme wie der „Instability Severity Index-Score" (ISIS) angewendet (Balg und Boileau 2007). Durch Scores wie diesen versucht man das Risiko für eine erneute Schulterluxation zu quantifizieren. Die Beurteilung der Laxität des Schultergelenkes ist dabei ein wichtiger Bestandteil des ISIS (Tab. 2.1). Im ISIS wird eine anteriore Hyperlaxität definiert als eine Außenrotation von mehr als 85° bei seitlich angelegtem Arm (Abb. 2.2). Die inferiore Hyperlaxität wird durch das Vorhandensein eines positiven Hyperabduktionstest (Gagey-Test), mit einer Seitendifferenz von mehr als 20°, diagnostiziert (Abb. 2.2; Balg und Boileau 2007).

Tab. 2.1 Instability Severity Index-Score (ISIS)

Prognostische Faktoren	Punktezahl
Alter	
<20 Jahre	2
>20 Jahre	0
Grad der Sporttätigkeit	
Wettkampfsport	2
Kein Sport/Freizeitsport	0
Sportart	
Kontakt- oder Überkopfsport	1
Andere	0
Schulterlaxität	
Schulterhyperlaxität (anterior oder inferior)	1
Normal	0
Hill-Sachs in anteroposteriorer Röntgenaufnahme sichtbar	
Sichtbar in Außenrotation	2
Nicht sichtbar in Außenrotation	0
Glenoidsubstanzverlust in anteroposteriorer Röntgenaufnahme	
Konturunregelmäßigkeit	2
Unauffällig	0
Gesamtpunkte	**10**

Der Beighton-Score wird derzeit in den meisten epidemiologischen Studien, die einen Zusammenhang zwischen einer Gelenkhypermobilität und dem Auftreten von Schulterverletzungen untersuchen, verwendet. Er besteht aus insgesamt 9 Gelenkhypermobilitätstests. Die Klassifizierung einer glenohumeralen Hypermobilität anhand des Beighton-Scores beruht auf der Annahme, dass alle Gelenke, einschließlich der Schulter, hypermobil sind (Liaghat et al. 2021). Dieser Score wird als Standard für die Beurteilung einer allgemeinen Gelenkhyperlaxität betrachtet (Abb. 2.3; Wolf et al. 2011). Im Beighton-Score werden insgesamt 9 Kriterien bewertet, wobei „1" für einen positiven Befund und „0" für einen negativen Befund steht. Die Summe aller 9 Kriterien ergibt den Gesamtwert. Ein Wert von ≥ 4 gilt als Indikator für eine erhöhte Gelenklaxität. Eine höhere Punktzahl steht für eine größere allgemeine Gelenkhypermobilität (Tab. 2.2).

▶ **Praxistipp** Eine Einschränkung bei der Verwendung des Beighton-Scores im Zusammenhang mit Studien zur Schulter wird darin gesehen, dass das Schultergelenk selbst nicht in der Testbatterie des Scores enthalten ist (Liaghat et al. 2021).

Testung der Schulterinstabilität und -laxität

Klinisch wird die Schulterinstabilität (und -laxität) durch eine Reihe von Testungen mittels Schulterschmerz-/Instabilitätsprovokation bzw. -entlastung in Kombination mit Tests zur Schulterlaxität diagnostiziert (Hegedus et al. 2012). Diese Tests zielen darauf ab, durch eine dynamische Manipulation des Gelenkes beim Patienten ein Gefühl der Instabilität mit einer Angst vor Reluxation zu erzeugen (Albertson et al. 2023).

Die Verwendung von Schmerz als diagnostisches Kriterium zur Diagnose einer vorderen Schulterinstabilität wird diskutiert (Eshoj et al. 2018). Eine unerkannte glenohumerale (Mikro-) Instabilität kann zu wiederholten Mikrotraumen

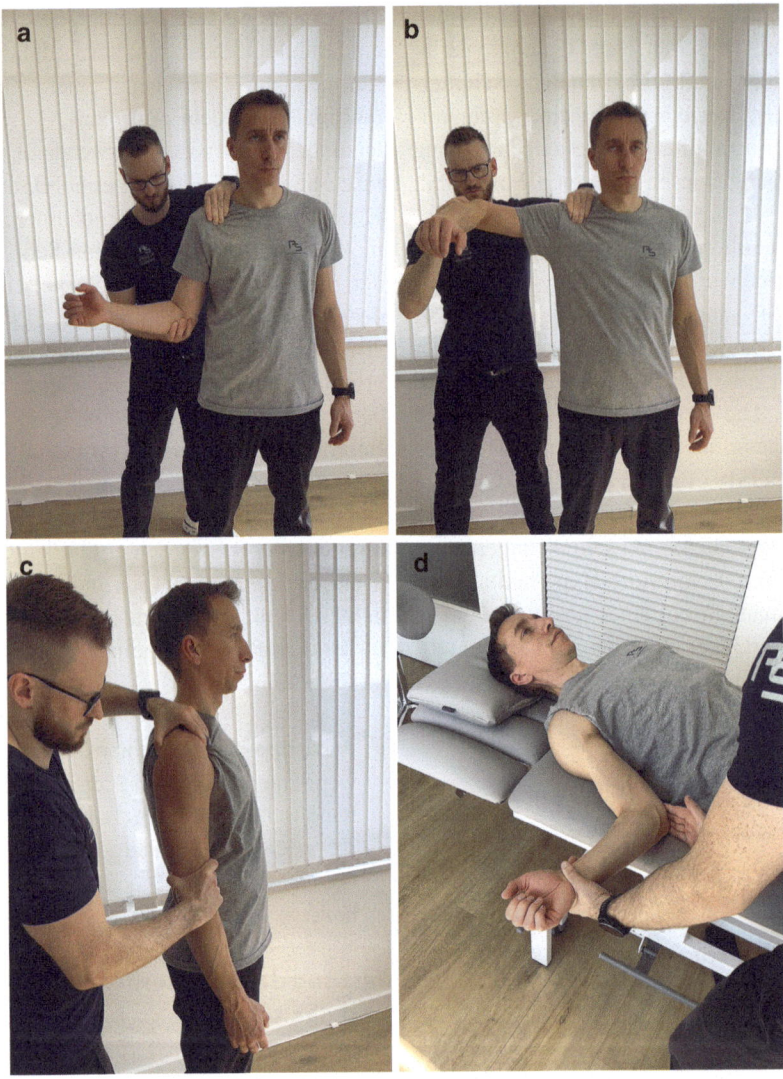

Abb. 2.2 a–d Untersuchungstechniken zur Beurteilung der Schulterlaxität. **a** Außenrotation im Stehen. **b** Gagey-Test (Hyperabduktion). **c** Sulkus-Zeichen. **d** Außenrotation im Liegen

2.1 Anteriore Instabilität

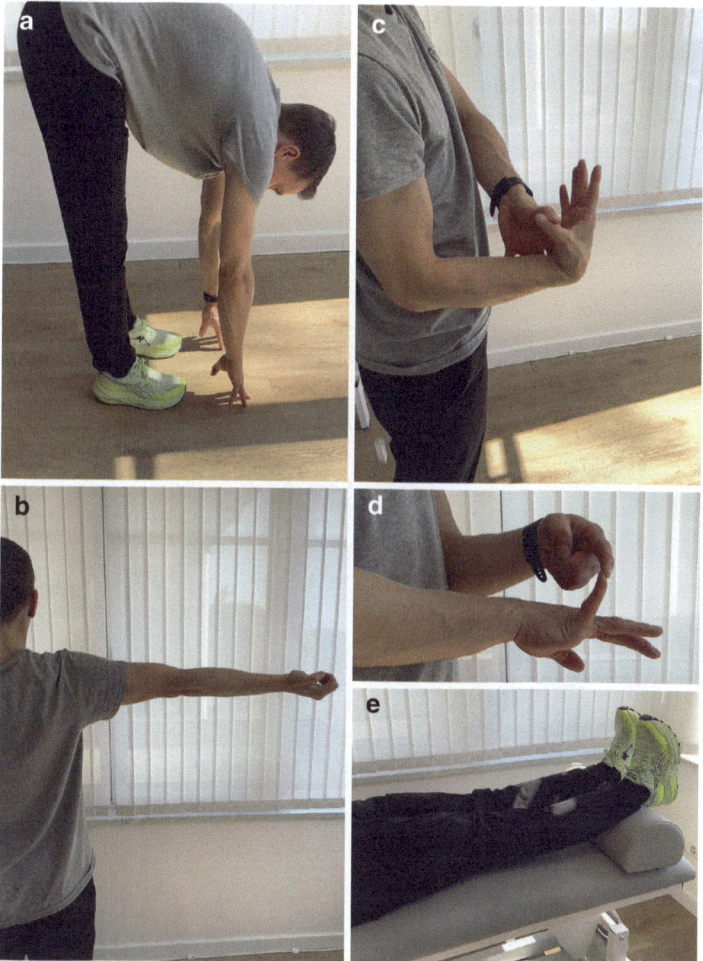

Abb. 2.3 a–e Beighton-Score. Mit Ausnahme der Rumpf- und Hüftbeugung werden alle Messungen beidseitig durchgeführt (Whitehead et al. 2018). **a** Rumpf- und Hüftflexion: Ein positiver Test ist definiert als die Fähigkeit, die Handflächen flach auf den Boden zu legen und dabei die Kniegelenke gestreckt zu halten. **b** Ellenbogenextension: Ein positiver Test ist definiert als eine Hyperextension von mindestens 10°. **c** Anlegen des Daumens an den Unterarm: Ein positiver Test ist definiert als die Fähigkeit, den Daumen an den Unterarm anzulegen. **d** Streckung des kleinen Fingers: Ein positiver Test ist definiert als eine Überstreckung von mindestens 90°. **e** Kniegelenkextension: Ein positiver Test ist definiert als eine Hyperextension von mindestens 10°

Tab. 2.2 Beighton-Kriterien für generalisierte Hypermobilität

Gelenk	Kriterium	Punkte
5. Finger links	Dorsalflexion > 90°	1
5. Finger rechts	Dorsalflexion > 90°	1
Daumen links	Biegen des Daumens bis auf Unterarm	1
Daumen rechts	Biegen des Daumens bis auf Unterarm	1
Ellenbogen links	Hyperextension des Ellenbogens > 10°	1
Ellenbogen rechts	Hyperextension des Ellenbogens > 10°	1
Kniegelenk links	Hyperextension des Kniegelenkes > 10°	1
Kniegelenk rechts	Hyperextension des Kniegelenkes > 10°	1
Wirbelsäule	Bei Flexion der Wirbelsäule mit gestreckten Kniegelenken können die Hände flach auf den Boden gelegt werden	1

Bewertung: 0–2 Punkte: nicht hypermobil; 3–4 Punkte: hypermobil; 5–9 Punkte: stark hypermobil

und Schmerzen führen, sodass Schmerz als diagnostisches Kriterium bei der Untersuchung auf anteriore Schulterinstabilität durchaus sinnvoll sein kann. Auf der anderen Seite scheint Schmerz als diagnostisches Kriterium aber nur wenig prädiktiv zu sein (Lo et al. 2004).

Zu den **Testungen auf glenohumeralen Laxität** zählt man folgende:

- Load-and-Shift-Test (Abb. 2.4)
- Sulkus-Zeichen (Abb. 2.5)
- Gagey-Test (Abb. 2.6)

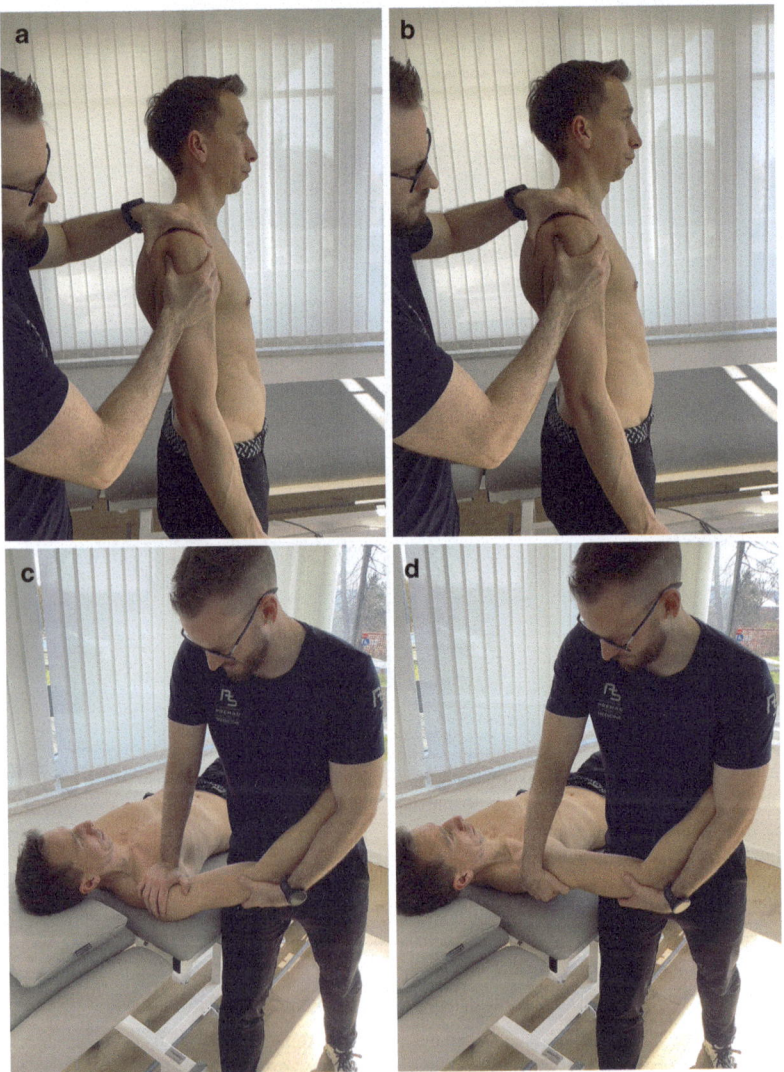

Abb. 2.4 a–d Load-and-Shift-Test. **a, b** Patient steht mit angelegtem Arm. Der Humeruskopf wird nach anterior/posterior verschoben. **c, d** Patient liegt auf dem Rücken mit um 90° abduziertem Arm am Rand der Untersuchungsliege. Die Schulter wird in der Skapulaebene in 90°-Abduktion mit gebeugtem Ellenbogen positioniert. Der Humeruskopf wird nach anterior/posterior verschoben.

Einteilung: Grad 0: keine oder minimale Translation; Grad I: Translation des Humeruskopfes bis zum Glenoidrand (< 1 cm); Grad II: Translation bis zur Hälfte des Humeruskopfes über den Glenoidrand (1–2 cm); Grad III: komplette Luxation (> 2 cm) mit spontaner Repositionierung (kann ausbleiben)

2.1 Anteriore Instabilität

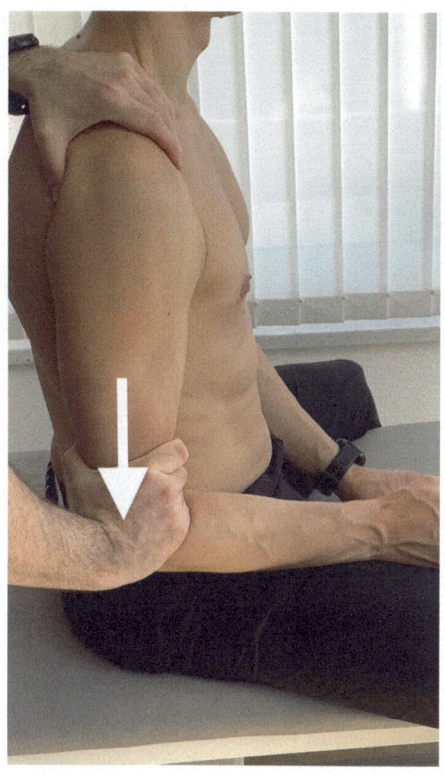

Abb. 2.5 Patient in sitzender oder stehender Position. Schulter in neutraler Position. Lagerung des Arms mit gebeugtem Ellenbogen zur besseren muskulären Entspannung. Axialer Zug des Untersuchers am Arm des Patienten in kaudaler Richtung. Liegt eine vermehrte kaudale Translation vor, so ist unmittelbar lateral des Akromions eine Einziehung zu beobachten. Die Tiefe dieser Einziehung wird in Zentimetern gemessen. **Einteilung nach Altchek:** Grad 0: 0–1 cm; Grad 1: 1–2 cm; Grad 2: > 2 cm

Zu den **Provokations- bzw. Entlastungstestungen bei glenohumeraler Instabilität** zählt man folgende:

- Apprehension-Test (Abb. 2.7)
- Relocation-Test (Abb. 2.8)
- Surprise-Test (Abb. 2.9)

Der jeweilige Test gilt als positiv, wenn dadurch eine Angst vor Reluxation reproduziert werden kann. Eine anteriore Instabilität lässt sich am besten durch eine Kombination aus Apprehension-,

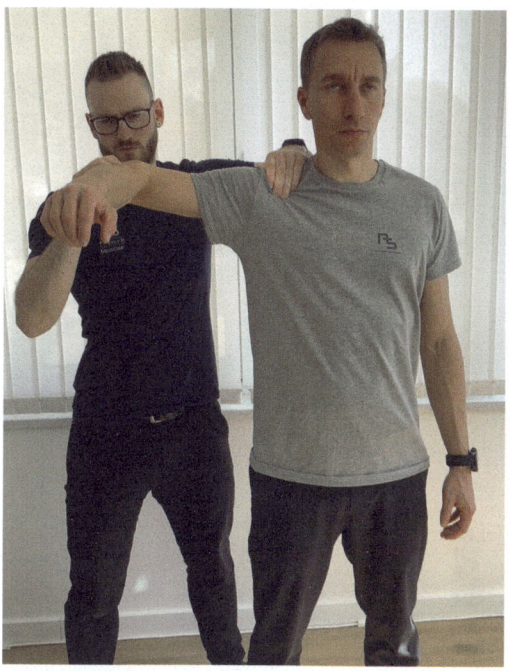

Abb. 2.6 Gagey-Test. Der Untersucher fixiert mit der einen Hand die Skapula des Patienten, während die andere Hand den Arm maximal abduziert. Der Ellenbogen ist um 90° gebeugt. Ab einer Abduktion von mehr als 105° gilt der Test als positiv

Relocation- und Suprise-Test diagnostizieren (Lo et al. 2004). Ergänzend zu den Laxitäts- und Instabilitätsprovokationstestungen können insbesondere bei chronischen Instabilitäten eine Untersuchung der kinetischen Kette, Kraftmessungen und Funktionstestungen der oberen Extremität sowie die sogenannte Shoulder Symptom Modification Procedure (SSMP; s. Abschn. „Klinik") durchgeführt werden.

Propriozeption

Nur ein Viertel der Oberfläche des Humeruskopfes artikuliert direkt mit dem Glenoid. Daher spielen die kapsulo-ligamentären Strukturen und die Muskulatur eine wichtige Rolle für die Schulterstabilität. Spezialisierte periphere afferente sensorische Neurone, die sich in den Muskeln, Sehnen, Faszien, der Gelenkkapsel, den Bändern und der Haut des Schultergelenkes be-

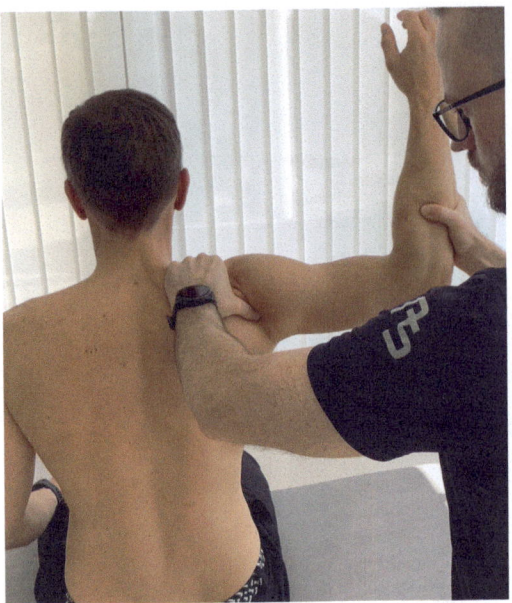
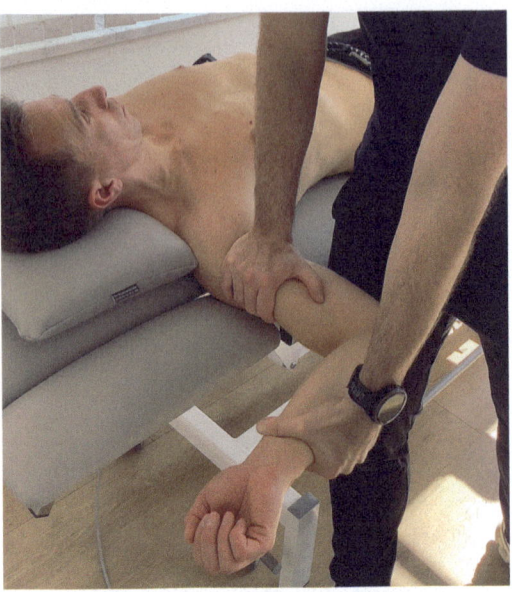

Abb. 2.7 Apprehension-Test. Der Humeruskopf wird in einer abduzierten und außenrotierten Schulterstellung durch den Daumendruck des Untersuchers von dorsal nach ventral geschoben (parallel zum Glenoid, d. h. etwa 30–40° nach medial). Der Test sollte langsam durchgeführt werden, um das Risiko einer Luxation bei hoher Instabilität zu minimieren. Bei einem positiven Test wird ein Gefühl der Instabilität durch Abduktion und Außenrotation des Arms provoziert. In Kombination mit einem Instabilitätsgefühl sind auch Schmerzen als positiv zu werten, Schmerzen allein nicht

Abb. 2.8 Relocation-Test. Patient in Rückenlage. Der Arm wird in einer Abduktionsposition langsam bis zum Erreichen der Toleranzgrenze in die Außenrotation gebracht. Der Untersucher übt nun einen flächigen Druck auf den proximalen Oberarm aus und zentriert dadurch den Humeruskopf im Glenoid. Der Test gilt als positiv, wenn der Patient weniger Schmerzen und weniger Instabilitätsgefühl angibt

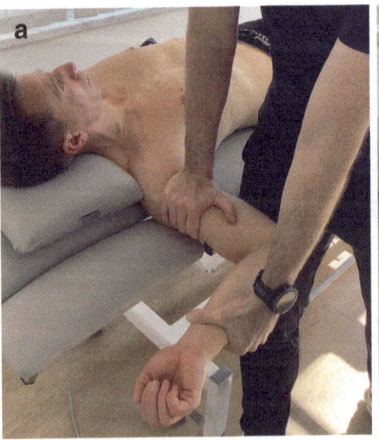
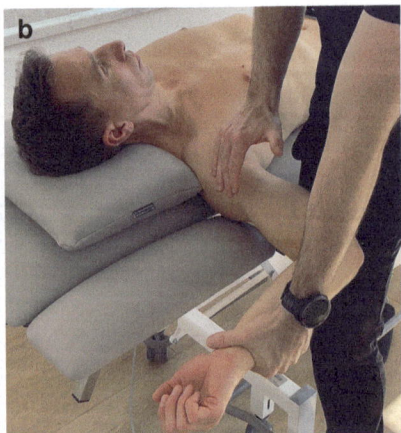

Abb. 2.9 a, b Surprise-Test. Patient in Rückenlage am Rand der Untersuchungsliege, Schulter in 90°-Abduktion und maximal tolerierter Außenrotation. Der Untersucher zentriert den Humeruskopf durch einen ventralen Druck im Glenoid. Zur Durchführung des Tests zieht der Untersucher plötzlich die unterstützende Hand zurück. Bei einem positiven Test wird ein Gefühl der Instabilität erzeugt. Das Instabilitätsgefühl ist das ausschlaggebende Kriterium

finden, sind verantwortlich für die propriozeptive Informationsverarbeitung. Sie wandeln mechanische Gewebeverformungen in neuronale Signale um, die über afferente sensorische Bahnen an das Gehirn weitergeleitet werden.

Die Propriozeption ist ein Teilbereich des somatosensorischen Systems und beschreibt die Fähigkeit, die Position von Extremitäten und Gelenken in Bezug auf unseren Körper und die Umgebung, auch ohne visuelles Feedback, wahrzunehmen. Zur Propriozeption gehören verschiedene Submodalitäten (Ager et al. 2020):

1. **Wahrnehmung der Gelenkposition:** Die Fähigkeit, aktiv oder passiv Gelenkwinkel zu reproduzieren
2. **Kinästhesie:** Die Fähigkeit, aktive oder passive Bewegungen eines Gelenkes zu erkennen
3. **Wahrnehmung von Kraft:** Die Fähigkeit, die auf ein Gelenk ausgeübte oder um ein Gelenk herum erzeugte Kraft wahrzunehmen, sowie die Fähigkeit, ein angestrebtes Kraftniveau konstant zu reproduzieren
4. **Wahrnehmung von Geschwindigkeitsveränderungen:** Die Fähigkeit der Wahrnehmung für das Ausmaß der Veränderung der Bewegungsgeschwindigkeit einer Gliedmaße an einem Gelenk

Für die Schulter spielen propriozeptive Rückmeldungen, die auf der Positionierung im Raum, der Bewegung, dem Kraftsinn und dem Sinn für die Gelenkgeschwindigkeit basieren, eine wichtige Rolle. Insbesondere Muskelreflexe, die auf propriozeptiven Afferenzen beruhen, tragen zur Stabilisierung der Gelenke bei funktionellen Aktivitäten bei.

Zur Beurteilung der Propriozeption sind 3 Testkategorien benannt: Hierzu zählt der Schwellenwert für die Wahrnehmung der passiven Bewegung, die Reproduktion der Gelenkposition und die Einschätzung des aktiven Bewegungsausmaßes (Han et al. 2016). Bei einer Schulterinstabilität ist die Reproduktion der Gelenkposition zur Beurteilung der Propriozeption beschrieben (Balke et al. 2011). Darüber hinaus ist die Untersuchung in einer Stützposition auf einer Kraftmessplatte beschrieben. Analysiert wird dabei die Auslenkung des Körperschwerpunktes über dem Abstützpunkt (Edouard et al. 2012).

▶ **Praxistipp** Da eine isolierte Testung der Propriozeption das Vorgehen in der Rehabilitation nicht beeinflusst, sollten Propriozeptionstestungen immer nur als Teil einer umfangreicheren Untersuchung eingesetzt werden. Die Propriozeption wird ohnehin immer in Assessments wie dem Closed-Kinetic-Chain-Upper-Extremity-Test oder Upper-Extremity-Y-Balance-Test miterfasst.

Therapie

Viele Athleten entscheiden sich im Falle einer Schulterluxation, die während der Saison auftritt, für einen nicht-operativen Therapieversuch. Dieses Vorgehen ermöglicht oftmals eine schnelle Rückkehr zum Sport. Die Dauer bis zur Rückkehr zum Sport liegt dann, je nach Sportart und Wettkampfniveau, bei 1–3 Wochen (Albertson et al. 2023). Allerdings ist beschrieben, dass lediglich 27 % der Athleten so ihre Saison ohne erneutes Auftreten einer Instabilität beenden können (Dickens et al. 2014). Bei Kontaktsportathleten, die während der Saison eine anteriore Schulterinstabilität erleiden, konnte gezeigt werden, dass die Wahrscheinlichkeit, in der nächsten Saison erfolgreich und ohne weitere Instabilitätsereignisse in den Sport zurückzukehren, höher ist, wenn eine operative Stabilisation durchgeführt wird (Dickens et al. 2017).

Die arthroskopische Schulterstabilisation nach einer erstmaligen vorderen Schulterluxation führt zu einer Verringerung des Risikos einer erneuten Schulterinstabilität über einen kurzen (2–3 Jahre) und über einen längeren Beobachtungszeitraum (5–12 Jahre; Alkhatib et al. 2022). Die geschätzte Versagerrate nach arthroskopischer Schulterstabilisation liegt bei 13,7 % (Adam et al. 2018). Bei einem Nachbeobachtungszeitfenster von mindestens 10 Jahren nach primärer arthroskopischer Schulterstabilisation wurde eine Revision bei 17 %, eine Rezidivinstabilität bei 31,2 % und eine Instabilitätsarthropathie bei

59,4 % der Betroffenen beschrieben (Murphy et al. 2019). Nach einer Latarjet-Operation kehren 88 % der Sportler (88,2 % der Kontakt- und 90,3 % der Überkopfsportler) nach durchschnittlich 5,8 Monaten zum Sport zurück, wobei 72,6 % (69,5 % der Kontaktsport- und 80,6 % der Überkopfsportler) wieder ihr früheres Sportniveau erreichen (Hurley et al. 2019).

Grundsätzlich führt eine operative Versorgung vor allem bei jungen, männlichen Betroffenen im Vergleich zu einer nicht-operativen Therapie zu einer niedrigeren Rate einer rezidivierenden Schulterinstabilität (Belk et al. 2023). Das Risiko einer Reluxation bei nicht-operativer Therapie und die höhere Wahrscheinlichkeit für eine erfolgreiche Rückkehr in der nächsten Saison durch ein operatives Vorgehen werden daher heutzutage in der Abwägung zwischen einer operativen und einer nicht-operativen Therapie immer berücksichtigt. Insbesondere für Kontaktsportler kann die operative Therapie nach einer Erstluxation eine sinnvolle Therapieentscheidung sein.

Da die Langzeitprognose der Instabilität und die Prävalenz einer Luxationsarthropathie zwischen arthroskopischer Stabilisation, nicht-operativer Behandlung und offener Stabilisation vergleichbar zu sein scheint, kann ein abwartendes Verhalten oder das Hinauszögern der Operation in Abhängigkeit vom Auftreten eines Rezidivs vor allem für Nichtsportler eine vertretbare Alternative sein (Hu et al. 2023). Wichtig zu wissen ist auch, dass Betroffene noch bis zu 1 Jahr nach der Operation einer anterioren Schulterinstabilität eine klinische Verbesserung der Schulterfunktion erwarten können. Der Großteil dieser Verbesserung wird innerhalb der ersten 6 postoperativen Monate erreicht (Patel et al. 2020).

Momentan fehlen Untersuchungen mit langfristigen Ergebnissen zu den in der Literatur beschriebenen Rehabilitationsprogrammen bei einer Schulterinstabilität (Noorani et al. 2019). Ein Krafttraining der Schultermuskulatur ist heutzutage eines der dominierenden Merkmale aller Rehabilitationsprogramme. Grundsätzlich konnte aber bisher für kein spezifisches Rehabilitationsprogramm bei einer Schulterinstabilität eine Überlegenheit nachgewiesen werden. Man nimmt aber an, dass die Implementation von Behandlungskomponenten wie Edukation, Kraft- und funktionellem Training zur regelhaften Verbesserung der Symptomatik führt (Griffin et al. 2023). Um das eigenständige Management im Umgang mit den Beschwerden zu verbessern und die Bewegungsangst zu reduzieren, wird bei einer Schulterinstabilität zudem empfohlen auch psychosoziale Faktoren in den Behandlungsansatz miteinzubeziehen (Olds et al. 2021).

Immobilisation
Im Hinblick auf die Empfehlung zur Immobilisation nach einer akuten Schulterluxation gibt es erhebliche Unterschiede. Grundsätzlich beeinflussen der geografische Standort sowie die klinische Erfahrung des Operateurs die Entscheidung zur postoperativen Verwendung einer Schulterorthese. So wird in Europa nach einer arthroskopischen Bankart-Operation häufiger eine einfache Schulterschlinge verwendet als in den USA. Erfahrenere Operateure empfehlen dabei oftmals eine kürzere postoperative Tragedauer (Freehill et al. 2023).

Die Art der Ruhigstellung nach arthroskopischer Schulterstabilisierung (Innen- vs. Außenrotation) scheint grundsätzlich keinen Einfluss auf die klinischen Ergebnisse zu haben. Die Immobilisation nach einer arthroskopischen vorderen Schulterstabilisierung wird heutzutage meist in Innenrotation durchgeführt (Minkus et al. 2021b). Es gibt derzeit jedoch nach wie vor keinen Konsens über die Position und Dauer der Ruhigstellung nach einer Schulterluxation (Minkus et al. 2021a).

Im Jahr 2001 wurde von Itoi et al. (2001) eine Immobilisation der Schulter in Außenrotation beschrieben. Hintergrund war seinerzeit die Beobachtung, dass in einer Außenrotationsposition der Schulter eine bessere Reduktion des Labrums auf dem Glenoidrand erreicht werden kann. In einer späteren biomechanischen Studie zeigten dieselben Autoren, dass die Abduktion des Arms während der Ruhigstellung in Außenrotation auch die Reduktion einer Bankart-Läsion verbessern kann (Itoi et al. 2015). Jedoch wurde in einem Cochrane-Review die Evidenz hinsichtlich eines Vorteils der Immobilisation in Außenrotation gegenüber einer Immobilisation in Innenrotation zuletzt als unzureichend bewertet (Braun und McRobert 2019). Hinzu kommt, dass eine Immobilisation in Außenrotation hinsichtlich einer Verringerung der Rezidivrate nach Erstluxation nicht wirksamer zu sein scheint als die Ruhigstellung in Innenrotation (Whelan et al. 2016).

Durch eine Immobilisation für länger als 1 Woche kann das Risiko einer Reluxation zwar nicht gesenkt werden (Paterson et al. 2010), allerdings erhöht eine Immobilisation nach einer Schulterluxation den Patientenkomfort und unterstützt möglicherweise den Heilungsprozess (Braun und McRobert 2019). Zur Symptomkontrolle wird daher nach einer Schulterluxation nach wie vor meist eine Phase der Immobilisation der Schulter durchgeführt (Albertson et al. 2023). Da Patienten in einem Alter ab 30 Jahren anfälliger für die Ausbildung einer vermehrten Steifigkeit der Schulter nach einer Luxation sind, wird bei diesem Patientenkollektiv auf eine länger andauernde Immobilisation verzichtet. Das bedeutet, die Immobilisation sollte nach spätestens 1 Woche beendet werden (Jacob et al. 2023; Tzeng et al. 2019).

Wiederherstellung des Bewegungsausmaßes

Bei Patienten > 30 Jahren kann das Wiedererlangen des Bewegungsausmaßes nach einer Schulterluxation in Flexion und Außenrotation schwieriger sein als bei jüngeren Patienten.

Nach einer operativen Schulterstabilisation wird die glenohumerale Mobilisation oftmals erst nach 4 Wochen durch den Operateur freigegeben. Ziel ist die vollständige Wiederherstellung des Bewegungsausmaßes nach 2 Monaten. Dabei wird eine forcierte passive Außenrotation in den ersten 3 Monaten nach der Operation vermieden und schrittweise eingeführt (Cools et al. 2016).

Eine aktuelle Übersichtsarbeit zeigt, dass es derzeit keinen Konsens zum optimalen Zeitpunkt des Beginns von aktiv-unterstützten und passiven Bewegungen nach einer arthroskopischen Schulterstabilisation gibt. In der Literatur variiert der Start zwischen der 1. und 5. Woche postoperativ (Coyle et al. 2023).

Muskelaktivierung

Im Zusammenhang mit einer rezidivierenden Schulterinstabilität wurde eine Schwäche der glenohumeralen Innen- und Außenrotatoren beobachtet (Edouard et al. 2011). Oftmals besteht aber bereits präoperativ eine Schwäche dieser Muskelgruppen. Während sich postoperativ die Kraft der Innenrotation normalisiert, kann ein Kraftdefizit in der Außenrotation auch nach der Operation weiterbestehen (Rhee et al. 2021).

Interessanterweise treten Kraftdefizite, vor allem im Bereich der Außenrotation, auch noch 6 Monate postoperativ auf, obwohl zu diesem Zeitpunkt die funktionellen Testungen bereits unauffällig sind (Wilson et al. 2020). Die Wiederherstellung der Funktion der Rotatorenmanschette nach einer Schulterluxation ist daher ein wichtiger Bestandteil in der Rehabilitation. Insbesondere in der frühen Phase der Rehabilitation bieten sich isometrische Innen-/Außenrotations-Trainingsvarianten an.

Skapula

Es gibt Hinweise für kinematische Veränderungen des Schultergelenkes und eine Beeinträchtigung der Muskelaktivierung bei glenohumeraler Instabilität (Ludewig und Reynolds 2009). Auch bei einer multidirektionalen Instabilität wurde beim Anheben des Arms in der Skapulaebene eine geringere Aufwärtsrotation und eine stärkere Innenrotation der Skapula beobachtet (Spanhove et al. 2021). Die Wiederherstellung der Skapulakontrolle und der periskapulären Kraft bei einer Schulterluxation ist daher ein wichtiger Bestandteil der Rehabilitation.

Die Skapula kann sehr früh in die postoperative Rehabilitation des Schultergelenkes einbezogen werden. Ein Basistraining der kinetischen Kette zur Kräftigung von Rumpf und Hüfte sowie Retraktionsübungen der Skapula können in der Regel bereits begonnen werden, während der Arm noch immobilisiert ist (Kibler und Sciascia 2016). Sobald der Arm dann in Abduktion und Rotation gebracht werden kann, bieten sich Trainingsvarianten in der geschlossenen Kette an, um die periskapuläre Muskulatur zu trainieren (Kibler und Livingston 2001).

Propriozeption

Im Zusammenhang mit einer Schulterinstabilität gibt es schon lange Hinweise dafür, dass die Propriozeption beeinträchtigt sein kann (Barden et al. 2004; Smith und Brunolli 1989). Im Bereich des anteroinferioren glenohumeralen Ligaments führen Dehnungsreize der Mechanorezeptoren zu einer reflektorischen Kontraktion der Rotatorenmanschette. Dieser propriozeptive Feedback-Mechanismus trägt zur Stabilität des Schultergelenkes bei (Lephart et al. 1994). Es wird angenommen, dass bei einer Verletzung der kapsuloligamentären Strukturen (z. B. bei einer Bankart-Läsion) dieser physiologische neuromuskuläre Rückkopplungsmechanismus und damit die dynamische muskuläre Stabilisation beeinträchtigt sein könnten (Tsuda et al. 2021). Solche propriozeptiven Defizite können auch nach einer Schulteroperation fortbestehen, ohne dass hierdurch zwangsläufig klinische Symptome entstehen müssen (Ehmann et al. 2022).

Die operative Versorgung nach einer Schulterluxation scheint grundsätzlich einen positiven Einfluss auf die Wiederherstellung der Propriozeption der Schulter zu haben (Rokito et al. 2010; Tsuda et al. 2021). So wurde eine Verbesserung der Wahrnehmung der Gelenkposition nach Rekonstruktion des anteroinferioren glenohumeralen Bandkomplexes durch eine arthroskopische Bankart-Operation beobachtet (Tsuda et al. 2021).

Zudem wird diskutiert, ob das sensomotorische System durch Ermüdung negativ beeinflusst werden kann und folglich dadurch die dynamische Stabilität der Schulter verringert wird (Morgan und Herrington 2014). So wurde im Rugby eine Verringerung der Gelenkpositionswahrnehmung im Zusammenhang mit Tacklings beobachtet (Herrington et al. 2008).

Ein Training auf instabilen Oberflächen oder plyometrische Übungen können dazu beitragen, die Propriozeption im Zusammenhang mit einer Schulterinstabilität zu verbessern (Naughton et al. 2005; Swanik et al. 2002).

Es wird angenommen, dass Kinesiotapes die Propriozeption durch die Stimulation lokaler kutaner Mechanorezeptoren, die Informationen über Gewebeveränderungen (Dehnung, Spannung, Vibration etc.) sammeln, verbessern (Halseth et al. 2004; Park und Lee 2016). Die Wirksamkeit von Kinesiotapes zur Verbesserung der Propriozeption an der Schulter wird jedoch derzeit als widersprüchlich und inkonsistent beschrieben. Eine Anwendung zur Verbesserung der Schulterpropriozeption wird daher derzeit nicht empfohlen (Ager et al. 2020).

Trainingstherapie

Eine trainingsbasierte Therapie stellt eine wesentliche Grundlage der Rehabilitation bei einer Schulterinstabilität dar. Es hat sich gezeigt, dass ein neuromuskuläres Training bei muskuloskelettalen Erkrankungen Schmerzen lindern sowie die Funktion und Lebensqualität verbessern kann (Ageberg et al. 2013; Eitzen et al. 2010). Im Folgenden werden exemplarisch das SINEX-Programm sowie das Derby Shoulder Instability Rehabilitation Program zur Behandlung einer Schulterinstabilität beschrieben.

SINEX-Programm

Von Eshoj et al. (2020) wurde das SINEX-Programm (SINEX = Shoulder Instability Neuromuscular Exercise) zur nicht-operativen Behandlung einer traumatischen vorderen Schulterluxation beschrieben. Es handelt sich dabei um ein progressives, neuromuskuläres Trainingsprogramm, das Kraft-, Koordinations-, Gleichgewichts- und Propriozeptionsübungen beinhaltet (Tab. 2.3). Ziel des Programms ist es, die sensomotorische Kontrolle der Schulter zu verbessern und eine kompensatorische funktionelle Stabilität durch Steigerung der Muskelkraft und Wiederherstellung der Aktivität der kinetischen Kette sowie der Rumpfstabilität zu erreichen (Eshoj et al. 2020).

Der Fokus der Trainingsvarianten liegt in folgenden Bereichen:

- Glenohumerales Setting und Kontrolle
- Skapula-Setting und Kontrolle
- Co-Kontraktion der Schultermuskulatur
- Dynamische Schulterstabilität
- Propriozeption der Schulter

Tab. 2.3 Konzept, Struktur und Inhalte des SINEX-Programms (Eshoj et al. 2020)

Inhalt	Beschreibung
Fokus der Übungen	Übung 1: Skapula-Setting und Kontrolle
	Übung 2: Glenohumerales Setting und Kontrolle (während der glenohumeralen Innenrotation)
	Übung 3: Glenohumerales Setting und Kontrolle (während der glenohumeralen Außenrotation)
	Übung 4: Glenohumerale muskuläre Co-Kontraktion
	Übung 5: Dynamische glenohumerale muskuläre Stabilität
	Übung 6: Glenohumerale Propriozeption (mit Ball)
	Übung 7: Glenohumerale Propriozeption (mit Laserpointer)
Bestimmung des Belastungsniveaus	Der Physiotherapeut demonstriert die Übung.
	Der Patient führt die Übung durch.
	Der Physiotherapeut bewertet die Übungsleistung und -qualität, bis ein angemessenes Niveau vorliegt.
Progressionskriterien	Eine zufriedenstellende neuromuskuläre Kontrolle (die die Progression der Übungen bestimmt) wird wie folgt definiert:
	– Durchführung der Übung wie beschrieben
	– Belastung und Wiederholungsanzahl erreicht
	– Symptome: < 5 auf der Schmerz-/Instabilitätsskala
	– Kein Bedarf an visuellem, verbalem oder taktilem Feedback (von Physiotherapeuten, Spiegeln usw.)
	– Durchgehende Bewegungsqualität (keine Kompensationsstrategien)
Anpassung der Übungen	Wenn die Progressionskriterien auf einer Belastungsstufe erfüllt sind, die nächste Stufe jedoch Symptome (> 5 auf der Schmerz-/Instabilitätsskala) hervorruft, kann eine der beiden folgenden Optionen angewendet werden:
	1. Der Patient setzt die Übung auf dem Niveau fort, auf dem die Progressionskriterien erreicht wurden, wird aber durch eine Minimierung der Körperunterstützung und/oder eine Übung mit geschlossenen Augen herausgefordert
	2. Progression in das Übungsniveau, das aufgrund der Symptome eigentlich nicht ausgeführt werden sollte, aber mit Anpassung der Übung, sodass sie gemäß der Skala der Schmerz- und Instabilitätsskala mit zufriedenstellender Bewegungsqualität ausgeführt werden kann.
	Für eine weitere Progression müssen alle angepassten Übungen wie zuvor beschrieben mit zufriedenstellender neuromuskulärer Kontrolle durchgeführt werden
Schwierigkeitsgrad der Übungen	
Basisstufe (A–E)	Niedrige Belastung (2×20–25er-Wiederholungs-Maximum)
	Große Unterstützungsfläche
	Fokus auf lokale Muskelaktivität (Qualität vor Quantität)
	Bewegungsgeschwindigkeit während der Übung entsprechend der Zählung 1-2-3-3-2--1
Fortgeschrittenenstufe (F–G)	Hohe Belastung (2×8–12er-Wiederholungs-Maximum)
	Minimale Unterstützungsfläche
	Fokus auf lokale und globale Muskelaktivität (Core, funktionelle Bewegungen, Muskelketten)
	An die individuellen Kapazitäten angepasste Bewegungsgeschwindigkeit während der Übung
Frequenz der Übungsdurchführung	
Basisstufe (A–E)	Täglich
Fortgeschrittenenstufe (F–G)	3× in der Woche

(Fortsetzung)

Tab. 2.3 (Fortsetzung)

Inhalt	Beschreibung
Betreute Trainingseinheiten	1–2 begleitete Einheiten pro Woche in den ersten 2 Wochen
	1 begleitete Einheit pro Woche für die restlichen 10 Wochen
	Der Umfang der Begleitung richtet sich nach den individuellen Kapazitäten und der Bewegungsqualität während der begleiteten Einheiten
Allgemeine Instruktionen und Ergänzungen	Vermeiden einer gebeugten Haltung und Protraktion der Schultern
	Training der Beweglichkeit für die Schultern und/oder Dehnung der Nackenmuskulatur, falls erforderlich

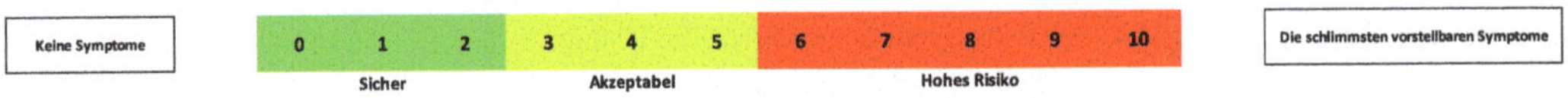

Abb. 2.10 Symptomskala. Trainingsvarianten mit einer subjektiven Einordnung im roten Bereich auf dieser Skala müssen angepasst werden, um einer Verschlechterung der Symptomatik vorzubeugen

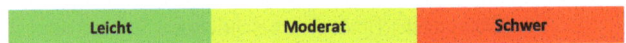

Abb. 2.11 Kraftskala. Bei der Durchführung der Übungen auf der Basisstufe (A–E) sollte sich der Widerstand leicht bis mittelschwer (grüner bis gelber Bereich) bzw. auf der Fortgeschrittenenstufe (F–G) mittelschwer bis schwer (gelber bis roter Bereich) anfühlen

Das SINEX-Programm wird über einen Zeitraum von insgesamt 12 Wochen durchgeführt. Die Dauer der Trainingseinheiten liegt bei jeweils 45 min.

▶ **Praxistipp** Ein wesentliches Element des SINEX-Programms ist die Bewegungsqualität, d. h., jede Trainingsvariante wird entsprechend der Bewegungsqualität angepasst und gesteigert.

Das Programm beinhaltet insgesamt 7 Trainingsvarianten. Jede Trainingsvariante hat 7 Progressionsstufen (Basis- bis Fortgeschrittenenstufe), wobei die Trainingsvarianten auf der Basisstufe (A–E) täglich (2×20 Wiederholungen) und die Trainingsvarianten auf der Fortgeschrittenenstufe (F–G) nur 3× wöchentlich (2×10 Wiederholungen) durchgeführt werden.

Die Eigenverantwortung und das Selbstmanagement der Betroffenen sind ein wesentlicher Bestandteil des Programmes. Durch eine physiotherapeutische Betreuung sollen das selbstständige „Managen" des Trainings und die Compliance des Patienten verbessert werden. Den Betroffenen wird beigebracht, zwischen inflammatorischen Symptomen, die während oder nach den Trainingsvarianten auftreten und nicht akzeptabel sind, und Muskelkater zu unterscheiden. Sie lernen, wie sie sich in Bezug auf diese Symptome verhalten sollen.

Zum Management von Schmerzen und/oder Instabilität wird dafür eine Symptomskala eingesetzt (Abb. 2.10). Trainingsvarianten mit einer Einordnung im roten Bereich auf dieser Skala müssen angepasst werden, um einer Verschlechterung der Symptomatik vorzubeugen.

Die Betroffenen werden über die Relevanz der einzelnen Übungen informiert. Sie werden angeleitet, wann und wie sie ihre Körperhaltung und Bewegungsqualität korrigieren müssen, um eine zufriedenstellende neuromuskuläre Kontrolle zu erreichen. Um eine optimale Belastung während der Übungen zu gewährleisten, wird eine Kraftskala verwendet (Abb. 2.11).

Zur Progression gibt es die 7 Schwierigkeitsstufen für jede Trainingsvariante, die aus den 5 Basis- bzw. 2 Fortgeschrittenenstufen bestehen. Der Übergang in die nächste Stufe erfolgt, wenn eine zufriedenstellende neuromuskuläre Kontrolle gemäß den folgenden Kriterien erreicht wird (Tab. 2.4, 2.5, 2.6, 2.7, 2.8, 2.9, 2.10, 2.11, 2.12, 2.13, 2.14, 2.15, 2.16 und 2.17):

Tab. 2.4 Übung 1: Skapula-Setting und Kontrolle (Basisstufe)

Übung 1	Skapula-Setting und Kontrolle
Biomechanischer Hintergrund	Optimierung von Position und Bewegung der Skapula
Allgemein	Vermeidung vom Kompensationsstrategien wie einer Überaktivierung des oberen Trapezmuskels („exzessive Schulterelevation") während der Übung
Erklärung für den Patienten	„Diese Übung ist wichtig für die Gesamtfunktion Ihrer Schulter, da die Schulterblätter für eine gute Schulterfunktion mitverantwortlich sind."

Basisstufe (2×20–25 Wiederholungen)

Stufe	Beschreibung	Ausführung	Feedback für den Patienten
A	– Bauchlage, Arme seitlich angelegt – Aktivierung des mittleren und des unteren Trapezmuskels, um die Skapula auszurichten – Bis 5 zählen und wieder nachlassen		– Unterstützen Sie die Übung, indem Sie die Finger der anderen Hand auf den Rücken und unterhalb die Skapula legen. – Aktivieren Sie die Skapulamuskulatur und spüren Sie, dass sich der Angulus inferior den Fingerspitzen der anderen Hand nähert.
B	– Aufrechtes Sitzen auf einem Gymnastikball mit beiden Füßen auf dem Boden; Nacken und unterer Rücken in neutraler Position; die Arme ruhen – Aktivierung des mittleren und des unteren Trapezmuskels, um die Skapula auszurichten – Halten der Skapulastellung, während der Kopf langsam von einer Seite zur anderen gedreht wird		– Wie oben – Alternativ mit der anderen Hand, die auf der Vorderseite der Schulter platziert wird, prüfen/erspüren, ob die Schulter beim Ausrichten der Skapula leicht retrahiert ist.
C	– Ausgangsstellung wie in Übung 1B – Aktivierung des mittleren und unteren Trapezius, um die Skapula auszurichten – Kontrolle der Skapulastellung, während beide Arme in der Skapulaebene zur Decke bewegt werden; Ellenbogen gestreckt und Daumen nach oben – Die Arme wieder absenken und dabei die Skapula kontrollieren; entspannen und wiederholen		Spiegel benutzen

(Fortsetzung)

Tab. 2.4 (Fortsetzung)

Basisstufe (2×20–25 Wiederholungen)			
Stufe	Beschreibung	Ausführung	Feedback für den Patienten
D	– Ausgangsstellung wie in Übung 1C – Abheben des Beins auf der betroffenen Seite – Mit einem angehobenen Bein die gleiche Übung wie in Übung 1C durchführen – Die Arme wieder absenken und dabei die Skapula kontrollieren, entspannen und wiederholen	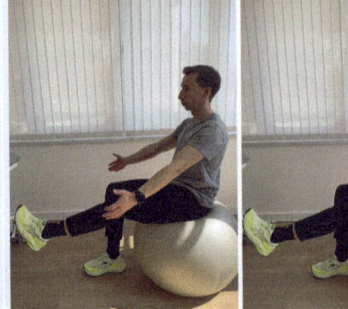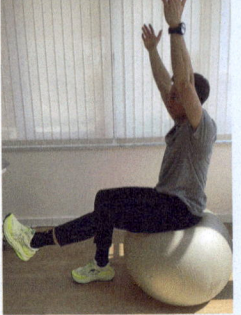	Wie oben
E	– Ausgangsstellung wie in Übung 1D – Platzieren des einen Endes eines Therabandes unter dem der betroffenen Schulter gegenüberliegenden Fuß; das andere Ende befindet sich in der Hand der betroffenen Seite – Aktivierung des mittleren und des unteren Trapezmuskels, um die Skapula auszurichten. – Kontrolle der Skapulastellung, während beide Arme in der Skapulaebene zur Decke bewegt werden; Ellenbogen gestreckt und Daumen nach oben – Die Arme wieder absenken und dabei die Skapula kontrollieren; entspannen und wiederholen	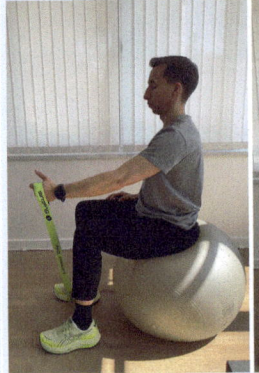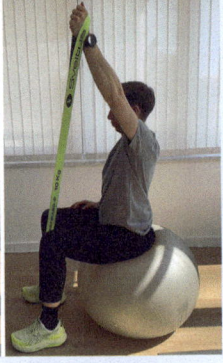	Wie oben

2.1 Anteriore Instabilität

Tab. 2.5 Übung 1: Skapula-Setting und Kontrolle (Fortgeschrittenenstufe)

Fortgeschrittenenstufe (2×8–12 Wiederholungen)			
Stufe	Beschreibung	Ausführung	Feedback für den Patienten
F	– Beidbeiniger Stand – Oberer und unterer Rücken in neutraler Position – Platzieren des einen Endes eines Therabandes unter dem Fuß gegenüber der verletzten Schulter und das andere Ende in der Hand auf der Seite der verletzten Schulter – Aktivieren des mittleren und unteren Trapezmuskels, um die Skapula auszurichten; Flexion der betroffenen Schulter mit gestrecktem Ellenbogen und zur Decke zeigendem Daumen wie in Übung 1E – Leichtes Absenken des Arms bei vollständig flektierter Schulter, bis die Schulter um etwa 150° flektiert ist – Den betroffenen Arm wieder über den Kopf bewegen und dabei das Theraband straff halten – Lösen der Spannung des Bandes bei vollständiger Beugung, Arm senken	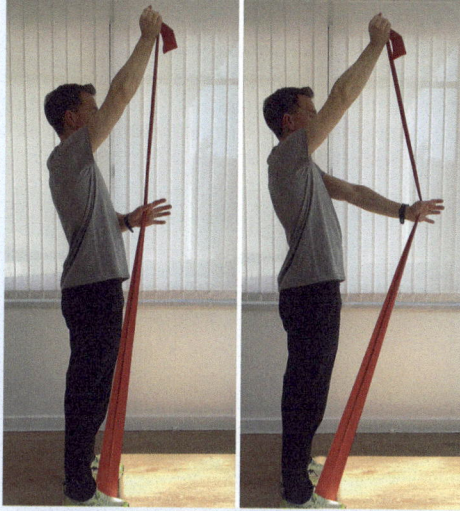	Wie oben
G	– Wie in Übung 1F, jedoch mit dem vom Boden abgehobenen Bein der verletzten Seite – Wenn eine weitere Progression erforderlich ist: Erhöhung der Geschwindigkeit oder des Widerstands, Schließen der Augen	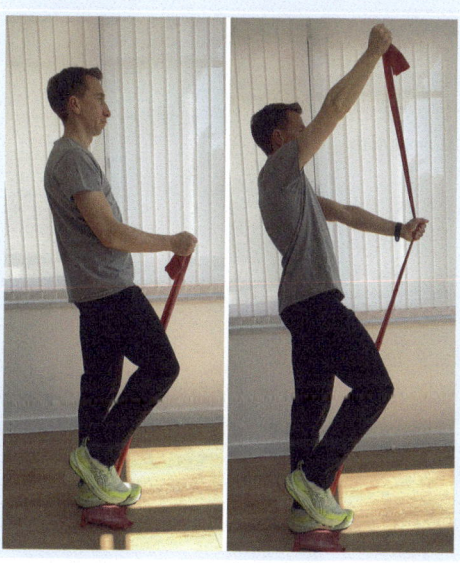	Wie oben

(Fortsetzung)

Tab. 2.6 Übung 2
Glenohumerales-Setting und Kontrolle (Basisstufe)

Übung 2	Glenohumerales-Setting und Kontrolle
Biomechanischer Hintergrund	Optimierung der Position und der Kontrolle des Glenohumeralgelenkes bei Rotationsbewegungen
Allgemein	Vermeidung vom Kompensationsstrategien wie einer Überaktivierung des Skapulaadduktoren (keine exzessive Retraktion der Schulter)
Erklärung für den Patienten	„Diese Übung ist wichtig für die Gesamtfunktion Ihrer Schulter, da diese Muskeln dazu beitragen, Ihr Schultergelenk bei Bewegungen richtig zu positionieren. Ein schlecht positioniertes Schultergelenk führt häufig zu Schmerzen und Beschwerden bei Schulterbewegungen."

Basisstufe (2×20–25 Wiederholungen)			
Stufe	Beschreibung	Ausführung	Feedback für den Patienten
A	– Rückenlage mit flektierten Kniegelenken – Betroffene Schulter in 45°-Abduktion, Ellenbogen in 90°-Flexion – Ein gefaltetes Handtuch unter den Ellenbogen legen, um eine neutrale Ausrichtung zwischen Ellenbogen und Schulter zu erreichen – Aktivierung des M. subscapularis (SSC), um den Humeruskopf leicht in die Gelenkpfanne zu retrahieren – Bis 5 zählen, entspannen und wiederholen		– Unterstützen Sie die Übung, indem Sie die Finger der anderen Hand auf den vorderen Bereich der betroffenen Schulter legen. – Sie können spüren, dass sich die Schulter von den Fingern wegbewegt. – Alternativ können Sie auch ein dünnes, gefaltetes Handtuch auf die Hinterseite des Schultergelenkes legen. Um den Oberarmkopf zurück in die Gelenkpfanne zu ziehen, quetscht man das Handtuch leicht zusammen. – Achten Sie darauf, dass es sich um eine lokale Retraktion des Glenohumeralgelenkes (kleine Bewegung) und nicht um eine Retraktion des gesamten Schultergürtels handelt.
B	– Ausgangsstellung wie in Übung 2A – Einstellung des Glenohumeralgelenks wie in Übung 2A – Rotation des Glenohumeralgelenkes in Innen- und Außenrotation unter Beibehaltung des Settings des Glenohumeralgelenkes – Die Bewegungsachse sollte durch den Humerus verlaufen		Wie oben

2.1 Anteriore Instabilität

Tab. 2.6 (Fortsetzung)

Stufe	Beschreibung	Ausführung	Feedback für den Patienten
Basisstufe (2×20–25 Wiederholungen)			
C	– Rückenlage mit flektierten Kniegelenken, die betroffene Schulter in 90°-Abduktion, Ellenbogen in 90°-Flexion; ein gefaltetes Handtuch unter den Ellenbogen legen, um eine neutrale Ausrichtung von Ellenbogen und Schulter zu erreichen – Ausrichtung des Glenohumeralgelenkes – Rotation des Glenohumeralgelenkes in Innenrotation mithilfe eines Therabandes als Widerstand (konzentrische Aktivierung) – Zurückkehren in die Neutralstellung unter Kontrolle und Beibehaltung der glenohumeralen Ausrichtung (exzentrische Aktivierung) – Die Bewegungsachse sollte durch den Humerus verlaufen		– Wie oben – Außerdem kann ein am Handgelenk befestigter Laserpointer, der auf eine imaginäre Linie an der Decke zeigt, als visuelles Feedback zur Kontrolle der Bewegung (Bewegungsachse durch den Humerus) verwendet werden.
D	– Ausgangsstellung wie in Übung 2C, jedoch ohne Unterstützung unter dem Ellenbogen – Ausrichtung des Glenohumeralgelenkes – Rotation des Glenohumeralgelenkes in die Innenrotation und zurück in die Neutralstellung unter Kontrolle und Beibehaltung der glenohumeralen Ausrichtung		Wie oben

(Fortsetzung)

Tab. 2.6 (Fortsetzung)

Basisstufe (2×20–25 Wiederholungen)			
Stufe	Beschreibung	Ausführung	Feedback für den Patienten
E	– Befestigen eines Endes des Therabandes hinter dem Körper knapp über Schulterhöhe; das andere Ende des Therabandes in die Hand der betroffenen Seite legen – Stehen mit dem der betroffenen Schulter gegenüberliegenden Bein vorne, Knie leicht gebeugt, Körpergewicht auf das vordere Bein verlagern (vorderes Knie mit Hüfte und Fuß in einer Linie); oberer und unterer Rücken in neutraler Position – Die Schulter in 90°-Abduktion bringen, Ellenbogen flektiert, Schulter in neutraler Rotation (Hand zeigt nach vorne) – Ausrichtung des Glenohumeralgelenkes – Rotation des Glenohumeralgelenkes in Innenrotation mithilfe eines Therabandes als Widerstand (konzentrische Aktivierung) – Zurückkehren in die Neutralstellung unter Kontrolle und Beibehaltung der glenohumeralen Ausrichtung (exzentrische Aktivierung)	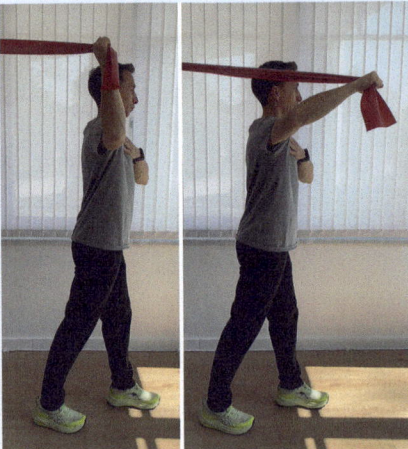	– Wie oben – Darüber hinaus kann ein oberhalb des Ellenbogens befestigter Laserpointer, der auf einen festen Punkt zeigt, als visuelles Feedback zur Kontrolle der Bewegung (Bewegungsachse durch den Humerus) verwendet werden.

2.1 Anteriore Instabilität

Tab. 2.7 Übung 2: Glenohumerales-Setting und Kontrolle (Fortgeschrittenenstufe)

Fortgeschrittenenstufe (2×8–12 Wiederholungen)			
Stufe	Beschreibung	Ausführung	Feedback für den Patienten
F	– Wie in Übung 2E, jedoch mit der betroffenen Schulter in 120–130°-Abduktion (Wurfposition)	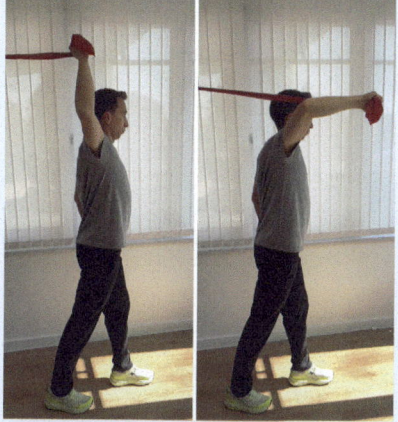	Wie oben
G	– Wie in Übung 2F, jedoch nur mit dem der betroffenen Schulter gegenüberliegenden Fuß auf dem Boden – Wenn eine weitere Progression erforderlich ist: Vergrößern der Abduktion der Schulter, Erhöhung der Geschwindigkeit oder des Widerstands, Schließen der Augen	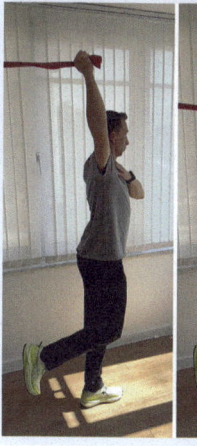 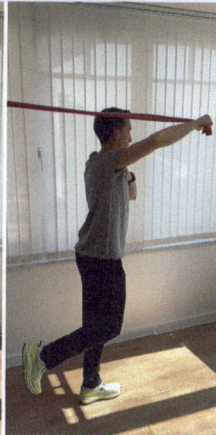	Wie oben

Tab. 2.8 Übung 3: Glenohumerales-Setting und Kontrolle – Außenrotation (Basisstufe)

Übung 3	Glenohumerales-Setting und Kontrolle (Außenrotation)
Biomechanischer Hintergrund	Optimierung der Position und der Kontrolle des Glenohumeralgelenkes bei Rotationsbewegungen
Allgemein	Vermeidung vom Kompensationsstrategien wie eine Überaktivierung der Skapula-Adduktoren (exzessive Retraktion der Schulter)
Erklärung für den Patienten	„Diese Übung ist wichtig für die Gesamtfunktion Ihrer Schulter, da diese Muskeln dazu beitragen, Ihr Schultergelenk bei Bewegungen richtig zu positionieren. Ein schlecht positioniertes Schultergelenk führt häufig zu Schmerzen und Beschwerden bei Schulterbewegungen."

Basisstufe (2×20–25 Wiederholungen)			
Stufe	Beschreibung	Ausführung	Feedback für den Patienten
A	Diese Übung ist die gleiche wie Übung 2A und sollte nur 1× durchgeführt werden		Wie in Übung 2A
B	Diese Übung ist die gleiche wie Übung 2B und sollte nur 1× durchgeführt werden.		Wie in Übung 2B
C	– Ausgangsstellung wie in Übung 2C – Einstellung des Glenohumeralgelenkes – Rotation des Glenohumeralgelenkes in Außenrotation mithilfe eines elastischen Bandes als Widerstand (konzentrische Aktivierung) – Zurückkehren in die Neutralstellung unter Kontrolle und Beibehaltung der glenohumeralen Ausrichtung (exzentrische Aktivierung) – Die Bewegungsachse sollte durch den Humerus verlaufen		Wie in Übung 3C

2.1 Anteriore Instabilität

Tab. 2.8 (Fortsetzung)

Basisstufe (2×20–25 Wiederholungen)			
Stufe	Beschreibung	Ausführung	Feedback für den Patienten
D	Diese Übung ist die gleiche wie Übung 2D und sollte nur 1× durchgeführt werden		Wie in Übung 2D
E	– Ein Ende des elastischen Bandes auf Hüfthöhe vor dem Körper befestigen – Legen Sie das andere Ende des Bandes in die Hand der betroffenen Seite – Ausgangsstellung wie in Übung 2E – Schulter in 90°-Abduktion, den Ellenbogen beugen, die Schulter in 90°-Innenrotation bringen (die Hand zeigt nach vorne) – Einstellung des Glenohumeralgelenkes – Rotation des Glenohumeralgelenkes in Außenrotation mithilfe eines elastischen Bandes als Widerstand (konzentrische Aktivierung) – Zurückkehren in die Neutralstellung unter Kontrolle und Beibehaltung der glenohumeralen Ausrichtung (exzentrische Aktivierung)		Wie in Übung 2E

Tab. 2.9 Übung 3: Glenohumerales Setting und Kontrolle – Außenrotation (Fortgeschrittenenstufe)

Stufe	Beschreibung	Ausführung	Feedback für den Patienten
F	– Wie in Übung 3E, jedoch mit der betroffenen Schulter in 120–130°-Abduktion (Wurfposition)	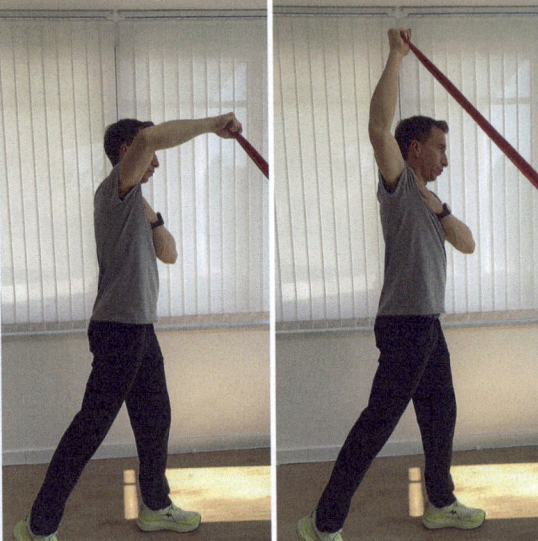	Wie in Übung 2F
G	– Wie in Übung 3F, jedoch nur mit dem der betroffenen Schulter gegenüberliegenden Fuß auf dem Boden – Wenn eine weitere Progression erforderlich ist: Vergrößern der Abduktion der Schulter, Erhöhung der Geschwindigkeit oder des Widerstands, Schließen der Augen	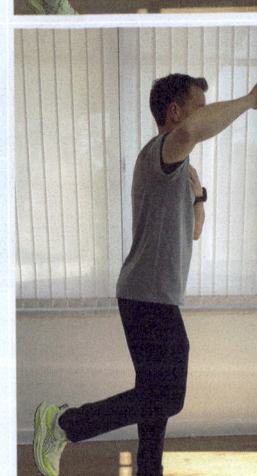 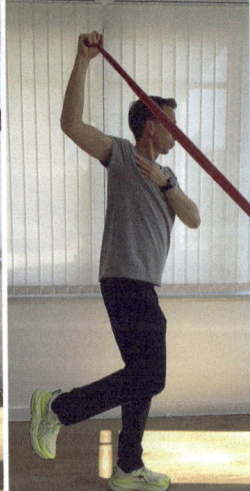	Wie in Übung 2G

2.1 Anteriore Instabilität

Tab. 2.10 Übung 4: Glenohumerale muskuläre Co-Kontraktion (Basisstufe)

Übung 4	Glenohumerale muskuläre Co-Kontraktion
Biomechanischer Hintergrund	Optimierung der gleichzeitigen Aktivierung der Agonisten und Antagonisten der Schultermuskulatur sowie Core-Training und Aktivierung des propriozeptiven Systems der Schulter
Erklärung für den Patienten	„Diese Übung ist wichtig, um Ihre Fähigkeit zu verbessern, die Muskeln rund um Ihre Schulter gleichzeitig zu stabilisieren und zu aktivieren. Dies ist wichtig, um alle alltäglichen Schulterbewegungen zu kontrollieren."

Basisstufe (2×20–25 Wiederholungen)

Stufe	Beschreibung	Ausführung	Feedback für den Patienten
A	– Bauchlage mit einem Gymnastikball als Unterlage für die unteren Extremitäten (unter den Oberschenkeln) und ausgestreckten Armen, die das Gewicht des Oberkörpers tragen. – Aktivierung der periskapulären Muskulatur und Protraktion des Schultergürtels bei einem Liegestütz – Nach hinten rollen, um die Schultern zu beugen; entspannen und wiederholen		Spüren Sie, dass sich Ihre Schulterblätter auf der Brust nach vorne bewegen.
B	– Ausgangsstellung wie in Übung 2A – Aktivierung der periskapulären Muskulatur und Protraktion des Schultergürtels bei einem Liegestütz – Gewichtsverlagerung von der einen auf die andere Seite – Vermeidung eines Skapula-Winging		Spüren Sie, dass sich Ihre Schulterblätter auf der Brust nach vorne bewegen.
C	– Stand mit hüftbreit auseinander stehenden Füßen; nach vorne gegen einen Gymnastikball lehnen, der in einer Ecke auf Brusthöhe platziert ist – Aktivierung der periskapulären Muskulatur und Streckung des Schultergürtels bei einem Liegestütz und gleichzeitigem Heben eines Arms – Vermeidung eines Skapula-Winging		Achten Sie darauf, dass sich Ihre Schulterblätter auf der Brust nach vorne bewegen, und halten Sie diese Position.

(Fortsetzung)

Tab. 2.10 (Fortsetzung)

Basisstufe (2×20–25 Wiederholungen)			
Stufe	Beschreibung	Ausführung	Feedback für den Patienten
D	– Bauchlage mit einem Ball als Unterstützung der unteren Extremitäten (unterhalb der Oberschenkel) – Beide Arme sind ausgestreckt und halten das Gewicht des Oberkörpers – Aktivierung der periskapulären Muskulatur und Protraktion des Schultergürtels bei einem Liegestütz – Mit beiden Armen nach vorne „gehen" und dabei die Kontrolle über die Skapula behalten – Zurückrollen, wiederholen		Wie in Übung 4C
E	– Ausgangsstellung wie in Übung 4D – Auf beiden Armen nach vorne „gehen" – Beide Ellenbogen beugen, danach Liegestütz (den unteren Rücken in neutraler Position halten) – Zurückrollen, wiederholen		

Tab. 2.11 Übung 4: Glenohumerale muskuläre Co-Kontraktion (Fortgeschrittenenstufe)

Fortgeschrittenenstufe (2×8–12 Wiederholungen)			
Stufe	Beschreibung	Ausführung	Feedback für den Patienten
F	– Ausgangsstellung wie in Übung 4E – Beide Ellenbogen beugen, gefolgt von einem plyometrischen Liegestütz mit einem Abheben beider Hände am Ende der Bewegung – Beide Ellenbogen beugen, gefolgt von einem plyometrischen Liegestütz mit einem Abheben beider Hände am Ende der Bewegung – Darauf achten, die Landung zu kontrollieren und im Bereich der Skapula stabil zu bleiben (exzentrische Arbeit) – Wiederholen		

2.1 Anteriore Instabilität

Tab. 2.11 (Fortsetzung)

Stufe	Beschreibung	Ausführung	Feedback für den Patienten
\multicolumn{4}{l}{Fortgeschrittenenstufe (2×8–12 Wiederholungen)}			
G	– Bauchlage mit Armen in Schulterbreite – Beide Arme mit geradem Körper ausstrecken (unterer Rücken in neutraler Position) – Den Körper auf den Boden absenken, einen plyometrischen Liegestütz ausführen, gefolgt von einem doppelten Abheben (Hände und Füße werden gleichzeitig vom Boden abgehoben) – Die Landung kontrollieren und im Bereich des Schulterblatts stabil bleiben (exzentrische Kontraktion) – Wiederholen – Wenn eine weitere Progression erforderlich ist: Verwendung eines elastischen Bandes (ein Ende an einer Wand befestigt, das andere Ende in der Hand auf der gleichen Seite wie die betroffene Schulter) während des Abhebens als Widerstand gegen die horizontale Abduktion auf der betroffenen Seite		

Tab. 2.12 Übung 5: Dynamische glenohumerale muskuläre Stabilität (Basisstufe)

Übung 5	Dynamische glenohumerale muskuläre Stabilität
Biomechanischer Hintergrund	Optimierung der dynamischen Stabilität der Schulter bei gleichzeitiger Kontrolle der Skapula und des Glenohumeralgelenkes
Erklärung für den Patienten	„Diese Übung ist wichtig, um Ihre Fähigkeiten bei plötzlichen Schulterbewegungen, wie sie häufig bei sportlichen Aktivitäten auftreten, zu verbessern."

Basisstufe (2×20–25 Wiederholungen)

Stufe	Beschreibung	Ausführung	Feedback für den Patienten
A	– Aufrechtes Sitzen auf einem Gymnastikball mit beiden Füßen auf dem Boden – Nacken und unterer Rücken in Neutralstellung – Ein gefaltetes Handtuch zwischen Ellenbogen und den Bauch legen – Einstellen des Schultergelenkes und der Skapula – Isometrische Kontraktionen gegen den Widerstand der anderen Hand durchführen		Vermeiden Sie ein übermäßiges Anheben der Schultern während der Übung.

(Fortsetzung)

Tab. 2.12 (Fortsetzung)

Basisstufe (2×20–25 Wiederholungen)			
Stufe	Beschreibung	Ausführung	Feedback für den Patienten
B	– Befestigen Sie ein Ende eines elastischen Bandes in Handhöhe und legen Sie das andere Ende des Therabandes in die Hand der betroffenen Seite – Ausgangsstellung wie in Übung 5A – Das Theraband straffen – Kleine dynamische, rhythmische Kontraktionen durchführen, dabei Schulterblatt und Schultergelenk stabil halten, entspannen, wiederholen		Wie oben
C	– Ausgangsstellung wie in Übung 5B – Abheben des Beins auf der betroffenen Seite vom Boden – Das elastische Band straffen – Kleine dynamische, rhythmische Kontraktionen durchführen, dabei Schulterblatt und Schultergelenk stabil halten, entspannen, wiederholen		Wie oben

2.1 Anteriore Instabilität

Tab. 2.12 (Fortsetzung)

Basisstufe (2×20–25 Wiederholungen)			
Stufe	Beschreibung	Ausführung	Feedback für den Patienten
D	– Ausgangsstellung wie in Übung 5B – 40°-Abduktion der Schulter in der Skapulaebene, 90°-Ellenbogenflexion – Das elastische Band straffen – Kleine dynamische, rhythmische Kontraktionen durchführen, dabei Skapula und Schultergelenk stabil halten, entspannen, wiederholen	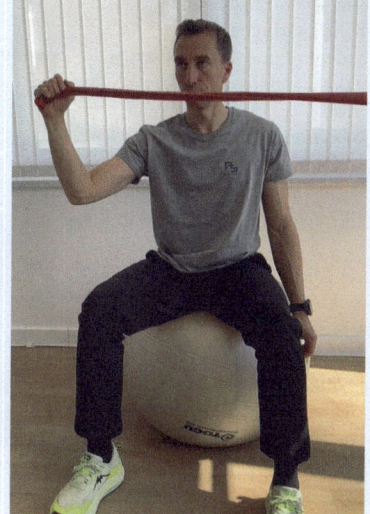	Wie oben
E	– Stand mit hüftbreit auseinander stehenden Füßen – Arme unten – Ein elastisches Band zwischen beiden Händen spannen – Kleine dynamische, rhythmische Kontraktionen durchführen, um das Theraband straff zu halten, während beide Arme über den Kopf hoch und wieder runter bewegt werden – Entspannen, wiederholen	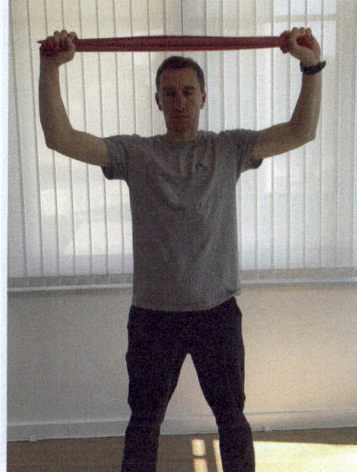	Wie oben, die Rumpfmuskulatur stabil halten

Tab. 2.13 Übung 5: Dynamische glenohumerale muskuläre Stabilität (Fortgeschrittenenstufe)

Fortgeschrittenenstufe (2×8–12 Wiederholungen)			
Stufe	Beschreibung	Ausführung	Feedback für den Patienten
F	– Ein Ende eines elastischen Bandes hinter dem Körper in Schulterhöhe anbringen, eine Wasserflasche am anderen Ende des elastischen Bandes in der Nähe der Hand der betroffenen Seite befestigen – Stand mit dem der verletzten Schulter gegenüberliegenden Bein vorne, Knie leicht gebeugt, Körpergewicht auf das vordere Bein verlagern (vorderes Knie mit Hüfte und Fuß in einer Linie) – Oberer und unterer Rücken in neutraler Position – Die Schulter über 90 ° in Abduktion bringen (Wurfposition), Ellenbogen flektiert, Schulter in neutraler Rotation (Hand zeigt nach vorne) – Einstellen des Schultergelenkes und der Skapula – Kleine dynamische, rhythmische Kontraktionen durchführen, dabei das elastische Band straff und die Skapula und das Glenohumeralgelenk stabil halten, entspannen	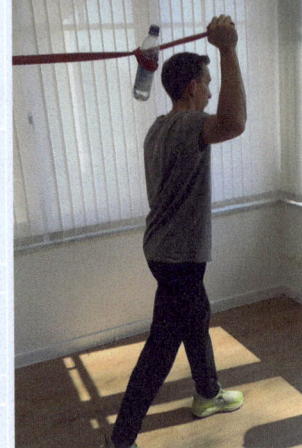	Wie oben
G	– Wie in Übung 5F – Abheben des Beins auf der betroffenen Seite vom Boden – Wenn eine weitere Progression erforderlich ist: Augen schließen, Schulterabduktion erhöhen, Widerstand des elastischen Bandes erhöhen	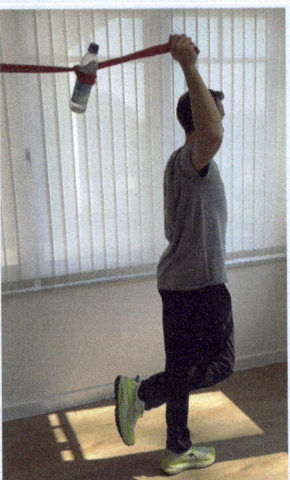	Wie oben

2.1 Anteriore Instabilität

Tab. 2.14 Übung 6: Glenohumerale Propriozeption mit Ball (Basisstufe)

Übung 6	Glenohumerale Propriozeption (mit Ball)
Biomechanischer Hintergrund	Optimierung der Wahrnehmung der Schultergelenkposition
Erklärung für den Patienten	„Diese Übung ist wichtig, um die Wahrnehmung des Körpers (und der Schulter) zu verbessern, wo er sich im Raum befindet. Diese Fähigkeiten sind wichtig, um das Leistungsniveau von vor der Verletzung wieder zu erreichen."

Basisstufe (2×20–25 Wiederholungen)			
Stufe	Beschreibung	Ausführung	Feedback für den Patienten
A	– Rückenlage mit gebeugten Knien – Einen Ball auf beide Handflächen legen und die Ellenbogen beugen; beide Ellenbogen ausstrecken und den Ball auf beiden Händen balancieren. – Beide Arme wieder absenken; entspannen, wiederholen – Ziel: 5 Wiederholungen, ohne den Ball fallen zu lassen		– Bewegen Sie sich langsam. – Wenn der Ball fällt, lassen Sie ihn fallen, versuchen Sie nicht, ihn zu fangen.
B	– Ausgangsstellung wie in Übung 6A, allerdings mit geschlossenen Augen – Ziel: 5 Wiederholungen, ohne dass die kontralaterale Hand eingreifen muss		Wie oben
C	– Ausgangsstellung wie in Übung 6A – Einen Ball auf die Handfläche der betroffenen Seite legen, den Ellenbogen beugen – Die andere Hand zur Unterstützung nahe am Ball halten – Den Arm auf der betroffenen Seite ausstrecken und den Ball auf der Handfläche balancieren – Arm senken, entspannen, wiederholen – Ziel: 5 Wiederholungen, ohne dass die kontralaterale Hand unterstützend eingreifen muss		– Wie oben – Halten Sie den nicht verletzten Arm nahe am Ball, um ihn zu unterstützen und ein plötzliches Fallenlassen des Balls zu vermeiden.

(Fortsetzung)

Tab. 2.14 (Fortsetzung)

Basisstufe (2×20–25 Wiederholungen)			
Stufe	Beschreibung	Ausführung	Feedback für den Patienten
D	– Ausgangsstellung wie in Übung 6C – Den betroffenen Arm ganz durchstrecken und den Gymnastikball balancieren, den Arm langsam nach hinten hinter den Kopf bewegen, wieder zurückgehen – Den Arm in die Ausgangsposition senken; entspannen, wiederholen – Ziel: 5 Wiederholungen, ohne dass die kontralaterale Hand unterstützend eingreifen muss und ohne den Ball fallen zu lassen	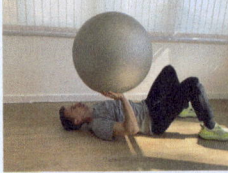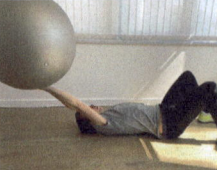	Wie oben
E	– Stand mit dem der betroffenen Schulter gegenüberliegenden Bein vorne, Knie leicht gebeugt, Körpergewicht auf das vordere Bein verlagern (vorderes Knie mit Hüfte und Fuß in einer Linie) – Oberer und unterer Rücken in neutraler Position – Den Ellenbogen der betroffenen Seite um 90° beugen, einen Ball auf die Handfläche der betroffenen Seite legen – Den Arm ausstrecken, wenn er vollständig gestreckt ist, eine kleine rechteckige Bewegung mit dem Arm ausführen und dabei den Ball balancieren – Den Arm in die Ausgangsposition zurückführen; entspannen, wiederholen – – Ziel: 5 Wiederholungen, ohne dass die kontralaterale Hand unterstützend eingreifen muss und ohne den Ball fallen zu lassen	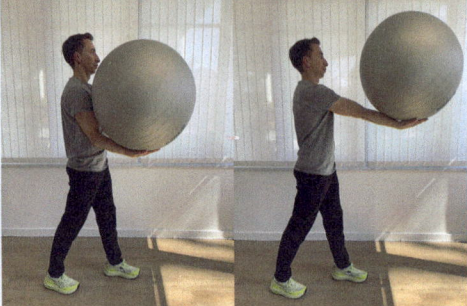	Wie oben

2.1 Anteriore Instabilität

Tab. 2.15 Übung 6: Glenohumerale Propriozeption mit Ball (Fortgeschrittenenstufe)

Fortgeschrittenenstufe (2×8–12 Wiederholungen)			
Stufe	Beschreibung	Ausführung	Feedback für den Patienten
F	– Ausgangsstellung wie in Übung 6E, jedoch mit geschlossenen Augen – Ziel: 10 Wiederholungen, ohne den Ball fallen zu lassen	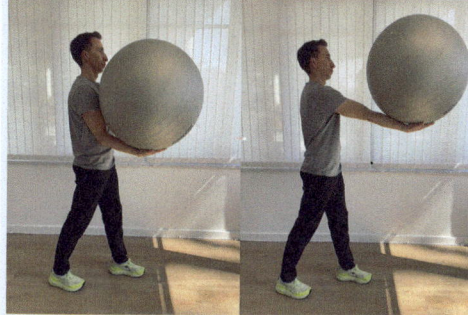	Wie oben
G	– Ausgangsstellung wie in Übung 6E – Den Ball balancieren und mit dem kontralateralen Bein einen Ausfallschritt nach vorne machen (Knie in einer Linie mit Hüfte und Fuß) – In die Ausgangsposition zurückkehren, entspannen, wiederholen – Ziel: 10 Wiederholungen, ohne den Ball fallen zu lassen – Wenn eine weitere Progression erforderlich ist: aus dem Ausfallschritt eine explosive Rückkehr in die Ausgangsposition mit geschlossenen Augen durchführen.	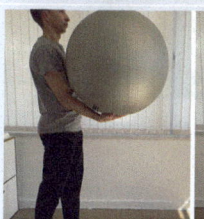 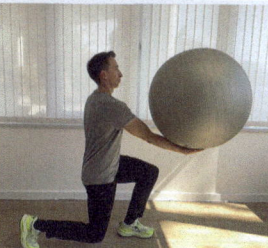	Wie oben

Tab. 2.16 Übung 7: Glenohumerale Propriozeption mit Laserpointer (Basisstufe)

Übung 7	Glenohumerale Propriozeption (mit Laserpointer)
Biomechanischer Hintergrund	Optimierung der Wahrnehmung der Schultergelenkposition
Erklärung für den Patienten	„Diese Übung ist wichtig, um die Wahrnehmung des Körpers (und der Schulter) zu verbessern, wo er sich im Raum befindet. Diese Fähigkeiten sind wichtig, um wieder das Leistungsniveau von vor der Verletzung zu erreichen."

Basisstufe (2×20–25 Wiederholungen)			
Stufe	Beschreibung	Ausführung	Feedback für den Patienten
A	– Befestigen einer Zielscheibe (mit einem zentrierten Mittelpunkt) an einer Wand in Hüfthöhe – Befestigen eines Laserpointers am Handgelenk des betroffenen Arms, wobei der Laserpunkt vom Körper weg zeigt – Stand, Füße hüftbreit auseinander, eine Arm- und Fußlänge von der Wand entfernt, Arme ruhen – Einstellen des Schultergelenkes und der Skapula – Den verletzten Arm mit gestrecktem Ellenbogen nach vorne beugen, um den Laserpunkt im Zielbereich zu zentrieren. – Die Augen schließen und bis 3 zählen – Den Arm in die Ausgangsposition zurückführen – Den Arm mit gestrecktem Ellenbogen wieder so positionieren, dass der Laserpunkt das Ziel anvisiert – Die Augen öffnen, um die Exaktheit der Übung zu überprüfen – Ziel: 5 Wiederholungen, bei denen der Laserpunkt nacheinander so nah wie möglich am Ziel positioniert ist	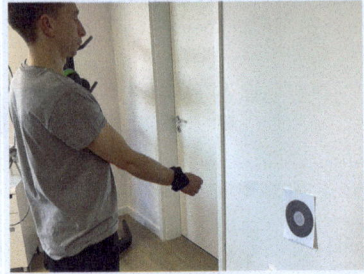	Vermeiden Sie eine übermäßige Elevation der Schulter während der Schulterflexion.
B	– Befestigen einer Zielscheibe (mit einem zentrierten Mittelpunkt) in Schulterhöhe – Durchführung wie in Übung 7A	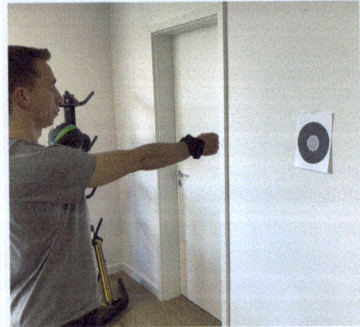	Wie oben

2.1 Anteriore Instabilität

Tab. 2.16 (Fortsetzung)

Basisstufe (2×20–25 Wiederholungen)			
Stufe	Beschreibung	Ausführung	Feedback für den Patienten
C	– Befestigen einer Zielscheibe (mit einem zentrierten Bullseye) über Kopfhöhe – Durchführung wie in Übung 7A	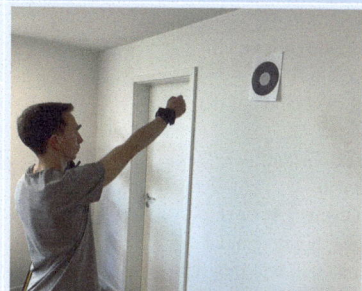	Wie oben
D	– Befestigen einer Zielscheibe (mit einem zentrierten Bullseye) über Kopfhöhe – Stand in Tandemstellung mit dem kontralateralen Bein vorne – Durchführung wie in Übung 7A	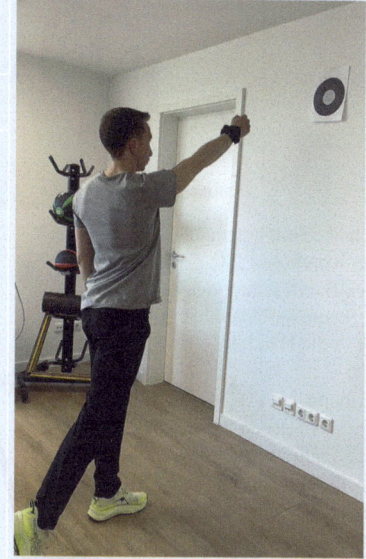	Wie oben
E	– Befestigen einer Zielscheibe (mit einem zentrierten Bullseye) über Kopfhöhe – Stand mit Abheben des Beins auf der betroffenen Seite vom Boden – Durchführung wie in Übung 7A	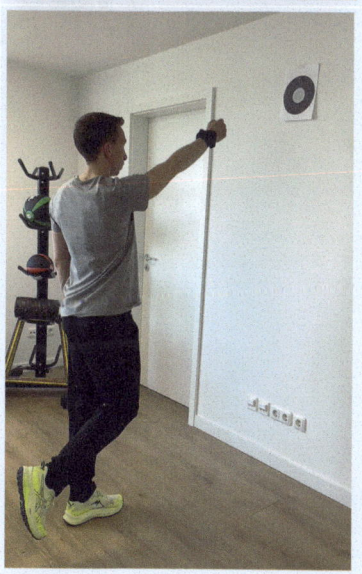	Wie oben

Tab. 2.17 Übung 7: Glenohumerale Propriozeption mit Laserpointer (Fortgeschrittenenstufe)

Fortgeschrittenenstufe (2×8–12 Wiederholungen)			
Stufe	Beschreibung	Ausführung	Feedback für den Patienten
F	– Befestigen einer Zielscheibe (mit einem zentrierten Bullseye) über Kopfhöhe – Eine Flasche Wasser in die Hand auf der betroffenen Seite halten – Stand mit Abheben des Beins auf der betroffenen Seite vom Boden – Durchführung wie in Übung 7A – Ziel: 10 Wiederholungen, bei denen der Laserpunkt nacheinander so nah wie möglich an den Mittelpunkt gebracht wird	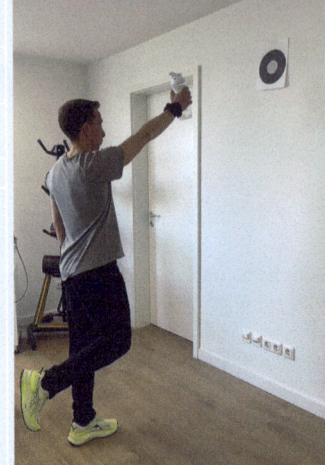	Wie oben
G	– Befestigen einer Zielscheibe (mit einem zentrierten Bullseye) über Kopfhöhe – Ein Ende des elastischen Bandes unter den der betroffenen Schulter gegenüberliegenden Fuß und das andere Ende in die Hand der betroffenen Schulter legen – Durchführung wie in Übung 7A – Ziel: 10 Wiederholungen, bei denen der Laserpunkt nacheinander so nah wie möglich an den Mittelpunkt gebracht wird – Wenn eine weitere Progression erforderlich ist: Geschwindigkeit erhöhen, Ziel höher an der Wand befestigen	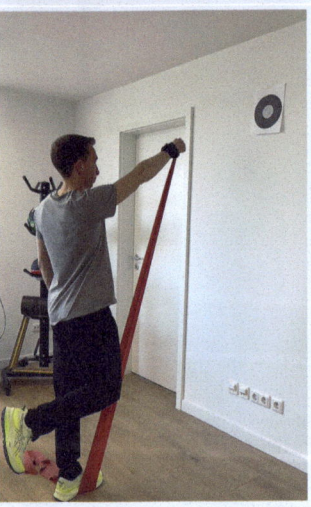	Wie oben

2.1 Anteriore Instabilität

1. Übungsdurchführung mit Bewegungsqualität und innerhalb des akzeptierten Symptombereichs
2. Erreichen des Widerstands und der Wiederholungsanzahl
3. Keine kompensierenden Bewegungsstrategien
4. Gleichmäßige Atmung und allgemeine Körperkontrolle
5. Kein Bedarf an visuellem, verbalem oder taktilem Feedback

Derby Shoulder Instability Rehabilitation Program

Symptomskala. Trainingsvarianten mit einer subjektiven Einordnung im roten Bereich auf dieser Skala müssen angepasst werden, um einer Verschlechterung der Symptomatik vorzubeugen

Das Derby-Schulterprogramm wurde so konzipiert, dass es für Betroffene möglichste einfach zu verstehen ist. Es besteht aus 2 Übungsbereichen (1 und 2) mit insgesamt 14 Übungen (Übungen 1a–h und 2a–f; Tab. 2.18, Abb. 2.12, 2.13, 2.14, 2.15, 2.16, 2.17, 2.18, 2.19, 2.20, 2.21, 2.22 und 2.23). Der Betroffene führt eine Trainingsvariante aus jedem Abschnitt durch. Die Trainingsvarianten sind nach zunehmendem Schwierigkeitsgrad geordnet. Es muss immer eine bestimmte Anzahl von Wiederholungen oder eine bestimmte Zeit der Übungsdurchführung ohne Pause erreicht werden kön-

Tab. 2.18 Zusammenfassung des Derby Shoulder Instability Rehabilitation Program (Bateman et al. 2019)

Derby Shoulder Instability Rehabilitation Program	
Geben Sie immer nur eine Übung aus jedem Abschnitt vor. Jede Übungsserie ist in der Reihenfolge des Behandlungsfortschritts aufgeführt und kann auch zur Funktionsbewertung verwendet werden. Wenn der Patient das Ziel erreichen kann, wird zur nächsten Übung übergeleitet.	
Bereich 1: Training der Geschwindigkeit der Muskelaktivierung, Plyometrie, Abbremsung von schnellen Bewegungen	
Bestimmen Sie maximale Anzahl der Wiederholungen bis zur Ermüdung oder bis zum vorgegebenen Ziel. Zu absolvieren sind 2 Einheiten pro Tag.	
Bereich 1	**Angestrebte Wiederholungszahl**
a. Fallenlassen und Fangen eines 1-kg-Gewichts in 90°-Skapulaebene	100
b. Fallenlassen und Fangen eines 1-kg-Gewichts in 90°-Skapulaebene auf einem Bein (gegenüberliegende Seite)	100
c. Fallenlassen und Fangen eines 1-kg-Gewichts in 90°-Skapulaebene mit geschlossenen Augen	100
d. Fallenlassen und Fangen eines 1-kg-Gewichts in Außen-/Innenrotation	100
e. Fallendes Abstützen im Stand	50
f. Fallendes Abstützen bis zur Hüfte	50
g. Plyometrische Liegestütze mit Klatschen	20
h. Doorway Fall	20
Bereich 2: Training Propriozeption, muskuläre Balance, Rumpfstabilität	
5 Wiederholungen im Rahmen der maximalen Leistungsfähigkeit des Patienten oder der vorgegebenen Zielzeit. Zu absolvieren sind 2 Einheiten Sitzungen pro Tag.	
Bereich 2	**Angestrebte Zeit**
a. Einhändiges Rollen eines Balls an der Wand	60 s
b. Single handed kneeling crosses	60 s
c. Einhändiges Rollen eines Balls kniend	60 s
d. Single handed crosses in Liegestützposition	60 s
e. Beidbeiniges Rollen eines Balls in Liegestützposition	60 s
f. Bilaterales Rollen eines Balls in Liegestützposition	60 s
Hinweis: Bei Patienten mit signifikanter posteriorer Instabilität sollte die Position für die einhändigen Übungen so geändert werden, dass die Schulter eher abduziert als flektiert wird.	
Voraussetzungen: – Keine neurologische Muskelschwäche – Kein „wahres" Skapula-Winging – Normale Balance im Sitzen auf Ball – Erreichen von 90° in Skapulaebene	

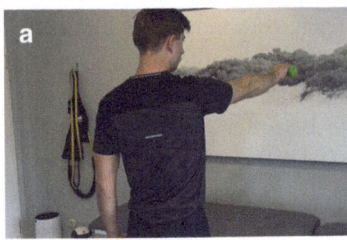 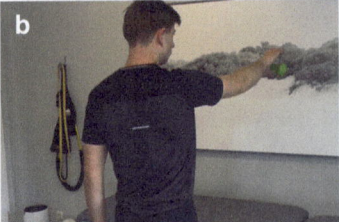 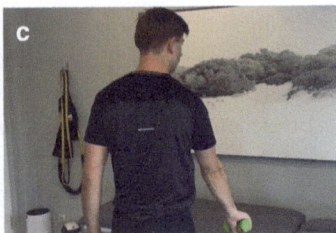

Abb. 2.12 a–c Übung 1a. Ein 1 kg schweres Gewicht bei 90°-Abduktion in der Skapulaebene fallen lassen und auffangen. Wenn dies zu Beginn zu schwierig ist, sollte man ein kleineres Gewicht verwenden oder den Arm auf 45°-Abduktion absenken. Mögliche Modifikationen der Übung: Durchführung mit geschlossenen Augen oder im Stehen auf dem kontralateralen Bein

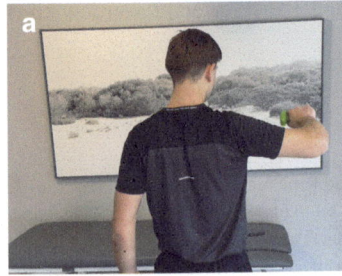 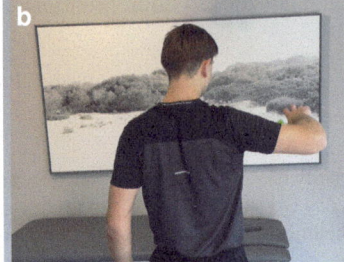 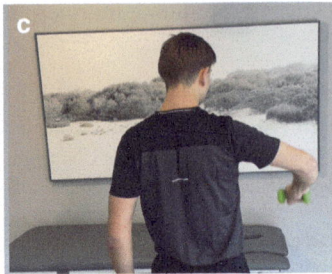

Abb. 2.13 a–c Übung 1b. Ein 1 kg schweres Gewicht bei 90°-Abduktion mit flektiertem Ellenbogen fallen lassen und auffangen. Der Patient wird angehalten, den Ellenbogen oben zu halten, damit die Bewegung hauptsächlich eine Innenrotation der Schulter ist

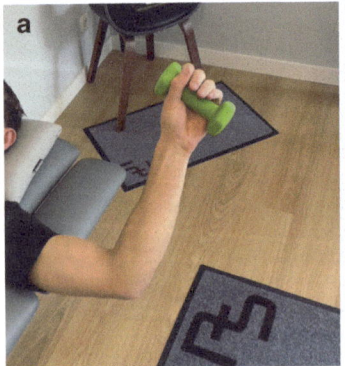 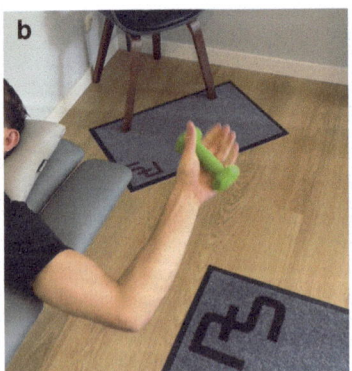 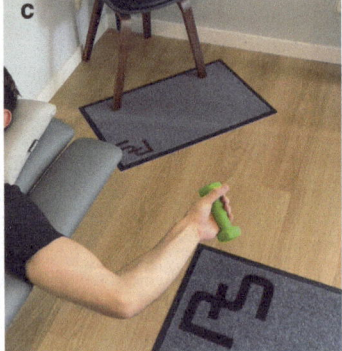

Abb. 2.14 a–c Übung 1c. Fallenlassen und Auffangen eines 1 kg schweren Gewichts in Außenrotation und 90°-Abduktion in Rückenlage

2.1 Anteriore Instabilität

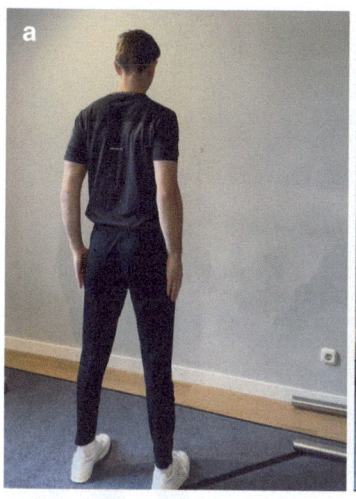 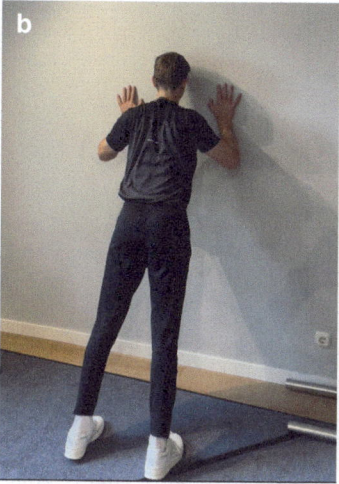 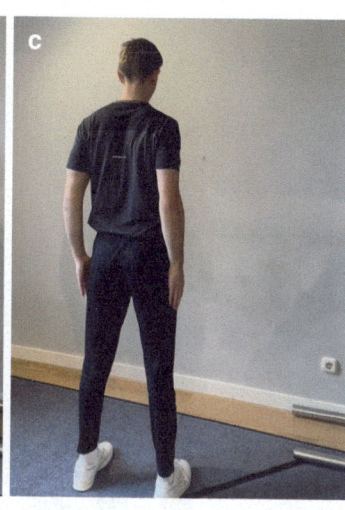

Abb. 2.15 a–c Übung 1d. Der Patient steht eine Armlänge von der Wand entfernt. Er wird angewiesen, sich in Richtung Wand fallen zu lassen und dann mit den Händen in einer Liegestützposition abzufangen. Anschließend soll er sich plyometrisch von der Wand wegdrücken, um zurück in den Stand zu gelangen

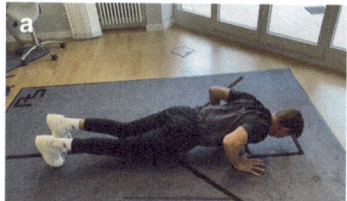 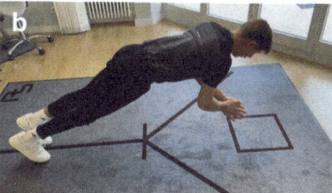 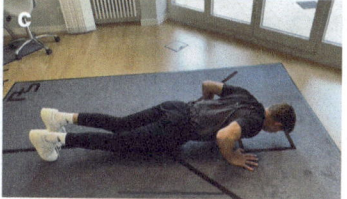

Abb. 2.16 a–c Übung 1f. Plyometrische Liegestütze mit Handklatschen. Wenn diese Übung zu schwierig ist, kann sie zunächst im Kniestand ausgeführt werden, bevor man zur vollständigen Liegestützposition übergeht

nen, bevor eine Progression zur nächsten Übung erfolgt (Bateman et al. 2015, 2019). Die Übungen sollen nicht nur die Kraft, sondern auch die Ausdauer, die Geschwindigkeit der Muskelaktivierung, die Propriozeption und die Toleranz von Impact-Belastungen verbessern (Bateman et al. 2019).

Der Fokus der Trainingsvarianten im Derby-Schulterprogramm liegt auf Trainingsvarianten, bei denen der Arm funktionell eingesetzt wird. Dabei geht es nicht um die Korrektur eines Bewegungsmusters oder einer bestimmten Körperhaltung. Ziel ist es, einen isolierten Fokus auf die Schulter zu vermeiden und sich stattdessen auf die Verbesserung der funktionellen Leistungsfähigkeit der oberen Extremität zu konzentrieren (Bateman et al. 2019).

Return to Sport

In der Literatur wird die RTS-Rate (RTS = Return to Sport) nach einer arthroskopischen Schulterstabilisation sehr heterogen mit 66–98 % (je nach Sportart) angegeben. 50–83 % aller Athleten sind in der Lage, wieder ihr ursprüngliches Sportniveau wieder zu erreichen (Harada et al. 2023). Das heißt, nach einer arthroskopischen Stabilisation können viele Athleten wieder zu ihrem Sport zurückkehren. Die Sportart scheint dabei ein wesentlicher Faktor zu sein, der mit einem uneingeschränkten RTS nach einer Operation verbunden ist.

In einer Untersuchung lag das Zeitfenster bis zum RTS bei 6,6 ± 2,7 Monaten, bis zur Teilnahme an Wettkämpfen 9,3 ± 4 Monaten und bis zur voll-

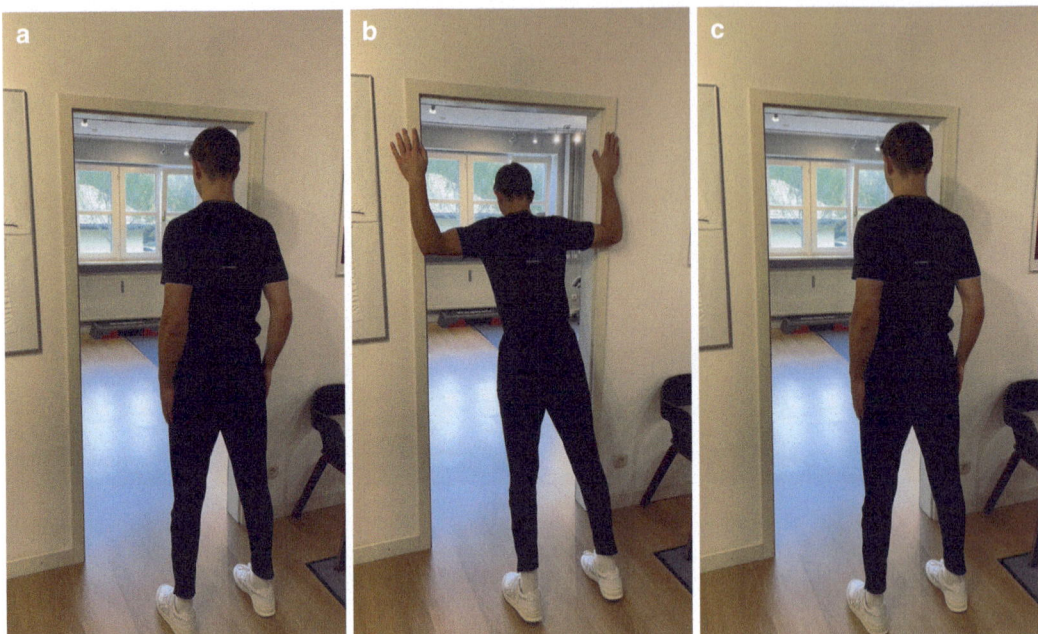

Abb. 2.17 a–c Übung 1g. Der Patient wird angewiesen, eine Armlänge vom Türrahmen entfernt zu stehen, nach vorne zu fallen und sich dann abzufangen, indem er die Schultern in eine abduzierte und außenrotierte Position bringt. Anschließend drückt er sich wieder in die stehende Position

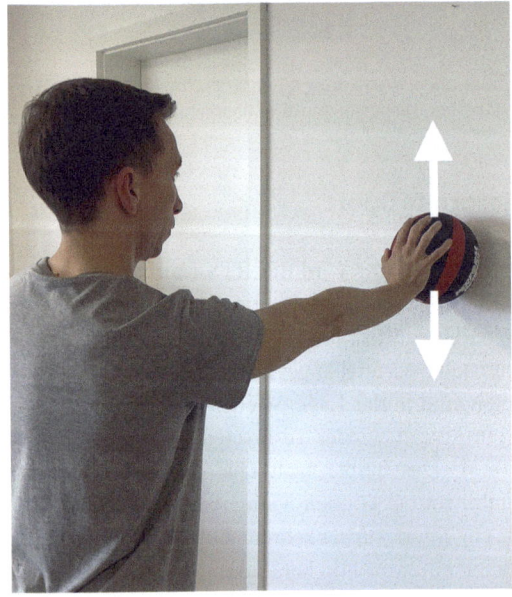

Abb. 2.18 Übung 2a. Ausgangsstellung etwa 1,5 Armlängen entfernt zur Wand. Mit der Hand auf einem festen Ball bei 90°-Schulterflexion nach vorne lehnen. Der Patient wird dann angewiesen, den Ball mit möglichst viel Körpergewicht sehr langsam auf und ab zu rollen und dabei zu versuchen, das Zittern zu kontrollieren. Wenn ein Zittern vorhanden ist, wird diese Übung zu Hause fortgesetzt. Wenn sie 1 min lang problemlos durchführbar ist, geht man zur nächsten Übung über

ständigen Rückkehr 10,6 ± 4,3 Monaten. Die Rate der uneingeschränkten Rückkehr zum Sport variierte zwischen Kontakt- (82 %) und Überkopfsportlern, bei denen der dominante Arm betroffen war (59 %), gegenüber anderen Sportlern (100 %). Begleitverletzungen wie eine knöcherne Bankart-Läsion, eine SLAP-Läsion (SLAP = superior labral anterior posterior) oder eine HAGL-Läsion (HAGL = lesion, humeral avulsion of the glenohumeral ligament) hatten hingegen keinen Einfluss auf das RTS (Harada et al. 2023). Auch Harada et al. (2023) konnten eine vergleichbare RTS-Rate feststellen. 62,5 % der Überkopfsportler mit einer Verletzung an der dominanten Schulter schafften es postoperativ, wieder ihr ursprüngliches Niveau zu erreichen, und benötigen dazu durchschnittlich 13,3 Monate.

Kelley et al. (2022) berichten über eine Dauer von 6,50 ± 0,66 Monaten bis zur Rückkehr zur vollständigen Wettkampffähigkeit. Dabei waren die Athleten früher „psychologisch" (5,15 ± 0,5 Monate) als „funktionell" (6,19 ± 0,7 Monate) bereit (Kelley et al. 2022).

Es scheint keinen signifikanten Unterschied hinsichtlich der RTS-Rate und der RTS-Dauer nach einem arthroskopischen oder offenen opera-

2.1 Anteriore Instabilität

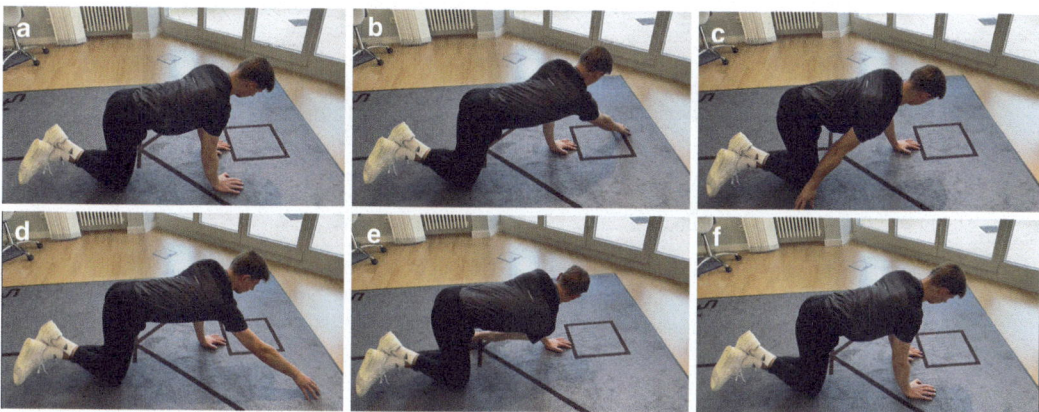

Abb. 2.19 a–f Übung 2b. Der Patient kniet mit Gewichtsübernahme auf seinem symptomatischen Arm. Mit dem freien Arm zeigt er auf die Ecken eines Kreuzes oder Quadrats und verlagert so sein Gewicht auf den symptomatischen Arm. Er wird ermutigt, eine möglichst große Bewegung zu machen. Die Bewegung sollte gleichmäßig und ohne Zittern 1 min lang ausgeführt werden, bevor mit der nächsten Übung fortgefahren wird

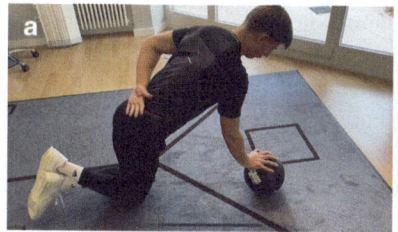

Abb. 2.20 a, b Übung 2c. Der Patient kniet mit so viel Gewichtsübernahme wie möglich auf seinen symptomatischen Arm auf einem festen Ball. Dann rollt er den Ball langsam vor und zurück. Die Bewegung sollte gleichmäßig und ohne Zittern 1 min lang ausgeführt werden, bevor mit der nächsten Übung fortgefahren wird

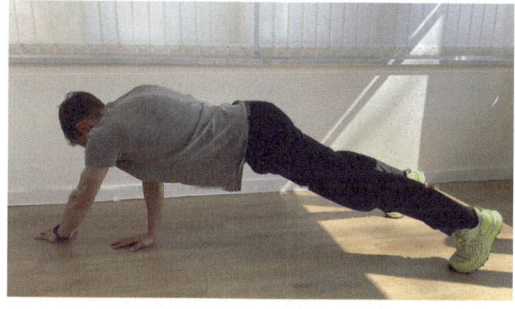

Abb. 2.21 Übung 2d. Der Patient nimmt eine Liegestützposition ein, hält dann aber sein Gewicht auf dem symptomatischen Arm, während er mit der anderen Hand auf die Ecken eines Kreuzes oder Quadrats zeigt. Er wird ermutigt, eine möglichst große Bewegung auszuführen. Die Bewegung sollte gleichmäßig und ohne Zittern 1 min lang ausgeführt werden, bevor mit der nächsten Übung fortgefahren wird

tiven Verfahren zu geben (Hurley et al. 2024). Erschwert wird ein Vergleich von RTS-Ergebnissen allerdings durch die nach wie vor uneinheitlichen Definitionen eines erfolgreichen RTS sowie die individuellen Unterschiede in der Indikationsstellung für eine offene bzw. arthroskopische Schulterstabilisation (van Iersel et al. 2024).

Oftmals sind die Ursachen für ein nicht erfolgreiches RTS durch Faktoren begründet, die unabhängig von der eigentlichen Schulterfunktion zu sehen sind (Rossi et al. 2021; van Iersel et al. 2023). 85 % der Athleten, die nach einer Schulterverletzung nicht erfolgreich in ihren Sport zurückkehren können, geben psychologische Gründe wie Angst vor einer erneuten Verletzung oder ein unzureichendes Vertrauen in die Schulter an (Gibbs et al. 2023).

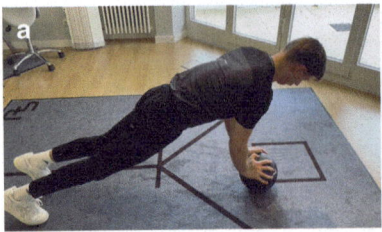 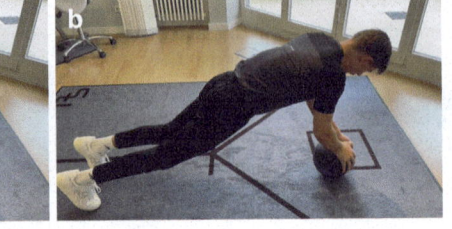

Abb. 2.22 a, b Übung 2e. Der Patient nimmt eine Liegestützposition ein und stützt sich mit seinem Gewicht auf einen festen Ball. Der Ball wird dann langsam vor und zurück gerollt. Die Bewegung sollte gleichmäßig und ohne Zittern 1 min lang ausgeführt werden, bevor mit der nächsten Übung fortgefahren wird

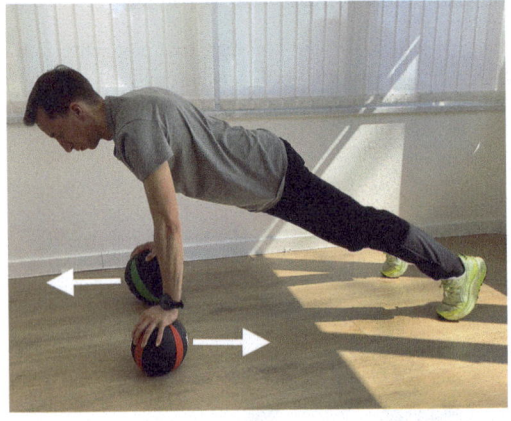

Abb. 2.23 Übung 2f. Der Patient nimmt eine Liegestützposition ein und greift mit jeder Hand einen festen Ball. Ein Ball wird langsam nach vorne gerollt, während der andere Ball langsam nach hinten gerollt wird und umgekehrt. Die Bewegung sollte gleichmäßig und ohne Zittern 1 min lang durchgeführt werden

In der Vergangenheit wurde vor allem der Faktor Zeit als RTS-Kriterium genutzt, um sportliche Aktivitäten wieder aufzunehmen (Ciccotti et al. 2018). Zu den von Operateuren am häufigsten genannten Kriterien für die Freigabe von sportlichen Belastungen zählen Zeit, Kraft und Bewegungsausmaß. Das Zeitfenster bis zur Sportfreigabe liegt dabei meist bei 4 Monaten (bzw. 6 Monaten bei Kontaktsportathleten; Hurley et al. 2021). Allerdings beschreibt das Kriterium Zeit weder den Rehabilitationsfortschritt noch die Fähigkeit, sportliche Aktivitäten aufzunehmen. Hinzu kommt, dass Reluxationsraten von bis zu 51 % beschrieben sind. Daher wird die Zeit als alleiniges RTS-Kriterium heutzutage kritisch diskutiert (Kelley et al. 2022).

Derzeit wird empfohlen, im Zusammenhang mit einer Schulterinstabilität kriterienbasierte RTS-Testungen durchzuführen. Dadurch lässt sich potenziell die Wahrscheinlichkeit einer Rezidivinstabilität senken (Drummond Junior et al. 2021). Es gibt derzeit allerdings noch keine valide Testbatterie, die als Goldstandard in der Entscheidungsfindung für die Wiederaufnahme von Training und Wettkampf im Zusammenhang mit einer Schulterinstabilität betrachtet werden kann. Die Abb. 2.24 zeigt exemplarisch RTP-Testungen, die im Zusammenhang mit einer Schulterinstabilität beschrieben sind.

2.1 Anteriore Instabilität

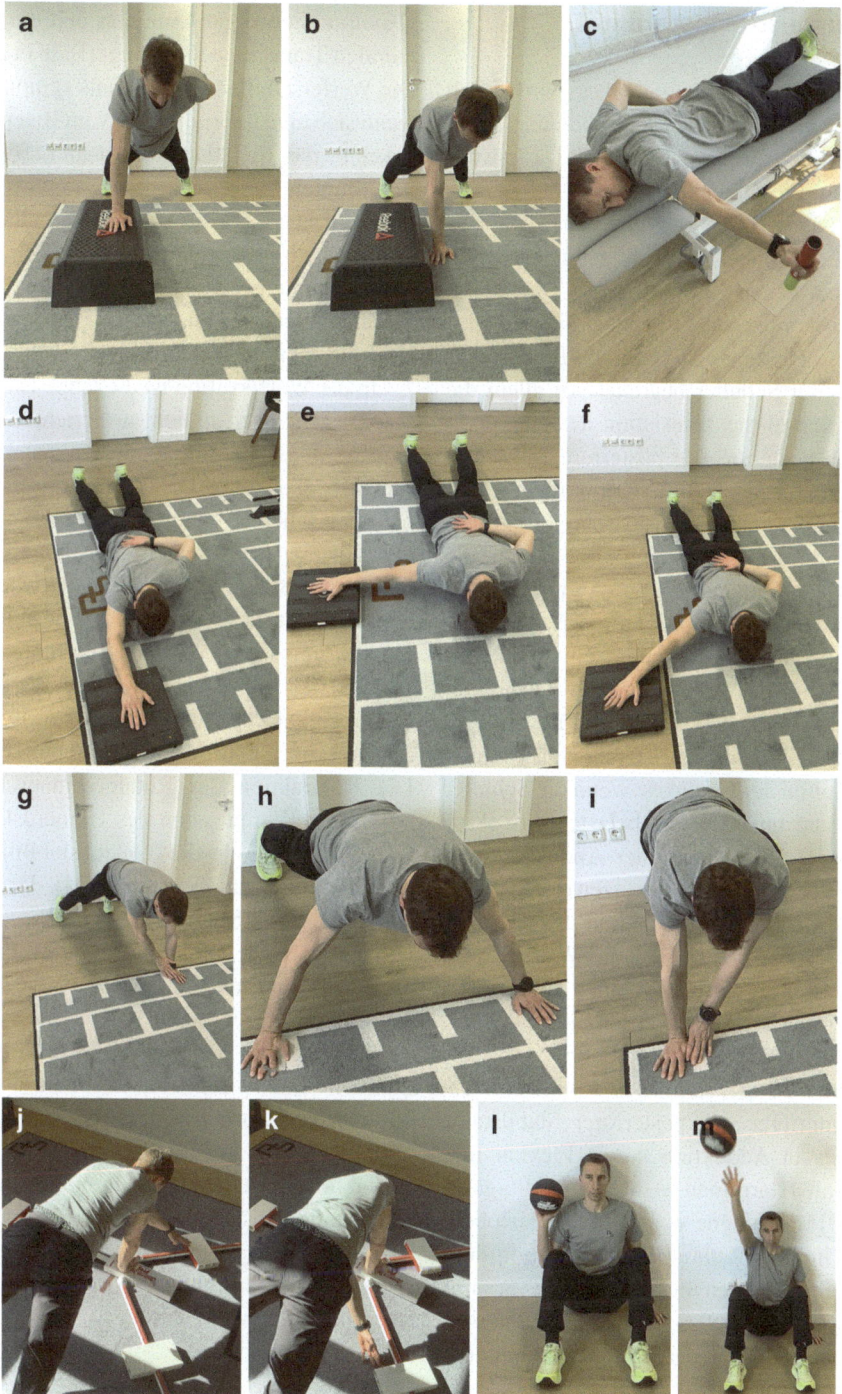

Abb. 2.24 a–m RTS-Assessments im Zusammenhang mit einer Schulterinstabilität (Otley et al. 2022). **a, b** One-Arm-Hop-Test: Bei diesem Test beginnt der Athlet in einer einarmigen Plank-Position und wechselt auf Geschwindigkeit 5× zwischen Boden und einer 10,2-cm-Stufe. **c** Posterior-Shoulder-Endurance-Test: Während dieses Tests hält der Athlet ein Gewicht mit horizontal abduziertem Arm. **d–f** Ash-Test: Beim Ash-Test drückt der Athlet mit dem betroffenen Arm in der I-Position, der T-Position und der Y-Position so kräftig und so schnell wie möglich auf die Kraftmessplatte. **g–i** Closed-Kinetic-Chain-Upper-Extremity-Stability-Test: Bei diesem Test beginnt der Athlet in einer Plank-Position mit den Händen im Abstand von 91 cm und berührt dann 15 s lang abwechselnd die Markierungen. **j, k** Upper-Quarter-Y-Balance-Test: Für diesen Test hält der Athlet eine Plank-Position und greift so weit wie möglich in die mediale, superolaterale und inferolaterale Richtung. **l, m** Single Arm Shot Put Test: Hierbei wird ein 2-kg-Balls so weit wie möglich gestoßen

2.2 Posteriore Instabilität

Die Stabilität des Schultergelenkes wird durch ein Gleichgewicht zwischen statischen und dynamischen Stabilisatoren gewährleistet. Das posteriore Labrum, die Gelenkkapsel und der posteriore Anteil des Lig. glenohumerale inferius (PIGHL) stellen dabei die wichtigsten statischen Stabilisatoren gegen eine posteriore Translation des Humeruskopfes dar (O'Brien et al. 1995).

In einer Flexions-/Adduktions-/Innenrotationsposition der Schulter begrenzt vor allem die posteriore Kapsel die Translation des Humeruskopfes nach posterior. Die posteriore Kapsel ist allerdings im Vergleich zur anterioren Kapsel relativ dünn und weniger robust (Bey et al. 2005). Daher besteht bei Aktivitäten, bei denen die Schulter wiederholt in Flexion, Adduktion und Innenrotation gebracht wird (z. B. Werfen, Schwimmen, Volleyball, Tennis) ein Risiko für die Entwicklung einer posterioren Instabilität (Bradley et al. 2008; Tibone und Bradley 1993).

Das PIGHL spielt eine entscheidende Rolle zur Stabilisation des Gelenkes, wenn die Schulter in Flexion und Innenrotation belastet wird (Provencher et al. 2011). Bei einer Abduktion und Adduktion der Schulter unterstützen das Lig. glenohumerale medium (MGHL) und das Lig. glenohumerale superius (SGHL) die Wirkung des PIGHL in der Limitierung einer posterioren glenohumeralen Translation (Bigliani et al. 1996; O'Brien et al. 1990).

Umstritten ist die Rolle des Rotatorenintervalls als inferiorer und posteriorer Stabilisator der Schulter in Adduktion sowie Flexion und Innenrotation (Harryman et al. 1992; Itoigawa und Itoi 2016; Mologne et al. 2008). Der obere Anteil des hinteren Labrums ist locker mit dem Glenoidrand verbunden und während des gesamten Bewegungsausmaßes bei Überkopfaktivitäten beweglich. Der untere Anteil des hinteren Labrums hingegen ist fest mit dem Glenoidrand verbunden und relativ unbeweglich. Der obere Bizeps-Labrum-Komplex wirkt mit seiner beweglicheren Befestigung am Glenoid als eine Art „Spannungsorgan", während das untere Labrum mit seiner stabileren Befestigung am Glenoid als „Kompressionsorgan" fungiert und die glenohumeralen Translationen abfängt (Bain et al. 2013). Die Werferschulter wird oftmals symptomatisch, wenn sich eine Labrumläsion vom Bizepssehnenanker in das PIGHL erstreckt und so die Rolle des hinteren „Kompressionsorgans" beeinträchtigt. Die daraus resultierende pathologische Kaskade wirkt sich dann mit der Zeit auch auf das „Spannungsorgan" aus und führt zu einer Störung der normalerweise ausbalancierten Labrumfunktion (Sheean et al. 2020).

In der Wurfposition ist die lange Bizepssehne (LBS) mehr nach hinten ausgerichtet, wodurch eine Torsionskraft auf das posterosuperiore Labrum ausgeübt wird. Die Kombination aus einer pathologischen Trennung der Labrumsegmente und einem posterioren, torsionalen Kraftvektor durch die LBS kann zu einem plötzlichen posteromedialen Zurückschnappen des posterosuperioren Labrums in der Wurfposition führen (Sheean et al. 2020).

Die Rotatorenmanschette ist der wichtigste dynamische Stabilisator des Schultergelenkes. Die Kontraktion der Rotatorenmanschette bewirkt eine Kompression des Humeruskopfes im Glenoid, wodurch die Gelenkstabilität erhöht wird (Pagnani und Warren 1994). Der Der M. subscapularis (SSC) sowie auch positionsabhängig der M. deltoideus und die LBS spielen eine Rolle zur Stabilisation gegen eine posteriore Translation (Doehrmann und Frush 2024; Provencher et al. 2011). Eine Dysfunktion des hinteren Anteils der Rotatorenmanschette kann zu einer vermehrten posterioren Translation des Humeruskopfes bei Flexions- und horizontalen Adduktionsbewegungen führen, wodurch der posteriore Kapsel-Band-Komplex, das Labrum und die hintere Rotatorenmanschette einer vermehrten Zugbelastung ausgesetzt werden (Watson et al. 2023).

Ätiologie und Epidemiologie

Selten ist eine posteriore Instabilität nur durch einen einzelnen pathoanatomischen Faktor bedingt. Die Ursache ist multifaktoriell, d. h., erst die Kombination aus verschiedenen pathoanatomischen Faktoren führt zur Instabilität. Der Begriff „posteriore Instabilität" umfasst daher auch ein breites Spektrum an Pathologien. Dieses Spektrum reicht von den eher selten auftretenden akuten Luxationen bis hin zu den häufiger zu beobachtenden Subluxationen.

Im Gegensatz zu einer anterioren Instabilität kommt eine posteriore Instabilität mit einer Inzidenz von 2 bis 10 % aller Instabilitätsereignisse seltener vor und in den meisten Fällen handelt es sich um Subluxationen bzw. nicht vollständige Luxationen (Owens et al. 2007). Neuere Untersuchungen zeigen, dass die Häufigkeit einer posterioren Instabilität größer zu sein scheint, als in der Vergangenheit angenommen wurde. So werden isolierte posteriore Instabilitäten derzeit mit einem Anteil von bis zu 18–24 % aller Instabilitäten beschrieben (Song et al. 2015; Yow et al. 2021).

Neben den häufigeren strukturellen Ursachen können auch pathologische Aktivierungsmuster der Rotatorenmanschette und der periskapulären Muskulatur zu einer funktionellen Schulterinstabilität führen (Moroder et al. 2020a, b). Diese Form der Schulterinstabilität wird als funktionelle Schulterinstabilität bezeichnet und tritt mit einer Prävalenz von 0,5 bis 2,6 % auf (Danzinger et al. 2019). Die häufigste Form der funktionellen Schulterinstabilität ist die posteriore, positionsabhängige funktionelle Schulterinstabilität. Diese Form betrifft vor allem Jugendliche und junge Erwachsene, ohne dass relevante strukturelle Defekte vorliegen (Moroder et al. 2020a).

Die Inzidenz mikrotraumatischer und atraumatischer posteriorer Schulterinstabilitäten ist grundsätzlich schwierig zu erfassen, da Subluxationen klinisch leicht übersehen werden können.

Zu den Verletzungsmechanismen einer posterioren Instabilität zählt man folgende (DeLong und Bradley 2015):

1. Eine akut-traumatische nach posterior gerichtet Scherkraft entlang der glenoidalen Gelenkfläche, die zu einer Ablösung der Kapsel und des Labrums am Glenoid führt
2. Repetitive Mikrotraumata der hinteren Kapsel, die schließlich zu einer Erweiterung der Kapsel und zu Labrumläsionen führen
3. Eine schleichend einsetzende Laxität der posterioren Kapsel und der damit assoziierten passiven Stabilisatoren
4. Eine vermehrte Retroversion und Hypoplasie des Glenoids oder eine (einhakende) umgekehrte Hill-Sachs-Läsion

Das bedeutet, dass man im Hinblick auf die Pathogenese einer posterioren Instabilität zwischen repetitiven Mikrotraumata, akut-traumatischen Ereignissen und atraumatischen Ursachen unterscheiden kann. Dabei gelten repetitive Mikrotraumata des posteroinferioren kapsulolabralen Schulterkomplexes als häufigste Ursache für posteriore Subluxationen (Provencher et al. 2011).

Rezidivierende posteriore Subluxationen sind typischerweise mit Schmerzen assoziiert und stellen die häufigste Form einer posterioren Instabilität dar (Antosh et al. 2016). Überkopfsportarten wie Schwimmen, Tennis und Baseball führen zu repetitiven Belastungen der Schulter in Flexion, Adduktion und Innenrotation. Diese Position des Schultergelenkes belastet das PIGHL, das posteriore Labrum und die posteriore Kapsel, was zu einer Hyperlaxität und zu Labrumläsionen führen kann (Robinson und Aderinto 2005b).

Eine Belastung der Schulter in Flexion und Innenrotation mit einer nach posterior gerichteten Kraft kann in Sportarten wie Football oder Handball auch zu einer akut-traumatischen posterioren Luxation mit anschließender Instabilität der Schulter führen. Eine solche Instabilität nach einem Trauma ist entweder auf eine Verletzung des posterioren kapsulolabralen Komplexes oder auf knöcherne Defekte des Glenoids und/oder des Humeruskopfes zurückzuführen (Doehrmann und Frush 2024). Es scheint zudem eine Prädisposition für eine atraumatische posteriore Instabilität im Zusammenhang mit einer generalisierten Hyperlaxität zu geben. Diese atraumatische Form ist die seltenste Form und wird auf eine vermehrte ligamentäre Laxität zurückgeführt (Provencher et al. 2011). Eine vermehrte glenohumerale Laxität kann jedoch auch unabhängig von einer generalisierten Hyperlaxität vorkommen und muss nicht zwangsläufig zu Symptomen führen (McFarland et al. 1996).

Klassifikation

In einem Expertenkonsens wurden 3 Subgruppen zur Klassifikation einer posterioren Instabilität beschrieben (Sadi et al. 2020):

- Die traumatische posteriore Schulterinstabilität (1. Subgruppe) ist mit einem Unfallereignis assoziiert, das zur Luxation und zu strukturellen Verletzungen führt.
- Bei einer atraumatische posterioren Schulterinstabilität (2. Subgruppe) liegt kein offensichtlicher Verletzungsmechanismus vor. Diese Form der Instabilität ist durch das Auftreten von multiplen Richtungen der Instabilität, einer hohen Inzidenz kongenitaler Faktoren, Subluxationen und fehlenden strukturellen Läsionen charakterisiert.
- Die 3. Subgruppe ist die mikrotraumatische Instabilität, die durch repetitive Belastungen der Schulter verursacht wird. Diese repetitiven Belastungen können zu strukturellen Schäden der Schulter führen, zusätzlich können auch kongenitale Faktoren vorliegen.

Vergleichbar mit der Klassifikation der anterioren Schulterinstabilität kann auch bei der posterioren Instabilität die Stanmore-Klassifikation (Abb. 2.1) angewendet werden. Oftmals wird auch die Klassifikation nach Gerber und Nyffler (2002; Tab. 2.19) im Zusammenhang mit einer posterioren Instabilität eingesetzt. Tatsächlich beobachtet man bei nur ca. einem Viertel der Betroffenen eine stattgehabte posteriore Schulterluxation mit einer makrotraumatischen Genese

(Robinson und Aderinto 2005a). Bei der Mehrzahl der Betroffenen mit mikrotraumatischer Genese besteht eine generalisierte Hyperlaxität (Typ B3) oder die posteriore Instabilität ist Teil einer multidirektionalen Instabilität (Typ B5; Wellmann et al. 2018).

Moroder und Scheibel (2017) haben eine ABC-Klassifikation beschrieben, in der die posteriore Schulterinstabilität anhand der Pathologie (erstmalig, dynamisch oder statisch) sowie anhand von 2 verschiedenen Subtypen auf Grundlage der pathomechanischen Ursache unterschieden wird (Moroder und Scheibel 2017; Paksoy et al. 2024).

Zuletzt wurde auch ein eigenständiges System zur Klassifikation von funktionellen Schulterinstabilitäten beschrieben (Moroder et al. 2020a). In diesem System werden die Subgruppen der „positionsabhängigen" und der „positionsunabhängigen" funktionellen Schulterinstabilität unterschieden (Abb. 2.25). Beide Formen können dabei in einer kontrollierbaren oder nichtkontrollierbaren Form auftreten. Eine positionsabhängige funktionelle Schulterinstabilität beschreibt Subluxationen oder Luxationen der Schulter, die durch bestimmte Schulterbewegungen ausgelöst werden und sich wieder normalisieren, sobald die Position der Schulter verändert wird. Diese Form der Instabilität kann kontrollierbar sein, wenn Betroffene die Subluxation willentlich auslösen bzw. unterdrücken können oder nicht-kontrollierbar, wenn unwillkürliche Subluxationen Schmerzen und Funktionseinschränkungen verursachen. Eine positionsabhängige, funktionelle Instabilität wurde vor allem in der Richtung nach posterior beobachtet. Bei der positionsunabhängigen funktionellen Schulterinstabilität handelt es sich um Subluxationen oder Luxationen der Schulter in einer neutralen Schulterstellung, die durch pathologische Muskelkontraktionen und nicht durch spezifische Schulterbewegungen verursacht werden. Diese Form der funktionellen Schulterinstabilität kann entweder kontrollierbar sein und keine Beeinträchtigung verursachen oder sie kann nicht kontrollierbar sein und die Schulterfunktion beeinträchtigen.

Tab. 2.19 Klassifikation der glenohumeralen Instabilität nach Gerber und Nyffeler (2002)

Typ	Merkmal
B1	Chronisch fixierte Luxation
B2	Unidirektionale Instabilität ohne Hyperlaxität
B3	Unidirektionale Instabilität mit Hyperlaxität
B4	Multidirektionale Instabilität ohne Hyperlaxität
B5	Multidirektionale Instabilität mit Hyperlaxität
B6	Uni-/multidirektionale Instabilität mit willkürlicher Repositionierung
C	Willkürliche Luxation

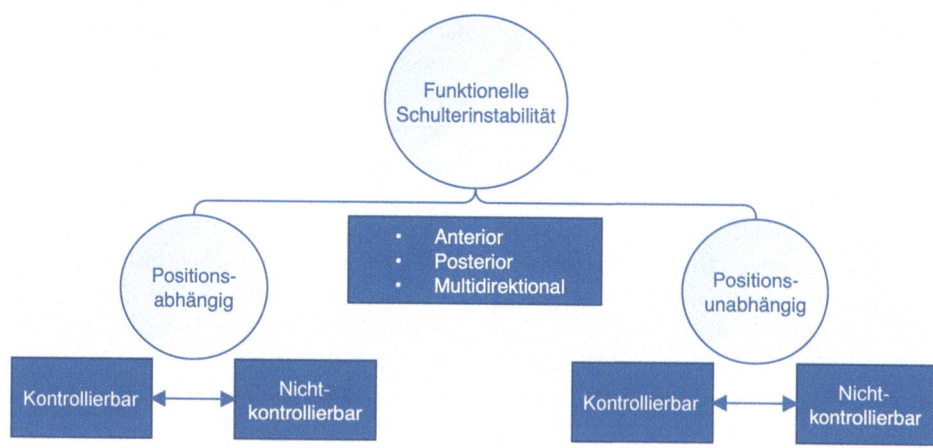

Abb. 2.25 Klassifikation der funktionellen Schulterinstabilität anhand des Pathomechanismus (Positions-abhängig und Positions-unabhängig) und der Kontrollierbarkeit (kontrollierbar und nicht-kontrollierbar). (Moroder et al. 2020a)

Klinik

Die Diagnose einer symptomatischen posterioren Schulterinstabilität ist oft schwierig, da die Patienten häufig Schmerzen haben, aber keine Anamnese einer Luxation oder Subluxation besteht (Boileau et al. 2022). Die im Zusammenhang mit einer Instabilität beobachteten Labrumläsionen treten bei einer posterioren Instabilität oftmals schleichend auf. Ein unspezifischer, hinterer Schulterschmerz mit oder ohne Klickphänomen kann hinweisend für eine posteriore Labrumläsion sein (Sheean et al. 2020).

Anders als bei einer anterioren Instabilität sind die Symptome einer posterioren Instabilität sehr vielfältig und subtil, was dazu führen kann, dass die Diagnosestellung verzögert wird. So können Patienten über eine posteriore Schulterluxation, rezidivierende schmerzhafte Subluxationen, belastungsabhängige Beschwerden, subjektiv wahrgenommene Instabilitäten bis hin zur willkürlich provozierbaren Schulterluxation berichten (Wellmann et al. 2018). Darüber hinaus bestehen häufig auch Schmerzen im Bereich der vorderen Schulter und eine Druckempfindlichkeit entlang des Sulcus bicipitalis (Galvin et al. 2021).

Wurfsportathleten mit einer posterioren Schulterinstabilität beschreiben regelhaft Probleme in der Wurfbewegung innerhalb der mittleren bis zur späten Beschleunigungsphase bis zum Loslassen des Balles, Schwierigkeiten beim Aufwärmen, Probleme bei der Wurfkontrolle, Geschwindigkeitsverlust, anhaltende Schulterschmerzen oder einen erhöhten Zeitbedarf für die Regeneration nach Wurfaktivitäten (Sheean et al. 2020).

▶ **Praxistipp** Die meisten Patienten mit einer posterioren Instabilität geben anamnestisch kein Luxationsereignis an und haben, anders als bei einer vorderen Schulterinstabilität, auch kein Instabilitätsgefühl. Im Vordergrund stehen Subluxationen, die als positionsabhängiger Bewegungsschmerz beschrieben werden.

Da posteriore Instabilitäten oftmals weniger offensichtliche klinische Beschwerden aufweisen, kann die Diagnose im Vergleich zu anterioren Instabilitäten schwieriger sein (Antosh et al. 2016). Insbesondere bei Patienten mit einer Instabilität ohne eine offensichtliche Deformität sind daher eine gründliche Anamnese und eine Beurteilung des Bewegungsausmaßes, der Kraft, der Skapulakontrolle und Provokationstestungen zur Abgrenzung der Beschwerden gegenüber anderen Ursachen erforderlich (Olds und Uhl 2024). Trotzdem bleibt die klinische Diagnose einer posterioren Instabilität eine Herausforderung. Auch die Provokationstestungen der posterioren Instabilität müssen nicht zwingend zu einem Instabilitätsgefühl führen, wie dies meist bei den Provokationstestungen einer anterioren Instabilität der Fall ist (Moroder und Scheibel 2017).

Um das Ausmaß und die Richtung der Instabilität zu bestimmen, können bestimmte Provokationstestungen durchgeführt werden. Der Jerk-Test, der Kim-Test und der Load and Shift-Test sind gängige Untersuchungen im Zusammenhang mit einer traumatischen posterioren Instabilität (Abb. 2.26, 2.27 und 2.28).

Da die posteriore Instabilität bei Überkopfsportlern aber häufig mikrotraumatisch bedingt ist und die Betroffenen in der Regel eher Schmerzen als Subluxationen und Luxationen aufweisen, kann eine alleinige Anwendung dieser Testungen dazu führen, dass eine nicht-strukturell bedingte vermehrte posteriore Translation des Humeruskopfes übersehen wird (Watson et al. 2023). Bei einer mikrotraumatischen Instabilität wird daher auch eine Untersuchung der Repositionierung des Humeruskopfes und/oder der Skapula empfohlen.

Bei einer atraumatischen Instabilität sind der Beighton-Score und das Sulkus-Zeichen oft positiv. Auch hier sollte eine Untersuchung hinsichtlich einer Symptom- oder Kraftverbesserung durch die Repositionierung des Humeruskopfes und/oder der Skapula erfolgen. Der von Boileau et al. (2022) beschriebene Thumb-Test entspricht einer solchen manuellen Repositionierung des Humeruskopfes durch den Untersucher (Abb. 2.29). Watson et al. (2023) beschreiben ein Korrekturmanöver des Humeruskopfes während einer aktiven Flexion sowie einer aktiven horizontalen Adduktion der Schulter (Abb. 2.30). Auch die Skapula kann durch den Untersucher während einer symptomprovokativen Bewegung manuell repositioniert werden (Abb. 2.31).

Lassen sich durch diese Korrekturmanöver Beschwerden, Bewegungseinschränkungen oder Subluxationen beeinflussen, können einerseits entsprechende Therapiestrategien daraus abgeleitet werden. Andererseits dienen diese Korrekturmanöver auch zur Abgrenzung gegenüber anderen Pathologien. Lässt sich beispielsweise durch die Unterstützung des Humeruskopfes ein zuvor eingeschränktes Bewegungsausmaß in Innenrotation verbessern, ist ein glenohumerales Innenrotationsdefizit (GIRD) bzw. eine posteriore Schultersteife als Ursache einer solchen Innenrotationsbewegungseinschränkung unwahrscheinlich.

Denkbar ist auch eine Beeinflussung der Testergebnisse von spezifischen Provokationstestungen (z. B. O'Brien-Test) durch die Korrektur der Humeruskopfposition. Dies deutet dann auf einen Zusammenhang zwischen der entsprechenden Testsymptomatik und einer posterioren Instabilität hin (Watson et al. 2023). Liegt hingegen tatsächlich eine strukturelle Pathologie (z. B. SLAP-Läsion) vor, lässt sich durch ein Korrekturmanöver die Symptomatik im spezifischen Test meist nicht beeinflussen.

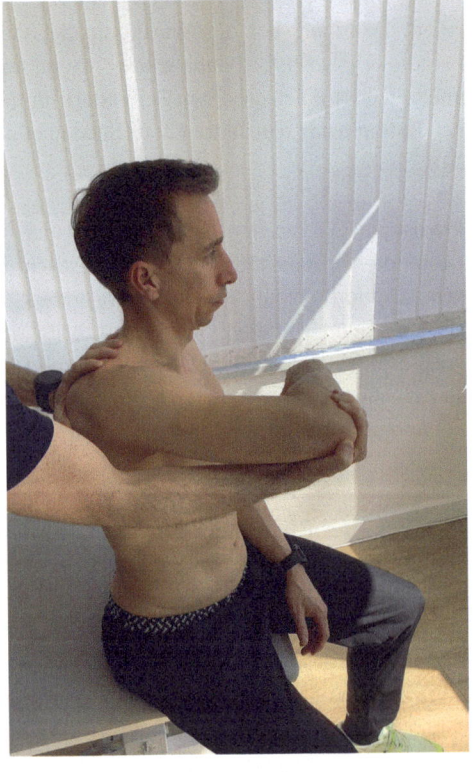

Abb. 2.26 Jerk-Test. Der Test kann sowohl stehend als auch sitzend durchgeführt werden. Die Skapula wird mit dem Codman-Handgriff fixiert. Die Schulter wird dann in 90°-Abduktion und 90°-Innenrotation geführt. Anschließend übt der Untersucher einen axialen, nach posterior gerichteten Druck sowie gleichzeitig eine horizontale Adduktion auf den Ellenbogen des Patienten aus. Ein Schmerz im Bereich der hinteren Schulter oder ein Instabilitätsgefühl werden als positives Testergebnis gewertet

2.2 Posteriore Instabilität

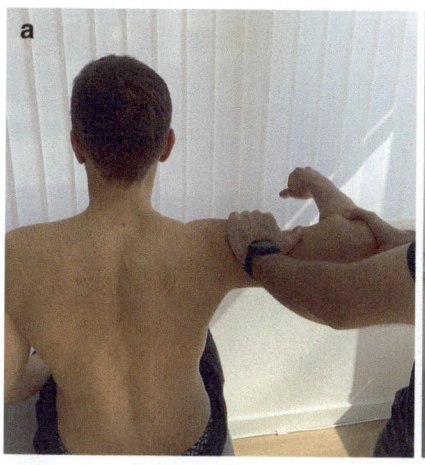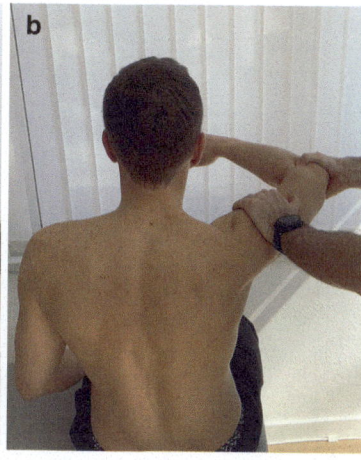

Abb. 2.27 a, b Kim-Test. Der Test wird sitzend durchgeführt. Der Schulter wird in 90°-Abduktion bewegt. Der Untersucher fasst den ipsilateralen Ellenbogen des Patienten, während er mit der anderen Hand eine axial gerichtete Kraft auf den betroffenen Arm ausübt. Während die Schulter des Patienten auf 45° abduziert wird, wird eine nach kaudal und nach posterior gerichtete Kraft auf die betroffene Schulter ausgeübt. Ein positiver Test macht sich durch Schmerzen und/oder ein Klicken bemerkbar

Abb. 2.28 a, b Load-and-Shift-Test. Der Test wird stehend oder sitzend durchgeführt. Die zu untersuchende Schulter hängt locker. Der Untersucher fixiert mit der einen Hand durch den Codman-Griff die Skapula. Mit der anderen Hand wird durch einen axialen Druck in Richtung Körper der Humeruskopf im Glenoid zentriert. Aus dieser Position heraus wird der Humeruskopf nach ventral und nach dorsal translatiert. Das Ausmaß der Translation wird im Seitenvergleich beurteilt

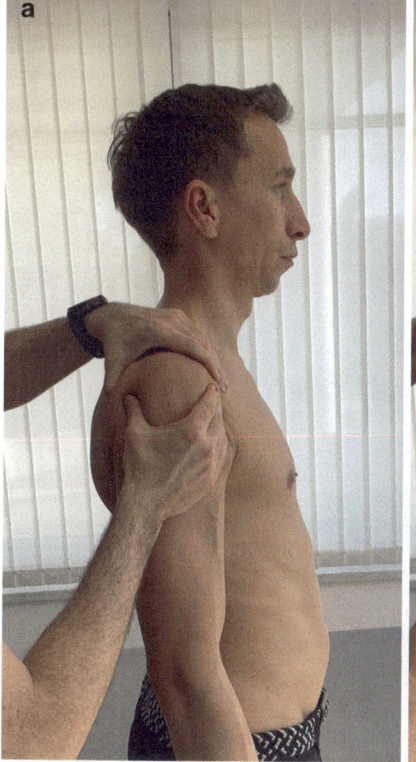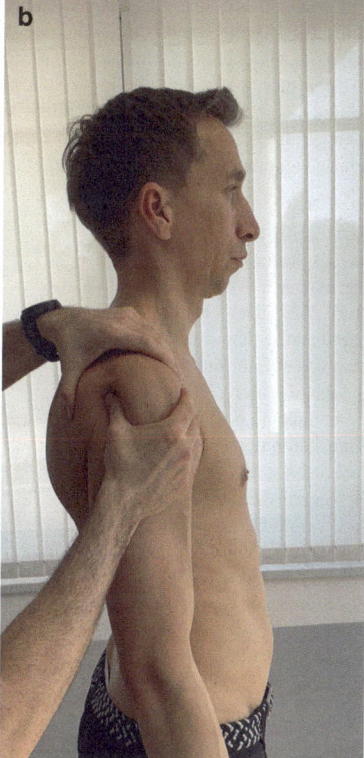

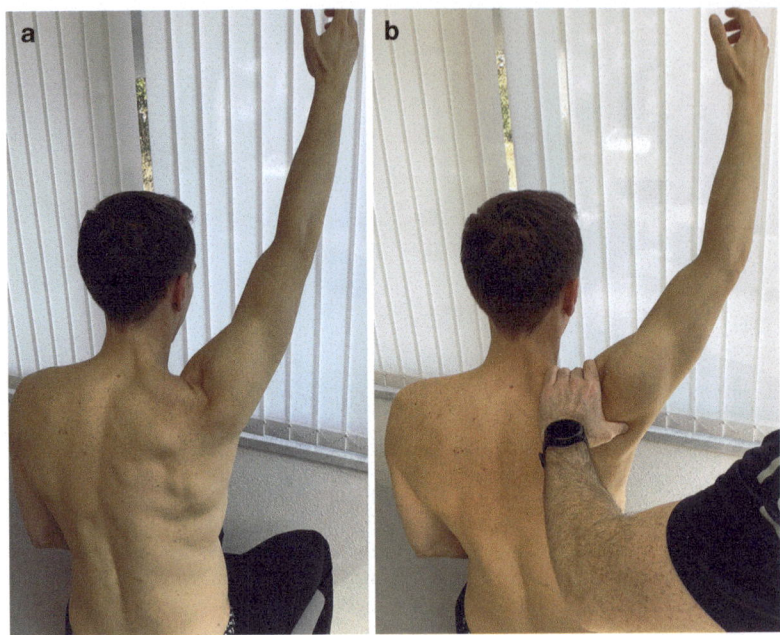

Abb. 2.29 a, b Thumb-Test (Boileau et al. 2022). a Der Untersucher steht hinter dem Patienten und bittet ihn, den betroffenen Arm in neutraler Adduktion nach vorne über den Kopf zu heben. Bei Patienten mit posterioren Instabilität führt dieses Manöver häufig zu Schmerzen und einem Gefühl der hinteren Schulterinstabilität oder einer Subluxation. b Der Untersucher legt den Daumen auf die hintere glenohumeralen Gelenklinie und stabilisiert die Skapula. Dabei liegt die Hälfte des Daumens auf dem hinteren Rand des Glenoids und die andere Hälfte auf dem posterioren Anteil des Humeruskopfes. Der Patient wird dann aufgefordert, das im ersten Schritt durchgeführte Provokationsmanöver erneut durchzuführen. Der Test ist positiv, wenn der Patient eine Schmerzlinderung in der hinteren Schulter und eine verbesserte Stabilität mit/ohne Verbesserung des Bewegungsumfangs bei angelegtem Daumen aufweist

Abb. 2.30 a, b Korrektur des posterioren Humeruskopfes (Watson et al. 2023). Der Therapeut benutzt den/die Daumen auf der hinteren glenohumeralen Gelenklinie, um eine posteriore Translation des Humeruskopfes während der Bewegungsausführung (**a** Flexion; **b** horizontale Adduktion) zu verhindern. Veränderungen der Symptome (einschließlich Bewegungsumfang und/oder Subluxation) werden erfasst

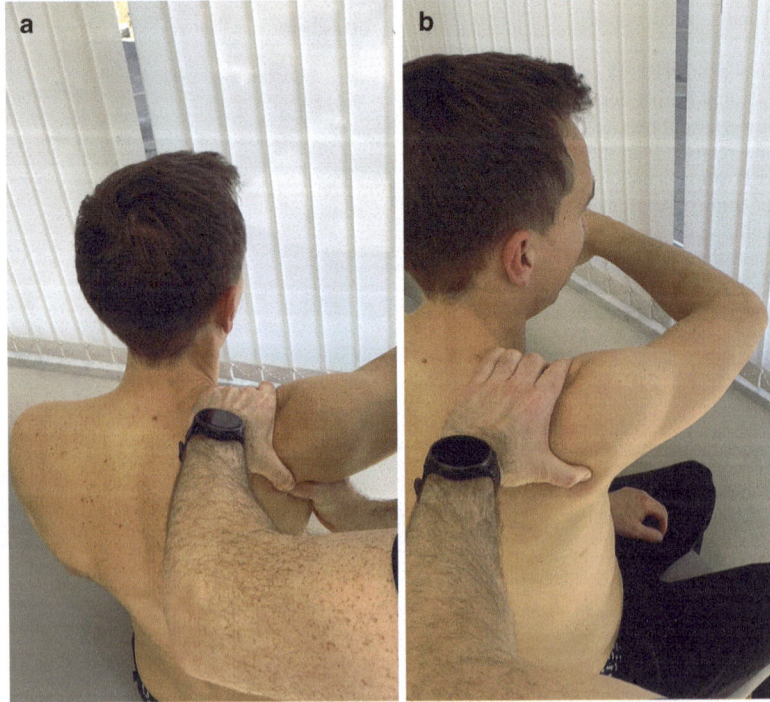

2.2 Posteriore Instabilität

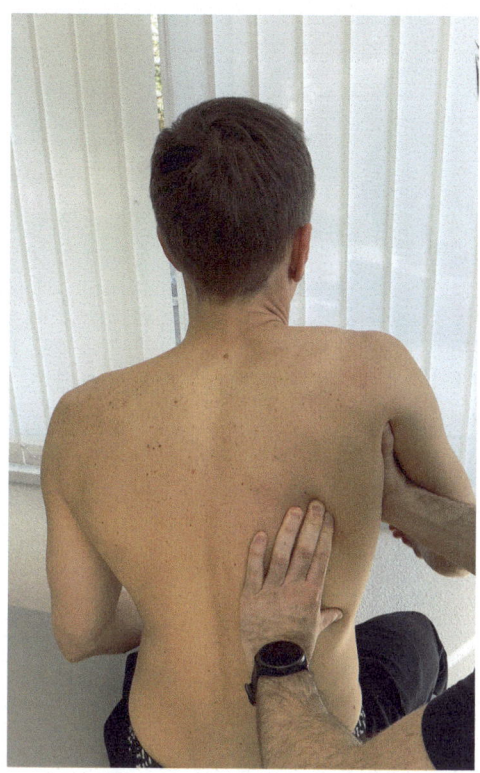

Abb. 2.31 Manuelle Korrektur der Aufwärtsrotation der Skapula (Watson et al. 2023). Der Untersucher korrigiert die Skapula, indem er eine Hand in die Achsel legt, um eine vermehrte Aufwärtsrotation und/oder Elevation zu erreichen, während er mit der anderen Hand den medialen Rand der Skapula durch den Bewegungsbereich führt

posterioren Rotatorenmanschette und des posterioren Anteils des M. deltoideus (ggf. mit Biofeedback) sowie ein Rumpf- und Koordinationstraining (ggf. mit Videofeedback) wichtige Komponenten der Rehabilitation dar (Blacknall et al. 2014; Sheean et al. 2020).

Insbesondere die motorische Kontrolle der Skapula und des Humeruskopfes bei Armbewegungen sowie die Kraft der posterioren Rotatorenmanschette stehen im Fokus der Therapie (Olds und Uhl 2024). Entscheidend für die Rehabilitation der posterioren Rotatorenmanschette ist dabei eine Aktivierung der Außenrotatoren ohne eine übermäßige kompensatorische Bewegung der Skapula.

▶ **Praxistipp** Die Therapie einer funktionellen, atraumatischen Schulterinstabilität ist eine Domäne der nicht-operativen Therapie.

In einem Expertenkonsensus wurde zuletzt ein trainingsbasierter Ansatz zur Behandlung funktioneller, posteriorer Schulterinstabilitäten beschrieben (Festbaum et al. 2021). Das Trainingsprogramm besteht aus 3 unterschiedlichen Stufen mit zunehmender Schwierigkeit und Komplexität und soll mindestens 3× in der Woche über ein Zeitfenster von 6 Wochen durchgeführt werden (Abb. 2.32 und Tab. 2.21):

- In der Stufe I geht es darum, das Bewegungsausmaß und die Koordination wiederherzustellen. Vor Beginn mit der II. Stufe sollte ein schmerzfreies, vollständiges Bewegungsausmaß erreicht werden.
- In Stufe II ist das Ziel dann eine Verbesserung von Kraft, Koordination und Propriozeption durch Trainingsvarianten mit leichtem bis moderatem Widerstand und einer hohen Wiederholungsanzahl.
- In Stufe III sollen die dynamische Schulterfunktion weiter gekräftigt und gesteigert werden sowie ein individuell ausgerichtetes sportspezifisches Training wiederaufgenommen werden.

Grundsätzlich gibt es spezifische Anzeichen bei der Anamnese und den klinischen Testungen, die auf eine akut-traumatische Luxation, eine mikrotraumatische Instabilität oder eine atraumatische Instabilität hindeuten (Tab. 2.20).

Therapie

Nicht-operative Therapie

Durch eine nicht-operative Therapie lassen sich bessere Ergebnisse bei Patienten mit einer atraumatischen Schulterinstabilität erzielen als bei Patienten mit einer traumatischen Ursache der Instabilität oder bei Patienten nach einer fehlgeschlagenen operativen Therapie (McIntyre et al. 2016). Dabei stellen die Kräftigung und Ausdauer der periskapulären Muskulatur, der

Als Ergänzung für Patienten mit positionsabhängiger und nicht-kontrollierbarer posteriorer

Tab. 2.20 Klinische Untersuchung und Zeichen bei posteriorer Schulterinstabilität. (Sadi et al. 2020)

Klinische Beurteilung	Traumatische Instabilität	Mikrotraumatische Instabilität	Atraumatische Instabilität
Mechanismus der Verletzung	Fall oder unerwartete Belastung in horizontaler Abduktion/Innenrotation zwischen 60°- und 140°-Flexion	Aufgaben, die eine repetitive oder erhöhte Last mit Drücken oder Belastungen mit gestrecktem Arm oder Greifen über den Körper oder Überkopf erfordern	Aufgaben, die eine repetitive oder erhöhte Last mit Drücken oder Belastungen mit gestrecktem Arm oder Greifen über den Körper oder Überkopf erfordern; wiederholte Aktivitäten Überkopf oder in Flexion/Adduktion/Innenrotation
Art der Verletzung und Richtung der Dislokation oder Subluxation	– Akute Verletzung – Posteriore oder posteroinferiore Luxation	– Funktionelle Subluxationen – Episodisch: < 3 Subluxationen pro Jahr – Posteriore und posteroinferiore Subluxation häufiger als Luxationen	– Funktionelle Subluxationen – Chronisch: ≥ 3 Subluxationen pro Jahr – Posteroinferiore Subluxationen – Multidirektionale Subluxationen
Zu stellende Fragen	– Erinnern Sie sich an die Schulterposition zum Zeitpunkt der Verletzung? – Wann war Ihre Erstverletzung?	Trat dieses Problem aufgrund eines einzelnen Ereignisses oder über die Zeit auf?	– Haben Sie andere Gelenke im Körper, die Sie subluxieren können? – Haben Sie eine Familiengeschichte von Bindegewebserkrankungen (z. B. Ehlers-Danlos-, Marfan- oder generalisiertes Hypermobilitätssyndrom)
Sportarten/Berufe mit Risiko	– Kontaktsportarten: Football, Rugby, Eishockey – Berufe: Militär, Polizei, Feuerwehr – Risikosportarten: Cheerleading, Skateboarden, Eislaufen – Kampfsportarten: Karate, Judo, Ringen, Jiu-Jitsu – Künstlerische Aktivitäten: Akrobat, Kampfkünstler, Stuntdarsteller	– Hoch repetitive Anforderungen in horizontale Flexion/Adduktion/Innenrotation der Schulter – Überkopfarbeit: Baseball-Pitcher, Tennisspieler, Schwimmer, Arbeiter – Künstlerische Aktivitäten: Darsteller, Kampfkünstler, Stuntdarsteller – Überkopfarbeit mit schweren Lasten: Gewichtheber	– Hoch repetitive Anforderungen in horizontale Flexion/Adduktion/Innenrotation der Schulter – Künstlerische Aktivitäten: Darsteller, Kampfkünstler, Stuntdarsteller – Gewichtheber
Symptome/Anzeichen	– Akuter Schmerz mit Verlust der Schulter-ROM in alle Richtungen – Gefühl einer Instabilität der Schulter – Posteriore Schmerzen stärker als anteriore glenohumerale Schmerzen	– Catch-Klick mit Schulterbewegung – leichte Ermüdung des Arms – Nachtschmerz/gestörter Schlaf – Funktionelle Instabilität: spontane Subluxation	– leichte Ermüdung des Arms – Funktionelle Instabilität: spontane Subluxation – Nachtschmerz/gestörter Schlaf; Liegen auf betroffener Seite nicht möglich – Catch-Klick mit Schulterbewegung – Nervenartige Schmerzen im Arm

2.2 Posteriore Instabilität

Aktive Bewegung	– Zunächst ROM in alle Richtungen eingeschränkt – Eingeschränkte ROM bei Außenrotation und/oder Schürzengriff – Schmerz bei horizontaler Flexion/Adduktion/Innenrotation oder Apprehension	– Abweichendes Schulter- und Skapulamuster – Apprehension bei horizontaler Flexion/Adduktion/Innenrotation	– Abweichendes Schulter- und Skapulamuster; eingeschränkte oder blockierte Außenrotation – Apprehension bei horizontaler Flexion/Adduktion/Innenrotation
Tests oder Test-Cluster	– Posteriorer Apprehension-, Jerk- und Kim-Test – Posteriorer Load-and-Shift-Tests – Posteriorer Drawer-Test	– Posteriorer Apprehension- oder Jerk-Test – Oder subjektive Historie und posteriorer Apprehension-Test, Skapula- und/oder Humeruskopfrepositionierung mit Symptom- oder Kraftverbesserung	Subjektive Historie und Beighton-Score > 4/9, positives Sulkus-Zeichen, Skapula und/oder Humeruskopfrepositionierung mit Symptom- oder Kraftverbesserung
Kraftdefizite	Akute Luxation: Alle Krafttestungen sind schmerzhaft und schwach.	Schwäche der Aufwärtsrotatoren der Skapula (z. B. unterer Trapezmuskel, M. serratus anterior)	Schwäche der Aufwärtsrotatoren der Skapula
Funktionelle Einschränkungen	– Intoleranz bei Gewichtsübernahme oder Drücken über die Arme (z. B. Plank, Liegestütz, Türaufdrücken) – Schwierigkeiten beim Greifen über den Körper (z. B. Anschnallen, Zähneputzen, Hemd/BH anziehen)		
Ergebnismessungen	– Subjektives Ergebnis: Häufigkeit der Subluxationen/Dislokationen im Jahr, WOSI, NPRS, SANE – Funktionelles Ergebnis: jede klinisch relevante Testung für Sport, Beruf oder ADL (z. B. Gewichte Überkopf heben, über den Körper Greifen mit/ohne Luxation, Schwimmen, aus einem Stuhl hochdrücken)		

ADL Activities of Daily Living, *NPRS* Numeric Pain Rating Scale, *ROM* Range of Motion (Bewegungsausmaß), *SANE* Single Assessment Numeric Evaluation, *WOSI* Western Ontario Shoulder Instability Index

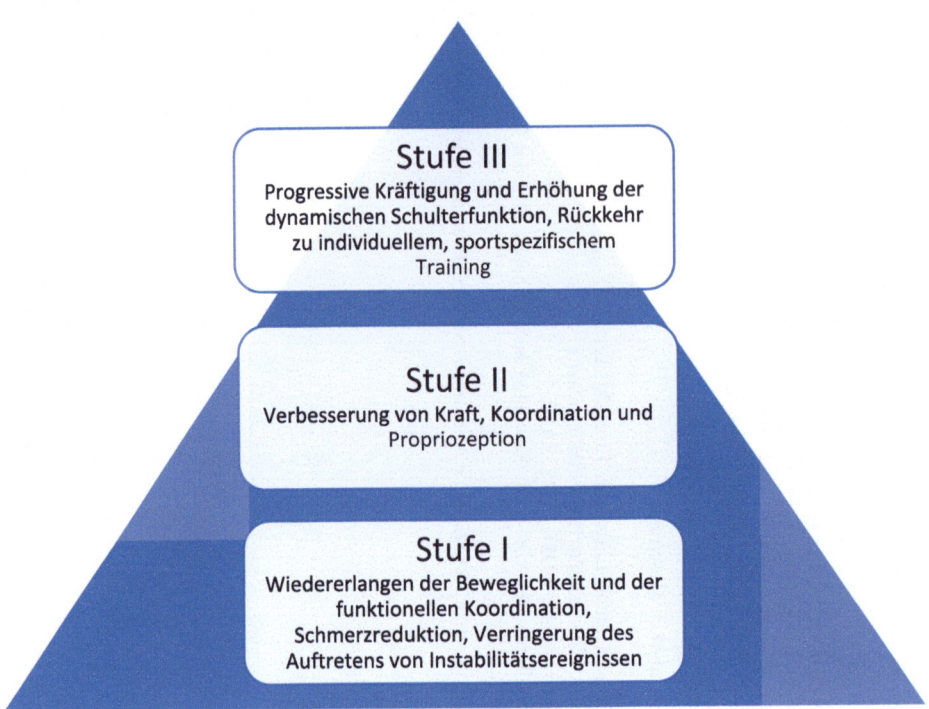

Abb. 2.32 Physiotherapeutisches Vorgehen bei posteriorer Schulterinstabilität. (Aus: Festbaum et al. 2021; Übersetzung des Autors)

Schulterinstabilität kann eine EMS-basierte Therapie (EMS = Elektromyostimulation) mit einem Schulter-Pacemaker-System durchgeführt werden (Moroder et al. 2020b). Diese Form der funktionellen Instabilität ist durch eine Hypoaktivität der Außenrotatoren und des hinteren Anteils des M. deltoideus in Kombination mit einer Hyperaktivität der Innenrotatoren und einer Dysbalance der periskapulären Muskulatur gekennzeichnet (Jaggi et al. 2012; Moroder et al. 2024; Takwale et al. 2000).

Auch Watson et al. (2017a, 2023) haben ein Programm zur Behandlung einer posterioren Schulterinstabilität beschrieben . Durch das Programm soll eine optimale Biomechanik der Skapula wiederhergestellt, die pathologische posteriore Translation des Humeruskopfes verhindert und Defizite in der kinetischen Kette adressiert werden. Das Programm besteht aus einer Rehabilitationsphase für die Skapula (Phase 1) und einer Rehabilitationsphase für die Bewegung der Schulter (Phase 2). Das Ziel der ersten Phase ist die Entwicklung einer adäquaten Skapulakontrolle um den Humeruskopf zu zentrieren und dadurch eine stabile Basis für die sich anschließende Bewegungsphase zu schaffen. Erst wenn die Rehabilitationsphase für die Skapula erfolgreich abgeschlossen ist, wird mit der Rehabilitationsphase für die Bewegung der Schulter begonnen. Das Ziel der ersten Phase ist die Entwicklung einer angemessenen Kontrolle des Humeruskopfes in verschiedenen Bewegungsebenen bei gleichzeitiger Kontrolle der Skapula. Die zweite Phase gliedert sich in insgesamt 5 Stufen mit einer Progression über unterschiedliche Bewegungsebenen und zunehmender Elevation der Schulter. In der fünften Stufe der zweiten Phase werden dann sportspezifische und funktionelle Trainingsvarianten implementiert. Die Trainingsvarianten werden anfangs 2–3× täglich mit 1–3 Sätzen und 20 Wiederholungen durchgeführt. Es erfolgt dann eine Progression in einen Ausdauer- (1–3 Sätze, 10–15 Wiederholungen, 1–2× täglich) und einen Kraftbereich (3–4 Sätze, 6–12 Wiederholungen, alle 2 Tage). Die Abb. 2.33 zeigt exemplarisch einige Trainingsvarianten aus dem Rehabilitationsprotokoll.

2.2 Posteriore Instabilität

Tab. 2.21 Rehabilitationsprogramm zur Behandlung einer funktionellen posterioren Schulterinstabilität (Festbaum et al. 2021)

Stufe	Trainingsvariante	Beschreibung	Ausführung
Stufe I			
1.1	Elevation mit seitlichem Widerstand (Lateral Wall Slide)	– Ausgangsposition: Patient steht mit dem betroffenen Arm an einer Wand. Die Rückseite der Hand zeigt zur Wand. – Übung: Elevation des Arms, 3×15–20 Wiederholungen – Hinweis: Beginnend in 90°-Flexion, langsame Progression für schmerzfreie Bewegung	
1.2	Bilaterale axial-belastete Elevation	– Ausgangsposition: Patient steht vor der Wand, Füße in einer Linie mit den Hüftgelenken. Die Handflächen berühren die Wand und sind in einer Linie mit den Schultergelenken positioniert. – Übung: Langsames Gleiten der Hände an der Wand, 3×15–20 Wiederholungen – Hinweis: schmerzfreie Bewegung, aufrechte Haltung ohne Erhöhung der lumbalen Lordose – Progression: variable Unterstützung für die Hände (Kissen/Ball)	
1.3	Retroversion („I")	– Aktivierung der Skapulastabilisatoren – Ausgangsposition: Bauchlage, Ellenbogen in Extension, Daumen in Außenrotation – Übung: Retroversion und Retraktion der Skapula, Halten der vollständigen Retraktion für 2–5 s, 3×15–20 Wiederholungen	
1.4	Außenrotation in 20°-Abduktion („W")	– Aktivierung der Skapulastabilisatoren – Ausgangsposition: Bauchlage, Ellenbogen in Flexion mit der Schulter in 20°-Abduktion – Übung: Arme anheben und Retraktion der Skapula, Halten der vollständigen Retraktion für 2–5 s, 3×15–20 Wiederholungen	

(Fortsetzung)

Tab. 2.21 (Fortsetzung)

Stufe	Trainingsvariante	Beschreibung	Ausführung
1.5	Isometrische Außenrotation	– Kräftigung und Aktivierung der Außenrotatoren – Ausgangsposition: Ellenbogen in 90°-Flexion, Schulter und Hand in neutraler Position – Übung: Halten der isometrischen Außenrotation gegen ein an der Wand befestigtes Widerstandsband für 5–10 s, 3×15–20 Wiederholungen	
Stufe II			
2.1	Elevation mit Widerstand	– Ausgangsposition: Patient steht mit dem Rücken zur Wand, Füße in Höhe der Hüftgelenke, Knie leicht gebeugt, Rücken und Kopf sind an die Wand gelehnt, Widerstandsband in beiden Händen, Daumen zeigen nach oben – Übung: Kopf und Rücken werden an die Wand gedrückt, Nacken ist gestreckt, aktive Neutralisierung der Lendenlordose. Flexion beider Arme mit gleichzeitiger Außenrotation gegen ein Widerstandsband unter Aufrechterhaltung der Körperspannung, 3×15–20 Wiederholungen – Hinweis: Beginn mit einer 90°-Flexion mit Progression bis zum vollen Bewegungsausmaß	
2.2	Horizontale Außenrotation in Bauchlage („L")	– Aktivierung der Skapulastabilisatoren – Ausgangsposition: Bauchlage, Schulter in 90°-Flexion und -Abduktion, Ellenbogen in 90°-Flexion, Daumen zeigen nach oben in Außenrotation – Übung: Retroversion und Retraktion der Skapula, Halten der vollständigen Retraktion für 2–5 s, 3×15–20 Wiederholungen	

2.2 Posteriore Instabilität

Tab. 2.21 (Fortsetzung)

Stufe	Trainingsvariante	Beschreibung	Ausführung
2.3	Horizontale Abduktion in Bauchlage und Außenrotation („T")	– Aktivierung der Skapulastabilisatoren – Ausgangsposition: Bauchlage, Schulter in 90°-Flexion und -Abduktion, Ellenbogen in Extension, Daumen zeigen nach oben in Außenrotation – Übung: Arme anheben und Retraktion der Skapula, Halten der vollständigen Retraktion für 2–5 s, 3×15–20 Wiederholungen	
2.4	Konzentrische Außenrotation mit Rumpfrotation	– Konzentrisches Training der Außenrotatoren – Ausgangsposition: Ellenbogen in 90°-Flexion, Hände neutral, Schulter in 20°-Innenrotation, Widerstandsband in einer Hand – Übung: Außenrotation gegen ein Widerstandsband, 3×15–20 Wiederholungen – Progression: Ausgangsposition in 90°-Abduktion	
2.5	Konzentrische Außenrotation in 90°-Abduktion	– Konzentrisches Training der Außenrotatoren – Ausgangsposition: Ellenbogen in 90°-Flexion und -Abduktion auf einer stabilen Unterlage, Schulter in 20°-Innenrotation, Widerstandsband in einer Hand – Übung: Außenrotation gegen ein Widerstandsband, 3×15–20 Wiederholungen	

(Fortsetzung)

Tab. 2.21 (Fortsetzung)

Stufe	Trainingsvariante	Beschreibung	Ausführung
2.6	Einarmiges Rudern im Stand	– Ausgangsposition: Ellenbogen gestreckt, eine Hand auf einer stabilen Unterlage, Widerstandsband in einer Hand, Fixierung in Höhe der Füße – Übung: Ziehen und Skapularetraktion („Ellenbogen zur Gesäßtasche") gegen ein Widerstandsband, 3×15–20 Wiederholungen	
2.7	Exzentrische Außenrotation	– Exzentrisches Training der Außenrotatoren – Ausgangsposition: Ellenbogen in 90°-Flexion, Hände neutral, Schulter in Außenrotation, Widerstandsband in einer Hand – Übung: Langsam nach innen rotieren, 3×15–20 Wiederholungen	
2.8	Skapulaliegestütze an der Wand	– Ausgangsposition: Stand vor der Wand, Füße hüftbreit aufgestellt, Handflächen berühren die Wand in Höhe der Schultergelenke, Skapula in Retraktion – Übung: Liegestütze gegen die Wand mittels Schulterprotraktion, 3×15–20 Wiederholungen – Hinweis: Ellenbogen gestreckt und zum Boden ausgerichtet – Progression: instabiler Untergrund	

2.2 Posteriore Instabilität

Tab. 2.21 (Fortsetzung)

Stufe	Trainingsvariante	Beschreibung	Ausführung
2.9	Kreisen an der Wand mit Ball	– Ausgangsposition: Ball in der Hand des betroffenen Arms und Anlehnen gegen eine Wand mit 90°-Abduktion – Übung: Körper zur Wand lehnen und dabei die Position der Hand auf dem Ball stabilisieren, kleine Kreisbewegungen ausführen, 3×15–20 Wiederholungen	
2.10	Kontralaterales Armheben mit ipsilateralem Beinheben	– Ausgangsposition: Ball in der Hand des betroffenen Arms und Anlehnen gegen eine Wand – Übung: Der kontralaterale Arm wird angehoben, während die Position der Hand auf dem Ball mit dem angehobenen ipsilateralen Bein stabilisiert wird, 3×15–20 Wiederholungen. – Hinweis: Aktivierung Hüfte/Core in einem diagonalen Muster	

(Fortsetzung)

Tab. 2.21 (Fortsetzung)

Stufe	Trainingsvariante	Beschreibung	Ausführung
Stufe III			
3.1	Pylometrische Übungen (beidhändiger Pass/ Überkopfwurf)	– Beginn mit beidhändigen Übungen, 3×15–20 Wiederholungen – Progression: schwererer Medizinball, schnellere und mehr Wiederholungen	
3.2	Patientenorientiertes Sporttraining	– Komplexe Bewegungsübungen (z. B. einhändiges Werfen, Boxen, Dribbeln) – Progression: höhere Wiederholungsanzahl und Komplexität	
3.3	Reverse Butterfly	– Ausgangsposition: Arme in 90°-Abduktion und 30°-Horizontalflexion, Ellenbogenextension, Daumen zeigen nach oben, Widerstandsband in beiden Händen – Übung: beidseitige horizontale Extension beider Arme und Retraktion der Skapula gegen ein Widerstandsband, 3×15–20 Wiederholungen	

2.2 Posteriore Instabilität

Tab. 2.21 (Fortsetzung)

Stufe	Trainingsvariante	Beschreibung	Ausführung
3.4	Konzentrisches tiefes Rudern	– Ausgangsposition: Füße in einer Linie mit den Hüftgelenken, Hüfte/Rumpf gebeugt, Widerstandsband in beiden Händen mit Anker auf Höhe der Füße – Übung: Konzentrische niedrige Ruderbewegung mit Hüft-/Rumpfstreckung und Retraktion der Skapula, 3×15–20 Wiederholungen	
3.5	Diagonale Außenrotation	– Ausgangsposition: Ellenbogen in 90°-Flexion, Hände neutral, Schulter in 20°-Innenrotation, Widerstandsband in einer Hand – Übung: Langsame diagonale Außenrotation bis 90°-Flexion und -Abduktion mit zusätzlicher Rumpfaußenrotation, 3×15–20 Wiederholungen	
3.6	Skapulaliegestütze	– Ausgangsposition: Liegestützposition, Handflächen in einer Linie mit den Schultergelenken, Schulterretraktion – Übung: Liegestütze mit Skapulaprotraktion, 3×15–20 Wiederholungen – Hinweis: Die Ellenbogen sind gestreckt und zeigen zum Boden. – Progression: instabiler Untergrund	

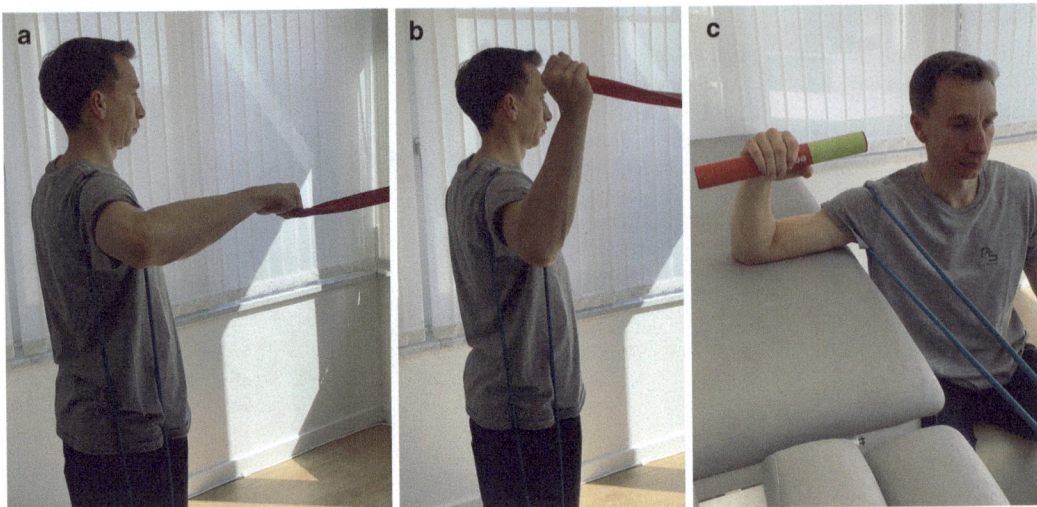

Abb. 2.33 a–c Trainingsvarianten bei posteriorer Schulterinstabilität. **a** Extension im Stehen mit 90°-Abduktion. **b** Außenrotation in 90°-Abduktion. **c** Außenrotation mit Unterstützung des Arms

Postoperative Rehabilitation

Es gibt derzeit keinen Konsensus zur Rehabilitation nach operativer Versorgung einer posterioren Instabilität. Sheehan et al. (2020) haben ein mögliches Vorgehen nach einer arthroskopischen, posterioren Kapsel-Labrum-Rekonstruktion beschrieben. In diesem Protokoll erfolgt eine Ruhigstellung der Schulter für insgesamt 3 Wochen im Schulterabduktionskissen. Unmittelbar postoperativ wird mit Trainingsvarianten für die kinetische Kette und die Retraktion der Skapula begonnen. Eine Mobilisation des Ellenbogens, des Unterarms und des Handgelenkes, zusammen mit angeleiteten Trainingsvarianten zur Verbesserung der dynamischen Bewegung in der Skapulaebene, können direkt postoperativ gestartet werden.

Nach der Immobilisation wird mit aktivunterstützten Trainingsvarianten und isometrischen Übungen zur Innen- und Außenrotation begonnen. In der Regel wird das volle passive und aktive glenohumerale Bewegungsausmaß zwischen 2 und 3 Monaten postoperativ erreicht.

Etwa 4 Monate postoperativ beginnt ein Intervall-Wurfprogramm, das phasenspezifisch fortgesetzt wird. Die Progression hängt von der Wiederherstellung des Skapularhythmus und der Demonstration einer guten Wurfmechanik ab.

Wurde der Athlet am Nicht-Wurfarm operiert, kann er 4 Monate nach der Operation mit dem sportspezifischen Training beginnen. Wurde der Athlet am Wurfarm operiert, sollte erst 5 Monate nach der Operation mit dem sportspezifischen Training des Arms begonnen werden. Die Wiederaufnahme des Zielsports ist möglich, sobald der Athlet 2 Wochen lang ein schmerzfrei simuliertes Training absolviert hat (jedoch nicht früher als 12 Monate postoperativ).

Goldenberg et al. (2021) haben ein Programm mit insgesamt 5 Phasen zur postoperativen Rehabilitation nach Labrumrekonstruktion beschrieben, das aus den Phasen I–IV sowie einer RTS-Phase besteht (Tab. 2.22). Die Abb. 2.34, 2.35, 2.36 und 2.37 zeigen exemplarisch einige Trainingsvarianten der verschiedenen Phasen aus diesem Protokoll. Bevor mit einer Progression zu einem sportspezifischen Training begonnen wird, sollten die dargestellten RTS-Kriterien erfüllt sein (Tab. 2.22).

Return to Sport

Nach einer posterioren Schulterstabilisation spielt für die Sportfreigabe zusätzlich auch der Faktor Zeit immer noch eine Rolle. So geben viele Operateure operierte Athleten für eine voll-

2.2 Posteriore Instabilität

Tab. 2.22 Rehabilitation nach operativer posteriorer Schulterstabilisation (Goldenberg et al. 2021)

Phase	Ziele	Inhalte	Progressionskriterien
Phase I Protektion	– Schutz der chirurgischen Rekonstruktion – Schmerzen lindern – Ödeme minimieren – Beweglichkeit der anderen Gelenke erhalten – Patientenaufklärung	– Gegebenenfalls Immobilisation mit Abduktionskissen – Erhebung von Anamnese, aktuellem Status, Zielen; Überprüfung des operativen Vorgehens, der intraoperativen Befunde, der postoperativen Limitationen – Therapie- und Trainingsplan für zu Hause erstellen – Beginn mit passiver Mobilisation in Absprache mit Operateur (sofort oder erst 2 Wochen postoperativ) – Typische Limitationen (4–6 Wochen): 120°-Anteversion, 90°-Abduktion, 30°-Außenrotation; keine Belastung nach posterior und in Innenrotation – Submaximale isometrisches Training für SSC, ISP, M. deltoideus, Mm. rhomboideus minor und major und skapulothorakale Muskulatur (ca. 2–4 Wochen nach dem Beginn mit passiver Mobilisation) – Kryotherapie: 5–6× täglich für 30 min – Thromboseprophylaxe – Beweglichkeit der HWS, des Ellenbogens, des Handgelenkes und der Hand erhalten – Beginn mit Trainingsvarianten für Skapularetraktion und Depression	– Schmerz auf der VAS: < 3/10 – QuickDASH < 60 % – ROM (passiv): 120°-Flexion, 90°-Abduktion, 30°-Außenrotation – Durchführbarkeit der Scapular Clock
Phase II Aktive Bewegung und Kraftausdauer	– Aktives Bewegungsausmaß normalisieren – Kraftausdauer der Rotatorenmanschette und der periskapulären Muskulatur verbessern – Skapulohumerale Bewegung in einfachen Aktivitäten normalisieren – Minimieren von Stress durch Limitation von posterioren und Innenrotationsbelastungen (wenn der Arm vom Körper entfernt ist)	– Aktiv-assistierte Bewegung hin zu aktiver Bewegung (5–6 Wochen postoperativ) – Beginn mit aktiv-assistierter Bewegung 1 Woche vor aktiver Bewegung – Aktiv-assistierte Bewegung zunächst in Rücken-/Bauchlage, dann Progression zu sitzenden und stehenden Übungen – Verwendung eines Skistocks zur Unterstützung (ggf. auch mit Feedback über Spiegel) – Beginn mit aktiver Bewegung, sobald aktiv-assistierte Bewegungen und isometrische Übungen mit adäquater Muskelaktivierung und minimalen Schmerzen durchgeführt werden können (ca. 6 Wochen postoperativ) – Beginn mit Übungen in Rückenlage mit kurzem Hebel (Salute-Übung in Rückenlage mit Progression zu Full-Can-Übungen in Sitz/Stand; Außenrotation in Seitenlage mit Progression zu Außenrotation in Bauchlage) – Supine Punch (auch mit Pertubation durch Therapeuten), PNF	– Schmerz auf der VAS: < 3/10 bei aktiver Bewegung – QuickDASH: < 40 % – ROM (aktiv): 120°-Flexion, 120°-Abduktion, 45°-Außenrotation – Normalisierte Skapulabewegung – Fähigkeit, 20 Wiederholungen einer Elevation (Skapulaebene) bis 90°, Abduktion bis 90° und Außenrotation bis 0° in Seitenlage durchzuführen – Mindestens 8 Wochen postoperativ

(Fortsetzung)

Tab. 2.22 (Fortsetzung)

Phase	Ziele	Inhalte	Progressionskriterien
Phase III Initiale Kräftigung (Beginn mindestens 8 Wochen postoperativ)	– Kraft der Rotatorenmanschette und periskapulären Muskulatur steigern – Skapulohumerale Kontrolle unter vermehrter Belastung und funktionellen Überkopfaktivitäten herstellen	– Trainingsvarianten aus Phase II mit Widerstandsbändern oder leichten Gewichten → Dabei Monitoring der Bewegungsmuster sowie der skapulohumeralen Bewegung und der Muskelaktivierung	– QuickDASH: < 20 % – ROM (aktiv): 90 % im Vergleich zur Gegenseite – Manuelle Muskelfunktionsprüfung oder HHD: 4/5 oder 5/5 oder > 80% in allen Ebenen für Full-Can-Übungen, Abduktion, Belly Press, Außen-/Innenrotation in 0°
Phase IV Fortgeschrittene Kräftigung (Beginn ca. 3 Monate postoperativ)	– Progression der Kräftigung der Rotatorenmanschette und der periskapulären Muskulatur – Verbesserung der dynamischen Schulterstabilität – Verbesserung der Kontrolle unter posteriorer Belastung zur Maximierung der Funktion der oberen Extremität	– Außen-/Innenrotation im Stand (45°-Abduktion mit Progression zu 90°-Abduktion) mit Widerstand – Einführung fortgeschrittener CKC- und plyometrischer Übungen – Übungen: Push-up plus an der Wand mit Progression auf den Boden (auch mit Pertubation) – Verwendung instabiler Oberflächen (z. B. BOSU-Ball) für erhöhte Schwierigkeit – Planks mit alternierendem Antippen der Schulter → Dabei Monitoring einer adäquaten Skapulaanbindung an den Thorax sowie der Vermeidung einer exzessiven, posterioren glenohumeralen Translation – Beginn mit explosiven Trainingsvarianten (ca. 5 Monate postoperativ) – Beginn plyometrisches Training (bilateral mit Progression zu unilateral) – Progression in plyometrische Ausführung der CKC-Trainingsvarianten aus Phase III (z. B. plyometrischer Push-up)	– Kriterien zur Progression zu explosiven Trainingsvarianten: manuelle Muskelfunktionsprüfung oder HHD: 5/5 oder mehr oder > 90 % in allen Ebenen für Full-Can-Übungen, Abduktion, Außen-/Innenrotation in 90°, Verhältnis Außen- zu Innenrotation um 90° (HHD: > 70 %) – Durchführung bis zum Erreichen der RTS-Kriterien

RTS-Kriterien
- Wall Medicine Ball Plyometric Bounce: 60 s bei 165/min (0,9 kg)
- Single Arm Shot Put: > 90 % im Vergleich zur Distanz der Gegenseite (2,7 kg)
- Closed Kinetic Chain Upper Extremity Test: > 21 Kontakte in 15 s
- Upper Extremity Y Balance Test: > 90 % Distanz im Vergleich zur kontralateralen Seite (normalisierter Score)

CKC closed kinetic chain (geschlossene kinetische Kette), *HHD* Handheld-Dynanometrie, *HWS* Haslwirbelsäule, *ISP* M. infraspinatus, *PNF* propriozeptive neuromuskuläre Fazilitation, *QuickDASH* Quick-Disabilities of the Arm, Shoulder and Hand, *ROM* Range of Motion (Bewegungsausmaß), *SSC* M. subscapularis, *VAS* visuelle Analogskala (von 0 = „kein Schmerz" bis 10 = „stärkster vorstellbarer Schmerz")

2.2 Posteriore Instabilität

Abb. 2.34 a–f Phase-I-Übungen **a, b**: Aktiv-unterstütze Flexion mit einem Stab. **c, d**: Salutieren in Rückenlage. **e, f**: Außenrotation in Seitlage

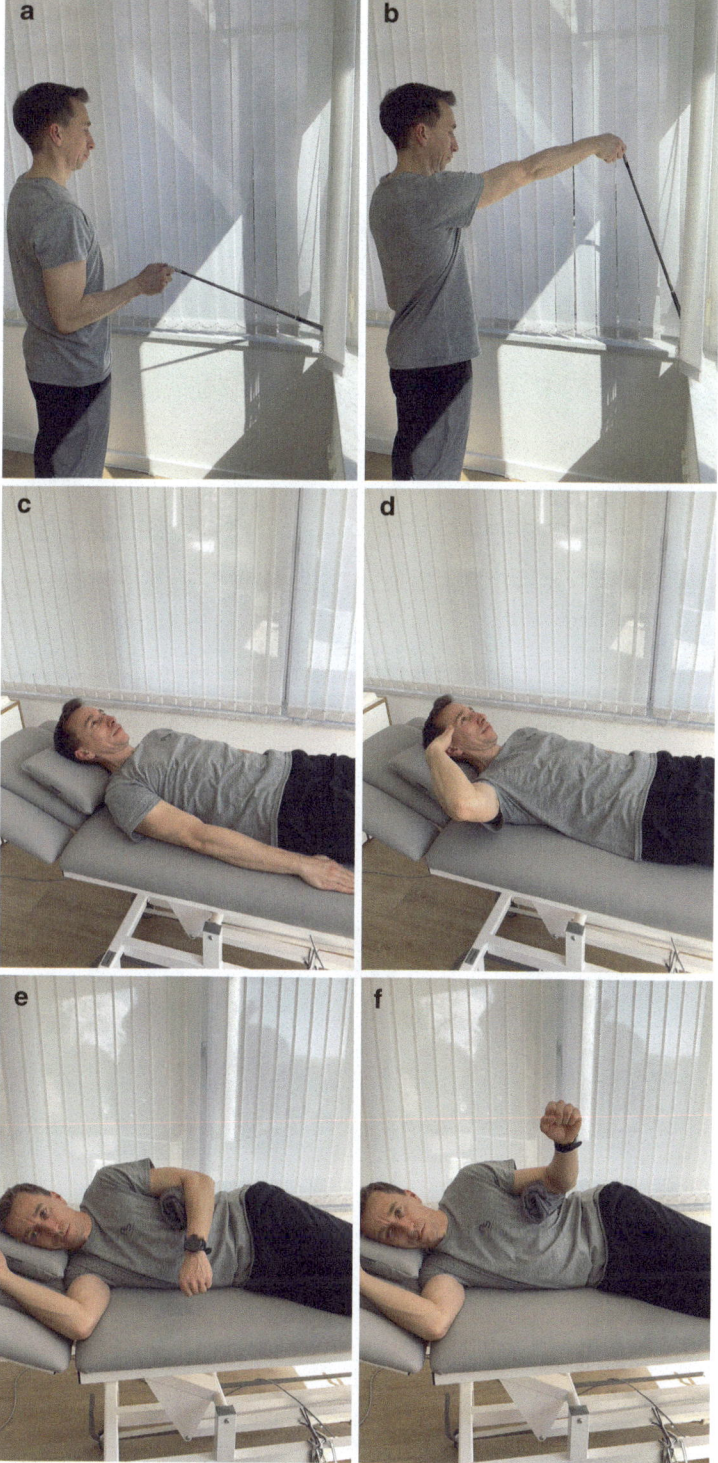

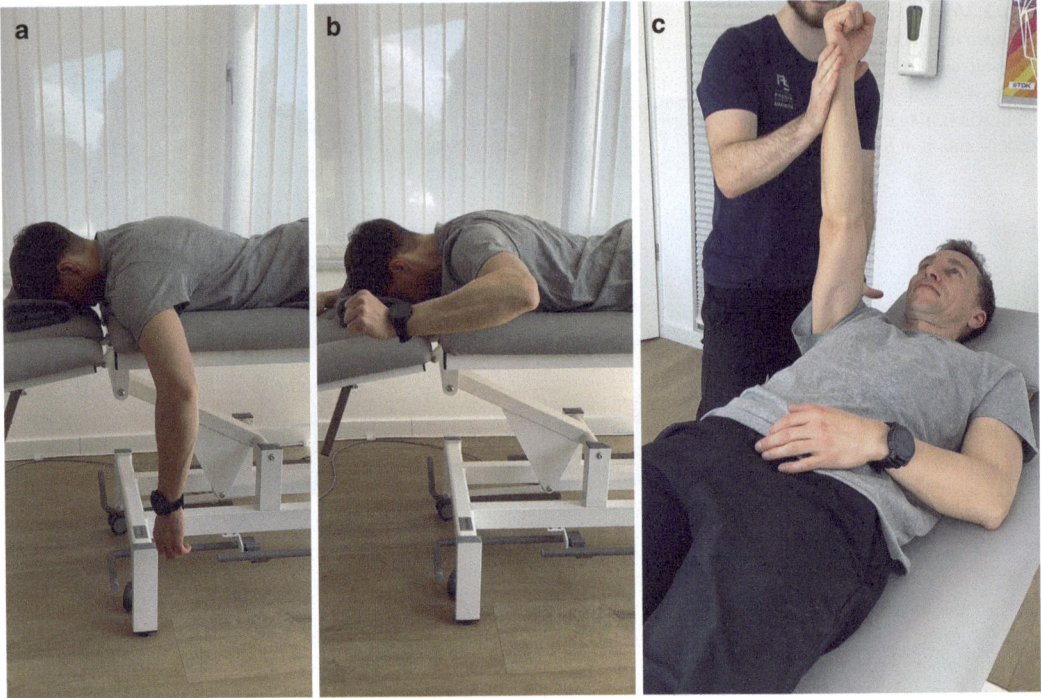

Abb. 2.35 a–c Phase-II-Übungen **a, b**: Außenrotation in 90° Abduktion in Bauchlage. **c**: Punch in Rückenlage mit Störung durch Therapeuten

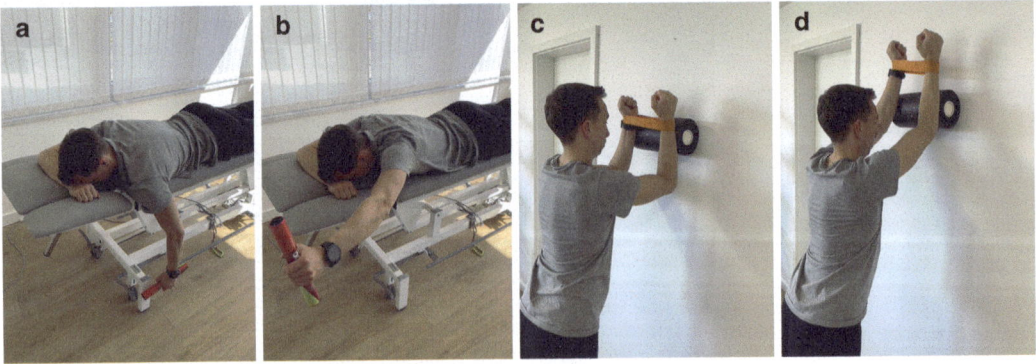

Abb. 2.36 a–d Phase-III-Übungen **a, b**: Full-Can in Bauchlage. **c, d**: Wall Slide mit Foam Roller und Widerstandsband

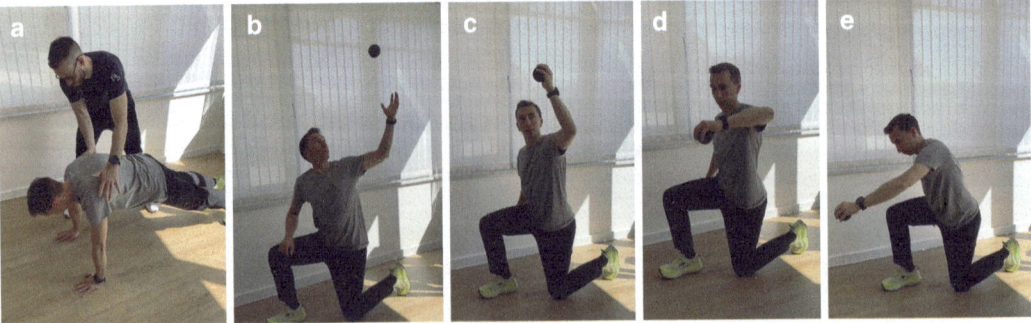

Abb. 2.37 a–e Phase-IV-Übungen **a**: Push-Up Plus mit Störung durch den Therapeuten. **b–e**: Umkehrwurf

ständige Teilnahme am Sport erst 6 Monate postoperativ wieder frei (Reddy et al. 2023).

Die RTS-Rate nach arthroskopischer hinterer Schulterstabilisation ist heterogen und wird bei Kontakt- und Überkopfsportlern mit bis zu 80–100 % angegeben (Fried et al. 2021). Andere Autoren berichten von RTS-Raten auf das prätraumatische Niveau zwischen 47 und 100 % (Matar et al. 2020).

Untersuchungen deuten darauf hin, dass Wurfsportathleten nach einer operativ versorgten posterioren Instabilität mit geringerer Wahrscheinlichkeit ihr prätraumatisches Leistungsniveau erreichen als Nicht-Wurfsportathleten (Sheean et al. 2020). Die RTS-Rate bei Wurfsportathleten auf das präoperative Niveau nach einer operativen Versorgung wird mit ca. 60 % angegeben (Kercher et al. 2019; McClincy et al. 2015). Dabei liegt der Zeitpunkt für die Rückkehr zum Sport zwischen 4,3 und 8,6 Monaten nach dem Eingriff (Fried et al. 2021).

Interessanterweise lässt sich das Rezidivrisiko durch das Erfüllen der derzeit empfohlenen kriterienbasierten RTS-Testungen im Vergleich mit einer nur auf dem Faktor Zeit basierenden Sportfreigabe anscheinend nicht beeinflussen (Reddy et al. 2023).

2.3 Multidirektionale Instabilität

Die multidirektionale Instabilität (MDI) der Schulter wurde erstmals von Neer und Foster (1980) beschrieben. Sie bezeichneten die MDI als eine anteriore und posteriore Schulterinstabilität mit symptomatischer Subluxation oder Luxation und unwillkürlicher inferiorer Subluxation. Bis heute gibt es allerdings keine einheitliche Definition der MDI. Die tatsächliche Prävalenz der MDI ist nicht bekannt.

Im klinischen Alltag wird eine Instabilität in mehr als eine Richtung als MDI bezeichnet. Die Abgrenzung zur generalisierten Hyperlaxität und zur Hypermobilität ist dabei oft fließend und nicht klar definiert.

Die MDI ist multifaktoriell bedingt, wobei die Symptome typischerweise durch eine verminderte motorische Kontrolle im Bereich der Skapula und des Humeruskopfes in Kombination mit einer kongenitalen Laxität der Gelenkkapsel imponieren (Warby et al. 2024). Eine MDI kann durch repetitive Mikrotraumata der Schulter bei Überkopfsportathleten wie Volleyballern, Turnern oder Schwimmern auftreten (Hippensteel et al. 2023). Diese Form der atraumatischen Instabilität mit fehlendem strukturellem Schaden kann in die Gruppe AMBRI nach Matsen oder Polar-Typ III nach Baley eingeordnet werden. Andererseits ist eine MDI oftmals auf Bindegewebserkrankungen zurückzuführen, die zu einer allgemeinen Hyperlaxität führen. Hierzu zählen beispielsweise das Marfan- und das Ehlers-Danlos-Syndrom. Auch angeborene ossäre Anomalien wie eine Glenoidhypoplasie oder eine vermehrte Glenoidretroversion können zu einer MDI beitragen (Warby et al. 2024). Selten kann eine MDI auch in Zusammenhang mit einem akuten Trauma auftreten. So wäre eine traumatische anteriore Labrumläsion bei einer vorbestehenden posterioren Instabilität ein denkbares Szenario, das klinisch zu einer MDI führen könnte.

Klinik

In der Anamnese und Untersuchung gilt es, eine symptomatische MDI von einer asymptomatischen Hyperlaxität abzugrenzen. Eine asymptomatische Hyperlaxität stellt eine Normvariante dar, kann aber das Risiko für eine klinische Schultersymptomatik (vor allem nach einem Trauma) erhöhen.

Die Symptome bei einer MDI können von diffusen Schulterschmerzen bis hin zu wiederkehrenden Subluxationen oder Luxationen reichen (Hippensteel et al. 2023). Insbesondere bei einer nur sehr gering ausgeprägten Form der MDI berichten Betroffene nicht über eine Instabilität der Schulter, sondern nur über unspezifische Symptome wie diffuse Schulterbeschwerden oder eine reduzierte Leistungsfähigkeit (Saccomanno et al. 2013). Meist handelt es sich um einen Prozess mit schleichendem Beginn von bewegungsabhängigen Schulterschmerzen ohne ein traumatisches Ereignis (Johnson und Tadi 2023).

Tab. 2.23 Instabilitätstestungen für die anteriore, posteriore und inferiore Bewegungsrichtung

Anteriore Instabilität	Posteriore Instabilität	Inferiore Instabilität
Apprehension-Test	Load-and-Shift-Test	Sulkus-Zeichen
Load-and-Shift-Test	Jerk-Test	Gagey-Hyperabduktions-Test
	Kim-Test	

Die Beurteilung hinsichtlich einer generalisierten Hyperlaxität erfolgt basierend auf dem Beighton-Score. Ein Score von ≥ 4 Punkten gilt als richtungsweisend für eine generalisierte Hyperlaxität. In der klinischen Untersuchung werden, neben einer allgemeinen Untersuchung der Schulter, Instabilitätstestungen für die anteriore, posteriore und inferiore Bewegungsrichtung durchgeführt (Tab. 2.23). Die Skapula wird im Hinblick auf eine Skapuladyskinesie beurteilt (s. Abschn. 4.1).

Therapie

Da eine MDI typischerweise eine Störung des Gleichgewichts der dynamischen und statischen Stabilisatoren der Schulter darstellt, besteht der primäre Therapieansatz in einem Training der Rotatorenmanschette und der periskapulären Muskulatur (Johnson und Tadi 2023). Anders gesagt besteht die Argumentation für eine Kräftigung der Schultermuskulatur in der Annahme, dass dadurch dann die unzureichende passive Stabilität der Schulter kompensiert werden kann (Warby et al. 2014). Die nicht-operative Therapie sollte für einen Zeitraum von mindestens 3–6 Monaten durchgeführt werden (Hippensteel et al. 2023).

Im Zusammenhang mit einer MDI sind in der Literatur verschiedene Rehabilitationsprogramme beschrieben. Das Watson-Programm fokussiert sich auf die motorische Kontrolle der Skapula, bevor mit einem Kräftigungstraining der Rotatorenmanschette und des M. deltoideus begonnen wird (Watson et al. 2016, 2017b). Das Rockwood-Programm hat hingegen keinen besonderen Schwerpunkt auf der Skapula, sondern ist auf ein Kräftigungstraining des M. deltoideus und der Rotatorenmanschette im unteren Bewegungsbereich der Schulterelevation ausgerichtet (Burkhead und Rockwood 1992). Das Derby Shoulder Instability Rehabilitation Program (s. Abschn. „Therapie") beinhaltet Übungen, die nicht nur die Kraft, sondern auch die Ausdauer, die Geschwindigkeit der Muskelaktivierung, die Propriozeption und die Aufnahme von Impact-Belastungen verbessern sollen (Bateman et al. 2019).

Olds und Uhl (2024) haben für Patienten mit MDI einen Ansatz beschrieben, der aus einem richtungsspezifischen Protokoll (anterior oder posterior) und einem Co-Kontraktionsprotokoll besteht. Dabei bezieht sich die Bezeichnung „richtungsspezifisch" auf die vorherrschende Richtung der Instabilität (entweder nach anterior oder nach posterior). Bei einer MDI empfehlen die Autoren zunächst das Co-Kontraktionsprotokoll durchzuführen, da fokussierte Belastungen der anterioren oder posterioren Schulter schmerzhaft oder ineffektiv sein können, d. h., dass die Patienten nicht auf ein richtungsspezifisches Protokoll reagieren. Im Co-Kontraktionsprotokoll soll die Gelenkstabilität initial durch eine axiale Belastung des Humerus gefördert werden (Abb. 2.38). Sobald die Patienten eine unilaterale axiale Belastung in der geschlossenen kinetischen Kette tolerieren, wird die Rehabilitation dann mit dem richtungsspezifischen Protokoll, also in Abhängigkeit der vorherrschenden Richtung der Instabilität, fortgeführt. Im richtungsspezifischen Protokoll liegt der Fokus auf der Wiederherstellung der motorischen Kontrolle und einer Kräftigung der Schultermuskulatur. In den sich anschließenden Phasen der Rehabilitation werden dann dynamische Trainingsvarianten durchgeführt. Ein Skapulatraining ist auch in diesem Programm ein Bestandteil der Rehabilitation.

In einem Vergleich konnten mit dem Watson-Programm bessere Ergebnisse gegenüber dem Rockwood-Programm nach einem Durchführungszeitraum von 12 Wochen festgestellt werden (Warby et al. 2018). Ein Vergleich der anderen Programme ist bislang noch nicht erfolgt.

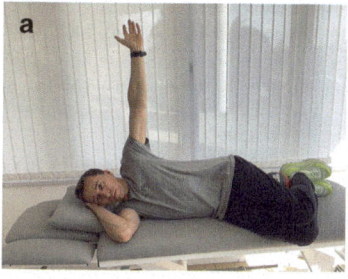 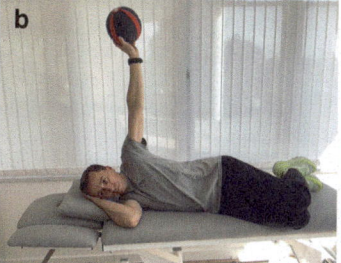 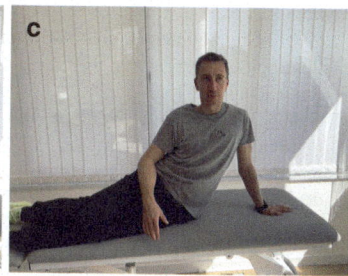

Abb. 2.38 Co-Kontraktionsprotokoll (Olds und Uhl 2024). Beginn in Seitenlage auf der nicht betroffenen Seite mit betroffener Seite in etwa 90°-Abduktion (ohne Gewicht). Progression dann mit kleinen kreisenden Bewegungen und Gewicht (erst 3 kg, dann 5 kg für 30 s) hin zur axialen Belastung in geschlossener kinetischer Kette

Literatur

Adam M, Attia AK, Alhammoud A, Aldahamsheh O, Al Ateeq Al Dosari M, Ahmed G (2018) Arthroscopic Bankart repair for the acute anterior shoulder dislocation: systematic review and meta-analysis. Int Orthop 42(10):2413–2422. https://doi.org/10.1007/s00264-018-4046-0

Ageberg E, Nilsdotter A, Kosek E, Roos EM (2013) Effects of neuromuscular training (NEMEX-TJR) on patient-reported outcomes and physical function in severe primary hip or knee osteoarthritis: a controlled before-and-after study. BMC Musculoskelet Disord 14:232. https://doi.org/10.1186/1471-2474-14-232

Ager AL, Borms D, Deschepper L, Dhooghe R, Dijkhuis J, Roy JS, Cools A (2020) Proprioception: how is it affected by shoulder pain? A systematic review. J Hand Ther 33(4):507–516. https://doi.org/10.1016/j.jht.2019.06.002

Albertson BS, Trasolini NA, Rue JH, Waterman BR (2023) In-season management of shoulder instability: how to evaluate, treat, and safely return to sport. Curr Rev Musculoskelet Med 16(7):295–305. https://doi.org/10.1007/s12178-023-09838-y

Alkhatib N, Abdullah ASA, AlNouri M, Ahmad Alzobi OZ, Alkaramany E, Ishibashi Y (2022) Short- and long-term outcomes in Bankart repair vs. conservative treatment for first-time anterior shoulder dislocation: a systematic review and meta-analysis of randomized controlled trials. J Shoulder Elbow Surg 31(8):1751–1762. https://doi.org/10.1016/j.jse.2022.02.032

Antosh IJ, Tokish JM, Owens BD (2016) Posterior shoulder instability. Sports Health 8(6):520–526. https://doi.org/10.1177/1941738116672446

Arguello AM, Till SE, Reinholz AK, Okoroha KR, Barlow JD, Camp CL (2022) Managing shoulder instability in the overhead athlete. Curr Rev Musculoskelet Med 15(6):552–560. https://doi.org/10.1007/s12178-022-09796-x

Bain GI, Galley IJ, Singh C, Carter C, Eng K (2013) Anatomic study of the superior glenoid labrum. Clin Anat 26(3):367–376. https://doi.org/10.1002/ca.22145

Balg F, Boileau P (2007) The instability severity index score. A simple pre-operative score to select patients for arthroscopic or open shoulder stabilisation. J Bone Joint Surg Br 89(11):1470–1477. https://doi.org/10.1302/0301-620X.89B11.18962

Balke M, Liem D, Dedy N, Thorwesten L, Balke M, Poetzl W, Marquardt B (2011) The laser-pointer assisted angle reproduction test for evaluation of proprioceptive shoulder function in patients with instability. Arch Orthop Trauma Surg 131(8):1077–1084. https://doi.org/10.1007/s00402-011-1285-6

Barden JM, Balyk R, Raso VJ, Moreau M, Bagnall K (2004) Dynamic upper limb proprioception in multidirectional shoulder instability. Clin Orthop Relat Res 420:181–189. https://doi.org/10.1097/00003086-200403000-00025

Bateman M, Smith BE, Osborne SE, Wilkes SR (2015) Physiotherapy treatment for atraumatic recurrent shoulder instability: early results of a specific exercise protocol using pathology-specific outcome measures. Shoulder Elbow 7(4):282–288. https://doi.org/10.1177/1758573215592266

Bateman M, Osborne SE, Smith BE (2019) Physiotherapy treatment for atraumatic recurrent shoulder instability: updated results of the derby shoulder instability rehabilitation programme. J Arthrosc Joint Surg 6(1):35–41. https://doi.org/10.1016/j.jajs.2019.01.002

Bauer S, Collin P, Zumstein MA, Neyton L, Blakeney WG (2023) Current concepts in chronic traumatic anterior shoulder instability. EFORT Open Rev 8(6):468–481. https://doi.org/10.1530/EOR-22-0084

Belk JW, Wharton BR, Houck DA, Bravman JT, Kraeutler MJ, Mayer B, Noonan TJ, Seidl AJ, Frank RM, McCarty EC (2023) Shoulder stabilization versus immobilization for first-time anterior shoulder dislocation: a systematic review and meta-analysis of level 1 randomized controlled trials. Am J Sports Med 51(6):1634–1643. https://doi.org/10.1177/03635465211065403

Bey MJ, Hunter SA, Kilambi N, Butler DL, Lindenfeld TN (2005) Structural and mechanical properties of the glenohumeral joint posterior capsule. J Shoulder Elbow Surg 14(2):201–206. https://doi.org/10.1016/j.jse.2004.06.016

Bigliani LU, Kelkar R, Flatow EL, Pollock RG, Mow VC (1996) Glenohumeral stability. Biomechanical properties of passive and active stabilizers. Clin Orthop Relat Res 330:13–30

Blacknall J, Mackie A, Wallace WA (2014) Patient-reported outcomes following a physiotherapy rehabilitation programme for atraumatic posterior shoulder subluxation. Shoulder Elbow 6(2):137–141. https://doi.org/10.1177/1758573213517218

Boileau P, Van Steyn PM, Czarnecki M, Teissier S, Gasbarro G, Galvin JW (2022) The thumb test: a simple physical examination maneuver for the diagnosis of symptomatic posterior shoulder instability. Arthrosc Tech 11(9):e1613–e1616. https://doi.org/10.1016/j.eats.2022.05.007

Bradley JP, Forsythe B, Mascarenhas R (2008) Arthroscopic management of posterior shoulder instability: diagnosis, indications, and technique. Clin Sports Med 27(4):649–670. https://doi.org/10.1016/j.csm.2008.06.001

Braun C, McRobert CJ (2019) Conservative management following closed reduction of traumatic anterior dislocation of the shoulder. Cochrane Database Syst Rev 5(5):CD004962. https://doi.org/10.1002/14651858.CD004962.pub4

Brelin A, Dickens JF (2017) Posterior shoulder instability. Sports Med Arthrosc Rev 25(3):136–143. https://doi.org/10.1097/JSA.0000000000000160

Burkhead WZ Jr, Rockwood CA Jr (1992) Treatment of instability of the shoulder with an exercise program. J Bone Joint Surg Am 74(6):890–896

Ciccotti MC, Syed U, Hoffman R, Abboud JA, Ciccotti MG, Freedman KB (2018) Return to play criteria following surgical stabilization for traumatic anterior shoulder instability: a systematic review. Arthroscopy 34(3):903–913. https://doi.org/10.1016/j.arthro.2017.08.293

Cools AM, Borms D, Castelein B, Vanderstukken F, Johansson FR (2016) Evidence-based rehabilitation of athletes with glenohumeral instability. Knee Surg Sports Traumatol Arthrosc 24(2):382–389. https://doi.org/10.1007/s00167-015-3940-x

Coyle M, Jaggi A, Weatherburn L, Daniel IH, Chester R (2023) Post-operative rehabilitation following traumatic anterior shoulder dislocation: a systematic scoping review. Shoulder Elbow 15(5):554–565. https://doi.org/10.1177/17585732221089636

Danzinger V, Schulz E, Moroder P (2019) Epidemiology of functional shoulder instability: an online survey. BMC Musculoskelet Disord 20(1):281. https://doi.org/10.1186/s12891-019-2563-7

DeFroda SF, Goyal D, Patel N, Gupta N, Mulcahey MK (2018) Shoulder instability in the overhead athlete. Curr Sports Med Rep 17(9):308. https://doi.org/10.1249/JSR.0000000000000517

DeLong JM, Bradley JP (2015) Posterior shoulder instability in the athletic population: variations in assessment, clinical outcomes, and return to sport. World J Orthop 6(11):927–934. https://doi.org/10.5312/wjo.v6.i11.927

Dickens JF, Owens BD, Cameron KL, Kilcoyne K, Allred CD, Svoboda SJ, Sullivan R, Tokish JM, Peck KY, Rue JP (2014) Return to play and recurrent instability after in-season anterior shoulder instability: a prospective multicenter study. Am J Sports Med 42(12):2842–2850. https://doi.org/10.1177/0363546514553181

Dickens JF, Rue JP, Cameron KL, Tokish JM, Peck KY, Allred CD, Svoboda SJ, Sullivan R, Kilcoyne KG, Owens BD (2017) Successful return to sport after arthroscopic shoulder stabilization versus nonoperative management in contact athletes with anterior shoulder instability: a prospective multicenter study. Am J Sports Med 45(11):2540–2546. https://doi.org/10.1177/0363546517712505

Doehrmann R, Frush TJ (2024) Posterior shoulder instability. StatPearls Publishing LLC, Treasure Island

Drummond Junior M, Popchak A, Wilson K, Kane G, Lin A (2021) Criteria-based return-to-sport testing is associated with lower recurrence rates following arthroscopic Bankart repair. J Shoulder Elbow Surg 30(7S):S14–S20. https://doi.org/10.1016/j.jse.2021.03.141

Edouard P, Degache F, Beguin L, Samozino P, Gresta G, Fayolle-Minon I, Farizon F, Calmels P (2011) Rotator cuff strength in recurrent anterior shoulder instability. J Bone Joint Surg Am 93(8):759–765. https://doi.org/10.2106/jbjs.I.01791

Edouard P, Gasq D, Calmels P, Ducrot S, Degache F (2012) Shoulder sensorimotor control assessment by force platform: feasibility and reliability. Clin Physiol Funct Imaging 32(5):409–413. https://doi.org/10.1111/j.1475-097X.2012.01140.x

Ehmann YJ, Berthold DP, Reuter S, Beitzel K, Köhler R, Stöcker F, Muench LN, Pogorzelski J, Rupp MC, Braun S, Imhoff AB, Buchmann S (2022) Center of pressure (COP) measurement in patients with confirmed successful outcomes following shoulder surgery show significant sensorimotor deficits. Knee Surg Sports Traumatol Arthrosc 30(6):2060–2066. https://doi.org/10.1007/s00167-021-06751-0

Eitzen I, Moksnes H, Snyder-Mackler L, Risberg MA (2010) A progressive 5-week exercise therapy program leads to significant improvement in knee function early after anterior cruciate ligament injury. J Orthop Sports Phys Ther 40(11):705–721. https://doi.org/10.2519/jospt.2010.3345

Eshoj H, Ingwersen KG, Larsen CM, Kjaer BH, Juul-Kristensen B (2018) Intertester reliability of clinical shoulder instability and laxity tests in subjects with and without self-reported shoulder problems. BMJ Open 8(3):e018472. https://doi.org/10.1136/bmjopen-2017-018472

Eshoj HR, Rasmussen S, Frich LH, Hvass I, Christensen R, Boyle E, Jensen SL, Søndergaard J, Søgaard K, Juul-Kristensen B (2020) Neuromuscular exercises improve shoulder function more than standard care exercises in patients with a traumatic anterior shoulder dislocation: a randomized controlled trial. Orthop J Sports Med 8(1):2325967119896102. https://doi.org/10.1177/2325967119896102

Festbaum C, Danzinger V, Kibler W, Boileau P, Lambert S, Porcellini G, Gerhardt C, Scheibel M, Tauber M, Wellmann M, Adamczewski C, Vital-Schmid S, Moroder P (2021) Delphi survey on conventional conservative treatment of functional posterior shoulder instability. Obere Extremität 16(1):54–58. https://doi.org/10.1007/s11678-020-00586-w

Freehill MT, Murray IR, Calvo E, Lädermann A, Srikumaran U (2023) Shoulder surgery postoperative immobilization: an international survey of shoulder surgeons. Biology (Basel) 12(2). https://doi.org/10.3390/biology12020291

Fried JW, Hurley ET, Duenes ML, Manjunath AK, Virk M, Gonzalez-Lomas G, Campbell KA (2021) Return to play after arthroscopic stabilization for posterior shoulder instability – a systematic review. Arthrosc Sports Med Rehabil 3(1):e249–e256. https://doi.org/10.1016/j.asmr.2020.08.007

Galvin JW, Yu H, Slevin J, Turner EK, Eichinger JK, Arrington ED, Grassbaugh JA (2021) High incidence of anterior shoulder pain in young athletes undergoing arthroscopic posterior labral repair for posterior shoulder instability. Arthrosc Sports Med Rehabil 3(5):e1441–e1447. https://doi.org/10.1016/j.asmr.2021.06.012

Gerber C, Nyffeler RW (2002) Classification of glenohumeral joint instability. Clin Orthop Relat Res 400:65–76. https://doi.org/10.1097/00003086-200207000-00009

Gibbs D, Mallory N, Hoge C, Jones G, Bishop J, Cvetanovich G, Rauck R (2023) Psychological factors that affect return to sport after surgical intervention for shoulder instability: a systematic review. Orthop J Sports Med 11(11):23259671231207649. https://doi.org/10.1177/23259671231207649

Goldenberg BT, Goldsten P, Lacheta L, Arner JW, Provencher MT, Millett PJ (2021) Rehabilitation following posterior shoulder stabilization. Int J Sports Phys Ther 16(3):930–940. https://doi.org/10.26603/001c.22501

Griffin J, Jaggi A, Daniell H, Chester R (2023) A systematic review to compare physiotherapy treatment programmes for atraumatic shoulder instability. Shoulder Elbow 15(4):448–460. https://doi.org/10.1177/17585732221080730

Halseth T, McChesney JW, Debeliso M, Vaughn R, Lien J (2004) The effects of kinesio™ taping on proprioception at the ankle. J Sports Sci Med 3(1):1–7

Han J, Waddington G, Adams R, Anson J, Liu Y (2016) Assessing proprioception: a critical review of methods. J Sport Health Sci 5(1):80–90. https://doi.org/10.1016/j.jshs.2014.10.004

Harada Y, Iwahori Y, Kajita Y, Takahashi R, Yokoya S, Sumimoto Y, Deie M, Adachi N (2023) Return to sports after arthroscopic Bankart repair in teenage athletes: a retrospective cohort study. BMC Musculoskelet Disord 24(1):64. https://doi.org/10.1186/s12891-023-06145-y

Harryman DT 2nd, Sidles JA, Harris SL, Matsen FA 3rd (1992) The role of the rotator interval capsule in passive motion and stability of the shoulder. J Bone Joint Surg Am 74(1):53–66

Hegedus EJ, Goode AP, Cook CE, Michener L, Myer CA, Myer DM, Wright AA (2012) Which physical examination tests provide clinicians with the most value when examining the shoulder? Update of a systematic review with meta-analysis of individual tests. Br J Sports Med 46(14):964–978. https://doi.org/10.1136/bjsports-2012-091066

Herrington L, Horsley I, Whitaker L, Rolf C (2008) Does a tackling task effect shoulder joint position sense in rugby players? Phys Ther Sport 9(2):67–71. https://doi.org/10.1016/j.ptsp.2008.01.001

Hind J, Sidhu GAS, Arealis G, Khadabadi NA, Ashwood N (2022) An algorithmic approach to shoulder pathology. J Family Med Prim Care 11(9):5510–5515. https://doi.org/10.4103/jfmpc.jfmpc_475_21

Hippensteel KJ, Uppstrom TJ, Rodeo SA, Warren RF (2023) Comprehensive review of multidirectional instability of the shoulder. J Am Acad Orthop Surg 31(16):871–880. https://doi.org/10.5435/jaaos-d-22-00983

Hu B, Hong J, Zhu H, Yan S, Wu H (2023) Arthroscopic Bankart repair versus conservative treatment for first-time traumatic anterior shoulder dislocation: a systematic review and meta-analysis. Eur J Med Res 28(1):260. https://doi.org/10.1186/s40001-023-01160-0

Hurley ET, Montgomery C, Jamal MS, Shimozono Y, Ali Z, Pauzenberger L, Mullett H (2019) Return to play after the latarjet procedure for anterior shoulder instability: a systematic review. Am J Sports Med 47(12):3002–3008. https://doi.org/10.1177/0363546519831005

Hurley ET, Matache BA, Colasanti CA, Mojica ES, Manjunath AK, Campbell KA, Strauss EJ, Jazrawi LM (2021) Return to play criteria among shoulder surgeons following shoulder stabilization. J Shoulder Elbow Surg 30(6):e317–e321. https://doi.org/10.1016/j.jse.2021.01.026

Hurley ET, Danilkowicz RM, Paul AV, Myers H, Anakwenze OA, Klifto CS, Lau BC, Taylor DC, Dickens JF (2024) Majority of studies show similar rates of return to play after arthroscopic Bankart repair or latarjet procedure: a systematic review. Arthroscopy 40(2):515–522. https://doi.org/10.1016/j.arthro.2023.04.017

van Iersel TP, van Spanning SH, Verweij LPE, Priester-Vink S, van Deurzen DFP, van den Bekerom MPJ (2023) Why do patients with anterior shoulder instability not return to sport after surgery? A systematic review of 63 studies comprising 3545 patients. JSES Int 7(3):376–384. https://doi.org/10.1016/j.jseint.2023.01.001

van Iersel TP, Verweij LPE, van den Bekerom MPJ (2024) Can we conclude that the arthroscopic Bankart repair and open latarjet procedure show similar rates of return to play and how should this conclusion be interpreted? Arthroscopy 40(3):655–657. https://doi.org/10.1016/j.arthro.2023.07.032

Itoi E, Sashi R, Minagawa H, Shimizu T, Wakabayashi I, Sato K (2001) Position of immobilization after dislocation of the glenohumeral joint. A study with use of magnetic resonance imaging. J Bone Joint Surg Am 83(5):661–667. https://doi.org/10.2106/00004623-200105000-00003

Itoi E, Kitamura T, Hitachi S, Hatta T, Yamamoto N, Sano H (2015) Arm abduction provides a better reduction of the Bankart lesion during immobilization in external rotation after an initial shoulder dislocation. Am J Sports Med 43(7):1731–1736. https://doi.org/10.1177/0363546515577782

Itoigawa Y, Itoi E (2016) Anatomy of the capsulolabral complex and rotator interval related to glenohumeral instability. Knee Surg Sports Traumatol Arthrosc 24(2):343–349. https://doi.org/10.1007/s00167-015-3892-1

Jacob L, Gyasi RM, Koyanagi A, Haro JM, Smith L, Kostev K (2023) Prevalence of and risk factors for adhesive capsulitis of the shoulder in older adults from Germany. J Clin Med 12(2). https://doi.org/10.3390/jcm12020669

Jaggi A, Noorani A, Malone A, Cowan J, Lambert S, Bayley I (2012) Muscle activation patterns in patients with recurrent shoulder instability. Int J Shoulder Surg 6(4):101–107. https://doi.org/10.4103/0973-6042.106221

Johnson DJ, Tadi P (2023) Multidirectional shoulder instability. StatPearls Publishing LLC, Treasure Island

Kane P, Bifano SM, Dodson CC, Freedman KB (2015) Approach to the treatment of primary anterior shoulder dislocation: a review. Phys Sportsmed 43(1):54–64. https://doi.org/10.1080/00913847.2015.1001713

Kelley TD, Clegg S, Rodenhouse P, Hinz J, Busconi BD (2022) Functional rehabilitation and return to play after arthroscopic surgical stabilization for anterior shoulder instability. Sports Health 14(5):733–739. https://doi.org/10.1177/19417381211062852

Kercher JS, Runner RP, McCarthy TP, Duralde XA (2019) Posterior labral repairs of the shoulder among baseball players: results and outcomes with minimum 2-year follow-up. Am J Sports Med 47(7):1687–1693. https://doi.org/10.1177/0363546519843070

Kibler WB, Livingston B (2001) Closed-chain rehabilitation for upper and lower extremities. J Am Acad Orthop Surg 9(6):412–421. https://doi.org/10.5435/00124635-200111000-00006

Kibler WB, Sciascia A (2016) The role of the scapula in preventing and treating shoulder instability. Knee Surg Sports Traumatol Arthrosc 24(2):390–397. https://doi.org/10.1007/s00167-015-3736-z

Kraeutler MJ, McCarty EC, Belk JW, Wolf BR, Hettrich CM, Ortiz SF, Bravman JT, Baumgarten KM, Bishop JY, Bollier MJ, Brophy RH, Carey JL, Carpenter JE, Cox CL, Feeley BT, Grant JA, Jones GL, Kuhn JE, Kelly JD, Ma CB, Marx RG, Miller BS, Sennett BJ, Smith MV, Wright RW, Zhang AL (2018) Descriptive epidemiology of the MOON shoulder instability cohort. Am J Sports Med 46(5):1064–1069. https://doi.org/10.1177/0363546518755752

Lephart SM, Warner JJ, Borsa PA, Fu FH (1994) Proprioception of the shoulder joint in healthy, unstable, and surgically repaired shoulders. J Shoulder Elbow Surg 3(6):371–380. https://doi.org/10.1016/s1058-2746(09)80022-0

Lewis A, Kitamura T, Bayley JIL (2004) (ii) The classification of shoulder instability: new light through old windows! Curr Orthop 18(2):97–108. https://doi.org/10.1016/j.cuor.2004.04.002

Lewis J, Fernández-de-las-Peñas C, Kelsick W, Ardern CL, Khan K (2022) The shoulder: theory and practice. Handspring Publishing, Edinburgh

Liaghat B, Pedersen JR, Young JJ, Thorlund JB, Juul-Kristensen B, Juhl CB (2021) Joint hypermobility in athletes is associated with shoulder injuries: a systematic review and meta-analysis. BMC Musculoskelet Disord 22(1):389. https://doi.org/10.1186/s12891-021-04249-x

Lo IK, Nonweiler B, Woolfrey M, Litchfield R, Kirkley A (2004) An evaluation of the apprehension, relocation, and surprise tests for anterior shoulder instability. Am J Sports Med 32(2):301–307. https://doi.org/10.1177/0095399703258690

Ludewig PM, Reynolds JF (2009) The association of scapular kinematics and glenohumeral joint pathologies. J Orthop Sports Phys Ther 39(2):90–104. https://doi.org/10.2519/jospt.2009.2808

Matar RN, Shah NS, Gardner TJ, Grawe BM (2020) Return to sport after surgical treatment for posterior shoulder instability: a systematic review. JSES Int 4(4):797–802. https://doi.org/10.1016/j.jseint.2020.08.002

McClincy MP, Arner JW, Bradley JP (2015) Posterior shoulder instability in throwing athletes: a case-matched comparison of throwers and non-throwers. Arthroscopy 31(6):1041–1051. https://doi.org/10.1016/j.arthro.2015.01.016

McFarland EG, Campbell G, McDowell J (1996) Posterior shoulder laxity in asymptomatic athletes. Am J Sports Med 24(4):468–471. https://doi.org/10.1177/036354659602400410

McIntyre K, Bélanger A, Dhir J, Somerville L, Watson L, Willis M, Sadi J (2016) Evidence-based conservative rehabilitation for posterior glenohumeral instability: a systematic review. Phys Ther Sport 22:94–100. https://doi.org/10.1016/j.ptsp.2016.06.002

van Mechelen W, Hlobil H, Kemper HC (1992) Incidence, severity, aetiology and prevention of sports injuries. A review of concepts. Sports Med 14(2):82–99. https://doi.org/10.2165/00007256-199214020-00002

Minkus M, Königshausen M, Pauly S, Maier D, Mauch F, Stein T, Greiner S, Moursy M, Scheibel M (2021a) Immobilization in external rotation and abduction versus arthroscopic stabilization after first-time anterior shoulder dislocation: a multicenter randomized controlled trial. Am J Sports Med 49(4):857–865. https://doi.org/10.1177/0363546520987823

Minkus M, Wolke J, Akgün D, Scheibel M (2021b) Mid- to long-term results of postoperative immobilization in internal vs. external rotation after arthroscopic anterior shoulder stabilization. JSES Int 5(6):960–966. https://doi.org/10.1016/j.jseint.2021.07.004

Mologne TS, Zhao K, Hongo M, Romeo AA, An KN, Provencher MT (2008) The addition of rotator interval closure after arthroscopic repair of either anterior or posterior shoulder instability: effect on glenohumeral translation and range of motion. Am J Sports Med 36(6):1123–1131. https://doi.org/10.1177/0363546508314391

Morgan R, Herrington L (2014) The effect of tackling on shoulder joint positioning sense in semi-professional rugby players. Phys Ther Sport 15(3):176–180. https://doi.org/10.1016/j.ptsp.2013.10.003

Moroder P, Scheibel M (2017) ABC classification of posterior shoulder instability. Obere Extremität 12(2):66–74. https://doi.org/10.1007/s11678-017-0404-6

Moroder P, Danzinger V, Maziak N, Plachel F, Pauly S, Scheibel M, Minkus M (2020a) Characteristics of functional shoulder instability. J Shoulder Elbow Surg 29(1):68–78. https://doi.org/10.1016/j.jse.2019.05.025

Moroder P, Plachel F, Van-Vliet H, Adamczewski C, Danzinger V (2020b) Shoulder-pacemaker treatment concept for posterior positional functional shoulder instability: a prospective clinical trial. Am J Sports Med 48(9):2097–2104. https://doi.org/10.1177/0363546520933841

Moroder P, Karpinski K, Akgün D, Danzinger V, Gerhardt C, Patzer T, Tauber M, Wellmann M, Scheibel M, Boileau P, Lambert S, Porcellini G, Audige L (2024) Neuromuscular electrical stimulation-enhanced physical therapist intervention for functional posterior shoulder instability (Type B1): a multicenter randomized controlled trial. Phys Ther 104(1). https://doi.org/10.1093/ptj/pzad145

Moya D, Aydin N, Yamamoto N, Simone JP, Robles PP, Tytherleigh-Strong G, Gobbato B, Kholinne E, Jeon IH (2021) Current concepts in anterior glenohumeral instability: diagnosis and treatment. SICOT J 7:48. https://doi.org/10.1051/sicotj/2021048

Murphy AI, Hurley ET, Hurley DJ, Pauzenberger L, Mullett H (2019) Long-term outcomes of the arthroscopic Bankart repair: a systematic review of studies at 10-year follow-up. J Shoulder Elbow Surg 28(11):2084–2089. https://doi.org/10.1016/j.jse.2019.04.057

Naughton J, Adams R, Maher C (2005) Upper-body wobbleboard training effects on the post-dislocation shoulder. Physical Therapy in Sport 6(1):31–37. https://doi.org/10.1016/j.ptsp.2004.05.005

Neer CS 2nd, Foster CR (1980) Inferior capsular shift for involuntary inferior and multidirectional instability of the shoulder. A preliminary report. J Bone Joint Surg Am 62(6):897–908

Noorani A, Goldring M, Jaggi A, Gibson J, Rees J, Bateman M, Falworth M, Brownson P (2019) BESS/BOA patient care pathways: atraumatic shoulder instability. Shoulder Elbow 11(1):60–70. https://doi.org/10.1177/1758573218815002

O'Brien SJ, Neves MC, Arnoczky SP, Rozbruck SR, Dicarlo EF, Warren RF, Schwartz R, Wickiewicz TL (1990) The anatomy and histology of the inferior glenohumeral ligament complex of the shoulder. Am J Sports Med 18(5):449–456. https://doi.org/10.1177/036354659001800501

O'Brien SJ, Schwartz RS, Warren RF, Torzilli PA (1995) Capsular restraints to anterior-posterior motion of the abducted shoulder: a biomechanical study. J Shoulder Elbow Surg 4(4):298–308. https://doi.org/10.1016/s1058-2746(05)80024-2

Olds M, Uhl TL (2024) Current clinical concepts: nonoperative management of shoulder instability. J Athl Train 59(3):243–254. https://doi.org/10.4085/1062-6050-0468.22

Olds M, Ellis R, Parmar P, Kersten P (2021) The immediate and subsequent impact of a first-time traumatic anterior shoulder dislocation in people aged 16-40: results from a national cohort study. Shoulder Elbow 13(2):223–232. https://doi.org/10.1177/1758573220921484

Otley T, Myers H, Lau BC, Taylor DC (2022) Return to sport after shoulder stabilization procedures: a criteria-based testing continuum to guide rehabilitation and inform return-to-play decision making. Arthrosc Sports Med Rehabil 4(1):e237–e246. https://doi.org/10.1016/j.asmr.2021.09.039

Owens BD, Duffey ML, Nelson BJ, DeBerardino TM, Taylor DC, Mountcastle SB (2007) The incidence and characteristics of shoulder instability at the United States Military Academy. Am J Sports Med 35(7):1168–1173. https://doi.org/10.1177/0363546506295179

Owens BD, Agel J, Mountcastle SB, Cameron KL, Nelson BJ (2009) Incidence of glenohumeral instability in collegiate athletics. Am J Sports Med 37(9):1750–1754. https://doi.org/10.1177/0363546509334591

Pagnani MJ, Warren RF (1994) Stabilizers of the glenohumeral joint. J Shoulder Elbow Surg 3(3):173–190. https://doi.org/10.1016/s1058-2746(09)80098-0

Paksoy A, Akgün D, Lappen S, Moroder P (2024) Diagnosis and treatment of posterior shoulder instability based on the ABC classification. EFORT Open Rev 9(5):403–412. https://doi.org/10.1530/eor-24-0025

Park YH, Lee JH (2016) Effects of proprioceptive sense-based Kinesio taping on walking imbalance. J Phys Ther Sci 28(11):3060–3062. https://doi.org/10.1589/jpts.28.3060

Patel BH, Lu Y, Agarwalla A, Puzzitiello RN, Nwachukwu BU, Cvetanovich GL, Chahla J, Forsythe B (2020) Maximal medical improvement following shoulder stabilization surgery may require up to 1 year: a systematic review. Hss J 16(Suppl 2):534–543. https://doi.org/10.1007/s11420-020-09773-5

Paterson WH, Throckmorton TW, Koester M, Azar FM, Kuhn JE (2010) Position and duration of immobilization after primary anterior shoulder dislocation: a systematic review and meta-analysis of the literature. J Bone Joint Surg Am 92(18):2924–2933. https://doi.org/10.2106/jbjs.J.00631

Provencher MT, LeClere LE, King S, McDonald LS, Frank RM, Mologne TS, Ghodadra NS, Romeo AA (2011) Posterior instability of the shoulder: diagnosis and management. Am J Sports Med 39(4):874–886. https://doi.org/10.1177/0363546510384232

Reddy RP, Rai A, Como M, Sebastiani R, Como C, Hyre N, Fails A, Miller LM, Lesniak B, Popchak A, Lin A (2023) Criteria-based return-to-sport testing helps identify functional deficits in young athletes following posterior labral repair but may not reduce recurrence or increase return to play. JSES Int 7(3):385–392. https://doi.org/10.1016/j.jseint.2023.01.002

Rhee SM, Nashikkar PS, Park JH, Jeon YD, Oh JH (2021) Changes in shoulder rotator strength after arthroscopic capsulolabral reconstruction in patients with anterior shoulder instability. Orthop J Sports Med 9(1):2325967120972052. https://doi.org/10.1177/2325967120972052

Robinson CM, Aderinto J (2005a) Posterior shoulder dislocations and fracture-dislocations. J Bone Joint Surg Am 87(3):639–650. https://doi.org/10.2106/jbjs.D.02371

Robinson CM, Aderinto J (2005b) Recurrent posterior shoulder instability. J Bone Joint Surg Am 87(4):883–892. https://doi.org/10.2106/jbjs.D.02906

Robinson CM, Seah M, Akhtar MA (2011) The epidemiology, risk of recurrence, and functional outcome after an acute traumatic posterior dislocation of the shoulder. J Bone Joint Surg Am 93(17):1605–1613. https://doi.org/10.2106/JBJS.J.00973

Rokito AS, Birdzell MG, Cuomo F, Di Paola MJ, Zuckerman JD (2010) Recovery of shoulder strength and proprioception after open surgery for recurrent anterior instability: a comparison of two surgical techniques. J Shoulder Elbow Surg 19(4):564–569. https://doi.org/10.1016/j.jse.2009.09.010

Rossi LA, Tanoira I, Brandariz R, Pasqualini I, Ranalletta M (2021) Reasons why athletes do not return to sports after arthroscopic Bankart repair: a comparative study of 208 athletes with minimum 2-year follow-up. Orthop J Sports Med 9(7):23259671211013394. https://doi.org/10.1177/23259671211013394

Saccomanno MF, Fodale M, Capasso L, Cazzato G, Milano G (2013) Generalized joint laxity and multidirectional instability of the shoulder. Joints 1(4):171–179. https://doi.org/10.11138/jts/2013.1.4.171

Sadi J, Torchia E, Faber KJ, MacDermid J, Lalonde C, Watson L, Weber M, Wu N (2020) Posterior shoulder instability classification, assessment, and management: an international Delphi study. J Orthop Sports Phys Ther 50(7):373–380. https://doi.org/10.2519/jospt.2020.9225

Scheibel M, Brunner U (2021) Expertise Orthopädie und Unfallchirurgie: Schulter. Thieme, Stuttgart

Sheean AJ, Kibler WB, Conway J, Bradley JP (2020) Posterior labral injury and glenohumeral instability in overhead athletes: current concepts for diagnosis and management. J Am Acad Orthop Surg 28(15):628–637. https://doi.org/10.5435/jaaos-d-19-00535

Smith RL, Brunolli J (1989) Shoulder kinesthesia after anterior glenohumeral joint dislocation. Phys Ther 69(2):106–112. https://doi.org/10.1093/ptj/69.2.106

Song DJ, Cook JB, Krul KP, Bottoni CR, Rowles DJ, Shaha SH, Tokish JM (2015) High frequency of posterior and combined shoulder instability in young active patients. J Shoulder Elbow Surg 24(2):186–190. https://doi.org/10.1016/j.jse.2014.06.053

Spanhove V, Van Daele M, Van den Abeele A, Rombaut L, Castelein B, Calders P, Malfait F, Cools A, De Wandele I (2021) Muscle activity and scapular kinematics in individuals with multidirectional shoulder instability: a systematic review. Ann Phys Rehabil Med 64(1):101457. https://doi.org/10.1016/j.rehab.2020.10.008

Swanik KA, Lephart SM, Swanik CB, Lephart SP, Stone DA, Fu FH (2002) The effects of shoulder plyometric training on proprioception and selected muscle performance characteristics. J Shoulder Elbow Surg 11(6):579–586. https://doi.org/10.1067/mse.2002.127303

Takwale VJ, Calvert P, Rattue H (2000) Involuntary positional instability of the shoulder in adolescents and young adults. Is there any benefit from treatment? J Bone Joint Surg Br 82(5):719–723. https://doi.org/10.1302/0301-620x.82b5.9702

Thomas SC, Matsen FA 3rd (1989) An approach to the repair of avulsion of the glenohumeral ligaments in the management of traumatic anterior glenohumeral instability. J Bone Joint Surg Am 71(4):506–513

Tibone JE, Bradley JP (1993) The treatment of posterior subluxation in athletes. Clin Orthop Relat Res 291:124–137

Tsuda Y, Amako M, Takashima K, Kawaguchi M (2021) Preoperative and postoperative shoulder position sense in patients who underwent arthroscopic Bankart repair for traumatic shoulder joint instability. JSES Int 5(2):190–193. https://doi.org/10.1016/j.jseint.2020.10.027

Tzeng CY, Chiang HY, Huang CC, Lin WS, Hsiao TH, Lin CH (2019) The impact of pre-existing shoulder diseases and traumatic injuries of the shoulder on adhesive capsulitis in adult population: a population-based nested case-control study. Medicine (Baltimore) 98(39):e17204. https://doi.org/10.1097/md.0000000000017204

Veeger HE, van der Helm FC (2007) Shoulder function: the perfect compromise between mobility and stability. J Biomech 40(10):2119–2129. https://doi.org/10.1016/j.jbiomech.2006.10.016

Warby SA, Pizzari T, Ford JJ, Hahne AJ, Watson L (2014) The effect of exercise-based management for multidirectional instability of the glenohumeral joint: a systematic review. J Shoulder Elbow Surg 23(1):128–142. https://doi.org/10.1016/j.jse.2013.08.006

Warby SA, Ford JJ, Hahne AJ, Watson L, Balster S, Lenssen R, Pizzari T (2018) Comparison of 2 exercise rehabilitation programs for multidirectional instability of the glenohumeral joint: a randomized controlled trial. Am J Sports Med 46(1):87–97. https://doi.org/10.1177/0363546517734508

Warby SA, Ganderton C, Watson L, Pizzari T, Balster S, Hoy G, Barwood S, Kerr B, Lawrence S, Lenssen R, Rotstein A, Takla A, Civier O, Hughes M (2024) Effect of a physiotherapy-directed rehabilitation programme on patients with multidirectional instability of the glenohumeral joint: a multimodal interventional MRI study protocol. BMJ Open 14(2):e071287. https://doi.org/10.1136/bmjopen-2022-071287

Ward JP, Bradley JP (2013) Decision making in the in-season athlete with shoulder instability. Clin Sports Med 32(4):685–696. https://doi.org/10.1016/j.csm.2013.07.005

Watson L, Warby S, Balster S, Lenssen R, Pizzari T (2016) The treatment of multidirectional instability of the shoulder with a rehabilitation program: part 1. Shoulder Elbow 8(4):271–278. https://doi.org/10.1177/1758573216652086

Watson L, Balster S, Warby SA, Sadi J, Hoy G, Pizzari T (2017a) A comprehensive rehabilitation program for posterior instability of the shoulder. J Hand Ther 30(2):182–192. https://doi.org/10.1016/j.jht.2017.05.007

Watson L, Warby S, Balster S, Lenssen R, Pizzari T (2017b) The treatment of multidirectional instability of the shoulder with a rehabilitation programme: part 2. Shoulder Elbow 9(1):46–53. https://doi.org/10.1177/1758573216652087

Watson L, Hoy G, Wood T, Pizzari T, Balster S, Barwood S, Warby SA (2023) Posterior shoulder instability in tennis players: aetiology, classification, assessment and management. Int J Sports Phys Ther V18(3):769–788. https://doi.org/10.26603/001c.75371

Wellmann M, Pastor MF, Smith T (2018) Diagnostik und Therapie der posterioren Schulterinstabilität. Der Unfallchirurg 121(2):134–141. https://doi.org/10.1007/s00113-017-0430-2

Whelan DB, Kletke SN, Schemitsch G, Chahal J (2016) Immobilization in external rotation versus internal rotation after primary anterior shoulder dislocation: a meta-analysis of randomized controlled trials. Am J Sports Med 44(2):521–532. https://doi.org/10.1177/0363546515585119

Whitehead NA, Mohammed KD, Fulcher ML (2018) Does the beighton score correlate with specific measures of shoulder joint laxity? Orthop J Sports Med 6(5):2325967118770633. https://doi.org/10.1177/2325967118770633

Wilson KW, Popchak A, Li RT, Kane G, Lin A (2020) Return to sport testing at 6 months after arthroscopic shoulder stabilization reveals residual strength and functional deficits. J Shoulder Elbow Surg 29(7S):S107–S114. https://doi.org/10.1016/j.jse.2020.04.035

Wolf JM, Cameron KL, Owens BD (2011) Impact of joint laxity and hypermobility on the musculoskeletal system. J Am Acad Orthop Surg 19(8):463–471. https://doi.org/10.5435/00124635-201108000-00002

Yow BG, Wade SM, Bedrin MD, Rue JH, LeClere LE (2021) The incidence of posterior and combined AP shoulder instability treatment with surgical stabilization is higher in an active military population than in the general population: findings from the US Naval Academy. Clin Orthop Relat Res 479(4):704–708. https://doi.org/10.1097/corr.0000000000001530

Zacchilli MA, Owens BD (2010) Epidemiology of shoulder dislocations presenting to emergency departments in the United States. J Bone Joint Surg Am 92(3):542–549. https://doi.org/10.2106/JBJS.I.00450

Rotatorenmanschette

3.1 Rotatorenmanschetten-assoziierter Schulterschmerz

Schulterschmerzen sind das dritthäufigste Beschwerdebild des Bewegungsapparats nach lumbalen und zervikalen Wirbelsäulenproblemen (van der Windt et al. 1995). Sie haben eine größere negative Auswirkung auf die physische und mentale Lebensqualität als Knieschmerzen oder lumbale Beschwerden (Imagama et al. 2020). Schätzungen zufolge ist bei 65–70 % aller Schulterschmerzen die Rotatorenmanschette beteiligt (Shanahan und Sladek 2011).

Etwa 75 % der Patienten, die sich mit Schulterschmerzen vorstellen, geben Beschwerden im subakromialen Bereich der Schulter an (Ostör et al. 2005). Auch 12 Monate nach Beginn der Beschwerden haben bis zu 50 % der Betroffenen andauernde Einschränkungen der Schulterfunktion (Bartolozzi et al. 1994). Rotatorenmanschetten-assoziierte Schulterschmerzen machen etwa 70 % der Konsultationen bei Schulterschmerzen aus (Dubé et al. 2023).

Begriffsklärung und Einteilung

Es gibt bereits seit vielen Jahren Diskussionen über eine adäquate Bezeichnung von atraumatisch-bedingten Schulterbeschwerden, die im Subakromialraum lokalisiert sind. In der Vergangenheit wurden atraumatische Schulterschmerzen meist als Folge einer subakromialen Pathologie, wie einer Reizung der subakromialen Bursa oder einer Pathologie der Rotatorenmanschette durch den vorderen Teil des Akromions betrachtet und dann als „subakromiales Impingement-Syndrom" (kurz SIS) bezeichnet (Neer 1972).

Gängig ist immer noch die Einteilung in ein primär und ein sekundär bedingtes (extrinsisches) Impingement der Schulter (Abb. 3.1). Beim primären (extrinsischen) Impingement wird die Ursache in der Verkleinerung des Subakromialraums durch Osteophyten, eine atypische Akromionform, Schwellung der Bursa usw. gesehen. Beim sekundären (extrinsischen) Impingement bestehen keine strukturellen Veränderungen im Zusammenhang mit den Symptomen, sondern funktionelle Defizite wie eine Rotatorenmanschettenschwäche/-dysbalance, eine Schulterinstabilität oder eine Skapuladyskinesie, durch die es zu einem sekundären Impingement im Subakromialraum oder im Glenohumeralgelenk kommen soll.

Daneben gibt es die Kategorie des intrinsischen Impingements, bei der die Ursache in der Sehne selbst liegt. Zuletzt werden bei einem inneren (internen) Impingement ein postero- (PSI) und anterosuperioses Impingement (ASI) unterschieden (Lädermann et al. 2016).

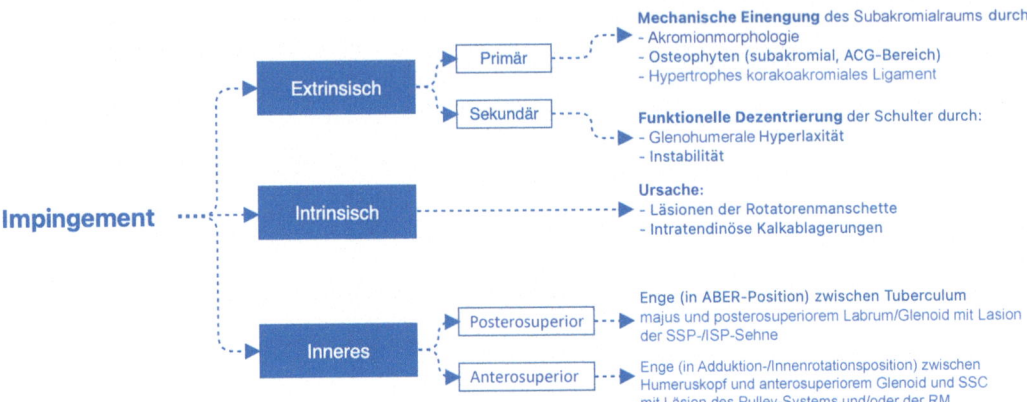

Abb. 3.1 Übersicht über die klassische Einteilung von Impingement-Syndromen an der Schulter. *ABER* Abduktion und Außenrotation, *ACG* Akromioklavikulargelenk, *IR* Innenrotation, *ISP* M. infraspinatus, *RM* Rotatorenmanschette, *SSP* M. supraspinatus

Das Impingement-Konzept war lange Zeit die vorherrschende Theorie über Verletzungen der Sehnen der Rotatorenmanschette und anderer Strukturen im Subakromialraum und diente als Grundlage für klinische Tests, chirurgische Verfahren und Rehabilitationsprotokolle (Cools und Michener 2017). Das bedeutet, dass als Ursache für diese atraumatischen Schulterbeschwerden unterschiedliche Pathologien in Betracht gezogen wurden, die dann unter dem Sammelbegriff „subakromiales Impingement-Syndrom" zusammengefasst wurden. Der Begriff „Syndrom" wird im Allgemeinen verwendet, um eine Kombination von Befunden zu beschreiben, die häufig zusammen auftreten und deren zugrunde liegende Pathogenese unbekannt oder heterogen ist (Cools und Michener 2017).

Es hat sich im Laufe der Zeit aber herausgestellt, dass sich Schulterbeschwerden oftmals nicht eindeutig einer spezifischen pathoanatomischen Struktur zuordnen lassen. Aufgrund der Feststellung, dass Beschwerden durch eine Vielzahl oder Kombinationen von Faktoren (Überbelastung, strukturelle Läsionen, zentrale Sensibilisierung usw.) bedingt sein können, schien der Sammelbegriff „subakromiales Impingement-Syndrom" zur Bezeichnung aller potenzieller Ursachen nicht mehr geeignet zu sein. In den Folgejahren wurden dann alternative Bezeichnungen wie „subakromiales Schmerzsyndrom" oder „Rotatorenmanschetten-assoziierter Schulterschmerz" (rotator cuff related shoulder pain, RCRSP) vorgeschlagen (Powell und Lewis 2021).

Da die Bezeichnung „subakromiales Schmerzsyndrom" der veralteten Bezeichnung des subakromialen Impingement-Syndroms ähnelt, besteht eine Gefahr der Assoziation bzw. Verwechselung zwischen beiden Bezeichnungen. Der Begriff „RCRSP" wird gegenüber dem subakromialen Schmerzsyndrom bevorzugt, da sich das subakromiale Schmerzsyndrom auf einen anatomischen Bereich bezieht, der nach wie vor schwer zu erfassen ist (Powell et al. 2023). Insbesondere im Bereich der Physiotherapie ist die Bezeichnung „RCRSP" mittlerweile sehr verbreitet. Sie bezieht sich auf die klinische Präsentation von Schmerzen, Schwäche und Beeinträchtigungen der Schulterfunktion, die bei der Schulterelevation und -außenrotation auftreten, und wurde vorgeschlagen, um problematische pathoanatomische Diagnosen wie „subakromiales Schmerzsyndrom" zu vermeiden.

Patienten mit Schulterschmerzen, die einen medizinischen Spezialisten aufsuchen, wollen die Ursachen ihrer Beschwerden verstehen. Sie erwarten, dass eine klare Diagnose gestellt wird, die erklärt, warum die Schmerzen aufgetreten sind und welche Behandlungsmöglichkeiten es gibt (Maxwell et al. 2021). Bei der Einführung der Bezeichnung „RCRSP" ging es vor allem darum, Patienten mit Schulterbeschwerden ein alternatives Erklärungsmodell für ihre Beschwerden zu geben, das nicht mehr auf heutzutage überholten Diagnosen beruht.

Die Bezeichnung „RCRSP" wurde 2016 vorgeschlagen und bezieht sich strukturell auf Muskeln und Sehnen sowie die angrenzenden Strukturen wie Schleimbeutel, Knochen, Ligamente, Kapsel, neuronale und vaskuläre Strukturen im Bereich der Schulter (Powell et al. 2023). Die Bezeichnung ist ein Überbegriff, der verschiedene schmerzhafte Zustände der Schulter wie das subakromiale Impingement-Syndrom, die Rotatorenmanschetten-Tendinitis/-Tendinose und Läsionen der Rotatorenmanschette abdecken soll (Lo et al. 2023a). Es wird jedoch kritisiert, dass es sich auch bei der Bezeichnung „RCRSP" abermals um einen Sammelbegriff handelt, der lediglich die strukturellen Ursachen von Schulterbeschwerden erfasst, die im subakromialen Bereich oder im Bereich der Rotatorenmanschette liegen. Andere potenzielle Schmerzursachen, z. B. Verletzungen des Bizeps-Labrum-Komplexes, werden mit dieser Bezeichnung nicht berücksichtigt, sodass man auch grundsätzlich hinterfragen kann, inwieweit Sammelbegriffe heutzutage überhaupt noch zeitgemäß sind (Cools und Michener 2017). Es erscheint schwierig, mit einem Sammelbegriff sämtliche potenzielle Pathologien im Subakromialraum zu erfassen.

Hinzu kommt, dass man heutzutage anerkennt, dass atraumatische Schulterbeschwerden multifaktoriell bedingt sind und Patienten sehr unterschiedliche und individuelle Funktionseinschränkungen aufweisen können. Ein Ansatz, der eine entsprechende Subkategorisierung von Patienten mit Schulterbeschwerden anstrebt, erscheint im Hinblick auf die Optimierung von individuell ausgerichteten Therapiestrategien sinnvoll.

Trotzdem wird es wahrscheinlich immer 2 Lager geben: Auf der einen Seite stehen diejenigen, die alle diagnostischen Bezeichnungen ablehnen, und auf der anderen Seite diejenigen, die weiterhin an pathoanatomischen Diagnosen festhalten (Lewis 2023). Der Vorteil einer pathoanatomischen Diagnose liegt darin, dass die Kommunikation zwischen den unterschiedlichen Spezialisten im Gesundheitssystem erleichtert wird und die spezifischen Behandlungsstrategien für die jeweilige Pathologie optimiert werden können. Diejenigen, die pathoanatomische Bezeichnungen ablehnen, kategorisieren die Beschwerden dann nach der Region (z. B. lateraler Ellenbogenschmerz, plantarer Fersenschmerz) oder anhand der vorherrschenden Symptomatik (z. B. steif/schwach/instabil). Eine Kategorisierung auf Basis der Symptomatik wird vor allem in der Physiotherapie angewendet.

Nachteilig kann dabei jedoch sein, dass die aus einer solchen Klassifikation abgeleitete Therapiestrategie nicht automatisch dem bestmöglichen Vorgehen bei der jeweiligen Pathologie entspricht. Beispielsweise tritt bei einer „Frozen Shoulder" oftmals eine Kombination aus Steifigkeit, Schwäche und Schmerz auf. Die primäre Therapie wäre dann trotzdem im Initialstadium ggf. eine intraartikuläre Injektion und nicht die physiotherapeutische Kräftigung (Lewis et al. 2022).

Pathoanatomische Diagnostik und Klassifizierung

Traditionell beruht die Diagnostik von Schulterbeschwerden auf einem pathoanatomischen Modell, d. h. einem Modell, in dem die Identifikation von Pathologien im Vordergrund steht. Die Zuordnung der Beschwerden zu einer medizinischen Diagnose geht in diesem Modell von einer spezifischen Gewebepathologie aus, von der angenommen wird, dass sie die Ursache für die Schmerzen und Funktionsstörungen darstellt. Anders gesagt stellt die Diagnostik im pathoanatomischen Modell eine Zuordnung der jeweiligen Symptome des Patienten zu einer bestimmten Pathologie dar.

An einem solchen pathoanatomischen Modell wird kritisiert, dass es keine diagnostischen Kategorien liefert, die eine sinnvolle Entscheidungsgrundlage für die Rehabilitation darstellen, und es primär für die chirurgische Entscheidungsfindung geeignet ist (Ludewig et al. 2013; Schellingerhout et al. 2008).

Da in der Physiotherapie in erster Linie bewegungsbezogene Beeinträchtigungen und keine strukturellen Pathologien behandelt werden, führt die alleinige Verwendung eines pathoanatomischen Modells in der Physiotherapie zu einer Trennung zwischen dem Diagnose- und Behandlungsprozess (Ludewig et al. 2013). Das Problem besteht dann darin, dass eine rein pathoanatomische Diagnose impliziert, dass Patienten mit der gleichen Gewebepathologie eine homogene Gruppe bilden, die eine ähnliche Prognose – basierend auf einer „statischen Diagnose" – haben und aufgrund der gleichen Pathologie auch auf die gleiche Art und Weise behandelt werden sollten (McClure und Michener 2015).

In der physiotherapeutischen Praxis zeigt sich diese Diskrepanz dann darin, dass für die angewendete Behandlungsstrategie die pathoanatomische Diagnose nicht ausschlaggebend ist (Miller-Spoto und Gombatto 2014). In der Rehabilitation können sich Symptome und Beeinträchtigungen, trotz gleicher Diagnose, im Laufe des Therapieprozesses verändern und dadurch auch die individuelle Prognose beeinflussen. Aufgrund der speziellen Expertise von Physiotherapeuten im Bereich des muskuloskelettalen Systems wurde für den Bereich Physiotherapie vorgeschlagen, diagnostische Bezeichnungen (sogenannte Label) mit einem Schwerpunkt auf das Bewegungssystem zu etablieren (Ludewig et al. 2013; Norton 2017). Ein solcher Ansatz läge innerhalb des fachlichen Spektrums der Physiotherapie, und solche physiotherapiespezifischen diagnostischen Bezeichnungen des Bewegungssystems könnten verwendet werden, wenn Patienten im Rahmen eines Direktzugangs vorstellig werden oder wenn die Zuweisungsdiagnose unspezifisch ist (z. B. „Schulterschmerzen"; Ludewig et al. 2013).

In einem Expertenkonsens wurden Kriterien im Hinblick auf solche diagnostische Bezeichnungen entwickelt, die sowohl mit dem Konzept des Bewegungssystems als auch mit dem Tätigkeitsbereich von Physiotherapeuten vereinbar sind (Norton 2017):

1. Verwendung standardisierter anatomischer, physiologischer oder funktioneller Begriffe, die den Zustand oder das Syndrom des menschlichen Bewegungssystems präzise beschreiben
2. Verwendung standardisierter bewegungsbezogener Begriffe, die bereits existieren
3. Einbeziehung des Namens der Pathologie, Krankheit oder Störung, die mit der Diagnose in Verbindung steht, falls dies für die Verständlichkeit erforderlich ist
4. Verwendung von Begriffen, die so kurz wie möglich sind, um den klinischen Nutzen zu verbessern

Ein Ansatz, der die pathoanatomische Diagnose und zusätzlich individuellen Funktionseinschränkungen berücksichtigt, erscheint sinnvoll. McClure und Michener (2015) haben mit dem „STAR-Shoulder-System" einen solchen alternativen Ansatz zur Klassifikation von Schulterbeschwerden für die Physiotherapie beschrieben (Abb. 3.2). In diesem Ansatz werden neben der pathoanatomischen Diagnose auch die individuellen Beeinträchtigungen des Patienten und die Gewebeirritierbarkeit berücksichtigt, um die Rehabilitation effizienter zu gestalten. Es handelt sich um einen Ansatz mit 3 Ebenen, der Screening (Ebene 1), pathoanatomische Diagnose (Ebene 2) und eine Klassifizierung der Rehabilitation auf der Beurteilung der Irritierbarkeit und der primären Beeinträchtigungen des Patienten (Ebene 3) umfasst.

Ebene 1: Screening
Das Screening umfasst eine Anamnese und eine grundlegende körperliche Untersuchung, um sich einen Überblick über das Problem zu verschaffen und mögliche Red Flags (z. B. Tumor, Infektion, Fraktur, neurologisches Problem, viszerale Pathologie) und Yellow Flags (z. B. Bewegungsangst, Katastrophisierung, psychosoziale Probleme) zu erkennen.

Ebene 2: Pathoanatomische Diagnose
Auf dieser Ebene wird zunächst überprüft, ob die Symptome auf eine Schulterpathologie zurückzuführen sind und keine andere Ursache vorliegt (z. B. Halswirbelsäule [HWS]) haben. Die pathoanatomische Diagnose wird anschließend auf Grundlage der Identifikation der mutmaßlichen Gewebepathologie, die die Symptome verursacht, gestellt. Beim postoperativen Patienten ist die

3.1 Rotatorenmanschetten-assoziierter Schulterschmerz

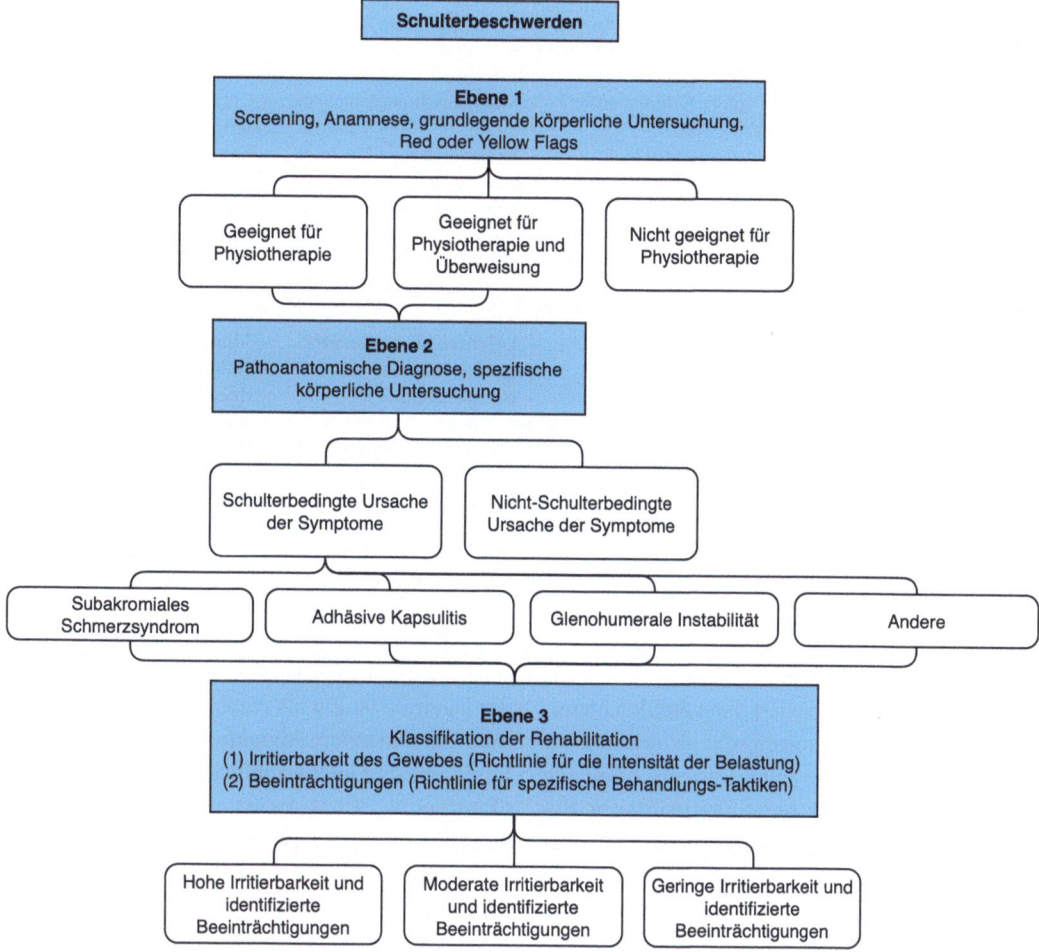

Abb. 3.2 Gesamtsystem zur Klassifizierung, das Screening, pathoanatomische Diagnose und Rehabilitationsklassifizierung umfasst. Die spezifischen pathoanatomischen Diagnosen, die auf der Ebene 2 aufgeführt sind, werden nur als allgemeine Beispiele genannt und stellen keine vollständige Liste dar. Der Übersichtlichkeit halber werden die pathoanatomische Diagnose und die Rehabilitationsklassifizierung nacheinander aufgeführt. Beide ergeben sich jedoch in erster Linie aus der Anamnese und der körperlichen Untersuchung und werden in der Praxis wahrscheinlich eher parallel als nacheinander erhoben. (Aus: McClure und Michener 2015; Übersetzung des Autors)

pathologische Diagnose eindeutig dadurch definiert, welche Gewebe operativ adressiert wurden.

Zur pathoanatomischen Diagnosestellung werden die Anamnese und die Befunde der körperlichen Untersuchung aus der Ebene 1 zusammen mit den Ergebnissen von speziellen Testungen der Schulter (z. B. Apprehension-Test bei glenohumeraler Instabilität) sowie bildgebender Verfahren (Sonografie, Röntgen, Magnetresonanztomografie [MRT] etc.) verwendet. Eine der wichtigsten Entscheidungen, die auf dieser Ebene getroffen wird, ist die zwischen Operation und Nicht-Operation.

Ebene 3: Gewebeirritierbarkeit und Beeinträchtigungen

Die Steuerung der Behandlungsintensität basiert auf dem Stadium der Gewebeirritierbarkeit (Tab. 3.1). Die patientenspezifischen Beeinträchtigungen dienen als Grundlage für die Auswahl der geeigneten Rehabilitationsmaßnahmen. Das Konzept der „Irritierbarkeit" soll die Kapazität

Tab. 3.1 Definitionen für 3 Stadien der Gewebeirritierbarkeit

	Stadium der Irritierbarkeit		
	Hoch	Moderat	Niedrig
Anamnese und Untersuchungsergebnisse	– Starke Schmerzen (VAS: 7/10) – Anhaltende Nacht- oder Ruheschmerzen – Schmerzen vor Ende des ROM – aROM < pROM – Starke Beeinträchtigung	– Mäßige Schmerzen (VAS: 4–6/10) – Intermittierende Nacht- oder Ruheschmerzen – Schmerzen am Ende des ROM – aROM ≈ pROM – Mäßige Beeinträchtigung	– Geringe Schmerzen (VAS: 3/10) – Keine Nacht- oder Ruheschmerzen – Geringe Schmerzen bei Überdruck – aROM = pROM – Geringe Beeinträchtigung
Fokus der Therapie	**– Physischen Stress minimieren** – Modifikation der Aktivität – Beeinträchtigungen überwachen	**– Leichter bis moderater physischer Stress** – Beeinträchtigungen adressieren – Wiederherstellung der grundlegenden Basisaktivitäten	**– Moderater bis hoher physischer Stress** – Beeinträchtigungen adressieren – Wiederherstellung von Aktivitäten mit hohem Anspruch

aROM aktives Bewegungsausmaß, *pROM* passives Bewegungsausmaß, *ROM* Range of Motion (Bewegungsausmaß), *VAS* visuelle Analogskala (von 0 = „kein Schmerz" bis 10 = „stärkster vorstellbarer Schmerz")

des Gewebes widerspiegeln, mit physischen Belastungen fertig zu werden.

Die Rehabilitation basiert dann auf den identifizierten Beeinträchtigungen, die als relevant für die Pathologie oder die Funktionseinschränkung betrachtet werden. Die Identifikation dieser Beeinträchtigungen ist ein wesentlicher Teil der Untersuchung, da Patienten mit der gleichen pathoanatomischen Diagnose und dem gleichen Grad der Irritierbarkeit unterschiedliche Beeinträchtigungen haben können und daher unterschiedliche Interventionsstrategien benötigen.

Im Zusammenhang mit einer Operation wäre die frühe postoperative Phase gleichbedeutend mit hoher Irritierbarkeit, mit entsprechend geringer Belastungsfähigkeit und entsprechender Einschränkung der Funktion. Die zunehmende Gewebeheilung im fortschreitenden Rehabilitationsprozess geht dann typischerweise mit geringerer Irritierbarkeit und höherer Belastungstoleranz einher.

Biomechanik

Es ist bekannt, dass bei der Bewegung der Schulter ein Teil der Muskeln zur Stabilisation und ein anderer Teil zur Erzeugung eines Drehmoments, d. h. zur Bewegung des Gelenkes, eingesetzt werden (Boettcher et al. 2010). Während der M. infraspinatus (ISP) unabhängig von der Schulterabduktionsposition als Außenrotator wirkt, scheint der M. supraspinatus (SSP) vor allem in der Neutralposition als Außenrotator zu arbeiten, mit zunehmender Abduktion dann aber eine Funktion als Gelenkstabilisator zu übernehmen (Tardo et al. 2013). Es ist auch nicht spezifisch der SSP, der als Hauptmuskel die Abduktion initiiert. Unter anderem sind neben dem SSP auch der ISP, der M. deltoideus und die periskapuläre Muskulatur bereits vor der Abduktion aktiviert (Reed et al. 2013).

In der Vergangenheit wurde angenommen, dass bei Schulterbewegungen die Rotatorenmanschette durch eine synchrone Kontraktion den Humeruskopf im Glenohumeralgelenk stabilisiert (Lewis 2016). Diese Rolle der Rotatorenmanschette wird meist auch mit einer „Aufrechterhaltung der dynamischen glenohumeralen Stabilität bei Schulterbewegungen durch die Zentrierung des Humeruskopfes im Glenohumeralgelenk" beschrieben (Boettcher et al. 2010; Reinold et al. 2009). Untersuchungen deuten jedoch darauf hin, dass die Rotatorenmanschette asynchron aktiviert wird. Während der posteriore Anteil (SSP/ISP) bei Flexionsbewegungen aktiv ist, scheint der anteriore Anteil (M. subscapularis [SSC]) bei Extensionsbewegungen aktiviert zu werden (Kronberg et al. 1990; Wattanaprakornkul et al. 2011). Die Annahme ist, dass so Gleitbewegungen des Humeruskopfes bei der Flexions- und Extensionsbewegung durch die Rotatorenmanschette limitiert werden und der Humeruskopf zentriert bleibt.

Die Rotatorenmanschette gleicht zudem die kranialisierende Wirkung des M. deltoideus während der Elevation durch eine Kompression im Schultergelenk aus und verhindert dadurch eine Subluxation des Humeruskopfes nach kranial (Hawkes et al. 2019). Eine Dysfunktion der Rotatorenmanschette könnte demnach eine Kranialisation des Humeruskopfes und ein sekundäres Impingement begünstigen. Die glenohumerale Gelenkkapsel steht in enger Verbindung mit der Rotatorenmanschette (Adams et al. 2016). Unmittelbar angrenzend an die Rotatorenmanschette liegt die Bursa subacromialis. Die Bursa subacromialis ist die wichtigste Bursa in der Schulter. Sie unterstützt die Beweglichkeit und ist ebenfalls häufig an Schulterbeschwerden beteiligt (Kennedy et al. 2017).

Schmerzmechanismus
Die zugrunde liegenden Schmerzmechanismen bei RCRSP werden weiterhin diskutiert. Im ursprünglichen Konzept der RCRSP wurde in erster Linie eine exzessive und maladaptive Schulterbelastung im Zusammenhang mit den beschriebenen Beschwerden gesehen (Lewis 2016). Verfechter des RCRSP-Konzepts erkennen aber mittlerweile an, dass eine solche Überbelastung multidimensional bedingt sein kann. Das bedeutet, dass auch andere Faktoren (psychosoziale, genetische, endokrine, Lebensstilfaktoren usw.) im Zusammenhang mit den Beschwerden stehen können (Lo et al. 2023b).

Die derzeitigen Forschungsergebnisse sprechen nicht für eine rein mechanische Genese von RCRSP. So konnte bislang keine eindeutige Korrelation zwischen RCRSP und mechanischen Faktoren wie dem akromiohumeralen Abstand, dem kritischen Schulterwinkel, der Akromionform oder einer Skapuladyskinesie nachgewiesen werden (Lo et al. 2023a).

Einer anderen „biomechanischen" Theorie zufolge könnte ein Anschwellen der Rotatorenmanschette im Zusammenhang mit einer Tendinopathie zu einer Verkleinerung des Subakromialraums und einer Impingement-Symptomatik führen. Tendinopathisch veränderte Sehnen reagieren auf Belastung mit einer vermehrten Bindung von Wasser in der Sehne durch eine Erhöhung des Anteils an Glykosaminoglykanen, was ein solches Anschwellen der Rotatorenmanschette erklären könnte (McCreesh et al. 2017).

Daneben könnte eine Dysfunktion oder Dysbalance der Rotatorenmanschettenaktivität zu einem sekundären Impingement führen. Früher wurde angenommen, dass die destabilisierende Wirkung der Hauptbewegungsmuskeln des Arms durch eine synchrone Aktivierung der Rotatorenmanschette ausgeglichen wird. Eine gestörte Muskelkoordination im Bereich der Schultergürtelmuskulatur könnte also auch eine Rolle bei der Entwicklung von subakromialen Beschwerden spielen (Hawkes et al. 2019).

Die Evidenz deutet jedoch auf biochemische Faktoren hin, die entzündliche Veränderungen auf Gewebeebene und Schmerzen auslösen (Chillemi et al. 2016; Savitskaya et al. 2011). Da im Zusammenhang mit RCRSP oftmals ausstrahlende Beschwerden sowie eine allgemeine Hyperalgesie auftreten, könnte eine zentrale Sensibilisierung ebenfalls ein Einflussfaktor bei RCRSP sein (Ngomo et al. 2015). Die zentrale Sensibilisierung könnte, ebenso wie mechanische und neuropathische Faktoren, dann sekundär auftreten.

Klinik
Differenzialdiagnostisch muss der RCRSP von einer Schultersteife oder einer Schulterinstabilität abgegrenzt werden. Durch die Prüfung des passiven, glenohumeralen Bewegungsausmaßes kann eine Schultersteife, wie sie typischerweise bei einer Omarthrose oder einer Kapsulitis vorkommt, meist schnell ausgeschlossen werden. Auch wenn ein glenohumerales Innenrotationsdefizit (GIRD) bzw. eine posteriore Schultersteife nicht zwangsläufig mit Schmerzen oder einer zukünftigen Verletzung assoziiert sein müssen, erscheint es sinnvoll, das Bewegungsausmaß dahingehend zu beurteilen, ob Defizite oder eine Steife vorliegen, insbesondere bei leistungsorientierten Überkopfsportathleten (Wurfsportarten, Schwimmen).

Daneben müssen von der HWS in die Schulter ausstrahlende Beschwerden abgegrenzt und die Irritierbarkeit der Symptomatik eingeschätzt werden. Da ein möglicher Zusammenhang von RCRSP mit zervikalen und/oder thorakalen Bewegungseinschränkungen beschrieben ist, sollte die Mobilität insbesondere dieser Abschnitte der Wirbelsäule untersucht werden (Manoso-Hernando et al. 2024).

Ausgehend von der Beobachtung, dass der Kontext bei der Implementation einer Trainingstherapie bei Patienten mit RCRSP eine wichtige Rolle spielt, sollte auch die initiale Untersuchung vom Patienten als sinnhaft und zielgerichtet empfunden werden (Powell et al. 2023). Dabei ist es von größerem Wert, durch die Untersuchung eine positive Erwartungshaltung des Patienten im Hinblick auf seine Genesung und eine Verbesserung der schmerzspezifischen Selbstwirksamkeit zu erzielen, als eine pathoanatomische Diagnose zu stellen.

Verfahren wie die „Shoulder Symptom Modification Procedure" (SSMP) scheinen hierfür besser geeignet zu sein als klassische orthopädische Testungen, zumal weiterhin diskutiert wird, inwieweit es überhaupt möglich ist, eine eindeutige strukturelle Diagnose bei Beschwerden im Bereich des Subakromialraums zu stellen. Neben der SSMP können auch die Auswirkungen von Modifikationen der Belastung, der Bewegungsgeschwindigkeit oder des Hebelarms im Hinblick auf eine Schmerzreduktion während der schmerzhaften Bewegung untersucht werden.

Shoulder Symptom Modification Procedure
In den letzten Jahren hat sich die Beurteilung von muskuloskelettalen Beschwerden aufgrund des limitierten Aussagewertes der traditionellen orthopädischen Tests hin zu einem globaleren, systembasierten Ansatz entwickelt (Willmore und Smith 2016). Die Beschreibung der SSMP stellte in diesem Zusammenhang einen Paradigmenwechsel in der Art und Weise der Schulteruntersuchung dar (Lewis 2009).

Bei der SSMP handelt es sich um ein therapieorientiertes Assessment-Tool. Die SSMP wurde aufgrund der Schwierigkeit, aus klinischen Assessments und bildgebenden Verfahren eine strukturelle Diagnose bei Schulterbeschwerden abzuleiten, entwickelt. Hintergrund ist, dass eine Festlegung des physiotherapeutischen Vorgehens auf Basis orthopädischer Assessments und bildgebender Verfahren die den Symptomen zugrunde liegenden Mechanismen meist nicht korrekt widerspiegelt. Dies ist auf eine schlechte Korrelation zwischen strukturellen Veränderungen und Symptomen sowie auf eine mangelnde Aussagefähigkeit der orthopädischen Assessments zurückzuführen (Lewis et al. 2016).

Eine grundlegende Voraussetzung dafür, dass ein klinisches Assessment eine Struktur erfasst, ist die Fähigkeit des Assessments, die jeweilige Struktur isoliert zu bewerten (Lewis et al. 2015). Die „klassischen" orthopädischen Assessments sind jedoch nicht strukturspezifisch. So werden beispielsweise im Full-Can- bzw. Empty-Can-Test neben dem SSP als Zielmuskel noch 8 (bzw. 9) weitere Schultermuskeln gleichermaßen aktiviert, was darauf hindeutet, dass das Testen eines einzelnen Muskels wahrscheinlich kaum möglich ist (Boettcher et al. 2009). Das heißt, in den gängigen orthopädischen Assessments werden multiple Strukturen beeinflusst, und es erscheint unwahrscheinlich, dass diese Testungen zur Bewertung einer einzelnen Struktur geeignet sind (Lewis et al. 2015). Hinzu kommt, dass oftmals eine Diskrepanz zwischen radiologischen Untersuchungsergebnissen und Symptomen besteht.

Es wird daher diskutiert, ob Assessment und Therapie auch nur auf Symptomen basieren könnten, ohne dass eine eindeutige strukturelle Diagnose erforderlich ist. Die Ansätze von Mulligan und McKenzie zielen beispielsweise auf eine Verbesserung der Symptome des Patienten ab, was dann wiederum direkt in der Therapie berücksichtigt werden kann (Lewis et al. 2016).

Einen vergleichbaren Ansatz verfolgt die SSMP. Mit dieser wird systematisch der Einfluss der thorakalen Haltung sowie der Skapula- und Humeruskopfposition auf Schultersymptome untersucht. Die SSMP ist ein systematischer Ansatz zur Bewertung klinischer Variablen, die mit Schultersymptomen in Verbindung stehen können. Das Assessment besteht aus einer Reihe von

Verfahren, die angewandt werden, während der Patient die symptomauslösende Tätigkeit oder Bewegung ausführt (Lewis 2009), um festzustellen, ob durch diese eine sofortige Veränderung der Symptomatik möglich ist (mindestens 30 % Schmerzlinderung und reproduzierbarer Effekt). Das bedeutet, dass nicht die Veränderung des Ausmaßes einer Bewegungsdyskinesie das Ziel der SSMP ist, sondern die Reduktion der angegebenen Symptome, die durch die Testdurchführung bewirkt werden kann (Willmore und Smith 2016). Der genaue Wirkungsmechanismus, der dabei zu einer potenziellen Modifikation von Symptomen führt, ist derzeit nicht bekannt. Möglicherweise spielen eine Weichteil-/Gelenkverlagerung und eine Veränderung der sensomotorischen Kontrolle oder der Neuromodulation eine Rolle (Lewis 2009). Alle Verfahren der SSMP basieren auf Hands-on-Techniken, die für sich genommen auch einen unspezifischen Effekt auf die Symptome haben könnten.

Funktionell arbeitet die skapulothorakale Muskulatur mit der Rotatorenmanschette zusammen. Die glenohumerale Rotation erfordert eine Stabilisation der Skapula durch die skapulothorakale Muskulatur gegenüber der Wirkung der Rotatorenmanschette (Boettcher et al. 2010). Dies könnte erklären, warum sowohl die statische als auch die dynamische glenohumerale Rotation, die im Zusammenhang mit der SSMP eingesetzt werden, z. B. eine Skapuladyskinesie modifizieren können (Willmore und Smith 2016). Die SSMP besteht aus 3 Bereichen, die darauf abzielen (Lewis et al. 2016):

1. den Zusammenhang zwischen der Haltung der Brustwirbelsäule (BWS) und den Symptomen zu untersuchen;
2. die Auswirkungen der Skapulaposition auf die Symptome zu untersuchen;
3. die Auswirkungen der Beziehung zwischen Humeruskopf und Skapula auf die Symptome zu untersuchen.

Wenn eines der Verfahren der SSMP zu einer positiven Veränderung der Schultersymptome führt, wird dieses dann unmittelbar für die Behandlung herangezogen. Heutzutage ist bekannt, dass die Ergebnisse in Bezug auf Schmerzen und Funktion nicht mit einer Wiederherstellung einer perfekten Kinematik zusammenhängen. Daher ist nicht die Veränderung der Kinematik an sich das Ziel der Verbesserungstests, sondern vielmehr die Verringerung der angegebenen Symptome, die durch ihre Anwendung erreicht werden kann.

Haltung der Brustwirbelsäule

Das SSMP-Protokoll beginnt mit der Untersuchung der Auswirkungen einer Veränderung der thorakalen Kyphose auf die Schultersymptome. Dabei wird die Auswirkung einer aktiven thorakalen Extension oder Flexion auf die schmerzhafte Schulteraktivität untersucht.

Der Patient wird instruiert, den Brustkorb aktiv anzuheben und diese extendierte Position beizubehalten, während die provozierende Schulterbewegung durchgeführt wird (Abb. 3.3). Alternativ kann während sportlicher Aktivitäten auch ein Tape mit einer „Erinnerungsfunktion" für die thorakale Extension eingesetzt werden. Wenn die thorakale Extension zu einer vollständigen Linderung der Symptome führt, ist die diagnostische Phase abgeschlossen. Es wird dann ein Behandlungsplan mit Haltungskorrekturen, gezielten Trainingsvarianten und Hands-on-Techniken erstellt, um die Extension der BWS bei diesen spezifischen Aktivitäten zu optimieren.

Skapulaposition

Sollten die thorakalen Korrekturen keine Veränderung der Beschwerden bewirken, werden Techniken an der Skapula durchgeführt. Ziel ist eine Repositionierung der Skapula vor dem Bewegungsbeginn der jeweiligen schmerzhaften Schulterbewegung. Dabei können einfache Bewegungen der Skapula manuell unterstützt werden, bei dynamischeren Aktivitäten kann ein Tape genutzt werden (Abb. 3.4). Durch die Modifikation der Ausgangsstellung der Skapula und der anschließenden Schulterbewegung aus dieser modifizierten Skapulaposition heraus wird beurteilt, welche Position der Skapula die Symptome positiv beeinflussen kann. Ziel in der Therapie ist es dann, die motorische Kontrolle der Skapula in Anlehnung an diese Untersuchungs-

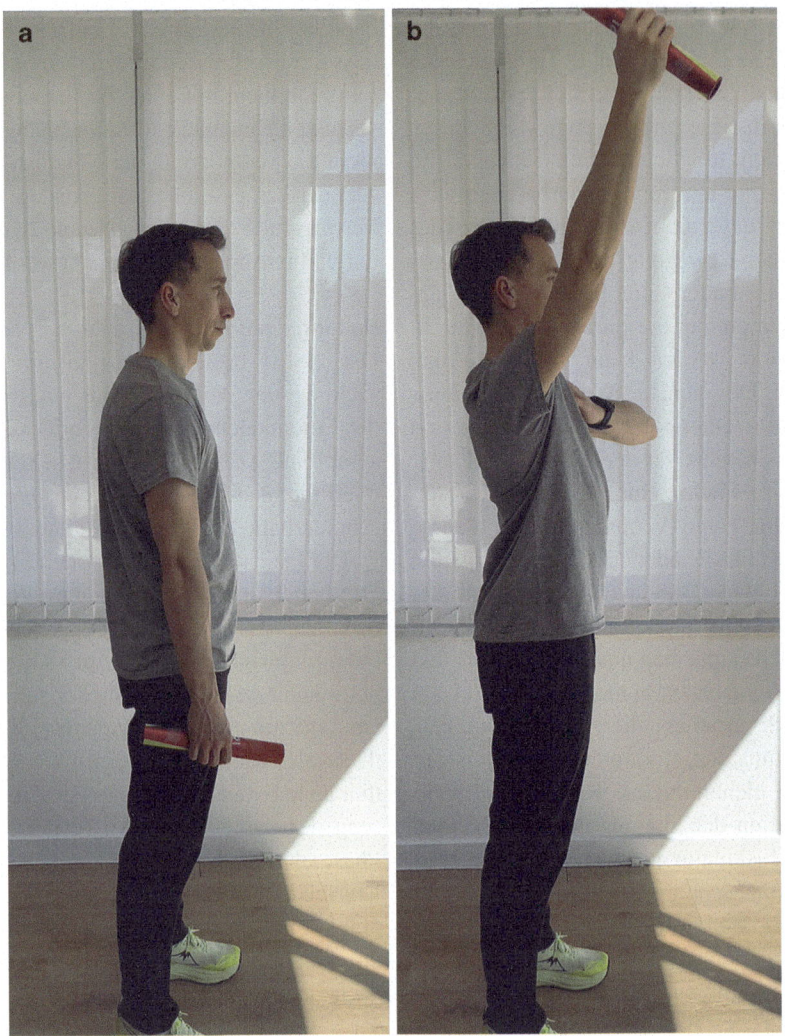

Abb. 3.3 a, b Haltungskorrektur des Thorax. Durchführung der symptomatischen Flexion der Schulter in natürlicher Position. Dann Wiederholung der Flexion bei gleichzeitiger aktiver Thoraxextension (Palpation des Sternums)

ergebnisse zu verändern, um so die Symptome zu reduzieren oder zu lindern.

▶ **Praxistipp** Im Gegensatz zum Scapula-Assistance-Test wird in der SSMP die Skapula lediglich in eine veränderte Position gebracht und die Schulter dann in die schmerzhafte Richtung bewegt. Es erfolgt keine Unterstützung der Skapulabewegung über den Bewegungsablauf.

Humeruskopfposition

Die humeralen Techniken der SSMP konzentrieren sich auf die Manipulation der Position des Humeruskopfes durch eine Depression, Elevation oder ein anteriores/posteriores Gleiten (Abb. 3.5). Ziel ist es dabei, die Symptome des Patienten zu reduzieren. Wenn es durch eine Modifikation der Humeruskopfposition zu einer Symptomverbesserung kommt, wird die Manipulation in die Therapie aufgenommen.

Sollten diese 3 Testungen der SSMP die Symptome nicht ausreichend lindern, wird zuletzt eine potenzielle (Neuro-)Modulation der Beschwerden an der Schulter durch manuelle Techniken im Bereich der HWS, der BWS und der Schulter untersucht.

3.1 Rotatorenmanschetten-assoziierter Schulterschmerz

Abb. 3.4 a, b Korrektur der Skapulaposition. Durchführung der symptomatischen Flexion der Schulter in natürlicher Position. Die symptomatische Bewegung wird dann wiederholt, während die Skapula passiv in 1 von 3 Bewegungsebenen (Elevation/Depression, Protraktion/Retraktion, anteriore/posteriore Kippung [Tilt]) oder passiv in einer Kombination verschiedener Ebenen positioniert wird. Der Skapula wird dann erlaubt, sich zu bewegen und in ihre „neue" Startposition zurückzukehren. Die Skapulabewegung wird dabei weder erleichtert noch eingeschränkt

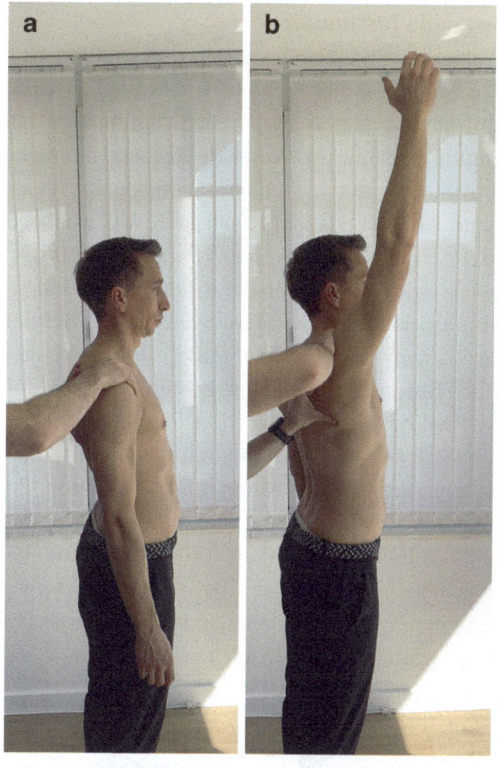

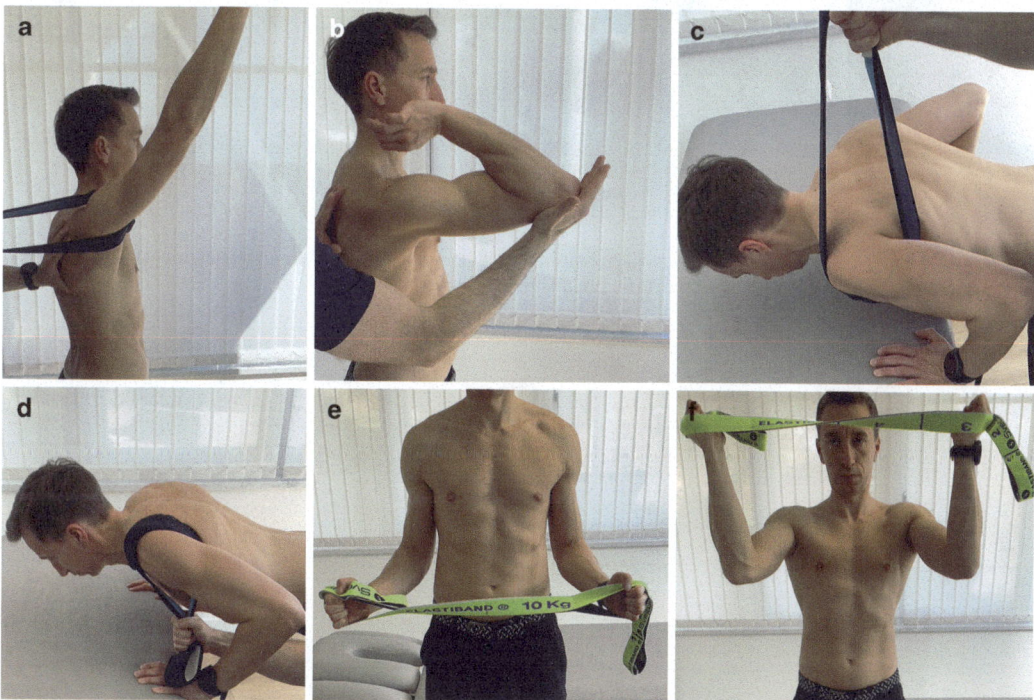

Abb. 3.5 a–d Manipulation der Humeruskopfposition. **a** Schulterflexion mit anteroposteriorer Schulterstabilisation. **b** Nach einer isometrischen Kontraktion (kaudal) wird die schmerzhafte Bewegung der Schulter erneut getestet. **c, d** Beurteilung der Gewichtsbelastung mit anteroposteriorem und posteroanteriorem Zug auf die Schulter. **e, f** Testung des Einflusses einer aktiven Außenrotation auf die schmerzhafte Bewegung

Spezielle Testungen

Wenn orthopädische Testungen durchgeführt werden, sollten immer mehrere Tests als „Test-Cluster" angewendet werden. Die Kombination aus Painful arc, Hawkins-Kennedy-Test und Schmerzprovokation durch Außenrotation gegen Widerstand können als ein solches Test-Cluster bei RCRSP angewendet werden (Park et al. 2005).

Da eine Dysfunktion der Rotatorenmanschette oftmals sekundär zu Beschwerden im Bereich der langen Bizepssehne (LBS) führt, können LBS-Testungen auch im Zusammenhang mit RCRSP positiv ausfallen. Bei Patienten mit Beschwerden im Subakromialraum wurden Kraftdefizite der Außenrotation und Abduktion der Schulter sowie bei der horizontalen Extension und Protraktion im Skapulothorakalgelenk beobachtet (Clausen et al. 2017). Die Objektivierung der Kraft sollte daher speziell für diese Bewegungsrichtungen erfolgen.

Je nach Beschwerdebild und Irritierbarkeit kann ergänzend die Elevation in der Skapulabene und die Außenrotation in Seiten- oder Bauchlage mit Gewicht (2–3 kg) bis zur Ermüdungsgrenze durchgeführt werden (Abb. 3.6). Da die Rotatorenmanschette eine Rolle als Stabilisator in der offenen kinetischen Kette und zur Bewegung in der geschlossenen Kette ausübt, bietet es sich an, die Rotation mit und ohne Unterstützung zu untersuchen. Das aktiv erzielbare Bewegungsausmaß kann mit dem passiven Bewegungsausmaß abgeglichen werden. Bei der Testung ohne Unterstützung der Schulter in Bauchlage spielt dann auch die skapulothorakale Anbindung eine größere Rolle.

Da die Greifkraft mit der Außenrotationskraft der Schulter korreliert, kann diese ergänzend gemessen werden (Abb. 3.7; Horsley et al. 2016). Auch der Seated Medicine Ball Throw korreliert (im Gegensatz zum Upper-Quarter-Y-Balance-

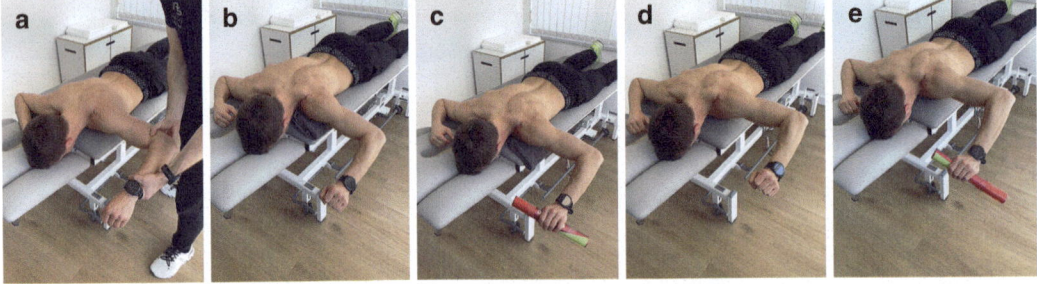

Abb. 3.6 a–e Untersuchung der muskulären Kapazität in Bauchlage. **a** Passiv. **b** Aktiv-unterstützt. **c** Aktiv-unterstützt mit Gewicht. **d** Aktiv ohne Unterstützung. **e** Aktiv ohne Unterstützung mit Gewicht

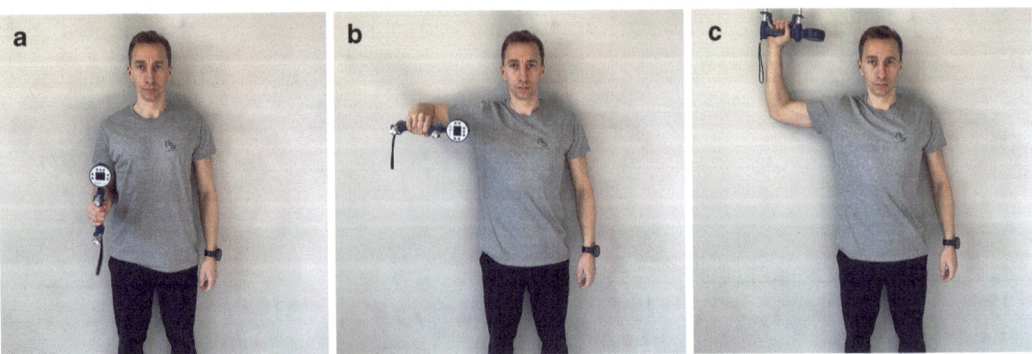

Abb. 3.7 a–c Messung der Greifkraft. **a** In Neutralstellung. **b** In 90°-Abduktion. **c** In 90°-Abduktion mit 90°-Außenrotation

Test) mit der Kraft der Rotatorenmanschette (Borms et al. 2016).

Zur Verlaufs- und Ergebnismessung können der „Shoulder Pain and Disability Index" (SPADI) und der „Quick-Disabilities of the Arm, Shoulder and Hand" (QuickDASH) verwendet werden (Chester et al. 2017).

Therapie

Das initiale Management bei Beschwerden im Bereich der Rotatorenmanschette beinhaltet eine Modifikation der Aktivitäten, die Patientenedukation und eine Trainingstherapie (Lafrance et al. 2022). Es ist jedoch nach wie vor unklar, welche Faktoren mit einem positiven physiotherapeutischen Therapieergebnis zusammenhängen (Kromer et al. 2024).

Die Patientenedukation soll das Verständnis des Patienten für sein Beschwerdebild und die Therapieoptionen erweitern. Darüber hinaus dient sie auch dazu, das Vertrauen und die Selbstwirksamkeit zu verbessern sowie Bewegungsangst und die Katastrophisierung von Schmerzen zu reduzieren. Für die Patientenedukation hat sich die Bereitstellung von Informationen zur Schulter (Anatomie und Funktion), Grundlagen der Schmerzforschung sowie Empfehlungen zum Schmerzmanagement (Tag und Nacht) und zur Modifikation von Aktivitäten (wann sollte man steigern oder reduzieren) bewährt (Dubé et al. 2023).

Trainingstherapie

Zur Behandlung von Patienten mit RCRSP wird grundsätzlich eine aktive Trainingstherapie empfohlen (Pieters et al. 2020).

▶ **Praxistipp** Die den Effekten einer Trainingstherapie zugrunde liegenden kausalen Mechanismen sind nach wie vor nicht vollständig verstanden. Eine Trainingstherapie kann Schmerzen und Funktionseinschränkungen bei Patienten mit RCRSP verbessern, ohne dass es zu einer Normalisierung der Kraft, der skapulothorakalen Kinematik oder dem Muskel-Timing bzw. der Muskelaktivierung kommt (Powell und Lewis 2021).

Neben exzentrischen und konzentrische Trainingsvarianten scheinen bei RCRSP-assoziierten Beschwerden insbesondere auch Übungen zur Verbesserung der Beweglichkeit und der Propriozeption geeignet zu sein (Cooper et al. 2023). Im Zusammenhang mit RCRSP werden zudem regelhaft ein Krafttraining sowie Übungen zur Verbesserung der motorischen Kontrolle empfohlen (Lafrance et al. 2021). Das Krafttraining zielt darauf ab, die Kraftentwicklung des Muskels und die Belastbarkeit seiner Sehne zu erhöhen. Meist werden in der initialen Phase der Rehabilitation isometrische Trainingsvarianten eingesetzt und exzentrische Trainingsvarianten erst in der fortgeschrittenen Phase der Therapie durchgeführt (Augusto et al. 2024).

Immer noch unklar ist, ob bei Patienten mit RCRSP spezifische Übungen (und wenn ja, welche) durchgeführt werden sollten. Eine Überlegenheit einer bestimmten Auswahl an Trainingsvarianten konnte bislang nicht nachgewiesen werden (Page et al. 2016; Shire et al. 2017). Weder skapulaspezifische noch spezifische glenohumerale Trainingsvarianten scheinen einen Vorteil gegenüber einem generalisierten Trainingsansatz bei RCRSP zu haben.

Das Gleiche gilt hinsichtlich der „Dosierung" der eingesetzten Trainingsvarianten. Auch hier gibt es derzeit keinen Konsens (McConnell et al. 2024). Dieser fehlende Konsens spiegelt sich in der Heterogenität der Übungsauswahl und der Dosierung der Übungen wider, die Physiotherapeuten in ihrer Behandlung dann tatsächlich einsetzen (Augusto et al. 2024; Smythe et al. 2020).

Zur gezielten Muskelaktivierung werden meist EMG-Untersuchungen (EMG = Elektromyografie) herangezogen, die Aktivierungsmuster im Zusammenhang mit bestimmten Trainingsvarianten untersucht haben. Beispielsweise steigt die Aktivierung des SSP mit zunehmendem Widerstand in die Außenrotation (Dark et al. 2007). Daraus wird dann für die klinische Praxis abgeleitet, dass ein entsprechend hoher Widerstand eingesetzt werden muss, wenn der SSP als Zielmuskel adressiert werden soll. Aufgrund der Beobachtung, dass der SSP in höhergradigen Abduktionspositionen der Schulter hingegen als Stabilisator arbeitet, sollte in diesem Bewegungsbereich der Arm unterstützt werden, falls die Belastung auf diesen Muskel reduziert werden soll (Tardo et al. 2013).

Da die klinischen Verbesserungen durch ein Training nicht mit einer Veränderung der EMG-basierten Aktivierungsmuster der Rotatorenmanschette oder der periskapulären Muskulatur zusammenhängen, sollte die Therapie allerdings nicht allein auf EMG-Veränderungen ausgelegt sein (Ortega-Cebrián et al. 2021). Auch die mittlerweile bekannte asynchrone Aktivierung der Rotatorenmanschette während der Schulterbewegung oder die Testergebnisse der SSMP können als Grundlage für eine patientenspezifische Übungsauswahl dienen (Lewis 2016).

▶ **Praxistipp** Das Ziel eines Krafttrainings bei Patienten mit RCRSP liegt meist in der Erhöhung der Schulterkraft. In diesem „biomechanischen" Ansatz geht man von einer Korrelation zwischen der Erhöhung der Schulterkraft auf der einen Seite und der Verbesserung der Schulterfunktion sowie der Reduktion von Schmerzen auf der anderen Seite aus. Obwohl dieser Zusammenhang plausibel erscheint, steht eine Verbesserung der Muskelkraft nicht automatisch mit einer Verbesserung der Schulterfunktion und der Reduktion von Schulterbeschwerden bei Patienten mit RCRSP in Verbindung (Powell und Lewis 2021).

Die Art und Weise, wie ein Trainingsprogramm verordnet wird, spielt eine mindestens genauso wichtige Rolle im Hinblick auf das Therapieergebnis, wie das Programm selbst. Ein strukturiertes und individualisiertes Trainingsprogramm beeinflusst das Therapieergebnis positiv (Powell et al. 2023). Neben der Individualisierung sollte das Trainingsprogramm einen pragmatischen Wert für den Patienten haben, eine höhere Wiederholungsanzahl beinhalten und über ein Zeitfenster von mindestens 3 Monaten durchgeführt werden (Littlewood et al. 2015). Das bedeutet, dass sich ein Rehabilitationsprogramm trotz gleicher Diagnose aufgrund der patientenspezifischen Individualisierung zwischen verschiedenen Personen immer unterscheiden wird. Daneben sollte das Trainingsprogramm auf neurokognitiver Ebene stimulierend sein, eine Progression aufweisen und für den Patienten erkennbar zielgerichtet ausgerichtet sein.

Eine Ausrichtung der Übungsauswahl und der Dosierung ausgehend von der Irritierbarkeit der Symptomatik erscheint ebenfalls sinnvoll. So könnten initial einfache Trainingsvarianten in einem kontrollierten Kontext durchgeführt werden (isometrische Trainingsvarianten, niedriges Gewicht, kurzer Hebelarm, isolierte Bewegungsebene, geringe Ermüdung etc.), um dann im weiteren Verlauf progressiv die neurokognitiven Herausforderungen zu steigern. Die Individualisierung in diesem Stadium kann dann beispielsweise von den in der Kapazitätstestung festgestellten Defiziten und der provokativen Aktivität ausgehen. Ein unspezifisches Trainingsprogramm könnte aus elementaren Schulterübungen aus den Bereichen Ziehen, Drücken, Tragen, Heben usw. bestehen, die dann durch Faktoren wie Bewegungsausmaß, geschlossene/offene kinetische Kette, Bewegungsgeschwindigkeit, Kontext oder Gewichtsbelastung modifiziert werden können (Abb. 3.8 und 3.9).

Eine Integration der kinetischen Kette ist möglich und vor allem dann sinnvoll, wenn die Zielsportart dies erfordert (z. B. bei Wurfsportarten). Ein Zusammenhang zwischen einer Dysfunktion innerhalb der kinetischen Kette und Schulterbeschwerden wird allerdings immer noch diskutiert (Machado et al. 2023; Pontillo et al. 2018).

▶ **Praxistipp** Das von Taberner et al. (2019) beschriebene Control-Chaos-Kontinuum für die untere Extremität stellt einen möglichen Ansatz dar, der auch in der Rehabilitation von Verletzungen der oberen Extremität angewendet werden kann.

Durch die Ergänzung von Übungen zur Verbesserung der Greifkraft (bzw. durch Greifen während den Schulterübungen) kann die Wirksamkeit der Trainingstherapie potenziell verbessert werden (AlAnazi et al. 2022). Hintergrund ist, dass die Greifkraft mit der Kraft der

3.1 Rotatorenmanschetten-assoziierter Schulterschmerz

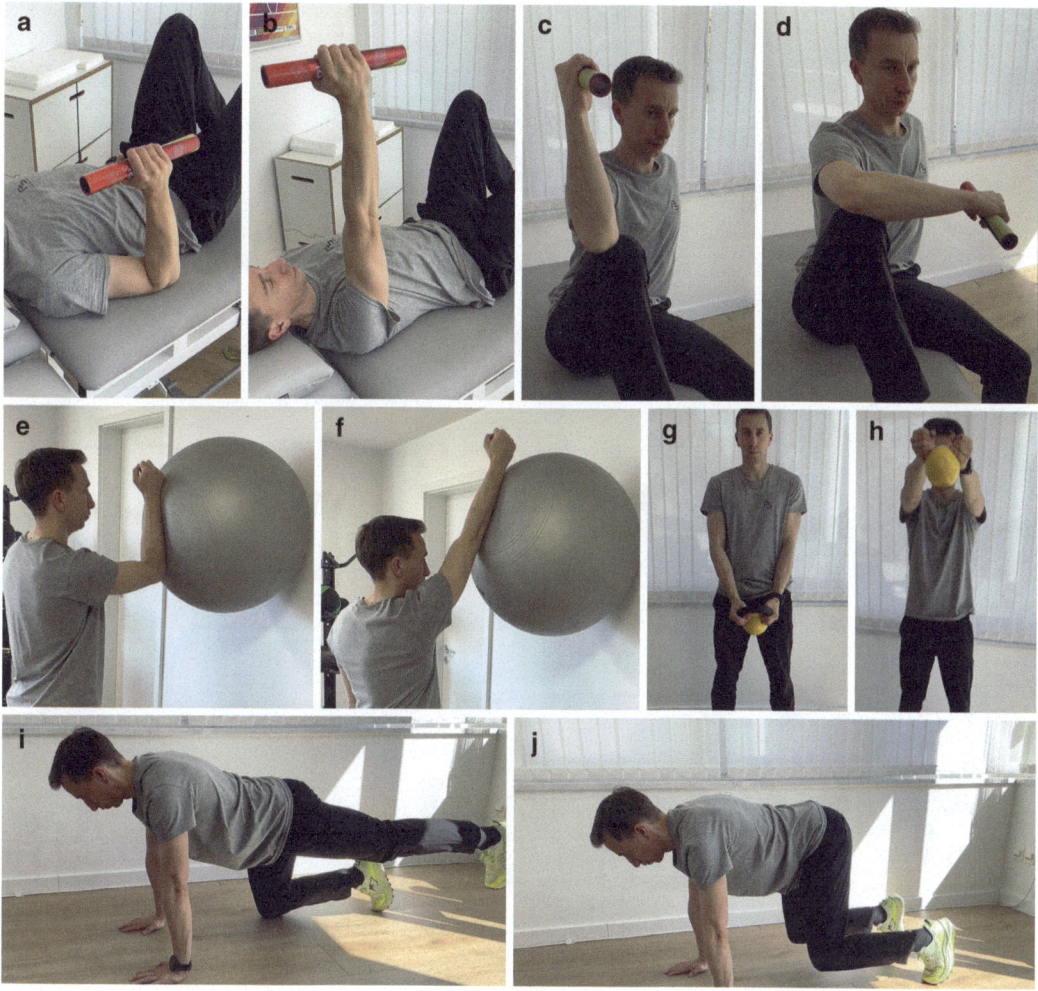

Abb. 3.8 a–j Beispielhafte Trainingsvarianten für die initiale Phase bei RCRSP

Rotatorenmanschette in Verbindung gebracht wird (Horsley et al. 2016).

Im Gegensatz zum Krafttraining werden motorische Kontrollübungen zur Verbesserung von Bewegungen eingesetzt, die durch schmerzbedingte Inhibition, Reorganisation des zentralen Nervensystems, Abwehrspannung (muscle guarding) und Bewegungsangst eingeschränkt sein können (Dubé et al. 2023; Roy et al. 2017). Hierzu zählen Übungen, die auf die Aktivierung bestimmter Muskeln abzielen, Übungsvarianten zur Verbesserung der neuromuskulären Kontrolle und der dynamischen muskulären Stabilisation sowie propriozeptive Übungen. Ein Training zur Verbesserung der motorischen Kontrolle könnte bei nicht arthrotisch-bedingten Schulterbeschwerden vor allem im Hinblick auf die Schmerzreduktion einen Vorteil gegenüber einem Krafttraining haben. Der Unterschied gegenüber einem Krafttraining ist allerdings nur sehr gering und die Interpretation der Studien wird dadurch erschwert, dass in den Therapieprogrammen oftmals eine Kombination aus Kraft- und motorischem Training durchgeführt wird. Eine Überlegung wäre daher, Trainingsvarianten zur Verbesserung der motorischen Kontrolle bei Patienten mit RCRSP in der Frühphase der Rehabilitation (zur Schmerzreduktion) zu bevorzugen, dann aber im weiteren Verlauf mit Krafttraining zu kombinieren (Lafrance et al. 2021).

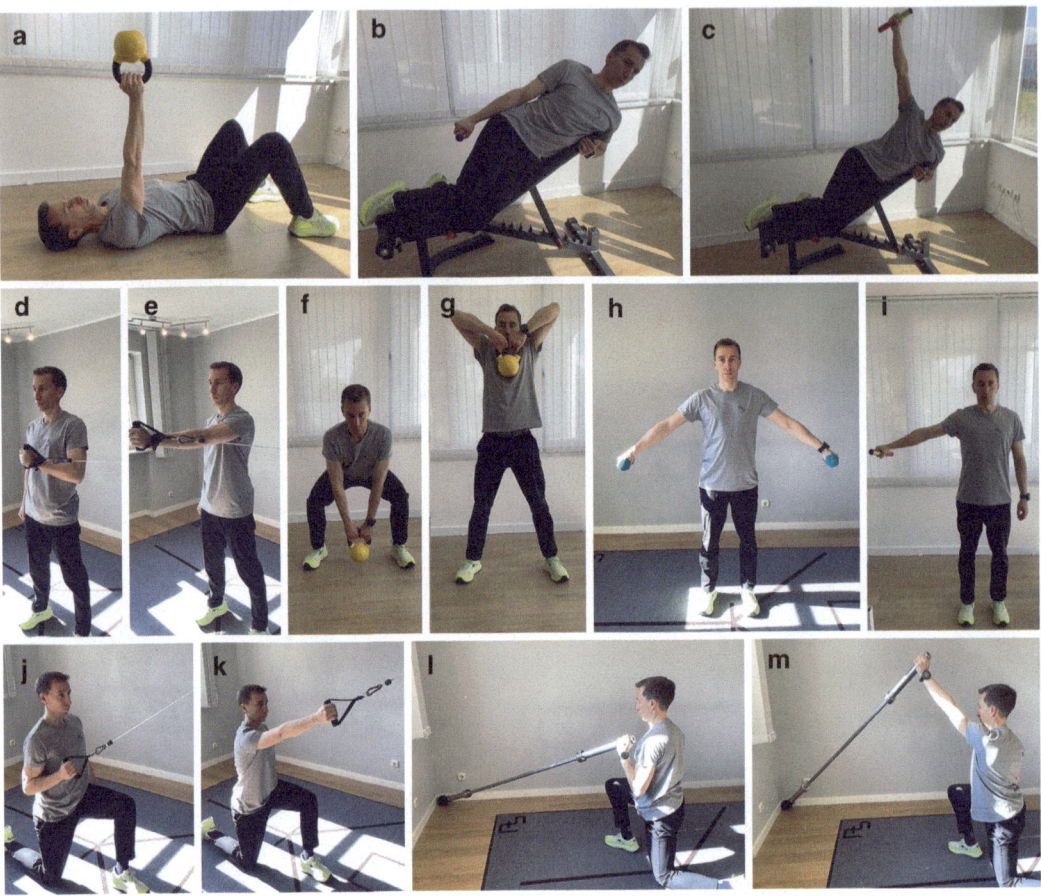

Abb. 3.9 a–m Beispielhafte Trainingsvarianten für die fortgeschrittene Phase bei RCRSP

Auch skapulaspezifische Trainingsvarianten werden oftmals in der Behandlung von Patienten mit Beschwerden im Subakromialraum eingesetzt. Die Evidenz für die Wirksamkeit solcher Trainingsvarianten bei subakromialen Beschwerden ist jedoch sehr limitiert (Reijneveld et al. 2017; Zhong et al. 2024). Das Konzept der „Skapulastabilisation", d. h. die Rolle der Skapula als stabile Basis für die Bewegung der oberen Extremität sowie die daraus abgeleiteten „speziellen" Skapulastabilisationsübungen, wird grundsätzlich hinterfragt. Es wird kritisiert, dass die Empfehlung zur Durchführung von Übungen zur Stabilisation der Skapula sowie zur Beeinflussung ihres Bewegungsverhaltens (z. B. bei Patienten mit Skapuladyskinesie) völlig willkürlich erfolgt, da die Rolle der Skapulabewegung und -stellung bei Schulterschmerzen nach wie vor nicht vollständig verstanden ist (Hotta et al. 2022).

Bei den meisten der speziellen Skapulatrainingsvarianten handelt es sich ohnehin auch um Trainingsvarianten der Rotatorenmanschette. Eine willkürliche Trennung zwischen Rotatorenmanschetten- und Skapulaübungen scheint kaum möglich zu sein. Das Skapulothorakalgelenk könnte stattdessen als eine Art Energie-Transfer-System verstanden werden, dessen Ziel in der Maximierung der Bewegungsfreiheit zur Positionierung der Hand im Raum und der Energieaufnahme und -übertragung von und auf die obere Extremität liegt (McQuade et al. 2016).

In der Praxis ist die Anwendung von Trainingsvarianten zur Stabilisation der Skapula sowohl in der initialen als auch in der fortgeschrittenen Phase der Rehabilitation noch sehr verbreitet (Augusto et al. 2024; Pieters et al. 2019). Basierend auf dem Verständnis des Skapulothorakalgelenkes als ein Energie-Transfer-System könnten stattdessen Interventionen gewählt werden, die die Funktion des Schulterkomplexes als Einheit zur Kraftaufnahme und -übertragung sowie die Muskelaktivität in funktionell relevanten Positionen erfordern (McQuade et al. 2016).

▶ **Praxistipp** Im traditionellen biomechanischen Modell in der Orthopädie und Physiotherapie wird davon ausgegangen, dass Bewegungsvariabilität ein Beweis für inkorrekte Bewegungsmuster ist (McQuade et al. 2016). Die dynamische Systemtheorie (DST) stellt eine alternative Betrachtungsmöglichkeit für ein besseres Verständnis von Bewegung dar. In der DST wird Bewegungsvariabilität als Indikator der Adaptationsfähigkeit des neuromuskulären Systems im Hinblick auf die Erfüllungen einer Bewegungsaufgabe verstanden. Aus Perspektive der DST könnte das zentrale Nervensystem eine Vielzahl an segmentalen Koordinationsmustern innerhalb eines optimalen Variabilitätsbereichs nutzen, um eine Bewegungsaufgabe durchzuführen (Hotta et al. 2022).

Okklusionstraining

Okklusionstraining kann eine nützliche Ergänzung in der Behandlung von Patienten mit RCRSP sein, um Schmerzen zu verringern und die Funktion der oberen Extremität zu verbessern. Ein Okklusionstraining bei Patienten mit RCRSP wurde bislang allerdings nur in Fallserien untersucht (Ceballos et al. 2022; Miller et al. 2022).

Der Okklusionsdruck der Blutdruckmanschette sollte bei 50 % des venösen Verschlussdruckes liegen. Jede Übung wird mit insgesamt 4 Sätzen durchgeführt, wobei 1 Satz mit 30 Wiederholungen und 3 Sätze mit 15 Wiederholungen absolviert werden (Abb. 3.10). Der Bewegungsrhythmus wird mit 2-0-2-0 (d. h. 2 s konzentrische Phase, keine Pause, 2 s exzentrische Phase, keine Pause) angegeben (Miller et al. 2022). Nach jedem Satz erfolgt eine Ruhepause von 30 s unter Beibehaltung der Okklusion. Nach Beendigung jeder Übung erfolgt eine Pause von 1–2 min ohne Okklusion.

▶ **Praxistipp** Bei einem Okklusionstraining sollte die Nähe zu den neurovaskulären Strukturen im proximalen Oberarmbereich (anders als an der unteren Extremität) bedacht werden, was den Effekt eines solchen Trainings möglicherweise negativ beeinflussen könnte.

Kontextfaktoren

Ein erfolgreiches Therapieergebnis ist immer auch von Kontextfaktoren abhängig. Hierzu zählen vor allem psychologische Faktoren, beispielsweise eine starke therapeutische Beziehung (Powell et al. 2023). Studien zum Zusammenhang zwischen psychologischen Faktoren und Schmerzen bei Schulteroperationen zeigen, dass Patienten mit psychischer Beeinträchtigung (vor allem Depression, Angstzustände, Schlafstörungen und Stress) vor und nach einer Operation mehr Schmerzen haben und ihre Schulterfunktion stärker eingeschränkt ist (Feltri et al. 2024).

Auf der anderen Seite werden bessere physiotherapeutische Ergebnisse bei Patienten mit Schulterschmerzen mit einer geringeren Ausgangsbeeinträchtigung, einer höheren Erwartungshaltung der Patienten, einer größeren schmerzspezifischen Selbstwirksamkeit und weniger ausgeprägten Schmerzen in Ruhe in Verbindung gebracht (Chester et al. 2018). Andere psychologische Faktoren, wie die Erwartungen des Patienten und dessen Überzeugungen zur Angstvermeidung, tragen zu den langfristigen Ergebnissen bei (Kromer et al. 2024).

Da die Erwartungen des Patienten ein relevanter prognostischer Faktor für das physiotherapeutische Behandlungsergebnis sind, ist es sinnvoll, zu wissen, wie diese in der Therapie positiv beeinflusst werden können. Kromer et al. (2024) schlagen folgende physiotherapeutische Therapiestrategien vor:

1. Aufbau einer vertrauensvollen therapeutischen Bindung, die positive Erwartungen an die Physiotherapie und den Therapeuten auslösen kann, aber auch die gemeinsame Entscheidungsfindung hinsichtlich der Ziele und der Therapiemaßnahmen zur Erreichung dieser Ziele erleichtert
2. Darlegung einer logischen und akzeptablen Begründung des zugrunde liegenden Problems oder der Pathologie und einer potenziell wirksamen Behandlung, die mit diesen Erklärungen im Einklang steht

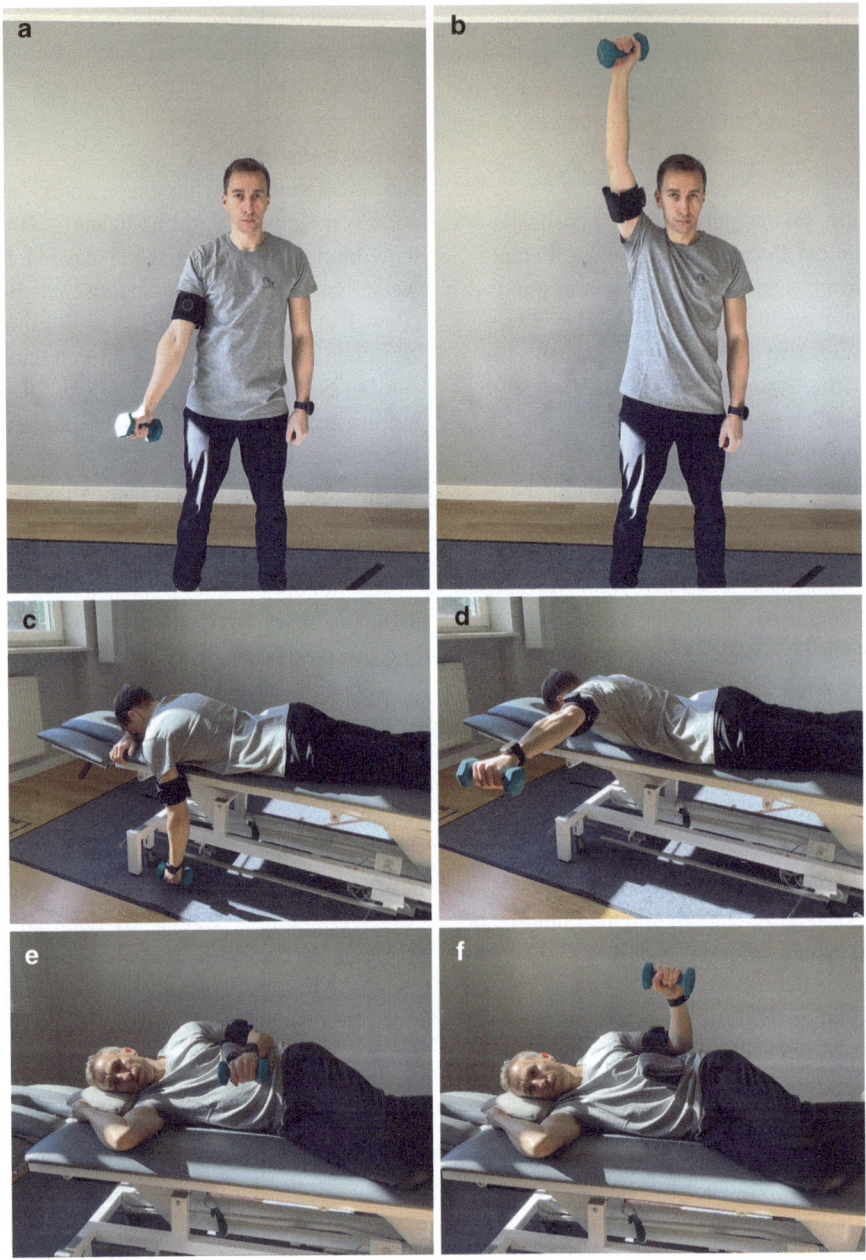

Abb. 3.10 a–f Okklusionstraining. **a, b** Elevation in der Skapulaebene. **c, d** Horizontale Abduktion in Bauchlage. **e, f** Außenrotation in Seitenlage

3. Bereitstellung ausreichender Informationen für den Patienten, um sein Verständnis für die Therapie, ihre positiven Wirkungen und möglichen Nebenwirkungen zu verbessern
4. Aktivierung persönlicher Ressourcen, die die individuellen Bewältigungsfähigkeiten unterstützen können

Manuelle Therapie
Angesichts der derzeit geringen Evidenz ist es unklar, ob manualtherapeutische Interventionen die Schulterfunktion bei RCRSP verbessern können. Die Ergebnisse einer aktuellen systematischen Übersichtsarbeit zeigen, dass es momentan keine „vertrauenswürdigen" randomisierten, kontrollierten Studien zur Wirksamkeit von manueller Therapie zur Behandlung von Patienten mit Schulterdysfunktionen gibt (Flowers et al. 2024). Möglicherweise lassen sich durch manuelle Therapie Schulterschmerzen lindern (Desjardins-Charbonneau et al. 2015).

Auf der anderen Seite deuten Untersuchungen darauf hin, dass eine isolierte Anwendung von manueller Therapie keine Verbesserung von Schulterschmerz und -funktion im Zusammenhang mit RCRSP bewirkt. Manuelle Therapie könnte daher eher in Kombination mit einer Trainingstherapie zu einer Schmerzreduktion und einer Verbesserung der Schulterfunktion beitragen (Liu et al. 2024).

Tendinopathie der Rotatorenmanschette
Das Belastungsmanagement ist ein entscheidender Faktor für die Wiederherstellung der normalen Sehnenfunktion bei Tendinopathien im Bewegungsapparat. Typischerweise wird in der Behandlung einer Rotatorenmanschetten-Tendinopathie ein Training einzelner Muskeln der Rotatorenmanschette durchgeführt. Die Auswahl der geeigneten Trainingsvarianten und die Dosierung sind abhängig von der Irritierbarkeit, der Zielsetzung und der jeweiligen Zielsportart.

Auf der einen Seite ist bekannt, dass progressive Trainingsvarianten die Schulterfunktion bei tendinopathisch bedingten Beschwerden verbessern können (Malliaras et al. 2020; Naunton et al. 2020). Andererseits könnten ermüdende Belastungen der Schulter bei Patienten mit einer Rotatorenmanschetten-Tendinopathie aufgrund des Anschwellens der Sehne als Reaktion auf die Belastung zu ungünstigen Bedingungen für die angestrebte Adaptation führen (McCreesh et al. 2017). So kann erwogen werden, initial keine Belastungen in die volle Ermüdung der Rotatorenmanschette durchzuführen und eine Erholungszeit von mindestens 6 h einzuhalten.

Im Bereich der unteren Extremität ist ein Schmerz-Monitoring in der Behandlung von Tendinopathien bereits etabliert. Ob die Trainingstherapie bei einer Tendinopathie der Rotatorenmanschette schmerzfrei oder mit Schmerzen durchgeführt werden kann (oder sogar sollte), ist Gegenstand aktueller Untersuchungen (Kjær et al. 2024).

Vergleichbares gilt für die Kontraktionsform: Isometrische Trainingsvarianten werden erfolgreich bei Tendinopathien in der unteren Extremität angewendet. So hat sich ein isometrisches Training als wirkungsvoll in der Rehabilitation der Tendinopathie der Patellasehne erwiesen und kann im Vergleich zu isotonischen Übungen bessere Ergebnisse hinsichtlich der Schmerzlinderung sowie der Verbesserung der Quadrizepskraft und -funktion erzielen (Rio et al. 2015). Inwieweit sich durch isometrische im Vergleich zu isotonischen Trainingsvarianten tendinopathisch-bedingte Schulterbeschwerden effektiver reduzieren lassen, wird momentan untersucht (Rodrigues da Silva Barros et al. 2023). Interessant können isometrische Trainingsvarianten aber vor allem dann sein, wenn isotonische Trainingsvarianten schmerzbedingt noch nicht durchführbar sind.

Aufgrund der exzentrischen Beanspruchung der Rotatorenmanschette erscheint es zudem nachvollziehbar, auch exzentrische Trainingsvarianten in die Rehabilitation zu integrieren. Diese können langsam (Abb. 3.11 und 3.12) oder in Form von schnelleren (plyometrischen) Belastungen durchgeführt werden. Evidenz für den Vorteil eines ex-

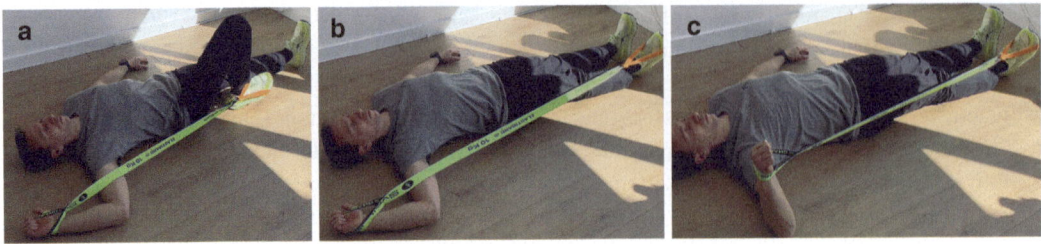

Abb. 3.11 a–c Exzentrik für die Außenrotation der Schulter. **a** Startposition. **b** Erhöhung der Belastung. **c** Endposition

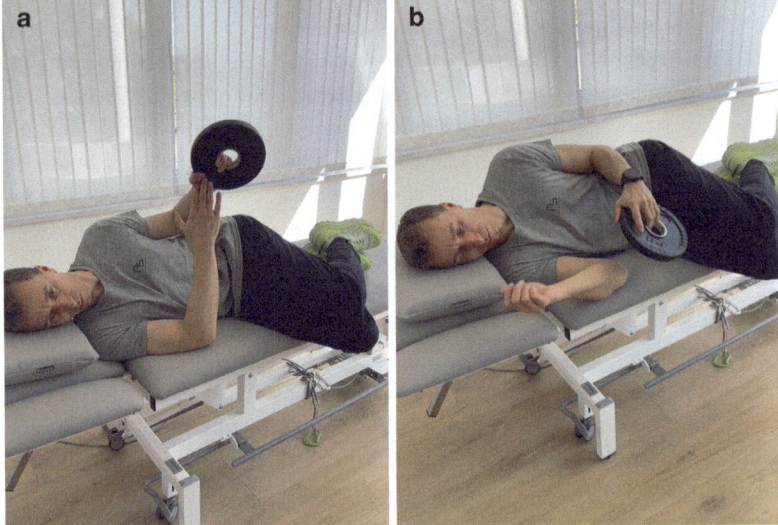

Abb. 3.12 a, b Exzentrische Trainingsvariante für den M. infraspinatus (ISP) und M. teres minor

zentrischen Trainings bei einer Tendinopathie der Rotatorenmanschette gegenüber anderen Trainingsvarianten gibt es bislang allerdings nicht (Dejaco et al. 2017; Larsson et al. 2019).

Return to Sport

Es gibt derzeit keinen Konsens zu den RTS-Kriterien (RTS = Return to Sport) bei RCRSP. Ein für die klinische Praxis einfach umsetzbares und reliables RTS-Protokoll wurde von Olds et al. (2019) beschrieben. Es besteht aus verschiedenen Testungen in der offenen und geschlossen Kette (Abb. 3.13 und 3.14). Zur Validität dieses RTS-Protokolls gibt es, wie auch zu den meisten anderen RTS-Protokollen, derzeit keine Evidenz. Ergänzend können Kraftwerte an der oberen Extremität hinzugezogen werden oder auch instrumentalisierte Messungen mit Kraftmessplatten durchgeführt werden (Ashworth et al. 2018).

Dabei muss berücksichtigt werden, dass ein Vergleich zur kontralateralen Seite unter Umständen aufgrund der Seitendominanz (vor allem bei Überkopfsportathleten) nicht verlässlich ist und bestimmte Messungen nicht für alle Sportarten relevant sind. So erscheint beispielsweise der „Athletic Shoulder-Test" (ASH-Test) sinnvoller bei Kontaktsportsportlern mit einer Schulterinstabilität zu sein als bei einem Wurfsportathleten mit einer Läsion im Bereich der Rotatorenmanschette.

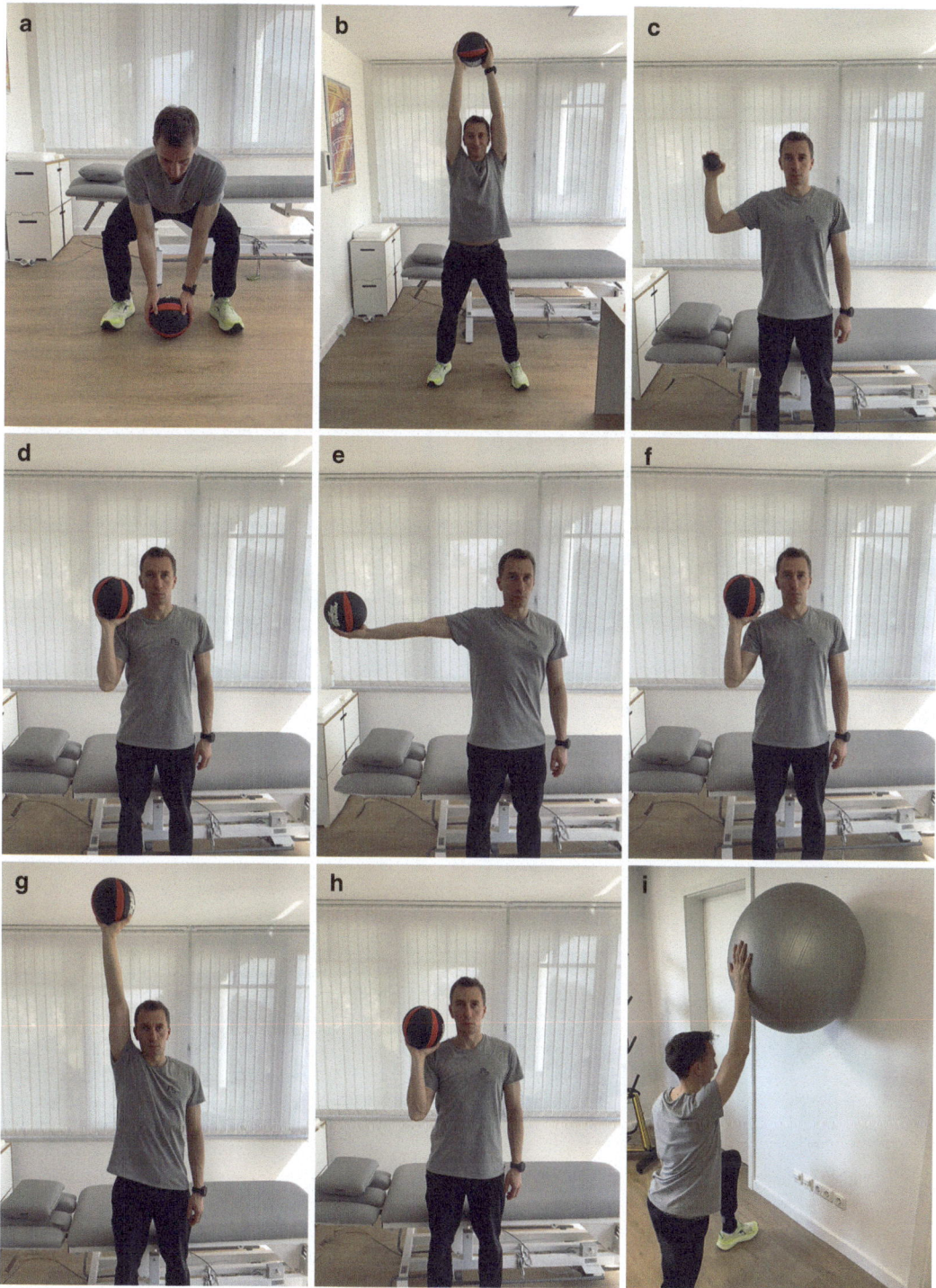

Abb. 3.13 a–i Performance-Tests in der offenen kinetischen Kette (Olds et al. 2019). **a, b** Overhead Snatch: Start- und Endposition. **c** Drop Catch. **d–h** Startposition, mittlere Position, volle Streckung Überkopf und Endposition. **i** Ball Taps

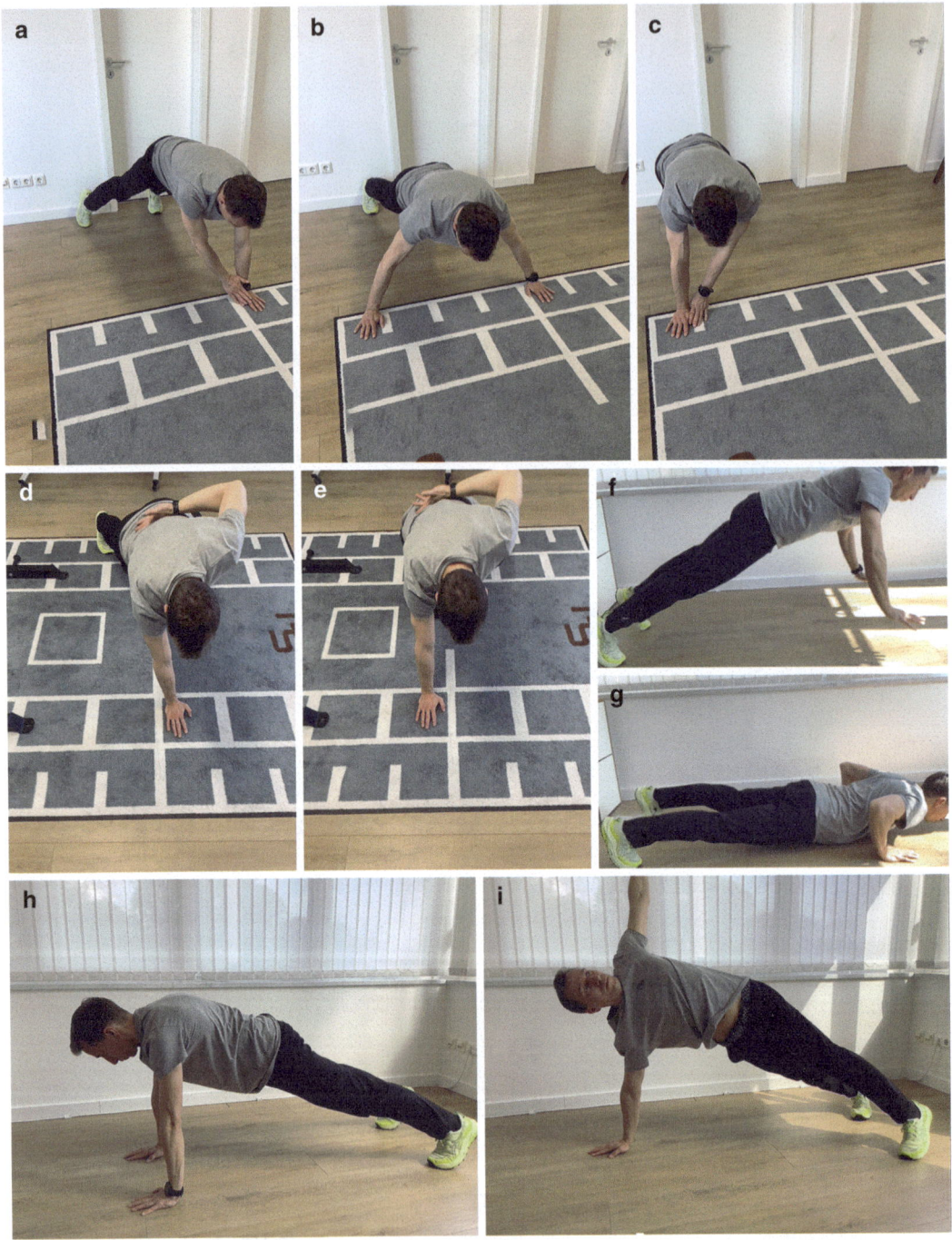

Abb. 3.14 a–i Performance-Tests in der geschlossenen kinetischen Kette (Olds et al. 2019). **a–c** CKUEST. **d, e** Line Hop. **f,g** Push-up. **h, i** Side-Hold-Rotation

3.2 Rotatorenmanschettenruptur

Rotatorenmanschettenrupturen haben eine Prävalenz von 20 % in der Allgemeinbevölkerung mit einer Zunahme im höheren Lebensalter (Yamamoto et al. 2010). Die Inzidenz von Auffälligkeiten im Bereich der Rotatorenmanschette nimmt im Alter bei Patienten ≥ 20 Jahren von 9,7 % auf bis zu 62 % bei Patienten ≥ 80 Jahren exponentiell zu und stellt ein natürliches Altersphänomen dar (Teunis et al. 2014). Innerhalb dieses Spektrums sind viele der kleinen und mittelgroßen Läsionen der Rotatorenmanschette asymptomatisch und werden als eine altersbedingte Erscheinung gewertet (Tempelhof et al. 1999).

Degenerative Rotatorenmanschettenrupturen bei älteren Patienten machen den größten Anteil aus, es können aber auch insbesondere bei Überkopfsport- und Kontaktsportathleten Rupturen auftreten (Reinholz et al. 2023). Auch wenn sich die meiste derzeit verfügbare Evidenz zu Rotatorenmanschettenrupturen auf die Sportart Baseball bezieht, sollte berücksichtigt werden, dass auch Sportarten wie Tennis, Basketball, Handball, Volleyball, Speerwurf, Schwimmen zu einer erheblichen Belastung der Schulter führen und für Verletzungen der Rotatorenmanschette infrage kommen können. So wird die Rotatorenmanschette beispielsweise sowohl in der Beschleunigungs- als auch in der Abbremsphase im Wurf sehr stark belastet, und Distraktionskräfte im Glenohumeralgelenk können bei der Wurfbewegung bei professionellen Werfern bis zu 108 % des Körpergewichts betragen (Werner et al. 2007).

Bei der Pathogenese von Läsionen der Rotatorenmanschette geht man davon aus, dass es sich um eine Kombination aus extrinsischen und intrinsischen Faktoren handelt. Dabei beziehen sich extrinsische Faktoren auf die Folge anatomischer Variablen außerhalb der Sehne im Bereich des Akromions, des Lig. coracoacromiale oder des Akromioklavikulargelenkes (ACG). Das von Neer beschriebene Konzept des chronischen Impingement-Syndroms ist eine bekannte Theorie, die auf der Annahme basiert, dass eine Einengung der Sehne der Rotatorenmanschette gegenüber dem unteren Teil des Akromions und des Lig. coracoacromiale als primärer Faktor die Gewebeschäden und Sehnenläsionen verursacht (Neer 1972). Lange Zeit wurde in diesem Impingement-Konzept die Akromionform in einen Zusammenhang mit einer Schädigung der Rotatorenmanschette gebracht. Heutzutage wird die Morphologie eher als eine Konsequenz von Zugkräften im Sinne eines Traktionsosteophyten interpretiert (Scheibel und Brunner 2021).

Intrinsische Faktoren hingegen beschreiben Ursachen der Sehne selbst. Hierzu zählen beispielsweise degenerative Sehnenveränderungen, die mit dem normalen Alterungsprozess und mechanischer Überbeanspruchung durch repetitive Tätigkeiten einhergehen können (Edwards et al. 2016). Daneben kann auch ein Trauma eine Ruptur der Rotatorenmanschette bedingen. So konnte eine hohe Inzidenz von Läsionen der Rotatorenmanschette bei Patienten nach einem akuten Schultertrauma und unauffälliger Röntgenbildgebung nachgewiesen werden, wenn diese nicht in der Lage waren, eine Schulterabduktion von mehr als 90° durchzuführen. Dabei ist vor allem ein höheres Lebensalter mit einer Ruptur assoziiert (Sørensen et al. 2007).

Bei Überkopfsportlern werden als weitere Ursache für Rotatorenmanschettenläsionen das „interne Impingement" (posterosuperiores und anterosuperiores Impingement) und die hohen tensilen Belastungen auf die Rotatorenmanschette angeführt. So kann die hohe exzentrische Stressbelastung in der Abbremsphase der Wurfbewegung zu einer Mikrotraumatisierung oder einer Läsion der posterioren Rotatorenmanschettenanteile führen (Reinholz et al. 2023). Durch die Schulterposition in hoher Abduktion und maximaler Außenrotation in der Ausholphase der Wurfbewegung kann es zu einem Kontakt zwischen den artikularseitigen Anteilen der posterosuperioren Rotatorenmanschette und dem posteriorsuperioren Glenoidrand kommen, was auch als „PSI" bezeichnet wird. Durch repetitive Wurf-/Überkopfbelastungen kann dieser wiederholte Kontakt zu Läsionen im Bereich der posterosuperioren Rotatorenmanschette führen. Das ASI ist gekennzeichnet durch eine Kombination aus Verletzungen des Pulley-Systems, des SSP sowie des SSC und führt zu Beschwerden bei hoher Adduktion und gleichzeitiger Innenrotation (Pogorzelski et al. 2016).

Läsionen einer Sehne mit einer vollständigen Unterbrechung der Sehnenkontinuität werden als „Totalruptur" bezeichnet. Die Bezeichnung „Massenruptur" wird in der Literatur unterschiedlich verwendet. Einerseits spricht man bei einer Rupturgröße mit einer Ausdehnung von > 5 cm von einer Massenruptur (Cofield et al. 2001), andere Autoren bezeichnen eine Ruptur von ≥ 2 Sehnen als Massenruptur (Gerber et al. 2000). Daneben wird auch die Rissmorphologie oder die Rupturfläche zur Klassifikation von Massenrupturen verwendet (Davidson und Burkhart 2010; Tauro 2006). Die Gerber-Definition, die sich auf die Anzahl der betroffenen Sehnen bezieht, ist die in der Literatur am häufigsten verwendete Definition. Massenrupturen machen bis zu 40 % der Rotatorenmanschettenrupturen aus (Di Benedetto et al. 2021).

Zusätzlich können Rupturen als „irreparabel" charakterisiert werden. Eine Sehne ist irreparabel, wenn der Sehnenstumpf bei einer Rekonstruktion nicht spannungsfrei zum Footprint gebracht werden kann (Sheth und Shah 2023).

Es existiert eine Vielzahl an Klassifikationssystemen für Partialrupturen der Rotatorenmanschette. Man unterscheidet zwischen artikularseitigen, bursaseitigen und transmuralen Rupturen. Weitere Beurteilungsfaktoren sind beispielsweise die Sehnenqualität sowie die Ausdehnung der Ruptur in verschiedenen Ebenen. Daneben sind Klassifikationssysteme für den SSC sowie Sonderformen wie die PASTA-Läsion (PASTA = partial articular supraspinatus tendon avulsion) beschrieben.

Klinik

Die Klinik einer Läsion der Rotatorenmanschette kann je nach Verletzungsart und -mechanismus variieren. Die klinische Untersuchung sollte eine Palpation und eine Beurteilung des aktiven und passiven Bewegungsumfangs der Schulter umfassen. Athleten zeigen oft einen schmerzhaften

Tab. 3.2 Klinische Testungen bei Läsionen der Rotatorenmanschette (Sheth und Shah 2023)

Test	Korrelierender Sehnenanteil der Rotatorenmanschette
Belly Press	Inferiorer SSC
Bear Hug	Superiorer SSC
Abduktion in Skapulaebene	SSP
Außenrotation in Adduktion	ISP
Außenrotations-Lag-Zeichen in Adduktion	ISP und M. teres minor
Außenrotation in Abduktion (Horn Blower)	M. teres minor

ISP M. infraspinatus, *SSC* M. subscapularis, *SSP* M. supraspinatus

Bogen (Painful arc) bei der aktiven Bewegung (Weiss et al. 2018). Neben der Untersuchung des aktiven und passiven Bewegungsausmaßes können, insbesondere bei irreparablen Rotatorenmanschettenrupturen auch Kraftmessungen der verbliebenen intakten Anteile durchgeführt werden (Außen-/Innenrotation, Flexion/Extension). Bei Partialläsionen der Rotatorenmanschette tritt eine Muskelschwäche allerdings nur selten auf, sodass die Kraftmessung unauffällig sein kann (Plancher et al. 2021).

Tab. 3.2 zeigt eine Auswahl von Testmanövern für die einzelnen Anteile der Rotatorenmanschette. Bei der Durchführung der Testungen ist das Auftreten einer signifikanten Schwäche eher ein Hinweis auf eine größere Läsion als auf eine Teilruptur oder eine Tendinopathie (Reinholz et al. 2023). Eine akute Kontusion der Rotatorenmanschette kann zu einer vorübergehenden Reflexhemmung der Rotatorenmanschette und des M. deltoideus führen, was eine deutliche Schwäche zur Folge hat (Weiss et al. 2018).

Verletzungen des Bizeps-Labrum-Komplexes, glenohumerale Instabilitäten sowie ACG- und HWS-Pathologien sollten differenzialdiagnostisch ausgeschlossen werden.

Da auch psychosoziale Faktoren im Zusammenhang mit einem erfolgreichen Therapieergebnis stehen, sollten diese Faktoren ebenfalls in der Anamnese berücksichtigt werden. Hierzu zählen folgende:

- Katastrophisierung
- Depression oder Angststörung
- Patientenerwartung/Einstellung gegenüber der Physiotherapie
- Motivation zur Durchführung von Physiotherapie
- Schmerzspezifische Selbstwirksamkeit

Der „Fragebogen zur Erfassung der schmerzspezifischen Selbstwirksamkeit" und die „Patient Catastrophising Scale" können diesbezüglich zur Einschätzung genutzt werden.

Therapie

Bei Partialläsionen wird aufgrund des geringeren Risikos für eine Progression der Läsion, einer fettigen Infiltration und einer Muskelatrophie oftmals zunächst eine nicht-operative Therapie über ein Zeitfenster von 3–6 Monaten durchgeführt (McConville und Iannotti 1999; Plancher et al. 2021). Dies gilt insbesondere für degenerative Partialläsionen.

Viele Partialläsionen bei Überkopfsportlern verursachen keine Symptome oder können, falls doch Symptome auftreten, nicht-operativ erfolgreich behandelt werden. In der Regel handelt es sich bei Überkopfsportlern um artikularseitige Partialläsionen der Rotatorenmanschette, bei denen eine nicht-operative Therapie oftmals erfolgreich ist (Reinholz et al. 2023).

Da eine operative Versorgung keine sichere Garantie für die Wiederherstellung der vollen Leistungsfähigkeit darstellt und nach einer Operation viele Athleten ihr ursprüngliches Niveau nicht mehr erreichen können, spricht vieles für einen nicht-operativen Therapieansatz mit einem Fokus auf der Wiederherstellung der Beweglichkeit, der Kräftigung der gesamten kinetischen Kette, der Adressierung einer Skapuladyskinesie und der Optimierung der sportartspezifischen Biomechanik (Liu et al. 2018).

In einer kürzlich erschienenen Übersichtsarbeit wurde ein 4-Phasen-Trainingsprotokoll für die nicht-operative Behandlung von Verletzungen der Rotatorenmanschette beschrieben. Diese Phasen sind ausgerichtet auf die Wiederherstellung des Bewegungsausmaßes, der Flexibilität und der Propriozeption sowie eine progressive Kräftigung der Schultermuskulatur (Edwards et al. 2016).

Weiss et al. (2018) haben ein Rehabilitationsprogramm beschrieben, das auf die Verbesserung der Beweglichkeit und Stabilität der Schulter sowie eine Optimierung der Kraft, der neuromuskulären Kontrolle und Defiziten innerhalb der kinetischen Kette ausgelegt ist.

In der **frühen Phase** der Rehabilitation steht die Schmerzkontrolle im Vordergrund, bevor ein progressives Kräftigungsprogramm begonnen werden kann. Alle Aktivitäten, die zu einer Schmerzreproduktion führen, sollten vermieden werden. Die Autoren beschreiben in dieser Phase die Anwendung von Hands-on-Techniken zur Gelenkmobilisation sowie die Durchführung von Aquatherapie und neuromuskulärer elektrischer Stimulation (NMES).

Zur Reaktivierung der oftmals inhibierten Muskulatur können submaximale und schmerzfreie isometrische Trainingsvarianten für die Schulter- und Skapulamuskulatur eingesetzt werden. Diese isometrische Trainingsvarianten werden in verschiedenen Gelenkwinkelstellungen über den möglichen Bewegungsbereich durchgeführt. Dabei liegt der Fokus auf der Kontraktion am Ende des verfügbaren Bewegungsbereichs (Oak et al. 2022). Übungen zur rhythmischen Stabilisation ergänzen das Trainingsprogramm in der frühen Phase (Abb. 3.15).

Auch in der frühen Phase können oftmals schon einfache Übungen in der geschlossenen kinetischen Kette mit Gewichtsverlagerungen in die anteriore/posteriore und mediale/laterale Richtung durchgeführt und dann um rhythmische Stabilisation ergänzt werden. Ein Training der Repositionierung der Schulter in verschiedenen Bewegungsebenen wird begonnen, sobald wieder aktive Bewegungen durchführbar sind.

Die **intermediäre Phase** fokussiert sich auf ein progressives Kräftigungsprogramm, das auf die Skapulamuskulatur und die Rotatorenmanschette ausgerichtet ist.

Die Ziele in dieser Phase liegen in der Verbesserung der funktionellen dynamischen Stabilität, der Wiederherstellung der neuromuskulären

Abb. 3.15 a, **b** Rhythmische Stabilisation der Schulter in Flexion und Rotation

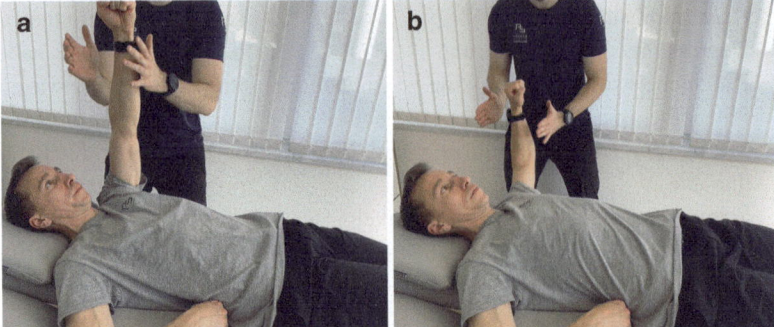

Abb. 3.16 a, **b** Trainingsvarianten zur Verbesserung der Skapulastabilität. **a** Wall Clock. **b** Foam Roller

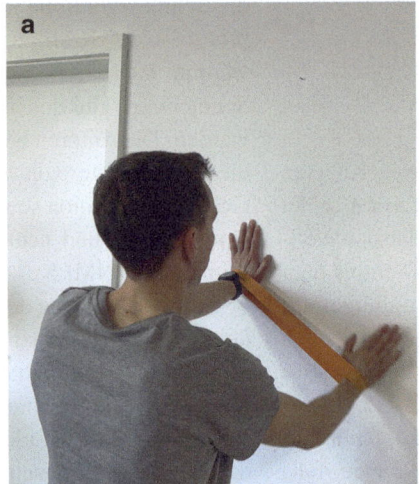
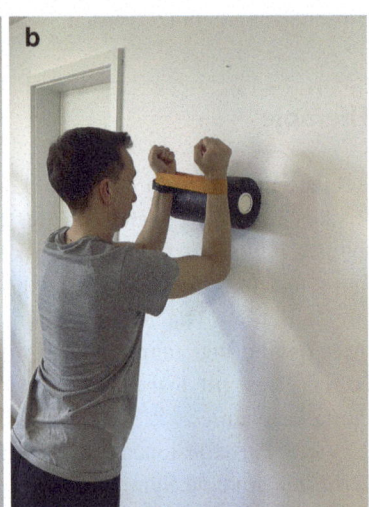

Kontrolle, der Muskelkraft, der Balance sowie dem Wiedererlangen des vollen Bewegungsausmaßes (Oak et al. 2022). Oftmals wird empfohlen zunächst die proximale Stabilität im skapulothorakalen Bereich zu trainieren, bevor man die distalen Segmente therapiert (Weiss et al. 2018). Dieser Ansatz basiert auf der Annahme, dass das Skapulothorakalgelenk und die dazugehörige skapulothorakale Muskulatur eine entscheidende Rolle als stabile Basis und zur Energieübertragung für die Schulterfunktion spielen. Insbesondere Trainingsvarianten in der geschlossenen kinetischen Kette können die Co-Kontraktion zwischen Rotatorenmanschette und periskapulärer Muskulatur fördern und werden in dieser Phase progressiv gesteigert (Abb. 3.16 und 3.17).

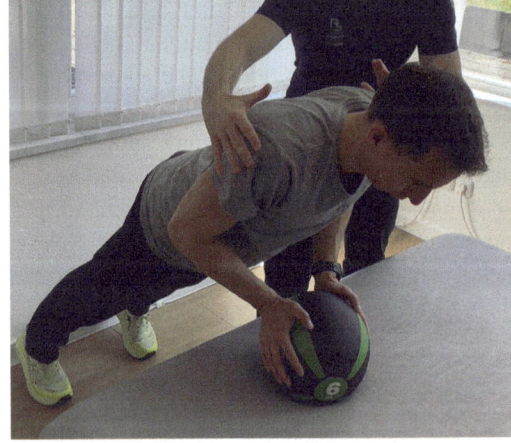

Abb. 3.17 Liegestütze auf einer instabilen Unterlage mit rhythmischer Stabilisation von Arm und Rumpf

3.2 Rotatorenmanschettenruptur

Isotonische Trainingsvarianten für die Rotatorenmanschette werden begonnen, sobald die initiale Schmerzsymptomatik und Reizung der Schulter abgeklungen sind. In EMG-Untersuchungen wird eine posttraumatische Schwäche der Außenrotation beschrieben, sodass selektive Muskelaktivierungen der Außenrotatoren in Rücken- oder Seitenlage durchgeführt werden können, um den posterioren Anteil der Rotatorenmanschette zu trainieren. Als Progression können manuelle Widerstände, verschiedene Kontraktionsformen oder eine rhythmische Stabilisation (vor allem am Bewegungsende) eingesetzt werden (Abb. 3.18).

Da Kraft und Stabilität im Bereich der unteren Extremität und des Rumpfes wichtige Voraussetzungen für Überkopfsportaktivitäten darstellen, werden in dieser Phase Trainingsvarianten für die untere Extremität und den Rumpf in die Rehabilitation integriert.

Als Basis für die Übungsauswahl können das Throwers-Ten- bzw. Advanced-Throwers-Ten-Exercise-Programm (Tab. 3.3) herangezogen werden (Wilk et al. 2001, 2011). Die Prinzipien dieser Programme wurden zwar ursprünglich für Überkopfwurfsportathleten entwickelt, lassen sich aber auch in der Rehabilitation von Rotatorenmanschettenverletzungen bei den meisten anderen Athleten anwenden. In dieser Phase der Rehabilitation kann ergänzend auch ein Okklusionstraining durchgeführt werden.

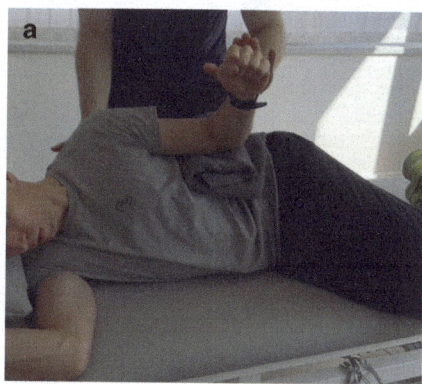
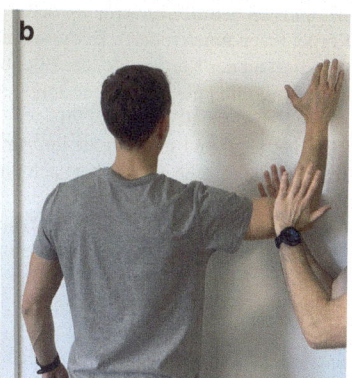

Abb. 3.18 a, b Rhythmische Stabilisation. **a** Am Bewegungsende der Außenrotation. **b** In 90°-Abduktion und Außenrotation in geschlossener kinetischer Kette auf einer instabilen Fläche (Ball) an der Wand

Tab. 3.3 Advanced-Throwers-Ten-Exercise-Programm (Wilk et al. 2015)

Übung und Durchführung	
Außenrotation in 0°-Abduktion Setzen Sie sich auf einen Gymnastikball. Fixieren Sie den Ellenbogen an der Seite bei 90° und den betroffenen Arm vor dem Körper (nach innen rotiert). Halten Sie ein Theraband, einen Seilzug oder ein anderes elastisches Übungsgerät und rotieren Sie den Arm nach außen, ohne den Ellenbogen von der Seite zu lösen.	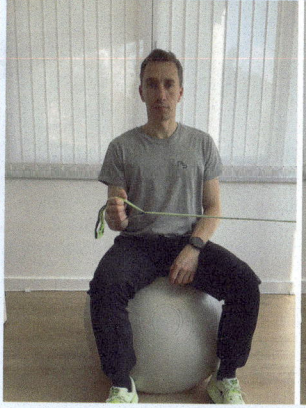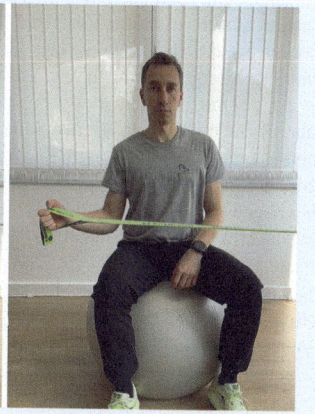

(Fortsetzung)

Tab. 3.3 (Fortsetzung)

Innenrotation in 0°-Abduktion
Setzen Sie sich auf einen Gymnastikball. Fixieren Sie den Ellenbogen an der Seite bei 90° und rotieren Sie das Schultergelenk nach außen. Halten Sie das Theraband und rotieren Sie den Arm nach innen (auf den Körper zu), ohne den Ellenbogen von der Seite zu lösen. Führen Sie den Arm langsam und kontrolliert in die Ausgangsposition zurück.

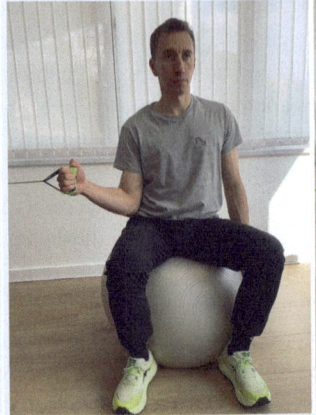
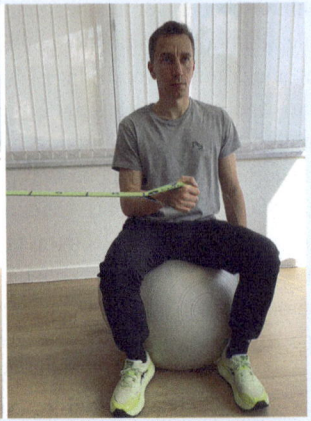

Außenrotation in 0°-Abduktion mit Halten
Setzen Sie sich auf einen Gymnastikball. Fixieren Sie den Ellenbogen an der Seite bei 90° und den betroffenen Arm vor dem Körper (nach innen rotiert). Der gesunde Arm liegt an der Körperseite, der Ellenbogen ist gestreckt und die Handfläche zeigt nach innen. Heben Sie den Arm auf 90° (Schulterhöhe) und strecken Sie ihn zur Seite aus. Die Handfläche zeigt dabei nach unten. Halten Sie den gesunden Arm in dieser Position, während Sie auf der betroffenen Seite das Theraband halten und nach außen ziehen (nach außen rotieren), ohne den Ellenbogen von der Seite zu lösen.

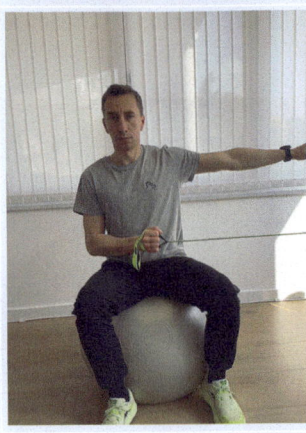
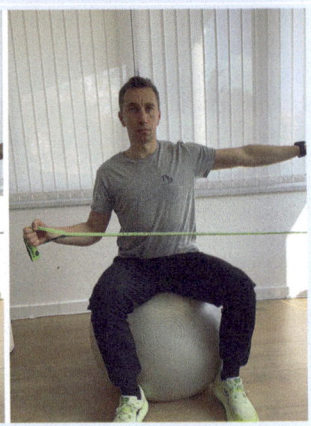

Innenrotation in 0°-Abduktion mit Halten
Setzen Sie sich auf einen Gymnastikball. Fixieren Sie den Ellenbogen an der Seite bei 90° und rotieren Sie den Unterarm nach außen. Der gesunde Arm liegt an der Seite des Körpers, der Ellenbogen ist gestreckt, die Handfläche zeigt nach innen. Heben Sie den Arm auf 90° (Schulterhöhe) und strecken Sie ihn zur Seite aus. Die Handfläche zeigt dabei nach unten. Halten Sie den gesunden Arm in dieser Position, während Sie mit der betroffenen Seite das Theraband halten und den Arm nach innen (auf den Körper zu) rotieren, ohne den Ellenbogen von der Seite zu lösen. Führen Sie den Arm langsam und kontrolliert in die Ausgangsposition zurück.

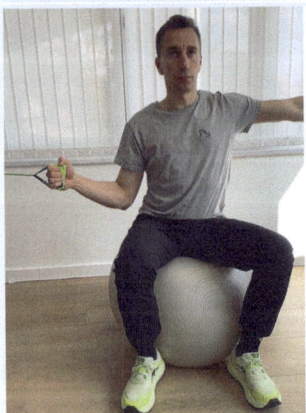
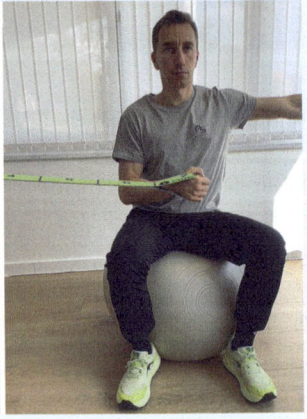

Abduktion auf 90° mit Halten
Schritt 1: Setzen Sie sich auf einen Gymnastikball und legen Sie beide Arme an die Seiten des Körpers. Die Ellenbogen sind gestreckt, die Handflächen zeigen nach innen. Heben Sie beide Arme auf 90° (Schulterhöhe) und strecken Sie sie zur Seite aus. Die Handflächen zeigen nach unten.

3.2 Rotatorenmanschettenruptur

Tab. 3.3 (Fortsetzung)

Schritt 2: Setzen Sie sich auf einen Ball und legen Sie beide Arme an die Seiten des Körpers. Die Ellenbogen sind gestreckt, die Handflächen zeigen nach innen. Heben Sie beide Arme auf 90° (Schulterhöhe) und strecken Sie sie zur Seite aus. Die Handflächen zeigen nach unten. Halten Sie den gesunden Arm in dieser Position, während Sie den betroffenen Arm wieder an den Körper zurückführen und die Übung in dieser Form mehrfach wiederholen. Führen Sie dann die Übung seitenverkehrt aus: Der gesunde Arm wird bewegt, während der betroffene Arm in der ausgestreckten Position bleibt.

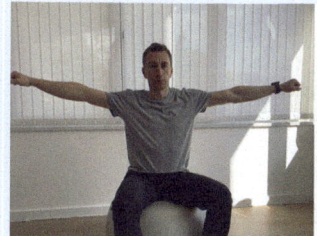
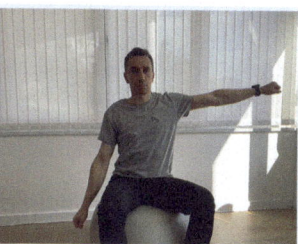

Schritt 3: Setzen Sie sich auf einen Ball und legen Sie beide Arme an die Seiten des Körpers. Die Ellenbogen sind gestreckt, die Handflächen zeigen nach innen. Heben Sie beide Arme auf 90° (Schulterhöhe) und strecken Sie sie zur Seite aus. Die Handflächen zeigen nach unten. Führen Sie abwechselnd einen Arm zum Körper, während der jeweils andere Arm angehoben und ausgestreckt bleibt.

Außenrotation – „Full Can"

Schritt 1: Setzen Sie sich auf einen Gymnastikball und legen Sie beide Arme an die Seiten des Körpers. Die Ellenbogen sind gestreckt, die Daumen zeigen nach oben. Heben Sie beide Arme auf Schulterhöhe und „schwenken" Sie sie um 30° nach vorne. Heben Sie die Arme etwas höher als auf Schulterhöhe. Halten Sie diese Position 2 s und senken Sie dann langsam die Arme.

Schritt 2: Setzen Sie sich auf einen Ball und legen Sie beide Arme an die Seiten des Körpers. Die Ellenbogen sind gestreckt, die Daumen zeigen nach oben. Heben Sie beide Arme auf Schulterhöhe und „schwenken" Sie sie um 30° nach vorne. Halten Sie den gesunden Arm in dieser Position, während Sie den betroffenen Arm wieder an den Körper zurückführen und die Übung in dieser Form mehrfach wiederholen. Führen Sie dann die Übung seitenverkehrt aus: Der gesunde Arm wird bewegt, während der betroffene Arm in der ausgestreckten Position bleibt.

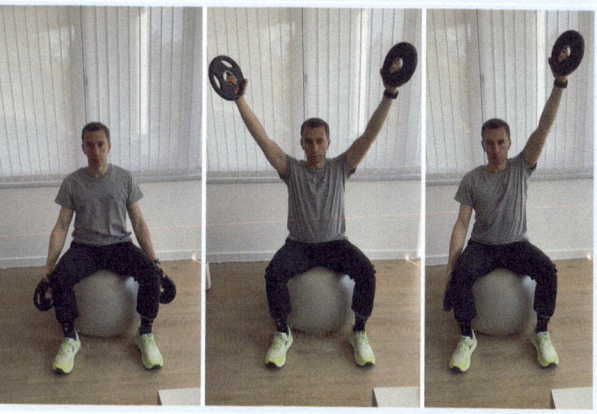

(Fortsetzung)

Tab. 3.3 (Fortsetzung)

Schritt 3: Setzen Sie sich auf einen Gymnastikball und legen Sie beide Arme an die Seiten des Körpers. Die Ellenbogen sind gestreckt, die Daumen zeigen nach oben. Heben Sie beide Arme auf Schulterhöhe und „schwenken" Sie sie um 30° nach vorne. Führen Sie abwechselnd einen Arm zum Körper, während der jeweils andere Arm angehoben und ausgestreckt bleibt.

Außenrotation in Seitenlage
Legen Sie sich auf die gesunde Seite und platzieren Sie den betroffenen Oberarm auf die Seite des Körpers. Winkeln Sie den Ellenbogen um 90° an. Halten Sie den Ellenbogen am Körper, während Sie den Arm mit einer kleinen Hantel in der Hand anheben. Halten Sie diese Position 2 s und bringen Sie den Arm in die Ausgangsposition zurück.

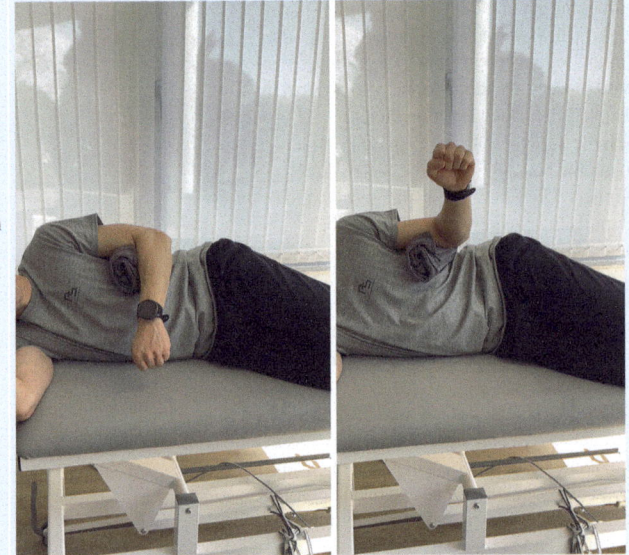

Horizontale Abduktion in Bauchlage
Schritt 1: Legen Sie sich in Bauchlage auf einen Gymnastikball. Blicken Sie nach unten und lassen Sie die Arme gerade auf den Boden herunterhängen. Die Handflächen zeigen nach unten. Heben Sie beide Arme und strecken Sie sie parallel zum Boden zur Seite aus. Halten Sie diese Position 2 s und bringen Sie dann die Arme langsam in die Ausgangsposition zurück.

3.2 Rotatorenmanschettenruptur

Tab. 3.3 (Fortsetzung)

Schritt 2: Legen Sie sich in Bauchlage auf einen Gymnastikball. Blicken Sie nach unten und lassen Sie die Arme gerade auf den Boden herunterhängen. Die Handflächen zeigen nach unten. Heben Sie beide Arme und strecken Sie sie parallel zum Boden zur Seite aus. Halten Sie den gesunden Arm in dieser Position, während Sie den betroffenen Arm in die Ausgangsposition zurückführen und die Übung dann in dieser Form mehrfach wiederholen. Führen Sie dann die Übung seitenverkehrt aus: Der gesunde Arm wird bewegt, während der betroffene Arm in der ausgestreckten Position bleibt.

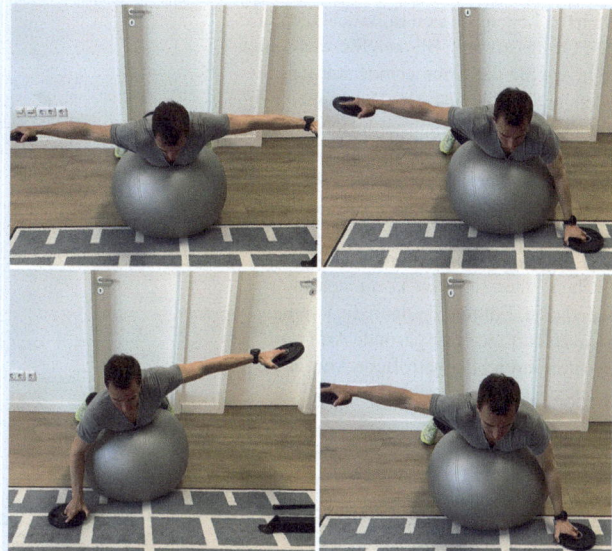

Schritt 3: Legen Sie sich in Bauchlage auf einen Gymnastikball. Blicken Sie nach unten und lassen Sie die Arme gerade auf den Boden herunterhängen. Die Handflächen zeigen nach unten. Heben Sie beide Arme und strecken Sie sie parallel zum Boden zur Seite aus. Bringen Sie abwechselnd einen Arm in die Ausgangsposition zurück.

Horizontale Abduktion in Bauchlage (volle Außenrotation, 100°-Abduktion)
Schritt 1: Legen Sie sich in Bauchlage auf einen Gymnastikball. Blicken Sie nach unten und lassen Sie die Arme gerade auf den Boden herunterhängen. Die Daumen zeigen nach oben (Tramper-Daumen). Heben Sie die Arme und strecken Sie sie ein wenig vor den Schultern parallel zum Boden zur Seite aus. Halten Sie diese Position 2 s und senken Sie dann die Arme langsam.

(Fortsetzung)

Tab. 3.3 (Fortsetzung)

Schritt 2: Legen Sie sich in Bauchlage auf einen Gymnastikball. Blicken Sie nach unten und lassen Sie die Arme gerade auf den Boden herunterhängen. Die Daumen zeigen nach oben (Tramper-Daumen). Heben Sie die Arme und strecken Sie sie ein wenig vor den Schultern parallel zum Boden zur Seite aus. Halten Sie den gesunden Arm in dieser Position, während Sie den betroffenen Arm in die Ausgangsposition zurückführen und die Übung dann in dieser Form mehrfach wiederholen. Führen Sie dann die Übung seitenverkehrt aus: Der gesunde Arm wird bewegt, während der betroffene Arm in der ausgestreckten Position bleibt.

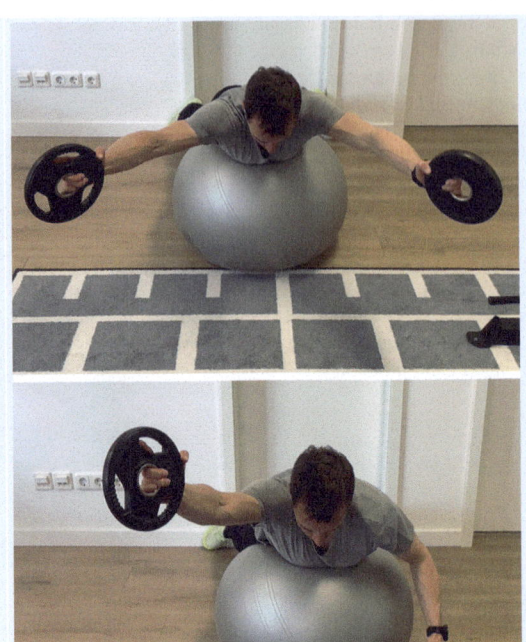

Schritt 3: Legen Sie sich in Bauchlage auf einen Gymnastikball. Blicken Sie nach unten und lassen Sie die Arme gerade auf den Boden herunterhängen. Die Daumen zeigen nach oben (Tramper-Daumen). Heben Sie die Arme und strecken Sie sie ein wenig vor den Schultern parallel zum Boden zur Seite aus. Bringen Sie abwechselnd einen Arm in die Ausgangsposition zurück.

Rudern in Bauchlage
Legen Sie sich in Bauchlage auf einen Gymnastikball. Blicken Sie nach unten und lassen Sie die Arme gerade auf den Boden herunterhängen. Halten Sie in jeder Hand eine kleine Hantel und strecken Sie die Ellenbogen. Heben Sie die Arme abwechselnd langsam an, beugen Sie die Ellenbogen und heben Sie die Hanteln dann so hoch wie möglich.

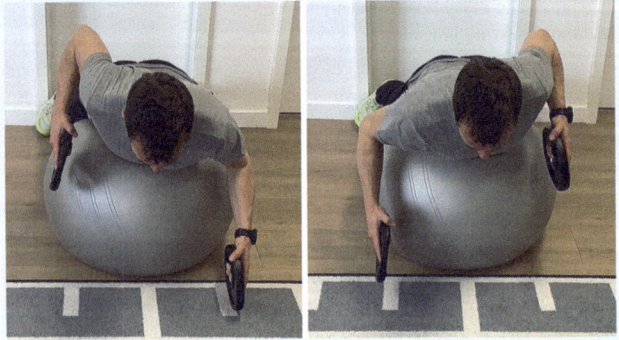

3.2 Rotatorenmanschettenruptur

Tab. 3.3 (Fortsetzung)

Rudern in Bauchlage mit Außenrotation

Schritt 1: Legen Sie sich in Bauchlage auf einen Gymnastikball. Blicken Sie nach unten und lassen Sie die Arme gerade auf den Boden herunterhängen. Halten Sie in jeder Hand eine kleine Hantel und strecken Sie die Ellenbogen. Heben Sie beide Arme langsam bis etwas oberhalb des Gymnastikballs an, während Sie die Ellenbogen beugen. Warten Sie 1 s, rotieren Sie dann die Schultergelenke nach außen und führen Sie die Arme nach oben, bis die Hanteln parallel zum Boden und die Ellenbogen bei 90° sind. Halten Sie diese Position 2 s und bringen Sie dann die Arme in die Ausgangsposition zurück.

Schritt 2: Legen Sie sich in Bauchlage auf einen Gymnastikball. Blicken Sie nach unten und lassen Sie die Arme gerade auf den Boden herunterhängen. Halten Sie in jeder Hand eine kleine Hantel und strecken Sie die Ellenbogen. Heben Sie beide Arme langsam auf Höhe des Gymnastikballs an, während Sie die Ellenbogen beugen. Warten Sie 1 s, rotieren Sie dann die Schultergelenke nach außen und führen Sie die Arme nach oben, bis die Hanteln parallel zum Boden und die Ellenbogen bei 90° sind. Halten Sie den gesunden Arm in dieser Position, während Sie den betroffenen Arm in die Ausgangsposition zurückführen und die Bewegung dann in dieser Form mehrfach wiederholen. Führen Sie die Übung danach seitenverkehrt aus: Der gesunde Arm wird bewegt, während der betroffene Arm in der angehobenen Position bleibt.

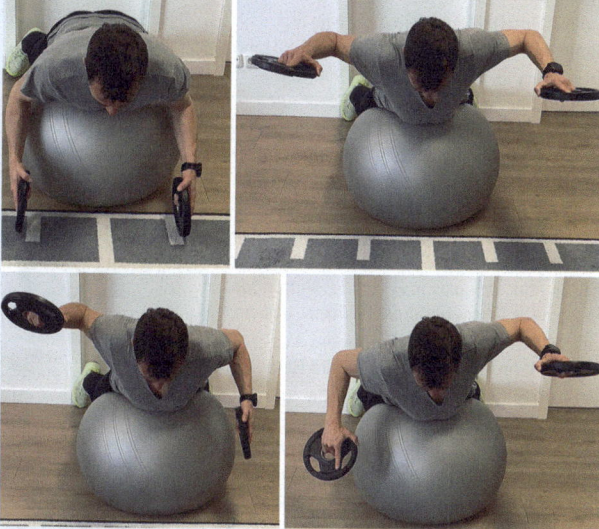

Schritt 3: Legen Sie sich in Bauchlage auf einen Gymnastikball. Blicken Sie nach unten und lassen Sie die Arme gerade auf den Boden herunterhängen. Halten Sie in jeder Hand eine kleine Hantel und strecken Sie die Ellenbogen. Heben Sie beide Arme langsam auf Höhe des Gymnastikballs an, während Sie die Ellenbogen beugen. Warten Sie 1 s, rotieren Sie dann die Schultergelenke nach außen und führen Sie die Arme nach oben, bis die Hanteln parallel zum Boden und die Ellenbogen bei 90° sind. Bringen Sie abwechselnd einen Arm in die Ausgangsposition zurück, während der jeweils andere Arm angehoben bleibt.

(Fortsetzung)

Tab. 3.3 (Fortsetzung)

Schulterblattretraktion in die Außenrotation im Sitzen

Schritt 1: Setzen Sie sich auf einen Gymnastikball. Heben Sie die Arme auf Schulterhöhe an und halten Sie in jeder Hand ein Theraband. Halten Sie die Arme auf Schulterhöhe, während Sie die Ellenbogen beugen und die Bänder zum Körper ziehen, bis sich die Ellenbogen ebenfalls auf Schulterhöhe befinden und nach außen zeigen (90°-Abduktion). Bleiben Sie 1 s in dieser Position und bewegen Sie dann die Schultern nach oben, bis sich die Arme in 90°-Außenrotation und -Abduktion befinden. Halten Sie diese Position 2 s und bringen Sie die Arme in die Ausgangsposition zurück.

Schritt 2: Setzen Sie sich auf einen Gymnastikball. Heben Sie die Arme auf Schulterhöhe an und halten Sie in jeder Hand ein Theraband. Halten Sie die Arme auf Schulterhöhe, während Sie die Ellenbogen beugen und die Bänder zum Körper ziehen, bis sich die Ellenbogen ebenfalls auf Schulterhöhe befinden und nach außen zeigen (90°-Abduktion). Bleiben Sie 1 s in dieser Position und bewegen Sie dann die Schultern nach oben, bis sich die Arme in 90°-Außenrotation und -Abduktion befinden. Halten Sie den gesunden Arm in dieser Position, während Sie den betroffenen Arm in die Ausgangsposition zurückführen und die Bewegung dann in dieser Form mehrfach wiederholen. Führen Sie die Übung danach seitenverkehrt aus: Der gesunde Arm wird bewegt, während der betroffene Arm in der angehobenen Position bleibt.

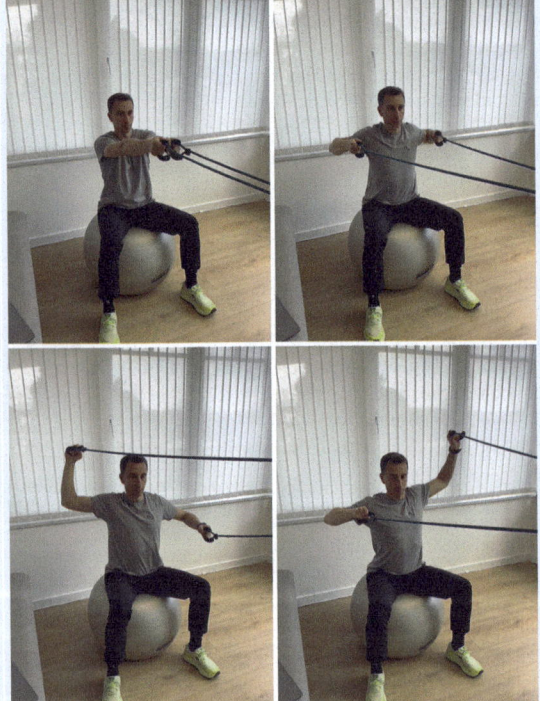

Schritt 3: Setzen Sie sich auf einen Gymnastikball. Heben Sie die Arme auf Schulterhöhe an und halten Sie in jeder Hand ein Theraband. Halten Sie die Arme auf Schulterhöhe, während Sie die Ellenbogen beugen und die Bänder zum Körper ziehen, bis sich die Ellenbogen ebenfalls auf Schulterhöhe befinden und nach außen zeigen (90°-Abduktion). Bleiben Sie 1 s in dieser Position und bewegen Sie dann die Schultern nach oben, bis sich die Arme in 90°-Außenrotation und Abduktion befinden. Bringen Sie abwechselnd einen Arm in die Ausgangsposition zurück, während der andere Arm angehoben bleibt.

3.2 Rotatorenmanschettenruptur

Tab. 3.3 (Fortsetzung)

Unterer Trapezmuskel im Sitzen
Setzen Sie sich auf einen Gymnastikball und legen Sie beide Arme an die Seiten des Körpers. Die Ellenbogen sind um 90° angewinkelt und die Daumen zeigen nach oben. Halten Sie ein Theraband (oder ein anderes elastisches Übungsgerät) mit beiden Händen, rotieren Sie beide Unterarme nach außen (Außenrotation) und rotieren Sie die Daumen, bis sich diese parallel zum Boden befinden. Halten Sie diese Position 2 s und kehren Sie dann in die Ausgangsposition zurück.

Neuromuskuläre Kontrolle im Sitzen
Setzen Sie sich auf einen Gymnastikball und legen Sie den betroffenen Arm an die Seite des Körpers. Klemmen Sie ein zusammengerolltes Handtuch zwischen Oberarm und Oberkörper und winkeln Sie den Ellenbogen um 90° an. Auf den oberen Rand der Schulter wird Widerstand ausgeübt, während die Schulter gegen den Widerstand nach oben geschoben wird (Schulterzucken). Anschließend wird Widerstand gegen die Unterseite der Handtuchrolle ausgeübt, während die Schulter gegen den Widerstand nach unten bewegt wird. Als Nächstes wird Widerstand gegen die Vorderseite der Schulter ausgeübt, während die Schulter gegen den Widerstand nach vorne bewegt wird. Danach wird Widerstand gegen die hintere Schulter ausgeübt, während die Schulter gegen den Widerstand nach hinten bewegt und die Schulterblätter zusammengezogen werden. Variante: Widerstand von kaudal ohne visuelle Information.

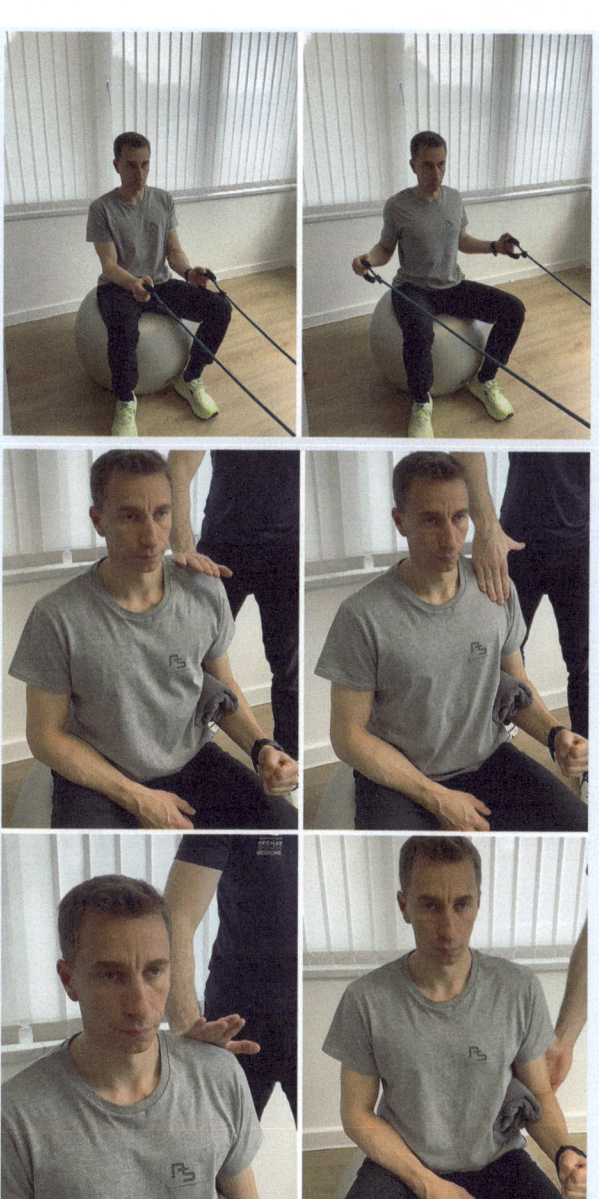

(Fortsetzung)

Tab. 3.3 (Fortsetzung)

Liegestütze auf einem Kippbrett
Stützen Sie sich mit den Händen auf einem Kippbrett ab; die Hände sollten nicht weiter als schulterbreit voneinander entfernt sein. Bringen Sie den Oberkörper nahe an das Brett heran und bringen Sie die Arme in eine bequeme Position. Drücken Sie sich so weit wie möglich mit den Armen nach oben und achten Sie dabei darauf, dass Ihr Körper eine gerade Linie bildet. Sobald die Arme unter ständiger Schulterstabilisierung ganz gestreckt sind, kehren Sie langsam in die Ausgangsposition zurück.
Variante: Sobald die Arme ganz gestreckt sind, schieben Sie Ihren Brustkorb ein kleines Stück zwischen den Schulterblättern hindurch.

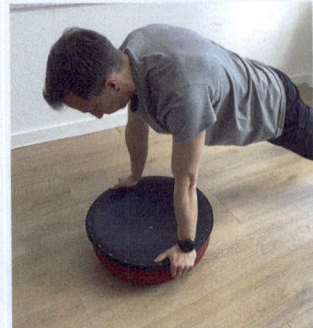 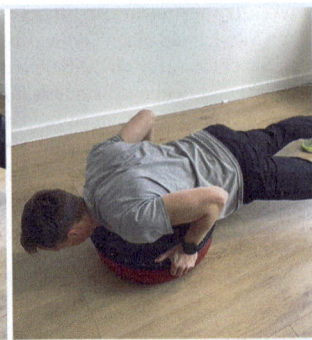

Ellenbogenflexion
Setzen Sie sich so auf einen Gymnastikball, dass beide Arme nach innen zeigen. Heben Sie den Unterarm an, indem Sie den Ellenbogen nach oben anwinkeln. Halten Sie den Arm 2 s lang in der höchsten Position und lassen Sie dann den Ellenbogen langsam nach unten sinken.

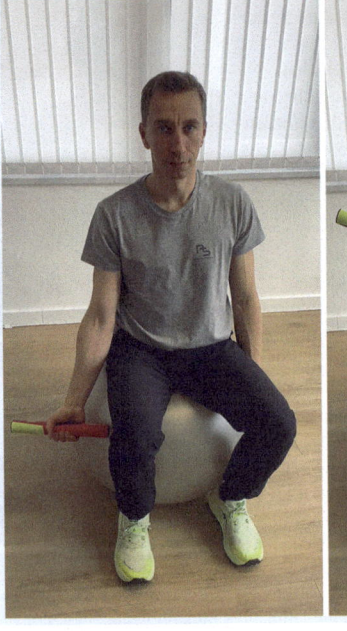 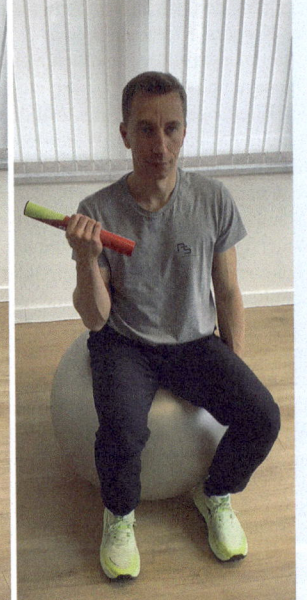

Tab. 3.3 (Fortsetzung)

Ellenbogenextension (Trizeps)
Setzen Sie sich auf einen Gymnastikball und heben Sie den betroffenen Arm über den Kopf. Stützen Sie den Ellenbogen bei Bedarf mit der gesunden Hand ab. Strecken Sie den Arm nach oben aus. Bleiben Sie 2 s in dieser Position und beugen Sie den Arm dann wieder im Ellenbogengelenk. Wiederholen Sie diese Bewegung mehrmals hintereinander. Führen Sie die Übung danach wiederholt mit dem gesunden Arm aus. Variante: Halten Sie beide Arme gestreckt über dem Kopf und beugen Sie die Arme abwechselnd im Ellenbogen, während der jeweils andere Arm gestreckt bleibt.

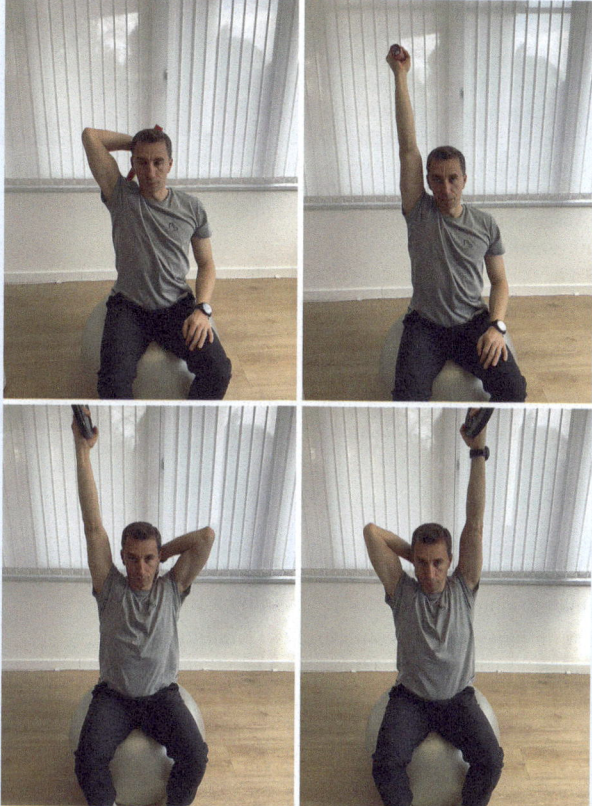

Handgelenkextension
Stützen Sie den Unterarm auf und heben Sie das Gewicht in der Hand so hoch wie möglich. Halten Sie dabei die Hand so, dass die Handfläche nach unten zeigt. Heben Sie die Hand im Handgelenk an, halten Sie diese Position für 2 s und bringen Sie sie dann langsam wieder nach unten.

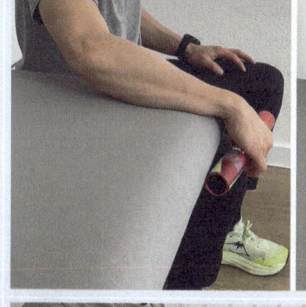
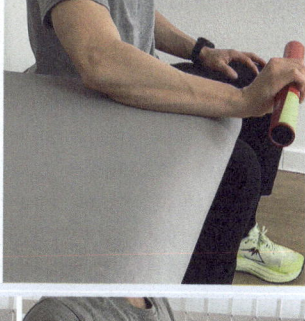

Handgelenkflexion
Stützen Sie den Unterarm auf und bringen Sie zuerst die Hand mit dem Gewicht so weit wie möglich nach unten und dann so weit wie möglich nach oben. Halten Sie dabei die Hand so, dass die Handfläche nach oben zeigt. Halten Sie die Hand 2 s angehoben und bringen Sie sie dann langsam wieder nach unten.

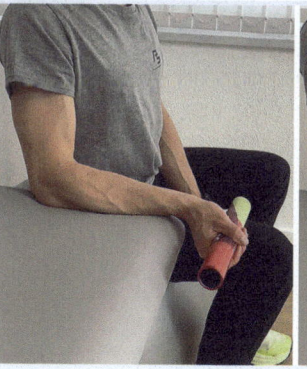
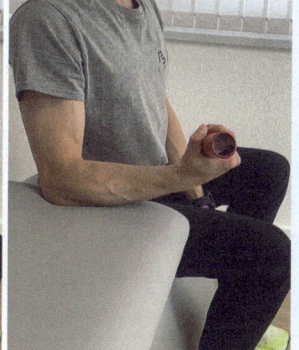

(Fortsetzung)

Tab. 3.3 (Fortsetzung)

Handgelenksupination
Stützen Sie den Unterarm auf einem Tisch ab und bringen Sie das Handgelenk in eine neutrale Position. Die Kleinfingerseite liegt unten. Nehmen Sie ein Gewicht in die Hand und rollen Sie das Handgelenk, während Sie die Handfläche nach oben bringen. Halten Sie diese Position 2 s und kehren Sie dann in die Ausgangsposition zurück.

Handgelenkpronation
Stützen Sie den Unterarm auf einem Tisch ab und bringen Sie das Handgelenk in eine neutrale Position. Die Kleinfingerseite liegt unten. Nehmen Sie ein Gewicht in die Hand und rollen Sie das Handgelenk, während Sie die Handfläche nach unten bringen. Halten Sie diese Position 2 s und kehren Sie dann in die Ausgangsposition zurück.

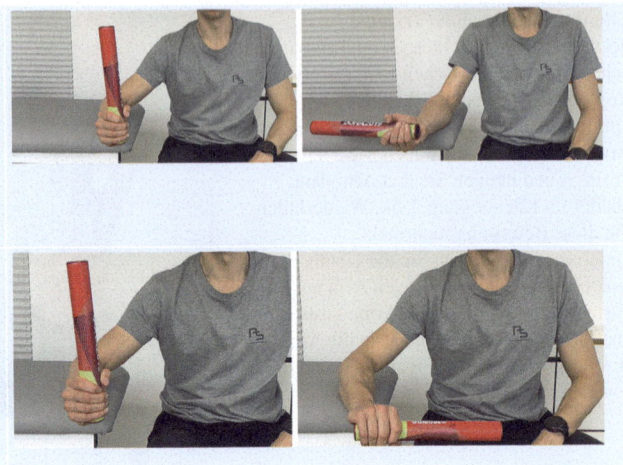

Die **fortgeschrittene Phase** der Rehabilitation beinhaltet dann sportspezifische Trainingsvarianten, Krafttraining sowie plyometrisches Training. Ein Schwerpunkt sollte auf Übungen zur Muskelausdauer liegen, da Überkopfsportler bei Ermüdung ein höheres Risiko für Schulter- oder Ellenbogenverletzungen haben (Lyman et al. 2002).

Zu den Ausdauerübungen gehören z. B. Wand-Dribbeln oder isotonische Übungen mit geringeren Gewichten und höherer Wiederholungszahl. Die Kontraktionsgeschwindigkeit der Übungen sollte in dieser Phase gesteigert werden und auch exzentrische Belastungen enthalten. Plyometrische Trainingsvarianten werden zunächst beidhändig durchgeführt und dann zu einhändigen Belastungen gesteigert. Die dynamische Stabilisation kann in wurfspezifischer Position der Schulter in 90°-Abduktion (Abb. 3.19) trainiert werden (Oak et al. 2022).

In der **RTS-Phase** werden das Kraft- und neuromuskuläre Training fortgeführt und durch ein sportartspezifisches „Intervall-Programm" ergänzt. In einem solchen Intervall-Programm erfolgt eine schrittweise Progression der sportartspezifischen Belastung der angestrebten Zielsportart (z. B. Baseball, Tennis, Golf; Reinold et al. 2002).

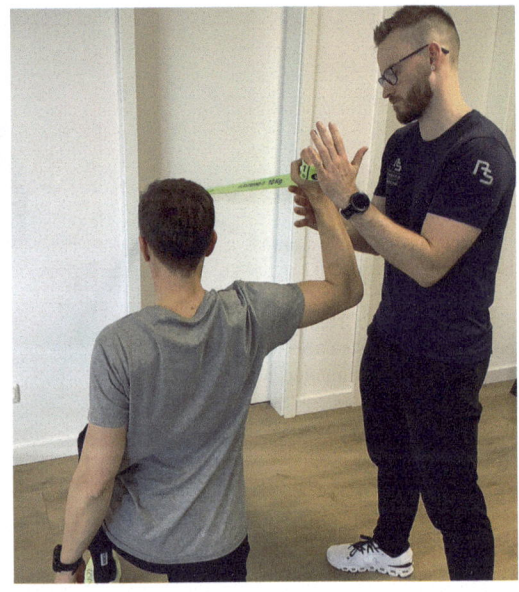

Abb. 3.19 Rhythmische Stabilisation in 90°-Abduktion mit Zugwiderstand

Irreparable Massenruptur

Die Physiotherapie bei irreparablen Massenrupturen umfasst in erster Linie Übungen, die darauf abzielen, die unkontrollierte Bewegung des Humeruskopfes gegenüber dem Glenoid zu kor-

3.2 Rotatorenmanschettenruptur

rigieren und so Verbesserungen in Bezug auf Bewegungsausmaß, Kraft, Funktion und Lebensqualität zu erzielen (Conaire et al. 2023).

So ist in der Literatur ein Kräftigungsprogramm für den vorderen Anteil des M. deltoideus (Ainsworth-/Torbay-Programm) beschrieben. Dieser Ansatz basiert auf der Annahme, dass sich durch eine Kräftigung des vorderen Anteils des M. deltoideus eine Ruptur der Rotatorenmanschette und die daraus folgende superiore Migration des Humeruskopfes kompensieren lässt. Ob tatsächlich speziell der anteriore Teil des M. deltoideus durch ein auf die Schulterflexion ausgerichtetes Programm trainiert wird, konnte bislang aber nicht nachgewiesen werden (Conaire et al. 2023). Die Zentrierung zwischen Humeruskopf und Glenoid soll so verbessert und die gestörte Biomechanik bei einer Insuffizienz der Rotatorenmanschette ausgeglichen werden (Levy et al. 2008).

Die Trainingsvarianten des Programms fokussieren sich dabei auf die Flexion der Schulter (Abb. 3.20). Die Ergebnisse eines solchen Ansatzes werden mit einer Erfolgsrate zwischen 32 und 96 % in der Literatur angegeben (Shepet et al. 2021).

Andere Therapieansätze beinhalten ein Training der Skapulamuskulatur, eine allgemeine Kräftigung des M. deltoideus und der Rotatorenmanschette sowie ein propriozeptives Training (Collin et al. 2015). Das Programm wird in der Rückenlage begonnen. Der Patient wird aufgefordert, seinen Arm zunächst in die senkrechte Position zu bringen und zu versuchen, ihn in dieser Position zu halten. Im nächsten Schritt geht es darum, den Arm unter Aufhebung der Schwerkraft in einem tolerierbaren Bewegungsbereich zu bewegen. Die Flexion kann anfangs auch mit gebeugtem Ellenbogen (kurzer Hebel) und dann im Verlauf mit gestrecktem Ellenbogen (langer Hebel) durchgeführt werden. Der Therapeut demonstriert die Grenzen des Bewegungsbereichs.

Mit zunehmender Sicherheit des Patienten wird der Bewegungsbereich dann sukzessive erweitert. Diese Phase des Programms wird 3–5× täglich in den ersten 6 Wochen durchgeführt. Anschließend wird ein Gewicht hinzugenommen und die Ausgangsstellung hin zu einer aufrechteren Sitzposition und dann zum Stand verändert. Ergänzend ist eine Aktivierungsübung für den M. deltoideus beschrieben, bei der der Patient eine Faust mit der Hand der betroffenen Seite macht und gegen den Widerstand der kontralateralen Seite drückt. Dabei wird dann gleichzeitig der betroffene Arm in eine Flexionsbewegung geführt. Das Programm soll für mindestens 12 Wochen durchgeführt werden.

Derzeit ist nicht klar, was das wirksamste Physiotherapieprogramm bei Massenrupturen ist, da es bislang keine Studien gibt, in denen die unterschiedlichen Ansätze verglichen wurden (Conaire et al. 2023). Faktoren wie eine Beweglichkeit unter 50°-Flexion, die Beteiligung der

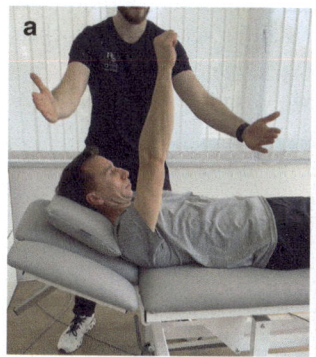
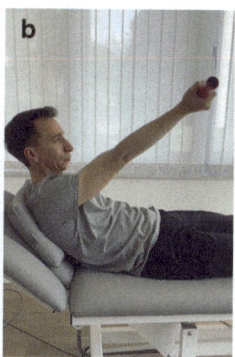
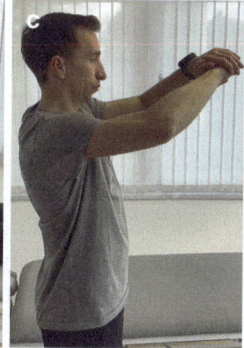
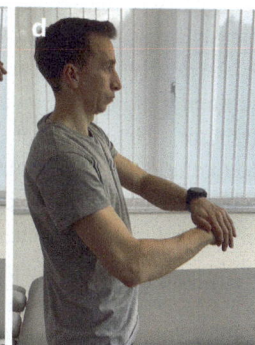

Abb. 3.20 a–d Ainsworth-/Torbay-/Anterior-Deltoid-Programm

SSC-Sehne oder eine Ruptur von allen 3 Sehnenanteilen stellen potenzielle Faktoren dar, bei denen ein physiotherapeutisches Programm möglicherweise nicht erfolgreich sein kann (Collin et al. 2015; Yian et al. 2017). Es sollte berücksichtigt werden, dass aber immer auch die individuelle Einstellung des betroffenen Patienten gegenüber der Physiotherapie eine große Rolle spielt. So wurde beispielsweise im Zusammenhang mit Komplettrupturen der Rotatorenmanschette beobachtet, dass die Einstellung gegenüber der Physiotherapie die Entscheidungsfindung im Hinblick auf Durchführung einer operativen Versorgung einen größeren Einfluss hatte als die klinischen Symptome (Dunn et al. 2016).

Postoperative Therapie

Es gibt nach wie vor viele Unsicherheiten hinsichtlich der Rehabilitation nach einer Rekonstruktion der Rotatorenmanschette. Hierbei spielt vor allem die Balance zwischen dem Schutz der chirurgischen Rekonstruktion auf der einen Seite und einer möglichst optimalen Wiederherstellung der Funktionsfähigkeit auf der anderen Seite eine Rolle.

Trotz des Versuchs der Standardisierung der Rehabilitation nach einer Rotatorenmanschettenrekonstruktion im Jahre 2016 besteht nach wie vor eine große Heterogenität im Hinblick auf die tatsächlich eingesetzten Nachbehandlungsprotokolle (Coda et al. 2020; Galetta et al. 2021). Faktoren, wie die Unsicherheit im Hinblick auf eine optimale Belastung in den verschiedenen Phasen der Rehabilitation, individuelle Patientenmerkmale und die Charakteristik der Ruptur tragen zur Heterogenität der Rehabilitationsprotokolle bei (Hyde et al. 2021).

Interessanterweise tendieren heutzutage viele der Protokolle zu einer progressiveren Rehabilitation als in dem Expertenkonsensus aus dem Jahr 2016 vorgeschlagen wurde. So konnte in einer Untersuchung gezeigt werden, dass in den USA in mehr als 90 % der Rehabilitationsprotokolle keine Einschränkung der passiven Mobilisation in der frühen Rehabilitationsphase vorgesehen ist (Coda et al. 2020). Insbesondere Physiotherapeuten tendieren zu einer kürzeren Immobilisationsdauer und einer progressiveren Rehabilitation, wohingegen Operateure oftmals noch ein konservativeres Vorgehen favorisieren (Kane et al. 2020).

Immobilisation

Nach einer Rekonstruktion der Rotatorenmanschette wird oftmals eine Immobilisation der operierten Schulter von 4–6 Wochen durchgeführt (Coda et al. 2020). Die Immobilisationsdauer wird mit Untersuchungen untermauert, die darauf hindeuten, dass der Heilungsprozess der Sehne 4–16 Wochen andauert (Gimbel et al. 2007; Peltz et al. 2010). In Tierversuchen konnte gezeigt werden, dass Sehnenrekonstruktionen nach 12 Wochen zwischen 25 und 50 % ihrer Belastbarkeit erreichen und nach 15 Wochen die Sehnen-Knochen-Einheilung nahezu abgeschlossen ist (Gerber et al. 1999). Bei der Heilung der Rotatorenmanschette handelt es sich eher um einen Reparatur- als um einen Regenerationsprozess. Dieser Prozess verläuft in 3 sich überschneidenden Phasen, die als Entzündungs- (0–7 Tage), Proliferations- (5–25 Tage) und Remodellierungsphase (> 21 Tage) bezeichnet werden (Longo et al. 2020).

In dem bereits erwähnten Expertenkonsensus aus dem Jahr 2016 wird eine strikte Immobilisation für ein Zeitfenster von 2 Wochen empfohlen, gefolgt von einer schrittweise gesteigerten passiven Mobilisation zwischen der 2. und 6. Woche postoperativ (Thigpen et al. 2016). Ob eine Immobilisation in einer Schulterorthese für die postoperative Sehnenheilung und die Schulterfunktion tatsächlich ausschlaggebend ist, wird diskutiert. So deutet die aktuelle Evidenz darauf hin, dass eine kürzere Immobilisationsdauer keinen negativen Effekt auf die Heilungsrate der Sehne hat (Hyde et al. 2021). Allerdings ist die derzeitig verfügbare Evidenz nur sehr limitiert.

Mitunter wurde in der Vergangenheit auch argumentiert, dass Schmerzen durch eine Immobilisation in einer Schulterabduktionsorthese besser kontrolliert und die Schulterfunktion positiv beeinflusst werden können. Mittlerweile gibt es aber auch Untersuchungen, die zeigen, dass es keinen Unterschied im Hinblick auf Schmerz und Schulterfunktion macht, wenn man eine Immobilisation in einer Schulterschlinge anstatt in einer Schulterabduktionsorthese durchführt (Hollman et al. 2017). Eine Übersichtsarbeit aus dem Jahr 2023 konnte keinen Unterschied der Sehnenheilung zwischen einer Abduktionsorthese oder einer Schulterschlinge nachweisen (Gao et al. 2023). Angemerkt werden muss allerdings, dass die Heilungsrate der Sehne in den unterschiedlichen Orthesentypen trotzdem bislang nur wenig untersucht wurde. Denkbar wäre es also, dass eine Immobilisation in Abduktion zu einer besseren Sehnenheilung führt, wenngleich sich die Schulterfunktion dadurch offensichtlich nicht gegenüber der Immobilisation in einer Schulterschlinge unterscheidet.

Die Patienten-Compliance im Hinblick auf die Immobilisation in einer Orthese nimmt mit zunehmender Tragedauer jedoch ab (Nassiri et al. 2011). Hinzu kommt, dass durch eine längere Immobilisationsdauer das Wiedererlangen des vollständigen Bewegungsausmaßes und die Muskel-/Sehnengesundheit negativ beeinflusst werden kann, sodass mittlerweile auch hinterfragt wird, ob eine länger andauernde Immobilisation in Abwägung aller Faktoren tatsächlich die bestmögliche Rehabilitationsstrategie darstellt (Hyde et al. 2021).

Die postoperative Schultersteife ist eine der häufigsten Komplikationen nach einer Rekonstruktion der Rotatorenmanschette. Eine ausgeprägte Schultersteife ist mit einem schlechteren klinischen Ergebnis verbunden (Oh et al. 2008). Daher erscheint aus Perspektive der Wiederherstellung der vollständigen Mobilität eine möglichst frühzeitige Mobilisation der Schulter erstrebenswert, um einer Einsteifung des Gelenkes entgegenzuwirken. Auf der anderen Seite konnte auch gezeigt werden, dass die Immobilisation der Schulter nicht immer zwangsläufig zur Erhöhung der Steifigkeit führen muss (Parsons et al. 2010). Eine der Hauptsorgen nach einer Rekonstruktion der Rotatorenmanschette ist die Reruptur. Diese ist möglicherweise mit einer zu frühen Mobilisation assoziiert. So besteht vor allem Unsicherheit bezüglich einer frühzeitigen Mobilisation im Zusammenhang mit der Sehnenheilung nach der Rekonstruktion von größeren Rupturen (Le et al. 2014).

Es gibt Hinweise darauf, dass eine frühzeitige passive Mobilisation bei großen Rupturen keinen Vorteil hinsichtlich des funktionellen Ergebnisses hat und das Rerupturrisiko erhöhen könnte (Kluczynski et al. 2015; Mazuquin et al. 2018).

In der Literatur sind sogenannte beschleunigte und verzögerte Rehabilitationsprogramme nach einer Rekonstruktion der Rotatorenmanschette beschrieben. In einem beschleunigten Programm wird bereits zu einem sehr frühen postoperativen Zeitpunkt mit der Mobilisation der Schulter begonnen. Hingegen startet die Mobilisation der Schulter in einem verzögerten Programm erst mit einem gewissen zeitlichen Abstand zur Operation. Inwieweit ein beschleunigtes Rehabilitationsprogramm zur Wiederherstellung der Schulterfunktion einem verzögerten Rehabilitationsprogramm überlegen ist, war zuletzt immer wieder Gegenstand von Untersuchungen (Chen et al. 2024). Befürworter eines beschleunigten Rehabilitationsprogramms argumentieren, dass durch eine frühzeitige Mobilisation Steifigkeit und Muskelatrophie verringert werden können (van der Meijden et al. 2012). Eine frühzeitige Mobilisation scheint darüber hinaus auch zu einem besseren mittel- und langfristigen Bewegungsausmaß der Schulter beizutragen (Kjær et al. 2021).

Das Bewegungsausmaß, das zu einem frühen Zeitpunkt der Rehabilitation erzielt werden kann, scheint zudem in einem Zusammenhang mit der Schulterfunktion zu einem späteren Zeitpunkt in der Rehabilitation zu stehen. So ist das passive Bewegungsausmaß der Abduktion 3 Monate postoperativ ein prognostischer Faktor für das Wiedererlangen eines vollständigen Bewegungsausmaßes (Ito et al. 2024). Auch die aktive Elevation von ≥ 110° wurde in einen Zusammenhang mit einer besseren Schulterfunktion nach 2 Jahren postoperativ gebracht (Nakamura et al. 2018). Auf der anderen Seite könnte eine verzögerte Rehabilitation förderlicher für die Sehnen-Knochen-Einheilung sein (Parsons et al. 2010). Möglicherweise stellt eine postoperative Steife der Schulter sogar einen protektiven Faktor bezüglich einer Reruptur dar (Millican et al. 2020).

Das Spannungsverhältnis der Rotatorenmanschette in Abhängigkeit von der Schulterposition war auch immer schon ein Bestandteil von biomechanischen Kadaveruntersuchungen (Park et al. 2007). Basierend auf den Ergebnissen dieser biomechanischen Studien wurden dann, vor allem in der frühen postoperativen Phase, Bewegungseinschränkungen für die klinische Praxis abgeleitet. Ein typisches Beispiel ist die Empfehlung der Limitation der Außenrotation auf 30° (Edwards et al. 2017).

▶ **Praxistipp** Die derzeitigen Ergebnisse deuten darauf hin, dass beschleunigte Rehabilitationsprotokolle nach der Rekonstruktion von kleinen oder mittelgroßen Rotatorenmanschettenrupturen keinen negativen Einfluss auf die Heilungs- oder Rerupturrate haben. Das Risiko einer Reruptur, insbesondere bei größeren Rupturen, ist aber möglicherweise mit einem beschleunigten Vorgehen in der Rehabilitation assoziiert. Eine Reruptur lässt sich nicht so leicht beherrschen wie eine Einsteifung der Schulter. Ein verzögertes Vorgehen kann auf der anderen Seite die Entwicklung einer Schultersteife begünstigen. Bis heute ist die Debatte zwischen einem beschleunigten und einem verzögerten Vorgehen und den damit verbundenen Risiken immer noch offen (Longo et al. 2020).

Man erkennt heutzutage an, dass Belastung sowohl ein positiver als auch ein negativer Anreiz für die Sehnenheilung sein kann. Nach wie vor nicht bekannt ist allerdings die optimale Belastungsdosierung in den verschiedenen Stadien des Heilungsprozesses. Ergebnisse einer aktuellen Übersichtsarbeit deuten darauf hin, dass es keinen Unterschied im Langzeitverlauf im Hinblick auf Schulterschmerzen und -funktion bei einer beschleunigten gegenüber einer verzögerten Rehabilitation gibt (Chen et al. 2024). Eine Untersuchung aus dem Jahr 2019, in der eine beschleunigte mit einer verzögerten Rehabilitation verglichen wurde, konnte ein höheres Risiko für eine postoperative Reruptur bei großen Rupturen nachweisen. Dieses erhöhte Risiko wurde allerdings unabhängig vom postoperativen Rehabilitationsprotokoll beobachtet (Sheps et al. 2019). Wiederum zeigte eine Metaanalyse aus dem Jahr 2023, dass eine frühe Mobilisation kein signifikant höheres Risiko für eine postoperative Reruptur bei kleinen und sogar großen Rupturen darstellt (Ching-Wei et al. 2023). In der Vergangenheit gab es Hinweise, dass eine frühzeitige aktive Mobilisation die Rerupturrate, insbesondere nach der Rekonstruktion von größeren Rupturen, erhöhen könnte (Kluczynski et al. 2016). Andere Untersuchungen konnten dies wiederum nicht bestätigen (Düzgün et al. 2011). Allerdings scheint eine frühzeitige aktive Mobilisation auch keinen Vorteil im Hinblick auf das Wiedererlangen der vollen Schulterfunktion und der Reduktion von Schmerzen gegenüber einer verzögerten aktiven Mobilisation zu haben (Kjær et al. 2021). Damit kann man argumentieren, dass eine verzögerte aktive Mobilisation vollkommen ausreichend wäre. Auf der anderen Seite könnte der Patientenkomfort durch eine frühzeitige Frei-

3.2 Rotatorenmanschettenruptur

gabe der aktiven Mobilisation auch erhöht werden. Letztendlich sollten alle diese Faktoren in die Rehabilitationsplanung miteinfließen.

Operateure gaben in einer Befragung an, dass das Alter des Patienten sowie die Chronizität und die Größe der Ruptur die Entscheidungsfindung in der postoperativen Rehabilitation grundsätzlich beeinflussen sollten (Kane et al. 2020). Unter diesem Gesichtspunkt erscheint die Abstimmung mit dem Operateur zum postoperativen Nachbehandlungsschema sinnvoll. Patientenspezifische Faktoren wie die Größe der Ruptur, Spannungsverhältnisse bei der intraoperativen Sehnenrefixation oder Begleitpathologien können so besser berücksichtigt werden. Der klassische Behandlungsansatz in der postoperativen Rehabilitation nach Rotatorenmanschettenrekonstruktion folgt nach wie vor den Prinzipien: Immobilisation → passive Bewegung → aktiv-assistierte Bewegung → aktive Bewegung → Bewegung gegen Widerstand (Thigpen et al. 2016). Die Progression der Belastung in diesem Ansatz wird primär zeitbasiert durchgeführt. Dies entspricht auch dem Vorgehen der meisten Therapeuten in der klinischen Praxis. In einer Umfrage aus dem Jahr 2021 gaben die Therapeuten an, dass die passive Mobilisation in den ersten 4–6 Wochen postoperativ durchgeführt wird. Die aktive Mobilisation der Schulter wird von den meisten Therapeuten in einem Zeitfenster von ca. 4–6 Wochen postoperativ begonnen und das Training gegen Widerstand beginnt typischerweise 12 Wochen postoperativ (Littlewood et al. 2021). Der Beginn von fortgeschrittenen Krafttrainingsvarianten wird 20 Wochen postoperativ empfohlen (Thigpen et al. 2016).

▶ **Praxistipp** Die Ablösung eines rein zeitbasierten Ansatzes durch einen kriterienbasierten Ansatz, wie bereits bei der unteren Extremität etabliert, wird heutzutage auch im Zusammenhang mit der postoperativen Rehabilitation nach einer Rotatorenmanschettenrekonstruktion diskutiert. Insbesondere die Erkenntnis, dass unterschiedliche Rehabilitationsstrategien die Sehnenheilung offensichtlich nicht negativ beeinflussen, lässt hoffen, dass in Zukunft auch nach einer Rotatorenmanschettenrekonstruktion ein kriterienbasierter Rehabilitationsansatz mit frühzeitiger Mobilisation und kürzerer Immobilisationsdauer etabliert werden kann (Hyde et al. 2021).

Um die Progression der Belastung in der Rehabilitation nach einer Rekonstruktion der Rotatorenmanschette objektiver zu steuern, werden EMG-Studien herangezogen, in denen die Muskelaktivierung bei verschiedenen Schulterübungen untersucht wurde (Edwards et al. 2017). Die EMG wird dann zur Steuerung des postoperativen Rehabilitationsverlaufs verwendet, indem Aktivierungsgrade, ausgehend von der maximalen isometrischen Kontraktion (maximal voluntary isometric contraction, MVIC), als niedrig (0–20 %), moderat (21–40 %), hoch (41–60 %) und sehr hoch (> 60 % der MVIC) eingestuft werden (Edwards et al. 2017). Die Auswahl der jeweiligen Trainingsvariante erfolgt dann basierend auf dem Zielmuskel und der angestrebten Aktivierung.

Als Obergrenze eines sicheren Belastungsbereichs bei Übungen in der frühen Phase nach einer Rotatorenmanschettenrekonstruktion werden in der Literatur 15 % der MVIC angesehen (van der Meijden et al. 2012). Es hat sich allerdings gezeigt, dass die EMG-Aktivierung in Alltagsaktivitäten (z. B. beim An-/Ausziehen) mitunter größer ist als die Muskelaktivierung in den Schulterübungen selbst (Gurney et al. 2016). Demnach erscheint es nicht ganz unproblematisch, durch eine EMG-basierte Übungsauswahl Belastungen „dosieren" zu wollen, wenn die Alltagsbelastungen, selbst unter Schonung der betroffenen Extremität, sehr viel größer sind. Auch die klassische Pendelübung der Schulter kann bei einer schlechten Ausführung zu einer vergleichsweise hohen Muskelaktivierung im Bereich der Rotatorenmanschette führen (Long et al. 2010).

Auf der anderen Seite ist aber bekannt, dass ein Großteil der passiven ROM- und der aktiv-assistierten Übungen, bei denen die nicht betroffene Extremität zur Mobilisation der operierten Schulter eingesetzt wird, Aktivierungswerte unterhalb der Obergrenze von 15 % der MVIC aufweisen. Aktiv-assistierte Übungen, bei denen die betroffene Schulter mit einem Stab oder einem Kabelzug in eine Elevation gebracht wird, können potenziell zu einer Aktivierung mit einer MVIC von über 15 % führen, sodass diese in der Frühphase der Rehabilitation ausgespart werden sollten (Edwards et al. 2017).

▶ **Praxistipp** Die Auswahl individuell geeigneter Trainingsvarianten in Abhängigkeit vom betroffenen Rotatorenmanschettenanteil und die Anleitung einer korrekten Durchführung erscheinen bei Rehabilitationsprogrammen, die ohne physiotherapeutische Betreuung nach einer Rotatorenmanschettenrekonstruktion durchgeführt werden, sinnvoll.

In Absprache mit dem Operateur kann auf Basis von Faktoren wie Patientenalter, Rupturgröße, Gewebequalität, Refixationsspannung entschieden werden, ob ein beschleunigtes oder verzögertes Rehabilitationsprotokoll durchgeführt werden soll. Zusätzlich können individuelle Limitationen festgelegt werden. Während in einem beschleunigten Protokoll die passive Mobilisation der Schulter unmittelbar postoperativ beginnt, wird diese im verzögerten Vorgehen erst nach 2–4 Wochen durchgeführt (Corban et al. 2024).

Bei Überkopfsportlern, bei denen die nichtoperative Therapie bei Partialrupturen versagt hat, stellt ein operatives Debridement der Rotatorenmanschette eine Therapieoption dar. Da es sich altersbedingt meist um kleine Läsionen bei guter Gewebequalität handelt, ist im Anschluss an die operative Versorgung in der Regel ein beschleunigtes Rehabilitationsprotokoll möglich. Eine arthroskopische oder offene Rekonstruktion der Rotatorenmanschette erfolgt in der Regel nur bei größeren traumatischen Rupturen (Reinholz et al. 2023). In Abhängigkeit von den beschriebenen Faktoren wird dann, insbesondere bei höherem Patientenalter, großer Ruptur und schlechter Sehnenqualität, ein verzögertes Protokoll durchgeführt.

Letztendlich bedarf das individuelle Vorgehen aber immer einer Absprache mit dem Operateur. Momentan basieren nahezu alle Rehabilitationsprotokolle ausschließlich auf Expertenmeinungen. Es gibt auch keinen Konsens hinsichtlich der Anzahl der Phasen innerhalb der Rehabilitation.

Typischerweise wird die Rehabilitation in 3–5 Phasen unterteilt und folgt einem gemeinsamen Protokoll oder jeweils einem eigenen Protokoll für eine verzögerte (Tab. 3.4) oder beschleunigte Rehabilitation (Tab. 3.5; Corban et al. 2024; van der Meijden et al. 2012; Thigpen et al. 2016). Eine beispielhafte Übungsauswahl basierend auf der

Tab. 3.4 Verzögertes Rehabilitationprotokoll nach arthroskopischer Rotatorenmanschettenrekonstrunktion (van der Meijden et al. 2012)

Datum: • = Übung in der Woche durchführen	Protokoll für die verlangsamte Rehabilitation													
	Woche													
Phase I: Maximale Protektion, pROM	1	2	3	4	5	6	7	8	9	10	13	17	21	25
Anmerkung: kein pROM für 10–14 Tage; pROM-Limitationen (3 Wochen): Flexion/Extension 120°, Außenrotation 30°, Innenrotation bis Gürtellinie, Abduktion 90°														
Skapularetraktion/-depression	•		•	•	•	•	•							
Zervikale ROM-Übungen	•		•	•	•	•	•							
Ellenbogen-/Hand-/Handgelenk-ROM	•		•	•	•	•	•							

3.2 Rotatorenmanschettenruptur

Tab. 3.4 (Fortsetzung)

	Protokoll für die verlangsamte Rehabilitation
Datum: • = Übung in der Woche durchführen	Woche
Pendeln	• • • •
Aquatherapie für sanftes aaROM	• •
Sprunggelenkpumpe zur TBVT-Prävention	• • • • • •
pROM	
Außenrotation	30 • • • • • Fortführung pROM bis zum
Vorwärtselevation und Skaption	120 • • • • • Erreichen des vollen Bewegungsausmaßes
Abduktion	90 • • • • • Vorsichtiger Beginn der
Innenrotation bis Gürtelhöhe	• • • • • • • • Innenrotation aufgrund der
Innenrotation	• • • • Zugbelastung auf die Rekonstruktion
Phase II: Minimale Protektion, aROM	1 2 3 4 5 6 7 8 9 10 13 17 21 25
Anmerkung: Beginn mit vollem aROM nach 6–7 Wochen; Orthese: 6–7 Wochen	
aaROM	
Innen- und Außenrotation	• •
Vorwärtselevation und Skaption	• •
Isometrisches Training – leicht	
Innen- und Außenrotation	• •
Bizeps/Trizeps	• •
aROM	
Außenrotation in Seitenlage	• • • • • • • • •
Vorwärtselevation und Skaption (Progression: Liegestuhl)	• • • • • • • • •
Salutes (Progression: Liegestuhl)	• • • • • • • • •
Horizontale Abduktion im Liegen mit Außenrotation	• • • • • • •
Unterer Trapezmuskel im Liegen bis 60°	• • • • • • •
Extension im Liegen mit Außenrotation	• • • • • • • • •
Propriozeption in offener kinetischer Kette	• • • • • • • • •
Niedrig dosierte, lange Dehnung	
Türrahmenserie	• • • • • • •
Innenrotation mit Handtuch	• • • • • •
Cross-Arm-Stretch	• • • • • •
Sleeper-Stretch	• • • • • •
TV-Watching-Stretch	• • • • • • • • •
90/90°-Außenrotations-Stretch	• • • • • • • •
ADL	
Essen/Trinken (Ellenbogenbewegung ok)	Nur den nicht • • • • • • • •
Anziehen	betroffenen Arm • • • • • • • •
Waschen/Duschen	benutzen • • • • • • • •
PC mit Armunterstützung	• • • • • • • • • • • • •
Fahren	• • • • • • • • • • •
Heben bis 2,25 kg	• • • • • • • • •
Überkopfaktivität	• • • • • • •
Heben über 2,25 kg	• • • • • •
Phase III: Initiale Kräftigung und Propriozeption	1 2 3 4 5 6 7 8 9 10 13 17 21 25
Außenrotation	• • • • • •
Innenrotation	• • • • • •

(Fortsetzung)

Tab. 3.4 (Fortsetzung)

Datum: • = Übung in der Woche durchführen	Woche	Protokoll für die verlangsamte Rehabilitation													
Punches with a plus								•	•		•	•	•	•
Sport Cord Rows								•	•		•	•	•	•
Unterer Trapezmuskel im Liegen								•	•		•	•	•	•
Bizeps-Curls								•	•		•	•	•	•
Trizepsstreckung								•	•		•	•	•	•
Initiale Push-ups plus								•	•		•	•	•	•
Initiale Stabilität der geschlossenen kinetischen Kette								•	•		•	•	•	•
Phase IV: Kräftigung und Propriozeption	1	2	3	4	5	6	7	8	9	10	13	17	21	25
Außenrotation in 45°											•	•	•	•
Bear Hugs											•	•	•	•
Außenrotation in 90°											•	•	•	•
Freiheitsstatue											•	•	•	•
Fortgeschrittene Push Up Plus													•	•
Fortgeschrittene Closed Chain Stability													•	•
PNF mit Widerstand												•	•	•
Abbremsen														
Plyometrische Außenrotation														
Phase V: Krafttraining im Gym und RTS Kriterien: volles schmerzfreies ROM und volle Kraft der RM; keine Lat-Pull-downs hinter dem Rücken oder Bankdrücken mit weitem Griff	1	2	3	4	5	6	7	8	9	10	13	17	21	25
Ski													•	•
Wurfprogression													In Absprache mit dem Arzt	
Überkopfsport (Tennis, Volleyball, Golf)														
Kontaktsport (Football, Hockey, Lacrosse)														
Schwimmen													•	•

aaROM aktiv-assistiertes Bewegungsausmaß, *ADL* Activities of Daily Living (Aktivitäten des täglichen Lebens), *aROM* aktives Bewegungsausmaß, *PNF* propriozeptive neuromuskuläre Fazilitation, *pROM* passives Bewegungsausmaß, *RM* Rotatorenmanschette, *ROM* Range of Motion (Bewegungsausmaß), *RTS* Return to Sport, *TBVT* tiefe Beinvenenthrombose

EMG-Aktivierung ist in Tab. 3.6 dargestellt. Auf die Limitationen der Übungsauswahl anhand der MVIC wurde bereits hingewiesen, nichtsdestotrotz kann eine solche Einteilung in der klinischen Praxis als Orientierung hilfreich sein. Mögliche Bewegungslimitationen in den verschiedenen Rehabilitationsphasen sind in Tab. 3.7 dargestellt.

Im Zusammenhang mit der Rehabilitation nach einer Rotatorenmanschettenrekonstruktion wurde zuletzt auch die eigenständige Durchführung eines Rehabilitationsprotokolls ohne physiotherapeutische Begleitung beschrieben. In einer retrospektiven Untersuchung, in der die Ergebnisse eines Rehabilitationsprogramms nach der operativen Versorgung einer Massenruptur mit und ohne physiotherapeutische Anleitung verglichen wurde, zeigten sich vergleichbare Resultate im Hinblick auf das Bewegungsausmaß in Schulterflexion, die Patientenzufriedenheit und die Wiederaufnahme der beruflichen Aktivität (Ardebol et al. 2024). Im Rehabilitationsprotokoll wurde die Schulter postoperativ für 6 Wochen in einer Schulterschlinge immobilisiert. Im Anschluss wurden dann zunächst passive Mobilisationsübungen für die Außenrotation und Flexion durchgeführt. Krafttraining in Form von einfachen Widerstandsbandübungen sowie die passive Innenrotation wurden 3 Monate postoperativ begonnen. Die Wiederaufnahme aller Aktivitäten war nach 6–12 Monaten möglich.

3.2 Rotatorenmanschettenruptur

Tab. 3.5 Beschleunigtes Rehabilitationprotokoll nach arthroskopischer Rotatorenmanschettenrekonstrunktion

Protokoll für die beschleunigte Rehabilitation															
Datum: • = Übung in der Woche durchführen	Woche														
Phase I: Maximale Protektion, pROM	1	2	3	4	5	6	7	8	9	10		13	17	21	25
Anmerkung: pROM-Restriktionen: volle Flexion/Extension, volle Außenrotation, Innenrotation bis Gürtellinie, volle Abduktion															
Skapularetraktion/-depression	•		•	•	•	•	•								
Zervikale ROM-Übungen	•		•	•	•	•	•								
Ellenbogen-/Hand-/Handgelenk-ROM	•		•	•	•	•	•								
Pendeln			•	•	•	•	•								
Aquatherapie für sanftes aaROM				•	•	•	•								
Sprunggelenkpumpe zur TBVT-Prävention	•		•	•	•	•	•								
pROM															
Außenrotation	•		•	•	•	•	•	•	•	•	Fortführung pROM bis zum Erreichen des vollen Bewegungsausmaßes				
Vorwärtselevation und Skaption	•		•	•	•	•	•	•	•	•					
Abduktion	•		•	•	•	•	•	•	•	•					
Innenrotation bis Gürtelhöhe	•		•	•	•	•	•	•	•	•					
Innenrotation				•	•	•	•	•	•	•					
Phase II: Minimale Protektion, aROM	1	2	3	4	5	6	7	8	9	10		13	17	21	25
Anmerkung: Beginn mit vollem aROM nach 5–6 Wochen; Orthese für 5–6 Wochen															
aaROM															
Innen- und Außenrotation						•	•								
Vorwärtselevation und Skaption						•	•								
Isometrisches Training – leicht															
Innen- und Außenrotation							•	•							
Bizeps/Trizeps							•	•	•	•					
aROM															
Außenrotation in Seitenlage							•	•	•	•					
Vorwärtselevation und Skaption (Progression; Liegestuhl)							•	•	•	•					
Salutes (Progression: Liegestuhl)								•	•	•					
Horizontale Abduktion im Liegen mit Außenrotation								•	•	•					
Unterer Trapezmuskel im Liegen bis 60°								•	•	•					
Extension im Liegen mit Außenrotation								•	•	•					
Propriozeption in offener kinetischer Kette								•	•	•					
Niedrig dosierte, lange Dehnung															
Türrahmenserie								•	•	•					
Innenrotation mit Handtuch								•	•	•					
Cross-Arm-Stretch								•	•	•					
Sleeper-Stretch								•	•	•					
TV-Watching-Stretch							•	•	•	•					
90/90°-Außenrotations-Stretch								•	•	•					
ADL															

(Fortsetzung)

Tab. 3.5 (Fortsetzung)

Protokoll für die beschleunigte Rehabilitation																	
Datum: • = Übung in der Woche durchführen	Woche																
Essen/Trinken (Ellenbogenbewegung ok)	Nur den nicht betroffenen Arm benutzen	•	•														
Anziehen		•	•														
Waschen/Duschen		•	•														
PC mit Armunterstützung	•			•	•	•	•	•									
Fahren				•	•	•	•	•	•	•							
Heben bis 2,25 kg					•	•	•	•	•	•	•			•	•	•	
Überkopfaktivität								•	•	•				•	•	•	•
Heben über 2,25 kg									•	•				•	•	•	•
Phase III: Initiale Kräftigung und Propriozeption	1		2	3	4	5	6	7	8	9	10			13	17	21	25
Außenrotation									•	•	•			•	•	•	•
Innenrotation									•	•	•			•	•	•	•
Punches with a plus									•	•	•			•	•	•	•
Sport Cord Rows									•	•	•			•	•	•	•
Unterer Trapezmuskel im Liegen									•	•	•			•	•	•	•
Bizeps-Curls									•	•	•			•	•	•	•
Trizepsstreckung									•	•	•			•	•	•	•
Initiale Push-ups plus									•	•	•			•	•	•	•
Initiale Stabilität der geschlossenen kinetischen Kette									•	•	•			•	•	•	•
Phase IV: Kräftigung und Propriozeption	1		2	3	4	5	6	7	8	9	10			13	17	21	25
Außenrotation in 45°											•			•	•	•	•
Bear Hugs											•			•	•	•	•
Außenrotation in 90°											•			•	•	•	•
Freiheitsstatue											•			•	•	•	•
Fortgeschrittene Push-ups plus											•			•	•	•	•
Fortgeschrittene Stabilität der geschlossenen kinetischen Kette											•			•	•	•	•
PNF mit Widerstand											•			•	•	•	•
Abbremsen														•	•	•	•
Plyometrische Außenrotation														•	•	•	•
Phase V: Krafttraining im Gym und RTS	1		2	3	4	5	6	7	8	9	10			13	17	21	25
Kriterien: volles schmerzfreies ROM und volle Kraft der RM; keine Lat-Pull-downs hinter dem Rücken oder Bankdrücken mit weitem Griff																	
Ski															•	•	•
Wurfprogression															•	•	•
Überkopfsport (Tennis, Volleyball, Golf)																•	•
Kontaktsport (Football, Hockey, Lacrosse)																	•
Schwimmen																	•

aaROM aktiv-assistiertes Bewegungsausmaß, *ADL* Activities of Daily Living (Aktivitäten des täglichen Lebens), *aROM* aktives Bewegungsausmaß, *PNF* propriozeptive neuromuskuläre Fazilitation, *pROM* passives Bewegungsausmaß, *RM* Rotatorenmanschette, *ROM* Range of Motion (Bewegungsausmaß), *RTS* Return to Sport, *TBVT* tiefe Beinvenenthrombose

3.2 Rotatorenmanschettenruptur

Tab. 3.6 Trainingsvarianten auf Basis der EMG-Aktivierung (SSP/ISP) für die beschleunigte und verzögerte Rehabilitation (Edwards et al. 2017)

	Zeitpunkt	Trainingsvarianten
Phase 1: Protektion/ frühe Bewegungsphase EMG-Aktivierung ≤ 15 % der	– Beschleunigt: Woche 2–6 – Verzögert: Woche 5–8	– pROM: Flexion – Forward Bow, assistierte Flexion in Rückenlage, patientenunterstützte Flexion in Rückenlage, Flexion in Seitenlage, Handtuch-Slides, Handtuch-Press-up in Rückenlage – pROM: Rotation (keine Innenrotation, Außenrotation bis 30°) – Unterstützte Außenrotation an der Wand, liegende/aufrechte stabunterstütze Außenrotation
Phase 2: Aktiv-assistiert/ aktive Bewegungsphase EMG-Aktivierung ≤ 20 % der MVIC	– Beschleunigt: Woche 7–9 – Verzögert: Woche 9–12	– aaROM: Flexion – Ball rollen, stabunterstützte aufrechte Flexion, unterstützter Wall Slide/Walk (Progression zu nicht-unterstützt), Pulley-assistierte Flexion – aROM: Flexion – Press-up in Rückenlage oder in reklinierter Position – aaROM: Rotation – Fortführung der Außenrotationsübungen wie oben; Beginn mit patienten-/stabunterstützter Innenrotation
Phase 3: Kräftigungsphase EMG-Aktivierung 21–50 % der MVIC	– Beschleunigt: Woche 10 – Verzögert: Woche 13	– aROM: Flexion – Progression zu Press-up im Stand/aktive Flexion (kurzer Hebel mit Progression zu langem Hebel), aktive Flexion gegen Widerstand – aROM-Kräftigung: Rotation – Progression von Sitz zu Stand (von wenig Abduktion zu 45°-Abduktion) zu Seitenlage (mit und ohne Kissen) – Sitzendes Rudern mit Progression zu Rudern/Ziehen im Stand, Vorwärts-/Skapula-Punches
Phase 4: Späte Kräftigungsphase EMG-Aktivierung ≥ 50 % der MVIC	– Beschleunigt: Woche 20 – Verzögert: Woche 20	– Aktive Flexion/Abduktion – Liegende horizontale Abduktion um 90° und 100° – Kräftigung: Rotation – Außenrotation im Stehen (in 90°-Abduktion) zu Außenrotation im Liegen in 90°-Abduktion – Push-up/Push-up plus, dynamische Hugs

aaROM aktiv-assistiertes Bewegungsausmaß, *aROM* aktives Bewegungsausmaß, *EMG* Elektromyografie, *ISP* M. infraspinatus, *MVIC* maximal voluntary isometric contraction, *pROM* passives Bewegungsausmaß, *ROM* Range of Motion (Bewegungsausmaß), *SSP* M. supraspinatus

Tab. 3.7 Stufenweise ROM-Ziele nach Rotatorenmanschettenrekonstruktion (Thigpen et al. 2016)

	Passive Elevation	Passive Außenrotation in 20°-Abduktion	Passive Außenrotation in 90°-Abduktion	Aktive Elevation
2. Woche postoperativ	60–90°	0–20°	–	–
6. Woche postoperativ	90–120°	20–30°	–	–
9. Woche postoperativ	130–155°	30–45°	45–60°	80–120°
12. Woche postoperativ	140° bis normales ROM	30° bis normales ROM	75° bis normales ROM	120° bis normales ROM

ROM Range of Motion (Bewegungsausmaß)

Return to Sport

Derzeit gibt es keinen Konsens im Hinblick auf objektive RTS-Kriterien, die darüber Aufschluss geben, ob ein Athlet nach einer Rotatorenmanschettenläsion seine sportliche Aktivität wiederaufnehmen kann (Griffith et al. 2021). Das häufigste RTS-Kriterium nach einer operativen Versorgung einer Rotatorenmanschettenläsion ist der Faktor Zeit gefolgt von Kraft und Bewegungsausmaß (Bravi et al. 2022).

Die Empfehlungen für die Wiederaufnahme von sportlichen Aktivitäten variieren in Abhängigkeit von der Rupturgröße. Bei mittelgroßen und größeren Rupturen wird in der Regel ein Zeitfenster von 6 Monaten, bei kleineren Rupturen von 4 Monaten veranschlagt (Coda et al. 2020). Handelt es sich bei der Zielsportart um eine Kontaktsportart, erhöht sich das empfohlene Zeitfenster bis zur Wiederaufnahme meist um einige Monate. Auch bei Überkopfsportlern kann es bis zu 12 Monate nach einer Rotatorenmanschettenrekonstruktion dauern, bis die Athleten ihren Sport wieder aktiv ausüben können (Porcellini et al. 2023).

Die RTS-Rate bei Überkopfsportlern nach einer arthroskopischen Rotatorenmanschetten-Rekonstruktion wurde zuletzt mit 75 % angegeben, wovon 62,5 % der Athleten wieder ihr ursprüngliches Sportniveau erreichen konnten (Migliorini et al. 2023). Andere Untersuchungen zeigen allerdings bei Überkopfsportlern RTS-Raten von nur 38–50 %, was den hohen Stellenwert der nicht-operativen Therapie, insbesondere bei Partialrupturen, verdeutlicht (Altintas et al. 2020; Reuter et al. 2018).

Literatur

Adams CR, DeMartino AM, Rego G, Denard PJ, Burkhart SS (2016) The rotator cuff and the superior capsule: why we need both. Arthroscopy 32(12):2628–2637. https://doi.org/10.1016/j.arthro.2016.08.011

AlAnazi A, Alghadir AH, Gabr SA (2022) Handgrip strength exercises modulate shoulder pain, function, and strength of rotator cuff muscles of patients with primary subacromial impingement syndrome. Biomed Res Int 2022:9151831. https://doi.org/10.1155/2022/9151831

Altintas B, Anderson N, Dornan GJ, Boykin RE, Logan C, Millett PJ (2020) Return to sport after arthroscopic rotator cuff repair: is there a difference between the recreational and the competitive athlete? Am J Sports Med 48(1):252–261. https://doi.org/10.1177/0363546519825624

Ardebol J, Gonzalez-Morgado D, Noble MB, Galasso LA, Menendez ME, Denard PJ (2024) Home-based or supervised physical therapy shows similar functional outcomes and healing after massive rotator cuff repair. Arthroscopy. https://doi.org/10.1016/j.arthro.2024.06.037

Ashworth B, Hogben P, Singh N, Tulloch L, Cohen DD (2018) The athletic shoulder (ASH) test: reliability of a novel upper body isometric strength test in elite rugby players. BMJ Open Sport Exerc Med 4(1):e000365. https://doi.org/10.1136/bmjsem-2018-000365

Augusto DD, Scattone Silva R, Pinheiro DP, Sousa CO (2024) Therapeutic exercises in the clinical practice of Brazilian physical therapists in the management of rotator cuff tendinopathy: an online survey. PLoS One 19(4):e0301326. https://doi.org/10.1371/journal.pone.0301326

Bartolozzi A, Andreychik D, Ahmad S (1994) Determinants of outcome in the treatment of rotator cuff disease. Clin Orthop Relat Res 308:90–97

Boettcher CE, Ginn KA, Cathers I (2009) The 'empty can' and 'full can' tests do not selectively activate supraspinatus. J Sci Med Sport 12(4):435–439. https://doi.org/10.1016/j.jsams.2008.09.005

Boettcher CE, Cathers I, Ginn KA (2010) The role of shoulder muscles is task specific. J Sci Med Sport 13(6):651–656. https://doi.org/10.1016/j.jsams.2010.03.008

Borms D, Maenhout A, Cools AM (2016) Upper quadrant field tests and isokinetic upper limb strength in overhead athletes. J Athl Train 51(10):789–796. https://doi.org/10.4085/1062-6050-51.12.06

Bravi M, Fossati C, Giombini A, Macaluso A, Lazzoli JK, Santacaterina F, Bressi F, Vorini F, Campi S, Papalia R, Pigozzi F (2022) Criteria for return-to-play (RTP) after rotator cuff surgery: a systematic review of literature. J Clin Med 11(8). https://doi.org/10.3390/jcm11082244

Ceballos A, Zeppieri G Jr, Bialosky J (2022) Resident case series: blood flow restriction as an adjunct to strengthening exercises in two patients with subacromial impingement and high irritability. Int J Sports Phys Ther 17(5):931–940

Chen Y, Meng H, Li Y, Zong H, Yu H, Liu H, Lv S, Huai L (2024) The effect of rehabilitation time on functional recovery after arthroscopic rotator cuff repair: a systematic review and meta-analysis. PeerJ 12:e17395. https://doi.org/10.7717/peerj.17395

Chester R, Jerosch-Herold C, Lewis J, Shepstone L (2017) The SPADI and QuickDASH are similarly responsive in patients undergoing physical therapy for shoulder pain. J Orthop Sports Phys Ther 47(8):538–547. https://doi.org/10.2519/jospt.2017.7195

Chester R, Jerosch-Herold C, Lewis J, Shepstone L (2018) Psychological factors are associated with the outcome of physiotherapy for people with shoulder pain: a multicentre longitudinal cohort study. Br J Sports Med 52(4):269–275. https://doi.org/10.1136/bjsports-2016-096084

Chillemi C, Petrozza V, Franceschini V, Garro L, Pacchiarotti A, Porta N, Cirenza M, Salate Santone F, Castagna A (2016) The role of tendon and subacromial bursa in rotator cuff tear pain: a clinical and histopathological study. Knee Surg Sports Traumatol Arthrosc 24(12):3779–3786. https://doi.org/10.1007/s00167-015-3650-4

Ching-Wei H, Tsai SLH, Chen CH, Tang HC, Su CY, Tischler EH, Yang YC, Chan YS, Chiu CH, Chen ACY (2023) Early versus delayed mobilization for arthroscopic rotator cuff repair (small to large sized tear): a meta-analysis of randomized controlled trials. BMC Musculoskelet Disord 24(1):938. https://doi.org/10.1186/s12891-023-07075-5

Clausen MB, Witten A, Holm K, Christensen KB, Attrup ML, Hölmich P, Thorborg K (2017) Glenohumeral and scapulothoracic strength impairments exists in patients with subacromial impingement, but these are not reflected in the shoulder pain and disability index. BMC Musculoskelet Disord 18(1):302. https://doi.org/10.1186/s12891-017-1667-1

Coda RG, Cheema SG, Hermanns CA, Tarakemeh A, Vopat ML, Kramer M, Schroeppel JP, Mullen S, Vopat BG (2020) A review of online rehabilitation protocols designated for rotator cuff repairs. Arthrosc Sports Med Rehabil 2(3):e277–e288. https://doi.org/10.1016/j.asmr.2020.03.006

Cofield RH, Parvizi J, Hoffmeyer PJ, Lanzer WL, Ilstrup DM, Rowland CM (2001) Surgical repair of chronic rotator cuff tears. A prospective long-term study. J Bone Joint Surg Am 83(1):71–77. https://doi.org/10.2106/00004623-200101000-00010

Collin PG, Gain S, Nguyen Huu F, Lädermann A (2015) Is rehabilitation effective in massive rotator cuff tears? Orthop Traumatol Surg Res 101(4 Suppl):S203–S205. https://doi.org/10.1016/j.otsr.2015.03.001

Conaire E, Delaney R, Ladermann A, Schwank A, Struyf F (2023) Massive irreparable rotator cuff tears: which patients will benefit from physiotherapy exercise programs? A narrative review. Int J Environ Res Public Health 20(7). https://doi.org/10.3390/ijerph20075242

Cools AM, Michener LA (2017) Shoulder pain: can one label satisfy everyone and everything? Br J Sports Med 51(7):416–417. https://doi.org/10.1136/bjsports-2016-096772

Cooper K, Alexander L, Brandie D, Brown VT, Greig L, Harrison I, MacLean C, Mitchell L, Morrissey D, Moss RA, Parkinson E, Pavlova AV, Shim J, Swinton PA (2023) Exercise therapy for tendinopathy: a mixed-methods evidence synthesis exploring feasibility, acceptability and effectiveness. Health Technol Assess 27(24):1–389. https://doi.org/10.3310/tfws2748

Corban J, Shah S, Ramappa AJ (2024) Current evidence based recommendations on rehabilitation following arthroscopic shoulder surgery: rotator cuff, instability, superior labral pathology, and adhesive capsulitis. Curr Rev Musculoskelet Med 17(7):247–257. https://doi.org/10.1007/s12178-024-09899-7

Dark A, Ginn KA, Halaki M (2007) Shoulder muscle recruitment patterns during commonly used rotator cuff exercises: an electromyographic study. Phys Ther 87(8):1039–1046. https://doi.org/10.2522/ptj.20060068

Davidson J, Burkhart SS (2010) The geometric classification of rotator cuff tears: a system linking tear pattern to treatment and prognosis. Arthroscopy 26(3):417–424. https://doi.org/10.1016/j.arthro.2009.07.009

Dejaco B, Habets B, van Loon C, van Grinsven S, van Cingel R (2017) Eccentric versus conventional exercise therapy in patients with rotator cuff tendinopathy: a randomized, single blinded, clinical trial. Knee Surg Sports Traumatol Arthrosc 25(7):2051–2059. https://doi.org/10.1007/s00167-016-4223-x

Desjardins-Charbonneau A, Roy JS, Dionne CE, Frémont P, MacDermid JC, Desmeules F (2015) The efficacy of manual therapy for rotator cuff tendinopathy: a systematic review and meta-analysis. J Orthop Sports Phys Ther 45(5):330–350. https://doi.org/10.2519/jospt.2015.5455

Di Benedetto P, Mancuso F, Tosolini L, Buttironi MM, Beltrame A, Causero A (2021) Treatment options for massive rotator cuff tears: a narrative review. Acta Biomed 92(S3):e2021026. https://doi.org/10.23750/abm.v92iS3.11766

Dubé MO, Desmeules F, Lewis JS, Roy JS (2023) Does the addition of motor control or strengthening exercises to education result in better outcomes for rotator cuff-related shoulder pain? A multiarm randomised controlled trial. Br J Sports Med 57(8):457–463. https://doi.org/10.1136/bjsports-2021-105027

Dunn WR, Kuhn JE, Sanders R, An Q, Baumgarten KM, Bishop JY, Brophy RH, Carey JL, Harrell F, Holloway BG, Jones GL, Ma CB, Marx RG, McCarty EC, Poddar SK, Smith MV, Spencer EE, Vidal AF, Wolf BR, Wright RW (2016) 2013 Neer Award: predictors of failure of nonoperative treatment of chronic, symptomatic, full-thickness rotator cuff tears. J Shoulder Elbow Surg 25(8):1303–1311. https://doi.org/10.1016/j.jse.2016.04.030

Düzgün I, Baltacı G, Atay OA (2011) Comparison of slow and accelerated rehabilitation protocol after arthroscopic rotator cuff repair: pain and functional activity. Acta Orthop Traumatol Turc 45(1):23–33. https://doi.org/10.3944/aott.2011.2386

Edwards P, Ebert J, Joss B, Bhabra G, Ackland T, Wang A (2016) Exercise rehabilitation in the non-operative management of rotator cuff tears: a review of the literature. Int J Sports Phys Ther 11(2):279–301

Edwards PK, Ebert JR, Littlewood C, Ackland T, Wang A (2017) A systematic review of electromyography studies in normal shoulders to inform postoperative rehabilitation following rotator cuff repair. J Orthop Sports Phys Ther 47(12):931–944. https://doi.org/10.2519/jospt.2017.7271

Feltri P, Monteleone AS, Audigé L, Marbach F, Filardo G, Candrian C (2024) Patients with rotator cuff tears present a psychological impairment, not only a functional deficit: a systematic review. Int Orthop 48(1):169–181. https://doi.org/10.1007/s00264-023-05952-1

Flowers DW, Swanson BT, Shaffer SM, Clewley DJ, Riley SP (2024) Is there 'trustworthy' evidence for using manual therapy to treat patients with shoulder dysfunction? A systematic review. PLoS One 19(1):e0297234. https://doi.org/10.1371/journal.pone.0297234

Galetta MD, Keller RE, Sabbag OD, Linderman SE, Fury MS, Medina G, O'Donnell EA, Cheng TTW, Harris E, Oh LS (2021) Rehabilitation variability after rotator cuff repair. J Shoulder Elbow Surg 30(6):e322–e333. https://doi.org/10.1016/j.jse.2020.11.016

Gao JH, Zhou JY, Li H, Li HY (2023) Sling versus abduction brace shoulder immobilization after arthroscopic rotator cuff repair: a systematic review and meta-analysis. Orthop J Sports Med 11(8):23259671231185368. https://doi.org/10.1177/23259671231185368

Gerber C, Schneeberger AG, Perren SM, Nyffeler RW (1999) Experimental rotator cuff repair. A preliminary study. J Bone Joint Surg Am 81(9):1281–1290. https://doi.org/10.2106/00004623-199909000-00009

Gerber C, Fuchs B, Hodler J (2000) The results of repair of massive tears of the rotator cuff. J Bone Joint Surg Am 82(4):505–515. https://doi.org/10.2106/00004623-200004000-00006

Gimbel JA, Van Kleunen JP, Williams GR, Thomopoulos S, Soslowsky LJ (2007) Long durations of immobilization in the rat result in enhanced mechanical properties of the healing supraspinatus tendon insertion site. J Biomech Eng 129(3):400–404. https://doi.org/10.1115/1.2721075

Griffith R, Fretes N, Bolia IK, Murray IR, Meyer J, Weber AE, Gamradt SC, Petrigliano FA (2021) Return-to-sport criteria after upper extremity surgery in athletes-a scoping review, part 1: rotator cuff and shoulder stabilization procedures. Orthop J Sports Med 9(8):23259671211021827. https://doi.org/10.1177/23259671211021827

Gurney AB, Mermier C, LaPlante M, Majumdar A, O'Neill K, Shewman T, Gurney JG (2016) Shoulder Electromyography measurements during activities of daily living and routine rehabilitation exercises. J Orthop Sports Phys Ther 46(5):375–383. https://doi.org/10.2519/jospt.2016.6090

Hawkes DH, Khaiyat OA, Howard AJ, Kemp GJ, Frostick SP (2019) Patterns of muscle coordination during dynamic glenohumeral joint elevation: an EMG study. PLoS One 14(2):e0211800. https://doi.org/10.1371/journal.pone.0211800

Hollman F, Wolterbeek N, Zijl JAC, van Egeraat SPM, Wessel RN (2017) Abduction brace versus antirotation sling after arthroscopic cuff repair: the effects on pain and function. Arthroscopy 33(9):1618–1626. https://doi.org/10.1016/j.arthro.2017.02.010

Horsley I, Herrington L, Hoyle R, Prescott E, Bellamy N (2016) Do changes in hand grip strength correlate with shoulder rotator cuff function? Shoulder Elbow 8(2):124–129. https://doi.org/10.1177/1758573215626103

Hotta GH, Alaiti RK, Ribeiro DC, McQuade KJ, de Oliveira AS (2022) Causal mechanisms of a scapular stabilization intervention for patients with subacromial pain syndrome: a secondary analysis of a randomized controlled trial. Arch Physiother 12(1):13. https://doi.org/10.1186/s40945-022-00138-1

Hyde D, Littlewood C, Mazuquin B, Manning L (2021) Rehabilitation following rotator cuff repair: a narrative review. Phys Ther Rev 26(4):254–261. https://doi.org/10.1080/10833196.2021.1894377

Imagama S, Ando K, Kobayashi K, Seki T, Hamada T, Machino M, Ota K, Tanaka S, Morozumi M, Kanbara S, Ito S, Ishiguro N, Hasegawa Y (2020) Shoulder pain has most impact on poor quality of life among various types of musculoskeletal pain in middle-aged and elderly people: Yakumo study. Mod Rheumatol 30(3):568–572. https://doi.org/10.1080/14397595.2019.1623364

Ito Y, Ishida T, Matsumoto H, Yamaguchi S, Suenaga N, Oizumi N, Yoshioka C, Yamane S, Hisada Y, Matsuhashi T (2024) Passive shoulder abduction range of motion at 3 months postoperatively is the most important prognostic factor for achieving full recovery of range of motion at 6 months after arthroscopic rotator cuff repair. JSES Int 8(4):806–814. https://doi.org/10.1016/j.jseint.2024.03.010

Kane LT, Lazarus MD, Namdari S, Seitz AL, Abboud JA (2020) Comparing expert opinion within the care team regarding postoperative rehabilitation protocol following rotator cuff repair. J Shoulder Elbow Surg 29(9):e330–e337. https://doi.org/10.1016/j.jse.2020.01.097

Kennedy MS, Nicholson HD, Woodley SJ (2017) Clinical anatomy of the subacromial and related shoulder bursae: a review of the literature. Clin Anat 30(2):213–226. https://doi.org/10.1002/ca.22823

Kjær BH, Magnusson SP, Henriksen M, Warming S, Boyle E, Krogsgaard MR, Al-Hamdani A, Juul-Kristensen B (2021) Effects of 12 weeks of progressive early active exercise therapy after surgical rotator cuff repair: 12 weeks and 1-year results from the CUT-N-MOVE randomized controlled trial. Am J Sports Med 49(2):321–331. https://doi.org/10.1177/0363546520983823

Kjær BH, Cools AM, Johannsen FE, Trøstrup J, Bieler T, Siersma V, Magnusson PS (2024) To allow or avoid pain during shoulder rehabilitation exercises for patients with chronic rotator cuff tendinopathy– study protocol for a randomized controlled trial (the PASE trial). Trials 25(1):135. https://doi.org/10.1186/s13063-024-07973-6

Kluczynski MA, Nayyar S, Marzo JM, Bisson LJ (2015) Early versus delayed passive range of motion after rotator cuff repair: a systematic review and meta-analysis. Am J Sports Med 43(8):2057–2063. https://doi.org/10.1177/0363546514552802

Kluczynski MA, Isenburg MM, Marzo JM, Bisson LJ (2016) Does early versus delayed active range of motion affect rotator cuff healing after surgical repair? A systematic review and meta-analysis. Am J Sports Med 44(3):785–791. https://doi.org/10.1177/0363546515582032

Kromer TO, Kohl M, Bastiaenen CHG (2024) Factors predicting long-term outcomes following physiotherapy in patients with subacromial pain syndrome: a secondary analysis. BMC Musculoskelet Disord 25(1):579. https://doi.org/10.1186/s12891-024-07686-6

Kronberg M, Nemeth G, Brostrom LA (1990) Muscle activity and coordination in the normal shoulder. An electromyographic study. Clin Orthop Relat Res 257:76–85

Lädermann A, Chagué S, Kolo FC, Charbonnier C (2016) Kinematics of the shoulder joint in tennis players. J Sci Med Sport 19(1):56–63. https://doi.org/10.1016/j.jsams.2014.11.009

Lafrance S, Ouellet P, Alaoui R, Roy JS, Lewis J, Christiansen DH, Dubois B, Langevin P, Desmeules F (2021) Motor control exercises compared to strengthening exercises for upper- and lower-extremity musculoskeletal disorders: a systematic review with meta-analyses of randomized controlled trials. Phys Ther 101(7). https://doi.org/10.1093/ptj/pzab072

Lafrance S, Charron M, Roy JS, Dyer JO, Frémont P, Dionne CE, Macdermid JC, Tousignant M, Rochette A, Doiron-Cadrin P, Lowry V, Bureau N, Lamontagne M, Sandman E, Coutu MF, Lavigne P, Desmeules F (2022) Diagnosing, managing, and supporting return to work of adults with rotator cuff disorders: a clinical practice guideline. J Orthop Sports Phys Ther 52(10):647–664. https://doi.org/10.2519/jospt.2022.11306

Larsson R, Bernhardsson S, Nordeman L (2019) Effects of eccentric exercise in patients with subacromial impingement syndrome: a systematic review and meta-analysis. BMC Musculoskelet Disord 20(1):446. https://doi.org/10.1186/s12891-019-2796-5

Le BT, Wu XL, Lam PH, Murrell GA (2014) Factors predicting rotator cuff retears: an analysis of 1000 consecutive rotator cuff repairs. Am J Sports Med 42(5):1134–1142. https://doi.org/10.1177/0363546514525336

Levy O, Mullett H, Roberts S, Copeland S (2008) The role of anterior deltoid reeducation in patients with massive irreparable degenerative rotator cuff tears. J Shoulder Elbow Surg 17(6):863–870. https://doi.org/10.1016/j.jse.2008.04.005

Lewis J (2016) Rotator cuff related shoulder pain: assessment, management and uncertainties. Man Ther 23:57–68. https://doi.org/10.1016/j.math.2016.03.009

Lewis J (2023) Should we provide a clinical diagnosis for people with shoulder pain? Absolutely, maybe, never! The ongoing clinical debate between leavers and retainers. N Z J Physiother 50(1):4–5. https://doi.org/10.15619/NZJP/50.1.01

Lewis J, McCreesh K, Roy JS, Ginn K (2015) Rotator cuff tendinopathy: navigating the diagnosis-management conundrum. J Orthop Sports Phys Ther 45(11):923–937. https://doi.org/10.2519/jospt.2015.5941

Lewis J, Fernández-de-las-Peñas C, Kelsick W, Ardern CL, Khan K (2022) The shoulder: theory and practice. Handspring Publishing, Edinburgh

Lewis JS (2009) Rotator cuff tendinopathy/subacromial impingement syndrome: is it time for a new method of assessment? Br J Sports Med 43(4):259–264. https://doi.org/10.1136/bjsm.2008.052183

Lewis JS, McCreesh K, Barratt E, Hegedus EJ, Sim J (2016) Inter-rater reliability of the Shoulder Symptom Modification Procedure in people with shoulder pain. BMJ Open Sport Exerc Med 2(1):e000181. https://doi.org/10.1136/bmjsem-2016-000181

Littlewood C, Malliaras P, Chance-Larsen K (2015) Therapeutic exercise for rotator cuff tendinopathy: a systematic review of contextual factors and prescription parameters. Int J Rehabil Res 38(2):95–106. https://doi.org/10.1097/mrr.0000000000000113

Littlewood C, Mazuquin B, Moffatt M, Bateman M (2021) Rehabilitation following rotator cuff repair: a survey of current practice (2020). Musculoskeletal Care 19(2):165–171. https://doi.org/10.1002/msc.1514

Liu JN, Garcia GH, Gowd AK, Cabarcas BC, Charles MD, Romeo AA, Verma NN (2018) Treatment of partial thickness rotator cuff tears in overhead athletes. Curr Rev Musculoskelet Med 11(1):55–62. https://doi.org/10.1007/s12178-018-9459-2

Liu S, Chen L, Shi Q, Fang Y, Da W, Xue C, Li X (2024) Efficacy of manual therapy on shoulder pain and function in patients with rotator cuff injury: a systematic review and meta-analysis. Biomed Rep 20(6):89. https://doi.org/10.3892/br.2024.1778

Lo CN, Leung BPL, Sanders G, Li MWM, Ngai SPC (2023a) The major pain source of rotator cuff-related shoulder pain: a narrative review on current evidence. Musculoskeletal Care 21(2):285–293. https://doi.org/10.1002/msc.1719

Lo CN, van Griensven H, Lewis J (2023b) Rotator cuff related shoulder pain: an update of potential pathoaetiological factors. N Z J Physiother 50(2):82–93. https://doi.org/10.15619/NZJP/50.2.05

Long JL, Ruberte Thiele RA, Skendzel JG, Jeon J, Hughes RE, Miller BS, Carpenter JE (2010) Activation of the shoulder musculature during pendulum exercises and light activities. J Orthop Sports Phys Ther 40(4):230–237. https://doi.org/10.2519/jospt.2010.3095

Longo UG, Risi Ambrogioni L, Berton A, Candela V, Carnevale A, Schena E, Gugliemelli E, Denaro V (2020) Physical therapy and precision rehabilitation in shoulder rotator cuff disease. Int Orthop 44(5):893–903. https://doi.org/10.1007/s00264-020-04511-2

Ludewig PM, Lawrence RL, Braman JP (2013) What's in a name? Using movement system diagnoses versus pathoanatomic diagnoses. J Orthop Sports Phys Ther 43(5):280–283. https://doi.org/10.2519/jospt.2013.0104

Lyman S, Fleisig GS, Andrews JR, Osinski ED (2002) Effect of pitch type, pitch count, and pitching mechanics on risk of elbow and shoulder pain in youth baseball pitchers. Am J Sports Med 30(4):463–468. https://doi.org/10.1177/03635465020300040201

Machado EM, Haik MN, Ferreira JK, da Silva Santos JF, Camargo PR, Mendonça LM (2023) Association of trunk and lower limb factors with shoulder complaints and sport performance in overhead athletes: a systematic review including GRADE recommendations and meta-analysis. Phys Ther Sport 60:112–131. https://doi.org/10.1016/j.ptsp.2023.01.012

Malliaras P, Johnston R, Street G, Littlewood C, Bennell K, Haines T, Buchbinder R (2020) The efficacy of higher versus lower dose exercise in rotator cuff tendinopathy: a systematic review of randomized controlled trials. Arch Phys Med Rehabil 101(10):1822–1834. https://doi.org/10.1016/j.apmr.2020.06.013

Manoso-Hernando D, Bailón-Cerezo J, Elizagaray-García I, Achútegui-García-Matres P, Suárez-Díez G, Gil-Martínez A (2024) Cervical and thoracic spine mobility in rotator cuff related shoulder pain: a comparative analysis with asymptomatic controls. J Funct Morphol Kinesiol 9(3). https://doi.org/10.3390/jfmk9030128

Maxwell C, Robinson K, McCreesh K (2021) Understanding shoulder pain: a qualitative evidence synthesis exploring the patient experience. Phys Ther 101(3). https://doi.org/10.1093/ptj/pzaa229

Mazuquin BF, Wright AC, Russell S, Monga P, Selfe J, Richards J (2018) Effectiveness of early compared with conservative rehabilitation for patients having rotator cuff repair surgery: an overview of systematic reviews. Br J Sports Med 52(2):111–121. https://doi.org/10.1136/bjsports-2016-095963

McClure PW, Michener LA (2015) Staged approach for rehabilitation classification: shoulder disorders (STAR-shoulder). Phys Ther 95(5):791–800. https://doi.org/10.2522/ptj.20140156

McConnell R, Klopper M, Rhon DI, Young JL (2024) The influence of exercise therapy dosing on pain and functional outcomes in patients with subacromial pain syndrome: a systematic review. Shoulder Elbow 16(1 Suppl):42–58. https://doi.org/10.1177/17585732221124303

McConville OR, Iannotti JP (1999) Partial-thickness tears of the rotator cuff: evaluation and management. J Am Acad Orthop Surg 7(1):32–43. https://doi.org/10.5435/00124635-199901000-00004

McCreesh KM, Purtill H, Donnelly AE, Lewis JS (2017) Increased supraspinatus tendon thickness following fatigue loading in rotator cuff tendinopathy: potential implications for exercise therapy. BMJ Open Sport Exerc Med 3(1):e000279. https://doi.org/10.1136/bmjsem-2017-000279

McQuade KJ, Borstad J, de Oliveira AS (2016) Critical and theoretical perspective on scapular stabilization: what does it really mean, and are we on the right track? Phys Ther 96(8):1162–1169. https://doi.org/10.2522/ptj.20140230

van der Meijden OA, Westgard P, Chandler Z, Gaskill TR, Kokmeyer D, Millett PJ (2012) Rehabilitation after arthroscopic rotator cuff repair: current concepts review and evidence-based guidelines. Int J Sports Phys Ther 7(2):197–218

Migliorini F, Asparago G, Cuozzo F, Oliva F, Hildebrand F, Maffulli N (2023) Patient outcomes and return to play after arthroscopic rotator cuff repair in overhead athletes: a systematic review. J Orthop Traumatol 24(1):3. https://doi.org/10.1186/s10195-023-00683-w

Miller M, Zeppieri G Jr, Farmer KW, Pozzi F (2022) Blood flow restriction training for subacromial pain: two case reports. JOSPT Cases 2(2):55–61

Miller-Spoto M, Gombatto SP (2014) Diagnostic labels assigned to patients with orthopedic conditions and the influence of the label on selection of interventions: a qualitative study of orthopaedic clinical specialists. Phys Ther 94(6):776–791. https://doi.org/10.2522/ptj.20130244

Millican CR, Lam PH, Murrell GAC (2020) Shoulder stiffness after rotator cuff repair: the fate of stiff shoulders up to 9 years after rotator cuff repair. J Shoulder Elbow Surg 29(7):1323–1331. https://doi.org/10.1016/j.jse.2019.11.020

Nakamura Y, Gotoh M, Mitsui Y, Nakamura H, Ohzono H, Okawa T, Shiba N (2018) Prognostic factors affecting clinical outcomes after arthroscopic rotator cuff repair: importance of functional recovery by 3 months after surgery. J Orthop Surg Res 13(1):310. https://doi.org/10.1186/s13018-018-1014-8

Nassiri M, Egan C, Mullet H (2011) Compliance with sling-wearing after rotator cuff repair and anterior shoulder stabilization. Shoulder Elbow 3(3):188–192. https://doi.org/10.1111/j.1758-5740.2011.00132.x

Naunton J, Street G, Littlewood C, Haines T, Malliaras P (2020) Effectiveness of progressive and resisted and non-progressive or non-resisted exercise in rotator cuff related shoulder pain: a systematic review and meta-analysis of randomized controlled trials. Clin Rehabil 34(9):1198–1216. https://doi.org/10.1177/0269215520934147

Neer CS 2nd (1972) Anterior acromioplasty for the chronic impingement syndrome in the shoulder: a preliminary report. J Bone Joint Surg Am 54(1):41–50

Ngomo S, Mercier C, Bouyer LJ, Savoie A, Roy JS (2015) Alterations in central motor representation increase over time in individuals with rotator cuff tendinopathy. Clin Neurophysiol 126(2):365–371. https://doi.org/10.1016/j.clinph.2014.05.035

Norton BJ (2017) Diagnosis dialog: recap and relevance to recent APTA actions. Int J Sports Phys Ther 12(6):870–883

Oak SR, Klein B, Verma NN, Kerzner B, Fortier LM, Chava NS, Reinold MM, Bedi A (2022) Rehabilitation and return to play of the athlete after an upper extremity injury. Arthrosc Sports Med Rehabil 4(1):e163–e173. https://doi.org/10.1016/j.asmr.2021.09.033

Oh JH, Kim SH, Lee HK, Jo KH, Bin SW, Gong HS (2008) Moderate preoperative shoulder stiffness does not alter the clinical outcome of rotator cuff repair with arthroscopic release and manipulation. Arthroscopy 24(9):983–991. https://doi.org/10.1016/j.arthro.2008.06.007

Olds M, Coulter C, Marant D, Uhl T (2019) Reliability of a shoulder arm return to sport test battery. Phys Ther Sport 39:16–22. https://doi.org/10.1016/j.ptsp.2019.06.001

Ortega-Cebrián S, Girabent-Farrés M, Whiteley R, Bagur-Calafat C (2021) Physiotherapy rehabilitation in subjects diagnosed with subacromial impingement syndrome does not normalize periscapular and rotator cuff muscle onset time of activation. Int J Environ Res Public Health 18(17). https://doi.org/10.3390/ijerph18178952

Ostör AJ, Richards CA, Prevost AT, Speed CA, Hazleman BL (2005) Diagnosis and relation to general health of shoulder disorders presenting to primary care. Rheumatology (Oxford) 44(6):800–805. https://doi.org/10.1093/rheumatology/keh598

Page MJ, Green S, McBain B, Surace SJ, Deitch J, Lyttle N, Mrocki MA, Buchbinder R (2016) Manual therapy and exercise for rotator cuff disease. Cochrane Database Syst Rev 2016(6):CD012224. https://doi.org/10.1002/14651858.Cd012224

Park HB, Yokota A, Gill HS, El Rassi G, McFarland EG (2005) Diagnostic accuracy of clinical tests for the different degrees of subacromial impingement syndrome. J Bone Joint Surg Am 87(7):1446–1455. https://doi.org/10.2106/jbjs.D.02335

Park MC, Jun BJ, Park CJ, Ahmad CS, ElAttrache NS, Lee TQ (2007) The biomechanical effects of dynamic external rotation on rotator cuff repair compared to testing with the humerus fixed. Am J Sports Med 35(11):1931–1939. https://doi.org/10.1177/0363546507304139

Parsons BO, Gruson KI, Chen DD, Harrison AK, Gladstone J, Flatow EL (2010) Does slower rehabilitation after arthroscopic rotator cuff repair lead to long-term stiffness? J Shoulder Elbow Surg 19(7):1034–1039. https://doi.org/10.1016/j.jse.2010.04.006

Peltz CD, Sarver JJ, Dourte LM, Würgler-Hauri CC, Williams GR, Soslowsky LJ (2010) Exercise following a short immobilization period is detrimental to tendon properties and joint mechanics in a rat rotator cuff injury model. J Orthop Res 28(7):841–845. https://doi.org/10.1002/jor.21059

Pieters L, Voogt L, Bury J, Littlewood C, Feijen S, Cavaggion C, Struyf F (2019) Rotator CUFF disorders: a survey of current physiotherapy practice in Belgium and the Netherlands. Musculoskelet Sci Pract 43:45–51. https://doi.org/10.1016/j.msksp.2019.06.001

Pieters L, Lewis J, Kuppens K, Jochems J, Bruijstens T, Joossens L, Struyf F (2020) An update of systematic reviews examining the effectiveness of conservative physical therapy interventions for subacromial shoulder pain. J Orthop Sports Phys Ther 50(3):131–141. https://doi.org/10.2519/jospt.2020.8498

Plancher KD, Shanmugam J, Briggs K, Petterson SC (2021) Diagnosis and management of partial thickness rotator cuff tears: a comprehensive review. J Am Acad Orthop Surg 29(24):1031–1043. https://doi.org/10.5435/jaaos-d-20-01092

Pogorzelski J, Beitzel K, Imhoff AB, Millett P, Braun S (2016) Surgical treatment of anterosuperior impingement of the shoulder. Oper Orthop Traumatol 28(6):418–429. https://doi.org/10.1007/s00064-016-0463-7

Pontillo M, Silfies S, Butowicz CM, Thigpen C, Sennett B, Ebaugh D (2018) Comparison of core stability and balance in athletes with and without shoulder injuries. Int J Sports Phys Ther 13(6):1015–1023

Porcellini G, Ziroglu N, De Santis E, Micheloni GM, Tarallo L, Giorgini A (2023) Midterm clinical outcomes after arthroscopic rotator cuff repair in Olympic volleyball players: return to sports and return to performance. Orthop J Sports Med 11(8):23259671231186820. https://doi.org/10.1177/23259671231186820

Powell JK, Lewis JS (2021) Rotator cuff-related shoulder pain: is it time to reframe the advice, "you need to strengthen your shoulder"? J Orthop Sports Phys Ther 51(4):156–158. https://doi.org/10.2519/jospt.2021.10199

Powell JK, Costa N, Schram B, Hing W, Lewis J (2023) "Restoring that faith in my shoulder": a qualitative investigation of how and why exercise therapy influenced the clinical outcomes of individuals with rotator cuff-related shoulder pain. Phys Ther 103(12). https://doi.org/10.1093/ptj/pzad088

Reed D, Cathers I, Halaki M, Ginn K (2013) Does supraspinatus initiate shoulder abduction? J Electromyogr Kinesiol 23(2):425–429. https://doi.org/10.1016/j.jelekin.2012.11.008

Reijneveld EA, Noten S, Michener LA, Cools A, Struyf F (2017) Clinical outcomes of a scapular-focused treatment in patients with subacromial pain syndrome: a systematic review. Br J Sports Med 51(5):436–441. https://doi.org/10.1136/bjsports-2015-095460

Reinholz AK, Till SE, Arguello AM, Barlow JD, Okoroha KR, Camp CL (2023) Advances in the treatment of rotator cuff tears: management of rotator cuff tears in the athlete. Clin Sports Med 42(1):69–79. https://doi.org/10.1016/j.csm.2022.08.003

Reinold MM, Wilk KE, Reed J, Crenshaw K, Andrews JR (2002) Interval sport programs: guidelines for baseball, tennis, and golf. J Orthop Sports Phys Ther 32(6):293–298. https://doi.org/10.2519/jospt.2002.32.6.293

Reinold MM, Escamilla RF, Wilk KE (2009) Current concepts in the scientific and clinical rationale behind exercises for glenohumeral and scapulothoracic musculature. J Orthop Sports Phys Ther 39(2):105–117. https://doi.org/10.2519/jospt.2009.2835

Reuter S, Imhoff AB, Martetschläger F (2018) Impact of rotator cuff surgery on postoperative sporting activity. J Sports Med Phys Fitness 58(4):480–488. https://doi.org/10.23736/s0022-4707.16.06559-2

Rio E, Kidgell D, Purdam C, Gaida J, Moseley GL, Pearce AJ, Cook J (2015) Isometric exercise induces analgesia and reduces inhibition in patellar tendinopathy. Br J Sports Med 49(19):1277–1283. https://doi.org/10.1136/bjsports-2014-094386

Rodrigues da Silva Barros B, Dal'Ava Augusto D, de Medeiros Neto JF, Michener LA, Silva RS, Sousa CO (2023) Isometric versus isotonic exercise in individuals with rotator cuff tendinopathy-Effects on shoulder pain, functioning, muscle strength, and electromyographic activity: a protocol for randomized clinical trial. PLoS One 18(11):e0293457. https://doi.org/10.1371/journal.pone.0293457

Roy JS, Bouyer LJ, Langevin P, Mercier C (2017) Beyond the joint: the role of central nervous system reorganizations in chronic musculoskeletal disorders. J Orthop

Sports Phys Ther 47(11):817–821. https://doi.org/10.2519/jospt.2017.0608

Savitskaya YA, Izaguirre A, Sierra L, Perez F, Cruz F, Villalobos E, Almazan A, Ibarra C (2011) Effect of angiogenesis-related cytokines on rotator cuff disease: the search for sensitive biomarkers of early tendon degeneration. Clin Med Insights Arthritis Musculoskelet Disord 4:43–53. https://doi.org/10.4137/cmamd.S7071

Scheibel M, Brunner U (2021) Expertise Orthopädie und Unfallchirurgie: Schulter. Thieme, Stuttgart

Schellingerhout JM, Verhagen AP, Thomas S, Koes BW (2008) Lack of uniformity in diagnostic labeling of shoulder pain: time for a different approach. Man Ther 13(6):478–483. https://doi.org/10.1016/j.math.2008.04.005

Shanahan EM, Sladek R (2011) Shoulder pain at the workplace. Best Pract Res Clin Rheumatol 25(1):59–68. https://doi.org/10.1016/j.berh.2011.01.008

Shepet KH, Liechti DJ, Kuhn JE (2021) Nonoperative treatment of chronic, massive irreparable rotator cuff tears: a systematic review with synthesis of a standardized rehabilitation protocol. J Shoulder Elbow Surg 30(6):1431–1444. https://doi.org/10.1016/j.jse.2020.11.002

Sheps DM, Silveira A, Beaupre L, Styles-Tripp F, Balyk R, Lalani A, Glasgow R, Bergman J, Bouliane M (2019) Early active motion versus sling immobilization after arthroscopic rotator cuff repair: a randomized controlled trial. Arthroscopy 35(3):749–760.e742. https://doi.org/10.1016/j.arthro.2018.10.139

Sheth MM, Shah AA (2023) Massive and irreparable rotator cuff tears: a review of current definitions and concepts. Orthop J Sports Med 11(5):23259671231154452. https://doi.org/10.1177/23259671231154452

Shire AR, Stæhr TAB, Overby JB, Bastholm Dahl M, Sandell Jacobsen J, Høyrup Christiansen D (2017) Specific or general exercise strategy for subacromial impingement syndrome-does it matter? A systematic literature review and meta analysis. BMC Musculoskelet Disord 18(1):158. https://doi.org/10.1186/s12891-017-1518-0

Smythe A, White J, Littlewood C, Bury J, Haines T, Malliaras P (2020) Physiotherapists deliver management broadly consistent with recommended practice in rotator cuff tendinopathy: an observational study. Musculoskelet Sci Pract 47:102132. https://doi.org/10.1016/j.msksp.2020.102132

Sørensen AK, Bak K, Krarup AL, Thune CH, Nygaard M, Jørgensen U, Sloth C, Torp-Pedersen S (2007) Acute rotator cuff tear: do we miss the early diagnosis? A prospective study showing a high incidence of rotator cuff tears after shoulder trauma. J Shoulder Elbow Surg 16(2):174–180. https://doi.org/10.1016/j.jse.2006.06.010

Taberner M, Allen T, Cohen DD (2019) Progressing rehabilitation after injury: consider the 'control-chaos continuum'. Br J Sports Med 53(18):1132–1136. https://doi.org/10.1136/bjsports-2018-100157

Tardo DT, Halaki M, Cathers I, Ginn KA (2013) Rotator cuff muscles perform different functional roles during shoulder external rotation exercises. Clin Anat 26(2):236–243. https://doi.org/10.1002/ca.22128

Tauro JC (2006) Stiffness and rotator cuff tears: incidence, arthroscopic findings, and treatment results. Arthroscopy 22(6):581–586. https://doi.org/10.1016/j.arthro.2006.03.004

Tempelhof S, Rupp S, Seil R (1999) Age-related prevalence of rotator cuff tears in asymptomatic shoulders. J Shoulder Elbow Surg 8(4):296–299. https://doi.org/10.1016/s1058-2746(99)90148-9

Teunis T, Lubberts B, Reilly BT, Ring D (2014) A systematic review and pooled analysis of the prevalence of rotator cuff disease with increasing age. J Shoulder Elbow Surg 23(12):1913–1921. https://doi.org/10.1016/j.jse.2014.08.001

Thigpen CA, Shaffer MA, Gaunt BW, Leggin BG, Williams GR, Wilcox RB 3rd (2016) The American Society of Shoulder and Elbow Therapists' consensus statement on rehabilitation following arthroscopic rotator cuff repair. J Shoulder Elbow Surg 25(4):521–535. https://doi.org/10.1016/j.jse.2015.12.018

Wattanaprakornkul D, Cathers I, Halaki M, Ginn KA (2011) The rotator cuff muscles have a direction specific recruitment pattern during shoulder flexion and extension exercises. J Sci Med Sport 14(5):376–382. https://doi.org/10.1016/j.jsams.2011.01.001

Weiss LJ, Wang D, Hendel M, Buzzerio P, Rodeo SA (2018) Management of rotator cuff injuries in the elite athlete. Curr Rev Musculoskelet Med 11(1):102–112. https://doi.org/10.1007/s12178-018-9464-5

Werner SL, Guido JA Jr, Stewart GW, McNeice RP, VanDyke T, Jones DG (2007) Relationships between throwing mechanics and shoulder distraction in collegiate baseball pitchers. J Shoulder Elbow Surg 16(1):37–42. https://doi.org/10.1016/j.jse.2006.05.007

Wilk K, Andrews J, Arrigo C (2001) Preventive and rehabilitative exercises for the shoulder and elbow, 6. Aufl. American Sports Medicine Institute, Birmingham

Wilk KE, Yenchak AJ, Arrigo CA, Andrews JR (2011) The Advanced Throwers Ten Exercise Program: a new exercise series for enhanced dynamic shoulder control in the overhead throwing athlete. Phys Sportsmed 39(4):90–97. https://doi.org/10.3810/psm.2011.11.1943

Wilk KE, Hooks TR, Andrews JR (2015) Upgrade: Rehabilitationsprogramm für Wurfsportler mit Schulterverletzungen. Sportphysio 03(04):151–158. https://doi.org/10.1055/s-0035-1564804

Willmore EG, Smith MJ (2016) Scapular dyskinesia: evolution towards a systems-based approach. Shoulder Elbow 8(1):61–70. https://doi.org/10.1177/1758573215618857

van der Windt DA, Koes BW, de Jong BA, Bouter LM (1995) Shoulder disorders in general practice: incidence, patient characteristics, and management. Ann Rheum Dis 54(12):959–964. https://doi.org/10.1136/ard.54.12.959

Yamamoto A, Takagishi K, Osawa T, Yanagawa T, Nakajima D, Shitara H, Kobayashi T (2010) Prevalence and risk factors of a rotator cuff tear in the general population. J Shoulder Elbow Surg 19(1):116–120. https://doi.org/10.1016/j.jse.2009.04.006

Yian EH, Sodl JF, Dionysian E, Schneeberger AG (2017) Anterior deltoid reeducation for irreparable rotator cuff ears revisited. J Shoulder Elbow Surg 26(9):1562–1565. https://doi.org/10.1016/j.jse.2017.03.007

Zhong Z, Zang W, Tang Z, Pan Q, Yang Z, Chen B (2024) Effect of scapular stabilization exercises on subacromial pain (impingement) syndrome: a systematic review and meta-analysis of randomized controlled trials. Front Neurol 15:1357763. https://doi.org/10.3389/fneur.2024.1357763

Skapula und Frozen Shoulder

4.1 Skapuladykinesie

Das skapulothorakale Gelenk ist kein echtes Gelenk, sondern eine muskuläre Aufhängung, die die Skapula positioniert, bewegt und stabilisiert (Zdravkovic et al. 2020). Es stellt eine Verbindung zwischen dem Sternoclavikulargelenk (SCG) und dem Acromioclavikulargelenk (ACG) dar. Daher bedingt eine abnorme skapulothorakale Bewegung auch eine Veränderung der Kinematik des SCG und/oder des ACG (Ludewig et al. 2004). Das skapulothorakale Gelenk spielt eine wichtige Rolle für die Beweglichkeit und Stabilität des Schulterkomplexes. Eine adäquate Positionierung und Bewegung der Skapula ist wichtig, um eine stabile Basis für die Zentrierung des Humeruskopfes zu schaffen, um so die Kraftentwicklung im Alltag und beim Sport zu koordinieren (Struyf et al. 2011). Dabei hat der skapulothorakale Rhythmus für die Kraftübertragung vom Rumpf auf die obere Extremität innerhalb der kinetischen Kette eine wichtige Bedeutung. Die skapulothorakale Bewegung stellt eine Balance zwischen Mobilität und Stabilität dar. Die Stabilitäts-Komponente der Skapula ist die Voraussetzung für eine optimale Muskelfunktion der periskapulären Muskulatur im Sinne eines stabilen Drehpunktes für Bewegungen und Belastungen der Schulter. Die Mobilitäts-Komponente der Skapula ermöglicht eine dynamische Ausrichtung des Glenoids und des Akromions als Voraussetzung für eine optimale Kinematik des Glenohumeralgelenkes. Hierdurch können Arm und Hand für die Funktion im dreidimensionalen Raum positioniert werden (Veeger und van der Helm 2007; Kibler et al. 2023).

Kinematik

Die funktionelle Interaktion zwischen Skapula und Humerus wird als skapulohumeraler oder glenohumeraler Rhythmus bezeichnet. Der skapulohumerale Rhythmus kann als die koordinierte Bewegung zwischen Humerus, Schultergürtel, Skapula und Clavikula bei der Elevation der Schulter definiert werden (Pascoal et al. 2023). Während der aktiven Elevation in der Skapulaebene kommt es zu einer Aufwärtsrotation, einer posterioren Kippung (Tilt) und einer Außenrotation der Skapula. Hierdurch wird ein ausreichender Abstand zwischen Humeruskopf und Akromion gewährleistet (McClure et al. 2001; Willmore und Smith 2016). Der relative Beitrag zwischen der glenohumeralen und skapulothorakalen Bewegung zur Schulter-Elevation wird als skapulothorakaler Rhythmus bezeichnet. Das heißt, der skapulothorakale Rhythmus ist das Verhältnis zwischen der Elevation des Glenohumeralgelenkes und der Aufwärtsrotation der Skapula (Braman et al. 2009). Das Verhältnis von glenohumeraler zu skapulothorakaler Bewegung wird mit 1,7-2:1 angegeben (McClure et al. 2001; Ludewig et al. 2009). Das bedeutet, dass bei 180° Schulter-Flexion insgesamt 120° Bewegung glenohumeral und 60° skapulothorakal stattfinden. Neuere Untersuchungen und der Fortschritt der Messmethodik zeigen, dass dieses in der früheren Literatur angegebene 2:1-Verhältnis individuell auch stark variieren kann (Jildeh et al. 2021; Willmore und Smith 2016). Hinzu kommt, dass der skapulothorakale Rhythmus in den einzelnen Bereichen der Schulterbewegung sehr unterschiedlich ist. Dieser Rhythmus wird durch verschiedene Phasen beschrieben (Tab. 4.1) (Bagg und Forrest 1988; Kibler et al. 2023). Der größte relative Anteil der Bewegung der Skapula tritt zwischen 80° und 140° Armabduktion auf (Bagg und Forrest 1988). In der initialen Phase bis 30° Schulter-Abduktion (Setting Phase) ist die skapulothorakale Bewegung sehr variabel (Braman et al. 2009).

Der skapulothorakale Rhythmus kann durch eine Vielzahl von Pathologien wie z. B. Rotatorenmanschetten-Verletzungen, Labrum-Läsionen, ACG-Verletzungen, glenohumerale Instabilitäten oder ein Impingement-Syndrom beeinflusst werden (Longo et al. 2023; Ludewig und Cook 2000; Zdravkovic et al. 2020; Struyf et al. 2011). Zudem kommt es insbesondere bei Sportlern mit Überkopfaktivitäten regelhaft zu Adaptationen des skapulothorakalen Rhythmus (Pascoal et al. 2023; Jildeh et al. 2021). Ermüdung führt zu einer vermehrten Rotation der Skapula, vor allem im Mid- und Endrange-Bereich der Schulter-Elevation, wodurch der skapulothorakale Rhythmus ebenfalls beeinflusst wird (McQuade et al. 1998).

Tab. 4.1 Phasen der Skapula-Bewegung während der Schulter-Elevation. (Kibler et al. 2023)

Phase	Skapula-Bewegung
1	• Im Bereich von 0–30° Schulter-Elevation (Setting-Phase) • Die Skapula wird auf dem Thorax positioniert, um die nachfolgenden Armbewegungen zu optimieren • Hauptmuskel: M. serratus anterior • Das skapulohumerale Verhältnis beträgt 1:4
2	• Im Bereich von 30–100° Schulter-Elevation • Diese Phase ist durch eine Aufwärtsrotation der Skapula gekennzeichnet • Hauptmuskel für Mobilität: M. serratus anterior. Hauptmuskel für Stabilität: M. trapezius. • Das skapulohumerale Verhältnis beträgt 1:1
3	• Rotation der Skapula ab 100° Schulter-Elevation • Dies führt hauptsächlich zu einer Rotation entlang der Längsachse der Clavikula • Die Muskeln, die diese Rotation bewirken, sind der M. serratus anterior und der M. trapezius. • In dieser Phase wird die Skapula so positioniert, dass sie als Basis für die glenohumerale Funktion dient
4	• Kontrollierte, dynamische Skapula-Stabilität ab 100° Schulter-Elevation • Die Skapula dient in dieser Phase als stabile Basis für die glenohumerale Funktion • In diesem Bewegungsbereich ist die effektivste Skapulaposition für die Armfunktion eine stabile Retraktion, bestehend aus Außenrotation, posteriorem Tilt und Aufwärtsrotation • Für dynamische Überkopfaktivitäten (z. B. Exzentrik beim Wurf) ist auch eine kontrollierte Protraktion erforderlich

Skapuladyskinesie

Eine Skapuladyskinesie ist definiert als eine Veränderung der Position und Bewegung der Skapula in Bezug auf den Thorax (Kibler und McMullen 2003). Das bedeutet, dass eine Skapuladyskinesie eine Veränderung der Skapulaposition in Ruhe und/oder bei dynamischen Bewegungen darstellt (Salamh et al. 2023). Die Skapuladyskinesie ist charakterisiert durch eine Prominenz des (infero-)medialen Randes der Skapula, eine frühe Elevationsbewegung (oder eine Shrug-Bewegung) bei der Armhebung sowie eine schnelle (teilweise auch stotternde) Abwärtsrotation, sobald der Arm gesenkt wird (Burkhart et al. 2003b; Kibler et al. 2009). Eine Skapuladyskinesie kann durch eine Vielzahl von Faktoren, wie z. B. muskuläre Dysbalancen, Fehlhaltungen oder eine zugrunde liegende Pathologie der Schulter, verursacht werden (Jayasinghe 2018). Potenzielle Ursachen lassen sich in „pathoanatomische" und „pathophysiologische" Faktoren gruppieren (Tab. 4.2). Eine Skapuladyskinesie, die auf einer pathoanatomischen Ursache

4.1 Skapuladykinesie

Tab. 4.2 Pathoanatomische und pathophysiologische ursächliche Faktoren für die Entwicklung einer Skapuladyskinesie. (Kibler et al. 2023)

Pathoanatomische Ursachen	Pathophysiologische Ursachen
• Clavikula-Fraktur • Skapula-/Glenoid-Fraktur • ACG-Verletzung • Intraartikuläre Verletzungen (Labrum, Instabilität, Bizepssehne, Arthritis, Kapsulitis) • Rotatorenmanschetten-Verletzung • periskapuläre Muskelverletzung • Snapping Scapula • Neurologische Verletzung (N. thoracicus longus, cervikale Radikulopathie etc.)	• Weichteil-Hypertonus (M. pectoralis minor, oberer Trapezius, M. latissimus dorsi, Bizeps, dorsale Kapsel, dorsale Schultermuskeln) • Muskelschwäche und -Inhibition (oftmals isoliert oder in Verbindung mit anderen Schmerzursachen wie z. B. Rumpf-Schwäche, Rotatorenmanschetten-assoziert, Schwäche des M. serratus anterior)

beruht, hat oftmals auch pathophysiologische Elemente, die in der Therapie adressiert werden sollten (Kibler et al. 2023). Die meisten Untersuchungen zur Skapuladyskinesie und Schulterbeschwerden wurden mit Patientenkollektiven mit Impingement-Syndrom und Rotatorenmanschetten-Pathologien durchgeführt. Es scheint sich bei einer Skapuladyskinesie aber um eine unspezifische Reaktion auf eine Schulterdysfunktion zu handeln, da kein spezifisches Dyskinesie-Muster mit einer bestimmten Schulterdiagnose verbunden ist (Kibler und McMullen 2003). Das bedeutet, dass die Skapula keine bestimmte Veränderung ihrer statischen Position oder dynamischen Bewegung im Zusammenhang mit Schulterbeschwerden annimmt. Es wird daher kritisch diskutiert, ob durch die Diagnose einer Skapuladyskinesie nicht einfach nur eine physiologische Anpassung im Schulterbereich an Umgebungsbedingungen „pathologisiert" wird (Littlewood und Cools 2018). Andere Autoren bescheinigen dem Konzept der Diagnose Skapuladyskinesie eine existenzielle Sinnkrise, d. h. es ist unklar, ob es diese Diagnose überhaupt geben sollte (Willmore und Smith 2016). In einem Experten-Konsensus aus dem Jahr 2022 wird zwar empfohlen, bei Schulterbeschwerden die Skapula in die Rehabilitation zu integrieren, aber Athleten nicht grundsätzlich auf eine Dyskinesie zu „screenen" (Schwank et al. 2022).

In der Literatur wird der Zusammenhang zwischen einer Skapuladyskinesie bei Sportlern und der Entwicklung von Schulterbeschwerden sowie als potenzieller Risikofaktor für zukünftige Verletzungen diskutiert (Hogan et al. 2021; Hickey et al. 2018). Die tatsächliche Inzidenz einer klinisch relevanten Skapuladyskinesie ist derzeit allerdings nicht bekannt. Die klinische Relevanz einer Skapuladyskinesie ist umstritten, da bei Patienten mit Schulterschmerzen nicht zwangsläufig eine Veränderung der Skapulakinematik auftreten muss (Kamonseki et al. 2023). In einer Übersichtsarbeit aus dem Jahr 2023 wurde beschrieben, dass bei 42 % der Athleten, die keine Schulterbeschwerden haben, eine Skapuladyskinesie vorliegt. Bei Athleten, die Schulterbeschwerden haben, liegt hingegen in 81 % auch eine Skapuladyskinesie vor (Salamh et al. 2023). Die Ergebnisse dieser Studie deuten auf eine relativ hohe Inzidenz einer Skapuladyskinesie bei Athleten mit Schulterbeschwerden hin. Andererseits ist bekannt, dass insbesondere bei Überkopfsportlern eine Skapuladyskinesie auch vollkommen unabhängig von Schulterbeschwerden auftreten kann (Burkhart et al. 2003b). Eine Skapuladyskinesie kann demnach asymptotisch oder symptomatisch sein und wird häufig bei Sportlern beobachtet, die repetitive Überkopfbewegungen ausführen (z. B. Tennis, Volleyball, Baseball) (Jayasinghe 2018). Auch im Hinblick auf eine zukünftige Entwicklung von Schulterbeschwerden, bedingt durch eine Skapuladyskinesie, ist die Evidenz sehr heterogen. So wurde beispielsweise beschrieben, dass das Vorliegen einer Skapuladyskinesie bei asymptomatischen Athleten das Risiko für Schulterbeschwerden um

43 % erhöht (Hickey et al. 2018). Eine Übersichtsarbeit aus dem Jahr 2021 zeigt wiederum, dass das Vorliegen einer Skapuladyskinesie keinen Risikofaktor für Schulterverletzungen darstellt (Hogan et al. 2021).

Sick-Scapula-Syndrom

Bei Wurfsportathleten mit Schulterschmerzen wurde ausgehend von einer überlastungsbedingten Muskelermüdung das „SICK-Scapula-Syndrom" beschrieben (Burkhart et al. 2003b). Das SICK-Scapula-Syndrom beschreibt die veränderte Position des Skapula in Ruhestellung. SICK ist ein Akronym für „Scapular malposition, Inferior Medial Scapular Winging, Coracoid Tenderness und Scapular Dyskinesis". Das Hauptmerkmal dieser Pathologie ist eine asymmetrische Position der Skapula auf der dominanten Seite, die so erscheint, als würde die Schulter im Vergleich zur kontralateralen Seite tiefer stehen (Carbone et al. 2015). Betroffene können über anteriore Schulterschmerzen im Bereich des Korakoids, posterosuperiore Schmerzen im Bereich der Skapula mit/ohne Ausstrahlung in die Nackenregion oder den proximalen lateralen Arm, superiore Schulterschmerzen im Bereich des ACG oder radikuläre Symptome klagen (Burkhart et al. 2003b). Das SICK-Scapula-Syndrom wird auch mit einer ACG-Instabilität in Verbindung gebracht. In einer Untersuchung aus dem Jahr 2009 wurde bei 70,6 % der Patienten mit chronischer ACG-Instabilität eine Skapuladyskinesie beobachtet, wobei es sich bei den meisten um ein Typ-I Dyskinesie handelte (Gumina et al. 2009).

Um den Schweregrad des SICK-Scapula-Syndroms zu bewerten, ist die „SICK Scapula Rating-Scale" beschrieben (Burkhart et al. 2003b). Diese Skala basiert auf Messungen, bei denen ein Seitenvergleich im Hinblick auf die subjektiven und objektivierbaren Beschwerden der betroffenen Seite durchgeführt wird (Tab. 4.3). In der klinischen Praxis wird diese Skala aber heutzutage, wie auch die Beurteilung der statischen Skapula-Position, anhand der Kibler-Typen I–III, nicht mehr regelhaft durchgeführt.

Klinik

Momentan gibt es keine reliable Methode zur Diagnose einer Skapuladyskinesie. Ein Hauptproblem besteht in der Schwierigkeit einer effektiven Messung der Bewegung aufgrund der drei-

Tab. 4.3 SICK Scapula Rating Scale

Subjektiv	Schmerz	Ja	Nein		Score
	Coracoid	1	0		
	AC-Gelenk	1	0		
	Periskapulär	1	0		
	Prox. Lat. Arm	1	0		
	Radikulär	1	0		
Objektiv					
	Coracoid	1	0		
	AC-Gelenk	1	0		
	Superomedialer Skapula-Anteil	1	0		
	Impingement-Test	1	0		
	Scapular Assisstance Test	1	0		
	TOS Parästhesie	1	0		
Skapula Malposition	0 cm	1 cm	2 cm	3 cm	Score
Inferior	0	1	2	3	
Laterale Protraktion	0	1	2	3	
Abduktion	0°	5°	10°	15°	
	0	1	2	3	
Gesamtscore					

Beurteilung der Skapula in statischer Position (Burkhart et al. 2003b)

dimensionalen Kinematik in Kombination mit einem großen Anteil an Weichteilgewebe um die Skapula herum, wodurch Messungen erschwert werden (Longo et al. 2020).

Die Dyskinesie der Skapula wurde ursprünglich von Kibler et al. in 3 verschiedene Muster eingeteilt, die durch eine Prominenz der inferomedialen Skapula mit vermehrtem anteriorem Tilt der Skapula (Typ I), der gesamten medialen Skapula mit vermehrter Innenrotation der Skapula (Typ II) oder der superomedialen Skapula mit vermehrter Translation der Skapula nach superior (Typ III) gekennzeichnet sind. Ein Typ IV entspricht einem unauffälligen Befund (Kibler und McMullen 2003). Grundsätzlich wurde immer schon versucht, einen objektivierbaren Schwellenwert für das Vorhanden- oder Nicht-Vorhandensein einer Skapuladyskinesie zu definieren. Dieser Versuch spiegelt sich auch in Messverfahren wie dem Lateral Slide-Test wider (Kibler 1998). In diesem Test wird die Position der Skapula zu einem Fixpunkt an der Wirbelsäule bei unterschiedlichen Armpositionen im Vergleich zu Gegenseite durch den Untersucher vermessen. Derartige Assessments werden heutzutage jedoch in der klinischen Praxis kaum noch angewendet. Eine heutzutage gängigere Methode zur Feststellung einer Skapuladyskinesie ist der Skapuladyskinesie-Test (McClure et al. 2009). Der Skapuladyskinesie-Test wird durchgeführt, indem der Patient in einem 3-Sekunden-Takt 3–5-mal eine endgradige Schulter-Flexion und Abduktion durchführt und den Arm dann wieder senkt (Abb. 4.1). Wenn der Untersucher unsicher ist, ob eine Asymmetrie der Skapula vorliegt, kann die Durchführung der Testung mit 1,4- bis 2,3-kg-Gewichten in jeder Hand dabei helfen, mögliche Bewegungsänderungen hervorzuheben. Das Ergebnis (basierend auf der Bewertung der Flexion und der Abduktion) wird dann in eine von 3 Kategorien eingeteilt:

1) Normal: beide Bewegungsrichtungen normal oder eine Bewegungsrichtung normal + eine Bewegungsrichtung mit subtiler Abnormalität
2) Subtile Dyskinesie: beide Bewegungsrichtungen mit subtiler Abnormalität
3) Offensichtliche Dyskinesie: eine der beiden Bewegungsrichtungen mit offensichtlicher Abnormalität

Derzeit erfolgt in der praktischen Anwendung des Skapuladyskinesie-Tests nur noch eine Einteilung in „Normal" bzw. „Offensichtliche Dyskinesie". Dabei wird eine Prominenz des medialen Skapula-Randes oder des inferioren Skapula-Winkels auf der symptomatischen Seite mit „Ja" (Dyskinesie vorhanden) bzw. „Nein" (Dyskinesie nicht vorhanden) bewertet (Kibler et al. 2023; Tate et al. 2009; Uhl et al. 2009).

▶ **Hinweis** *Aufgrund der Beobachtung, dass skapulothorakale Asymmetrien auch bei vielen Menschen ohne Schultersymptome regelhaft auftreten oder eine physiologische Kompensationsstrategie darstellen können sowie mitunter nur eine geringe Übereinstimmung zwischen Therapeuten bei der Identifizierung oder Kategorisierung von Dyskinesien besteht, wird die Sinnhaftigkeit von Skapula-Assessments im Allgemeinen auch in Frage gestellt (Willmore und Smith 2016).*

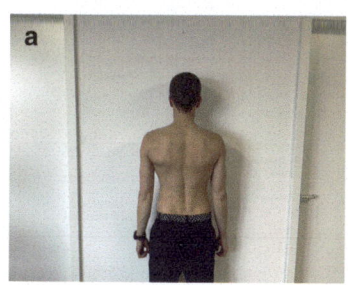
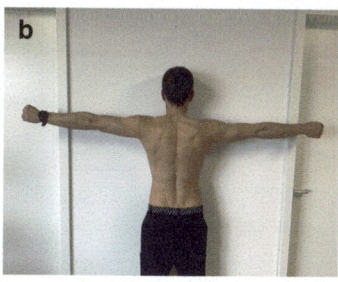
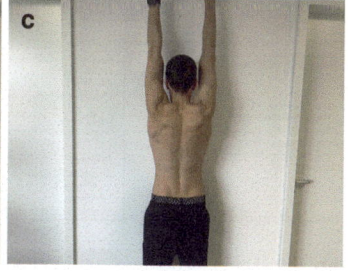

Abb. 4.1 Der Patient bewegt die Arme 3–5x über den Kopf, während der der Untersucher die Skapulabewegung beobachtet. Der Test kann ergänzend mit 1,4- bis 2,3-kg-Gewichten in jeder Hand durchgeführt werden, um etwaige Bewegungsveränderungen zu betonen

Zuletzt wurde ein Untersuchungs-Algorithmus der Skapula bei Schulterbeschwerden beschrieben (Kibler et al. 2023; Sciascia und Kibler 2022). Dieser Algorithmus besteht aus insgesamt 3 aufeinanderfolgenden Schritten, die auf die Beurteilung eines Zusammenhangs zwischen einer Skapuladyskinesie und Schulterbeschwerden sowie die kausalen Faktoren der Dyskinesie ausgerichtet sind (Abb. 4.2). Im ersten Schritt erfolgt eine Beurteilung hinsichtlich des Vorliegens einer Skapuladyskinesie durch den Skapuladyskinesie-Test. Im zweiten Schritt wird durch den Scapular Assistance-Test, den Scapular Retraction-Test (Abb. 4.3) und den Low Row-Test (Abb. 4.4) ein Zusammenhang zwischen der Skapuladyskinesie und den klinischen Symptomen evaluiert. Diese Testungen des zweiten Schritts werden von den Autoren als „Korrektur-Manöver" bezeichnet und entsprechen einem ähnlichen Ansatz wie bei der „Shoulder Symptom Modification Procedure (SSMP)".

Abschließend werden im dritten Schritt des Untersuchungs-Algorithmus die möglichen kausalen Faktoren der Dyskinesie durch eine Reihe von Standard-Testungen bewertet. Zu diesen Testungen zählen:

- Evaluation/Screening der Hüft- und Rumpfstabilität durch Beurteilung des Einbeinstandes und einer einbeinigen Kniebeuge
- Inspektion und Palpation des medialen Skapula-Anteils im Hinblick auf Schmerzempfindlichkeit und/oder einen Muskeldefekt
- Testung der periskapulären Muskulatur und der Schultermuskulatur auf die willkürliche Aktivierung und Kraft sowie der Fähigkeit der Durchführung einer Skapula-Retraktion
- Testung der Flexibilität häufig hypertonen Muskelgruppen (M. Pectoralis minor, oberer Anteil des M. trapezius, M. Latissimus dorsi)
- Untersuchung des Glenohumeralgelenkes hinsichtlich Bewegungseinschränkung, Instabilität sowie Verletzungen des Labrums, Bizeps und Problemen im Bereich der Rotatorenmanschette

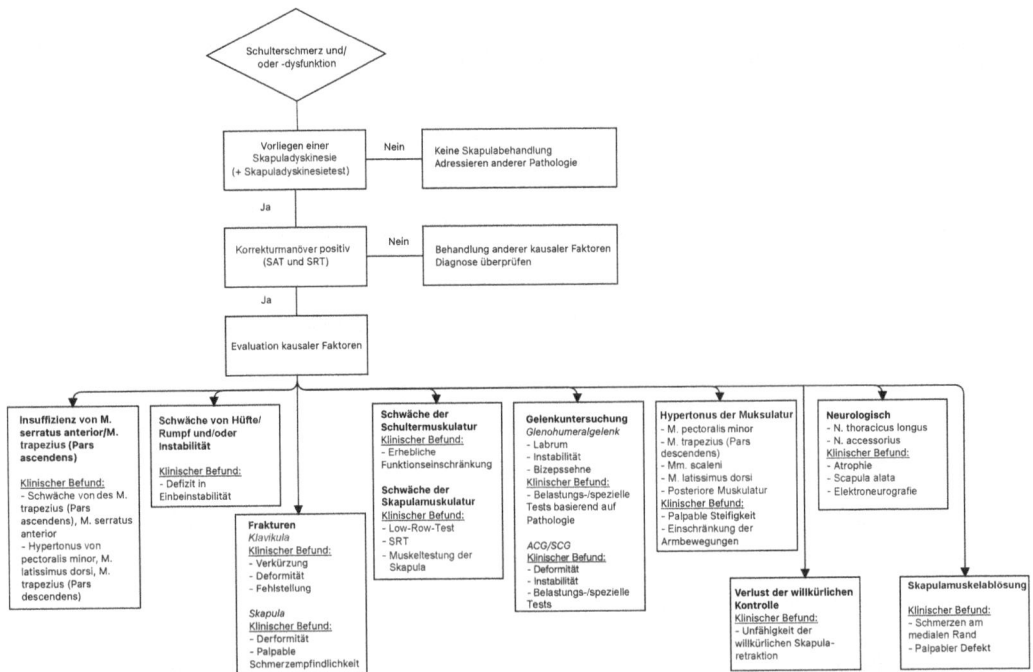

Abb. 4.2 Untersuchungs-Algorithmus der Skapula. (Kibler et al. 2023)

4.1 Skapuladykinesie

Abb. 4.3 Scapular Retraction Test
Der Untersucher führt einen manuellen Krafttest für die Schulter-Flexion durch. Der Untersucher stabilisiert dann den medialen Rand der Skapula und führt den Test erneut durch

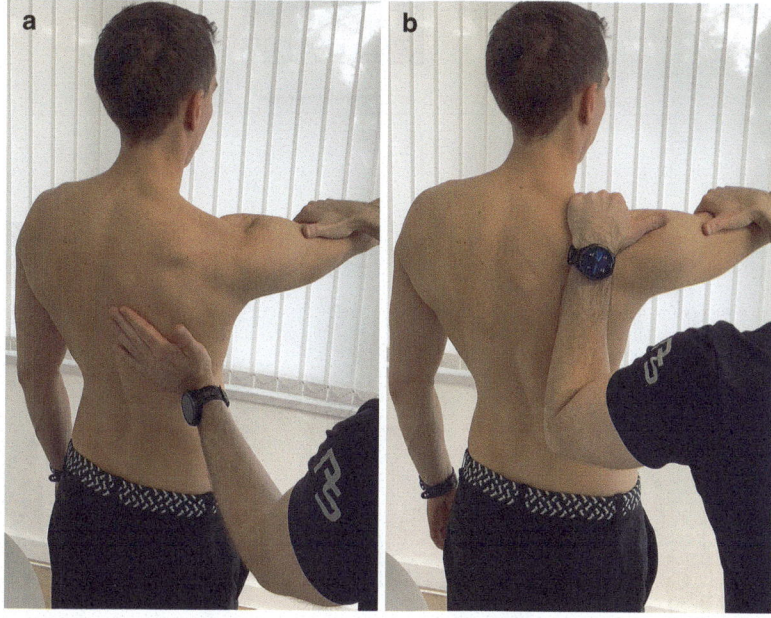

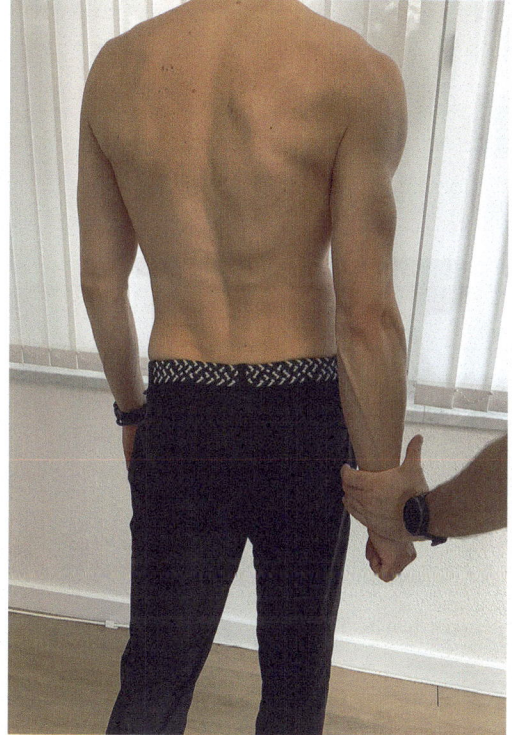

Abb. 4.4 Low Row Test
Der Arm wird zunächst ohne Kontraktion der glutealen Muskulatur und anschließend mit Kontraktion der glutealen Muskulatur gegen den Widerstand des Untersuchers extendiert

- Untersuchung der Clavikula, des ACG und des SCG
- Neurologische Untersuchung

Auch die SSMP findet eine potenzielle Anwendung bei der Skapuladyskinesie. Die SSMP sieht die Anwendung von „Korrektur-Manövern" vor, die während der schmerzhaften Bewegungsrichtung durchgeführt werden (Lewis 2009). Korrektur-Manöver, wie die SSMP, stellen im Gegensatz zu den „traditionellen" orthopädischen Schulter-Untersuchungen einen systemorientierten Ansatz dar, der die Komplexität der koordinierten Bewegung im Bereich des Schultergürtels anerkennt (Jildeh et al. 2021). Abb. 4.5 gibt einen Überblick über potenzielle SSMP im Zusammenhang mit einer Skapuladyskinesie.

Da eine vermehrte Steifigkeit im posterioren Schulter-Bereich mit einer Skapuladyskinesie assoziiert sein kann, wird eine Testung der humeralen Adduktion in Rückenlage mit Stabilisation der Skapula (Abb. 4.6) durchgeführt (Salamh et al. 2019). Darüber hinaus ist auch eine Testung der Innenrotation und der tiefen Flexion möglich (Fukushima et al. 2024).

Der periskapulären Muskulatur wird immer schon eine wichtige Rolle bei der Positionierung

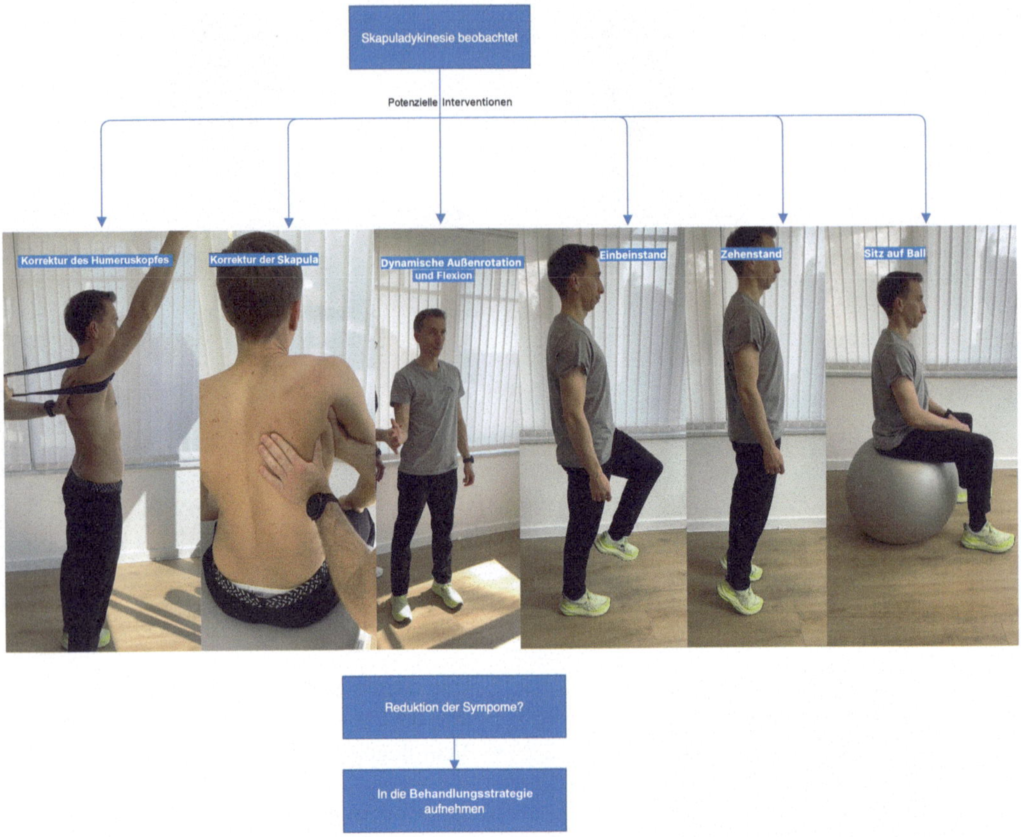

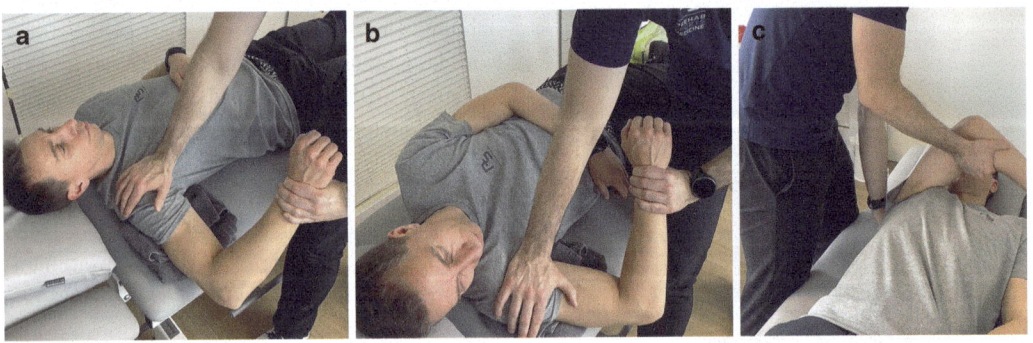

Abb. 4.5 „Symptom Modification Procedures" bei Skapuladyskinesie. (Willmore und Smith 2016)

Abb. 4.6 Untersuchung auf eine vermehrte Steifigkeit im posterioren Schulterbereich
(**a**): Innenrotation in 90° Abduktion
(**b**): Innenrotation in Flexion
(**c**): Horizontale Adduktion

des Skapula in Ruhe und bei Schulterbewegungen zugeschrieben. Im Zusammenhang mit einem Impingement-Syndrom wurde in der Vergangenheit eine unzureichende Aktivität im Bereich der mittleren und unteren Anteile des M. trapezius sowie des M. serratus anterior beschrieben, während der obere Anteil des M. trapezius eine zu hohe Aktivität aufweisen soll (Struyf et al. 2014; Ludewig und Cook 2000). Zur Beurteilung der Muskelkraft kann eine Kraftmessung mit Kraftmessgerät (Abb. 4.7) oder als manuelle Muskelfunktionsprüfung der als primäre Stabilisatoren geltenden Muskeln (M. serratus anterior, M. trapezius) durchgeführt werden (Micoogullari et al. 2023). Für den M. serratus anterior sind als manuelle Muskelfunktionsprüfungen zudem der „Schulter-Abduktions-Test", der „Skapula-Protraktions-Test", der „Wall push-up-Test" sowie der „Shoulder Flexion Resistance-Test" (Abb. 4.8) beschrieben (Neumann und Camargo 2019; Lohre und Elhassan 2022).

Wenn es bei einer Bewegung der Schulter zu einer Skapuladyskinesie kommt, sollte darüber hinaus differenzialdiagnostisch auch eine Beeinträchtigung der funktionellen Interaktion zwischen periskapulärer Muskulatur und der Rotatorenmanschette in Betracht gezogen werden. Angesichts dieser Interaktion sollte auch

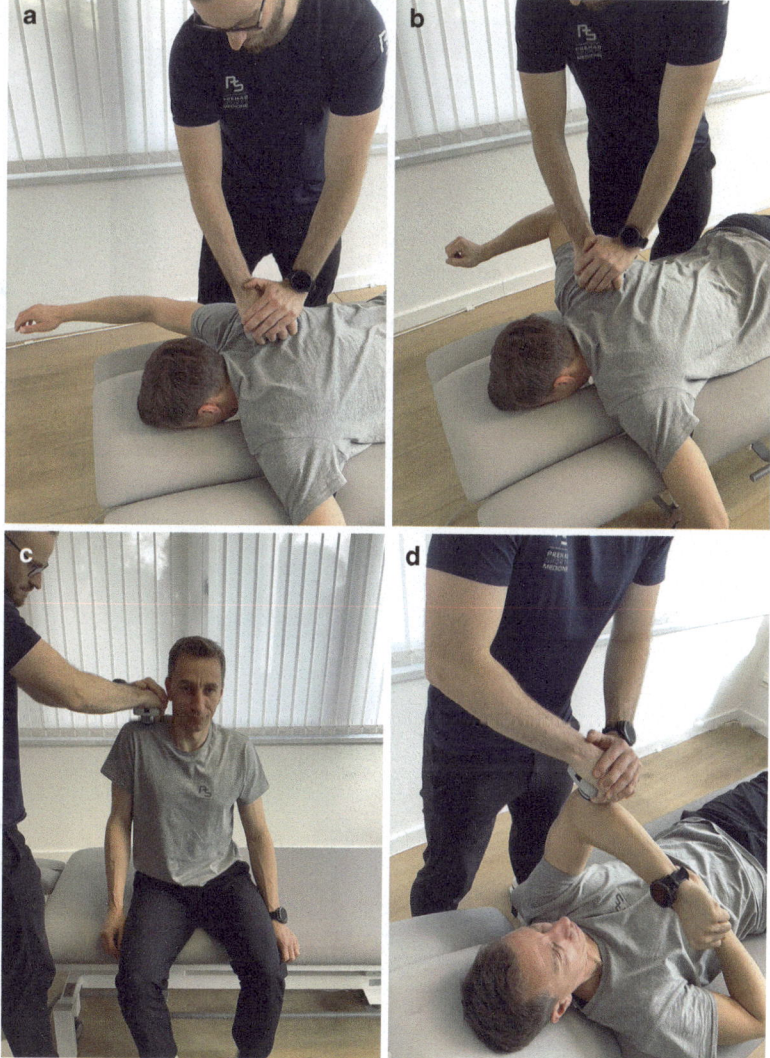

Abb. 4.7 Isometrische Kraftmessung mit Kraftmessgerät
(**a**): M. trapezius Pars ascendens
(**b**): M. trapezius Pars transversa
(**c**): M. trapezius Pars descendens
(**d**): M. serratus anterior

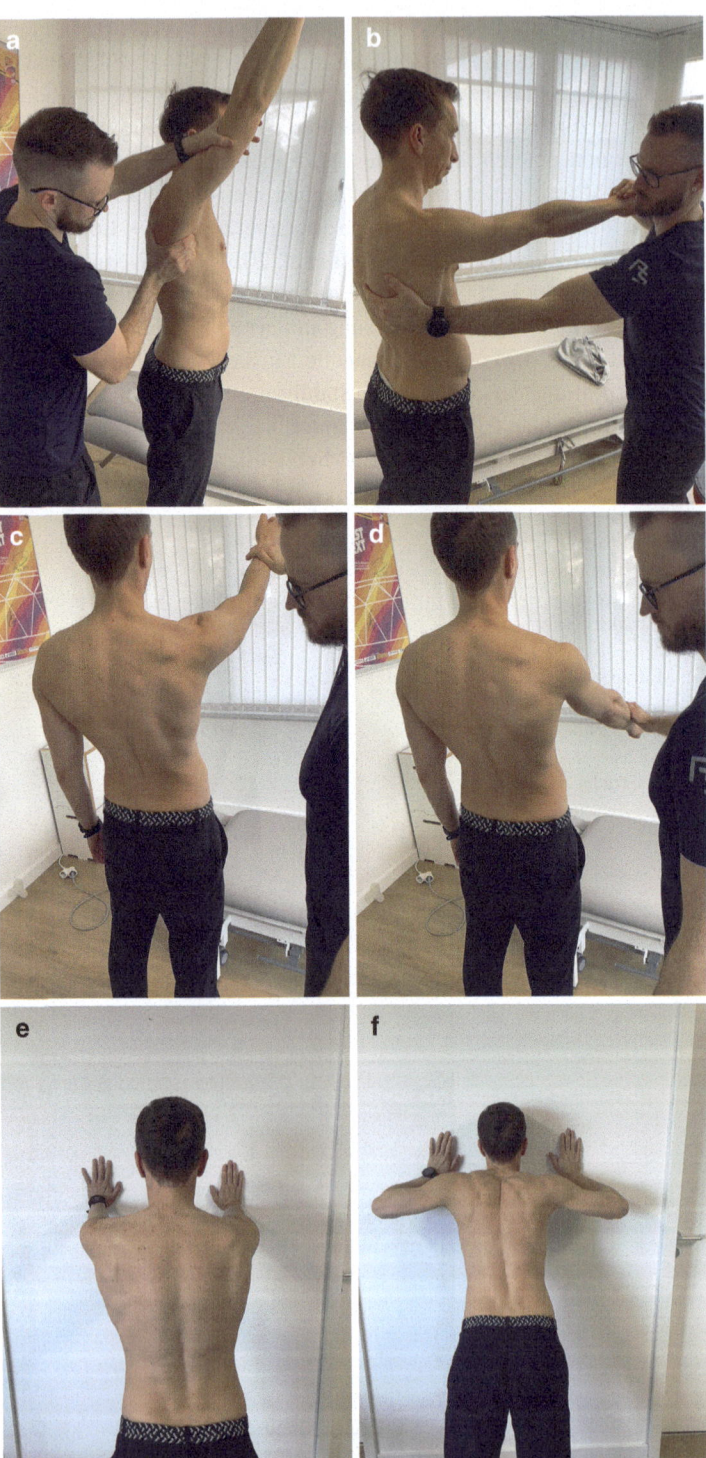

Abb. 4.8 Manuelle Muskelfunktionsprüfung M. serratus anterior
(**a**): Schulter-Abduktions-Test: Der Untersucher übt einen Widerstand gegen die Abduktion der Skapula und Aufwärtsrotation der Skapula aus
(**b**): Skapula-Protraktions-Test: Der Untersucher übt einen Widerstand gegen die Protraktion der Skapula aus
(**c**): Shoulder Flexion-Test: Die Schulter wird passiv in 30, 60 und 100° zur Horizontalen positioniert. Der Untersucher übt einen Widerstand auf den Unterarm bei gestrecktem Ellenbogen aus
(**d**): Wall Push-Up-Test

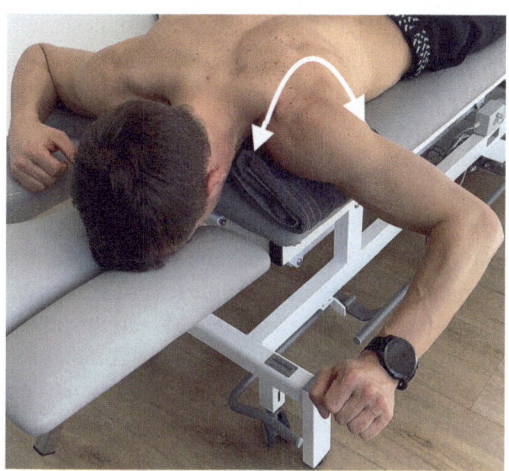

Abb. 4.9 Manuelle Kraftmessung der Rotatorenmanschette im gesamten Bewegungsbereich unter gleichzeitiger Stabilisation der Skapula. (Willmore und Smith 2016)

eine Untersuchung der Rotatorenmanschette (Abb. 4.9) durchgeführt werden (Willmore und Smith 2016).

Therapie

In der Vergangenheit wurde der potenzielle Zusammenhang zwischen einer Skapuladyskinesie und Schulterbeschwerden beschrieben (Kibler et al. 2013). Festgehalten werden sollte jedoch zunächst, dass es derzeit keine Evidenz dazu gibt, dass die Diagnose und Korrektur einer Skapuladyskinesie zur Prävention oder Therapie von Schulterpathologien beitragen kann (Salamh et al. 2023). Dennoch lassen sich Schulterbeschwerden im Zusammenhang mit einer Skapuladyskinesie durch eine Trainingstherapie oftmals positiv beeinflussen. Bekannt ist mittlerweile auch, dass Skapula-fokussierte Trainingsprogramme die Beschwerden lindern können, aber nicht automatisch zu einer Normalisierung der Skapula-Kinematik führen (Reijneveld et al. 2017; Ratcliffe et al. 2014). Zu diesen skapulothorakalen Bewegungsveränderungen, die im Zusammenhang mit Schulterbeschwerden auftreten können, gehören eine erhöhte Innenrotation, eine verringerte Aufwärtsrotation, ein vermehrter anteriorer Tilt sowie eine veränderte motorische Kontrolle der Skapula (Cools et al. 2004; Lawrence et al. 2014; Ludewig und Cook 2000). Schmerzlinderung und Funktionsverbesserung als Folge der Rehabilitation gehen nicht mit einer Veränderung dieser dyskinetischen Bewegungsveränderungen der Skapula einher (Jafarian Tangrood et al. 2022; Willmore und Smith 2016). Untersuchungen über die Wirksamkeit von Skapula-fokussierten Trainingsprogrammen und Programmen, die nicht-speziell auf die Skapula ausgerichtet sind, zeigen zudem, dass auch nicht-speziell ausgerichtete Programme zu einer Schmerzreduktion führen können (Kamonseki et al. 2023; Reijneveld et al. 2017; Bury et al. 2016; Shire et al. 2017). Die genauen Mechanismen, die hinter Schmerzreduktion und Funktionsverbesserung stehen sind bis heute noch nicht verstanden. Die positiven Effekte eines Trainingsprogrammes sind interessanterweise nicht an eine Kraftzunahme im Bereich der Schultermuskulatur gekoppelt (De Mey et al. 2012). Möglicherweise spielt eine Verringerung der Spannung im Bereich der oberflächlichen neuralen Strukturen in der periskapulären Muskulatur eine Rolle bei der Schmerzreduktion (Zhong et al. 2024). Eine Skapuladyskinesie kann bei Überkopfsportlern möglicherweise zu einer Inhibition und sekundären Dysfunktion der Rotatorenmanschette führen (Merolla et al. 2010). Es ist jedoch nicht klar, ob eine solche Dysfunktion Ursache oder Folge einer Skapuladyskinesie ist. Da es sich bei Skapula-fokussieren Trainingsvarianten immer auch um Übungen für die Rotatorenmanschette handelt, lassen sich die positiven Effekte solcher Programme nicht ausschließlich durch die periskapuläre Muskulatur erklären, sondern könnten auch die Folge einer Verbesserung der Funktion der Rotatorenmanschette sein.

Die in der Vergangenheit beschriebenen Trainingsprogramme mit einer Ausrichtung auf die Skapula zielen in der Regel darauf ab, die Position und Bewegung der Skapula wiederherzustellen, die Muskelfunktion zu verbessern und die Skapula-Kinematik zu optimieren (Zhong et al. 2024). Auf die Skapula ausgerichtete Trainingsprogramme sind demnach darauf angelegt, die Ausrichtung und Bewegung der Skapula zu verändern, um Schulterbeschwerden zu verringern. Ein weiteres Ziel dieser Programme ist die Kräftigung der periskapulären Muskulatur, um die Skapula zu stabilisieren und eine stabile Basis für die Funktion der glenohumeralen Muskulatur zu schaffen (Dubé et al. 2024). Da ein hypertoner M. pectoralis minor sowie eine vermehrte Steifigkeit der posterioren Gelenkkapsel mit einer Skapuladyskinesie in Verbindung gebracht werden, ist eine Therapie dieser Faktoren traditionell immer schon ein wichtiger Aspekt in der Rehabilitation (Borstad 2006).

Im Hinblick auf die therapeutische Auswahl von geeigneten Trainingsvarianten bei einer Skapuladyskinesie wurde primär ein Ansatz verfolgt, bei dem bestimmte Muskeln gekräftigt oder aktiviert werden. Hintergrund ist, dass angenommen wurde, dass eine Schwäche der periskapulären Muskulatur die normale Positionierung der Skapula beeinträchtigt (Cools et al. 2004). Daher basierte die Therapie einer Skapuladyskinesie auf der Idee, dass durch eine entsprechende Übungsauswahl ein Zielmuskel „isoliert" trainiert werden kann.

Die Elektromyographie (EMG) hat dazu beigetragen, festzustellen, welche Positionen und Bewegungen bestimmte Muskeln beanspruchen. EMG-Studien, die im Zusammenhang mit einer Skapuladyskinesie durchgeführt wurden, zeigen eine verminderte Aktivität des M. serratus anterior, eine Hyperaktivität des oberen Anteils des M. trapezius und eine verringerte Aktivität des unteren und mittleren Anteils des M. trapezius. Basierend auf diesen elektromyographischen Untersuchungen wurden dann Trainingsvarianten für den M. serratus anterior und den M. trapezius beschrieben, die in den Skapula-spezifischen Trainingsprotokollen auch heutzutage noch eingesetzt werden. Die Abb. 4.10, 4.11, 4.12 und 4.13 zeigen exemplarisch einige dieser typischen

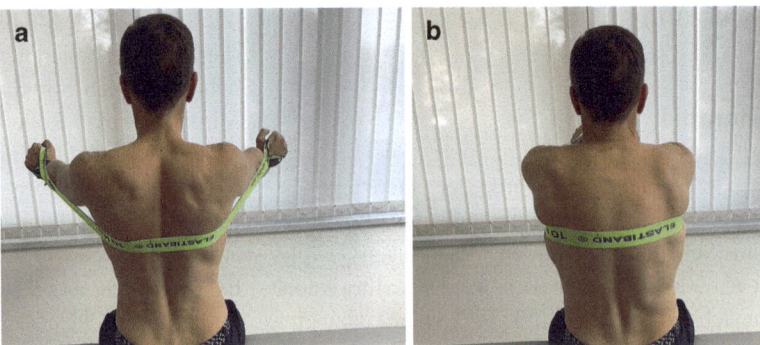

Abb. 4.10 Skapula-Protraktion gegen elastischen Widerstand

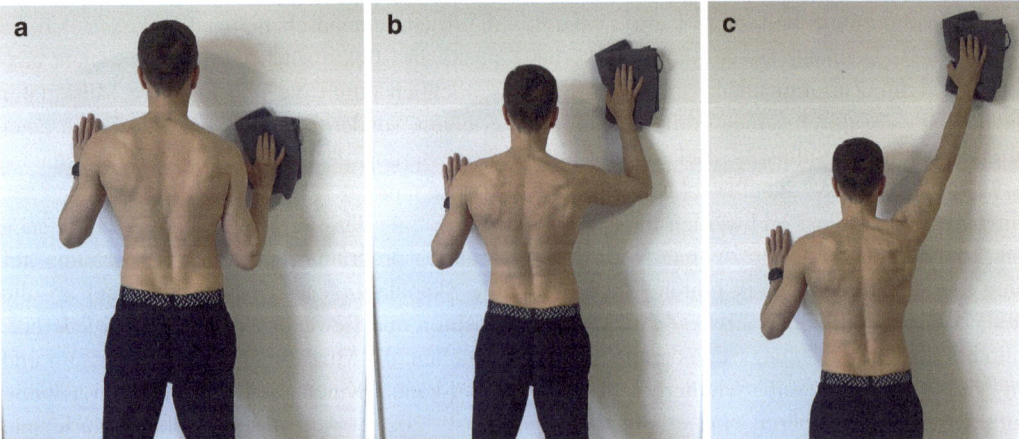

Abb. 4.11 Handtuch-Schieben an der Wand
Start in neutraler Position und Ende in einer Kombinationsposition aus maximaler Abduktion in der Skapulaebene und Protraktion der Skapula

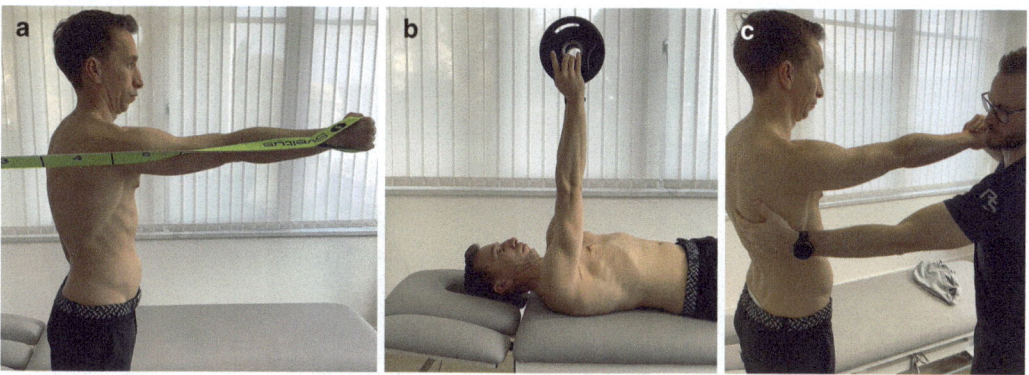

Abb. 4.12 Serratus Punches
(**a**): Im Stehen
(**b**): Im Liegen
(**c**): Gegen manuellen Widerstand

isolierten Trainingsvarianten (basierend auf EMG-Studien), die für den M. serratus anterior bzw. M. trapezius beschrieben wurden (Neumann und Camargo 2019). Durch EMG-Untersuchungen wurden dann weitere Spezifikationsmöglichkeiten für bestimmte Muskelanteile beschrieben. So erhöht sich beispielsweise die EMG-Aktivität der unteren und mittleren Anteile des M. trapezius bei einer Außenrotation der Schulter, während die Aktivität der oberen Anteile des Trapezius durch eine zusätzliche Außenrotation gehemmt wird (Borms et al. 2022). Eine horizontale Abduktion in Bauchlage mit Außenrotation (**P**rone **H**orizontal **A**bduction With **E**xternal **R**otation = PHABER) wurde zuletzt als ideale Trainingsvariante für eine optimale neuromuskuläre Kontrolle der Skapula beschrieben (Mendez-Rebolledo et al. 2024).

Allerdings erscheint das isolierte Ansprechen einzelner Muskeln in der Rehabilitation, bedingt durch die komplexe Interaktion im Bereich des Schultergürtels, kaum möglich zu sein. Auch die Ausgangsstellung bei diesen isolierten Trainingsvarianten (oftmals Bauch- oder Rückenlage) wird als nachteilig für die Wiederherstellung funktioneller Bewegungsabläufe bewertet (Kibler et al. 2023; Sciascia und Kibler 2022; Willmore und Smith 2016). Im Zusammenhang mit Schulterbeschwerden scheinen Interventionsprogramme wirksam zu sein, wenn diese mindestens 6 Wochen lang durchgeführt werden (Melo et al. 2024). Grundsätzlich besteht aber kein Konsens im Hinblick auf die optimalen Trainingsparameter wie Häufigkeit, Dauer, Intensität und Übungsauswahl für Skapula-fokussierte Trainingsprogramme.

Im Zusammenhang mit einer Skapuladyskinesie ist die vermehrte Steifigkeit im Bereich der posterioren Schulter als ein potenziell ursächlicher Faktor beschrieben. Auf struktureller Ebene kann eine solche Steifigkeit durch eine Kontraktur der posterioren Kapsel oder einen Hypertonus der posterioren Rotatorenmanschette (M. infraspinatus/M. teres minor) oder der posterioren Anteile des M. deltoideus bedingt sein (Myers et al. 2006; Burkhart et al. 2003a). Die Differenzierung zwischen den kontraktilen und nicht-kontraktilen posterioren glenohumeralen Strukturen im Rahmen der klinischen Untersuchung ist allerdings schwer (Salamh et al. 2019). Generell werden Dehntechniken der posterioren Schulter in den praktischen Empfehlungen für die Rehabilitation von Skapuladyskinesen bei Patienten mit Schulterbeschwerden aufgeführt (Cools et al. 2014). Zu den klassischen Dehntechniken der posterioren Schulter gehören der „Sleeper's Stretch" und der „Cross Body Stretch" (Abb. 4.14). Die Dehnung des M. Pectoralis minor lässt sich mit dem „Unilateral corner stretch" (Abb. 4.15) durchführen. Sollte die Dehnposition aufgrund von Beschwerden nicht durchführbar sein, kann auch eine manuelle Dehntechnik in Rückenlage und

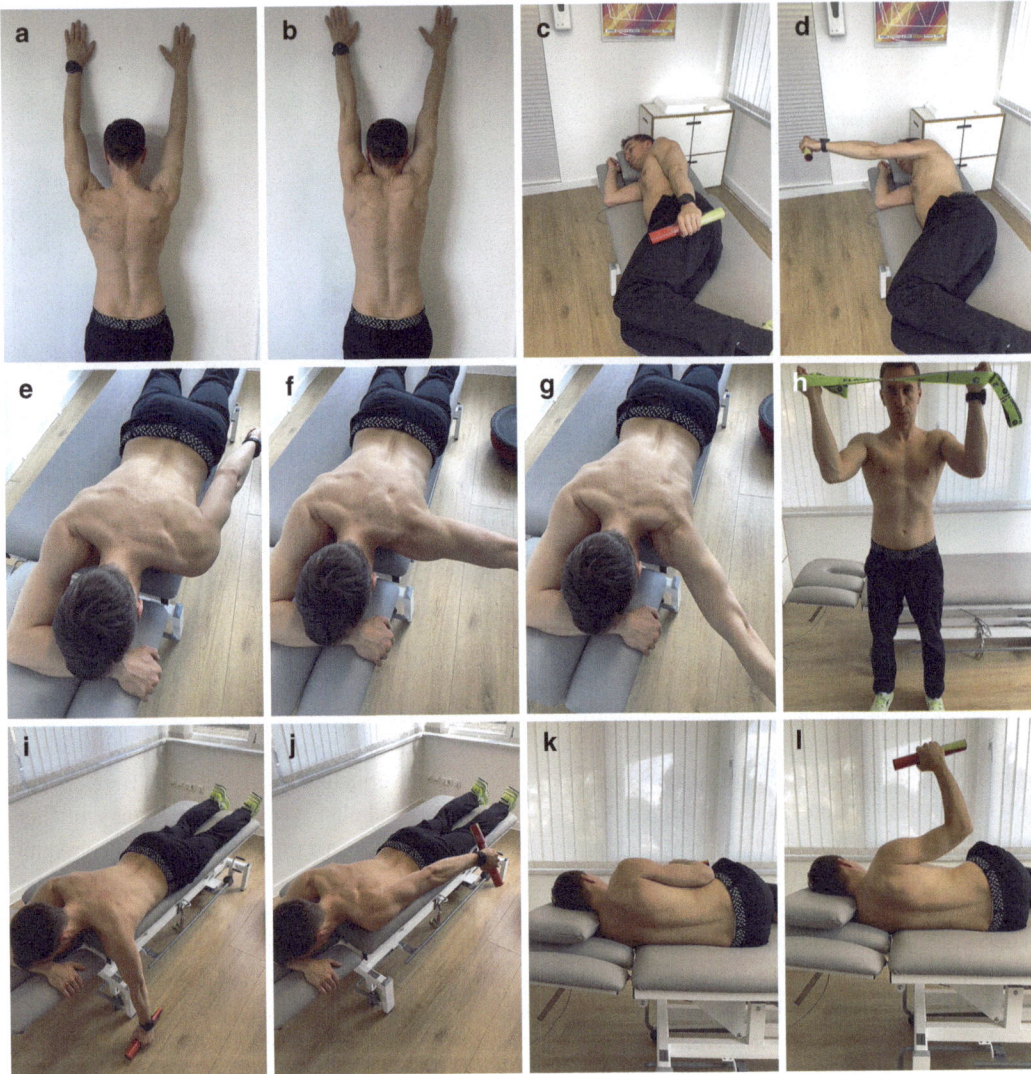

Abb. 4.13 Trainingsvarianten M. trapezius
(**a**): Überkopf-Shrug
(**b**): Schulter-Flexion in Seitlage
(**c**): I, T, Y in Bauchlage
(**d**): Elevation mit Außenrotation
(**e**): Schulter-Extension in Bauchlage
(**d**): Außenrotation in Seitlage

eine alternative Eigendehnung angewendet werden. Zur Verbesserung der Schulterbeweglichkeit bei Schulterbeschwerden scheint die Durchführung dieser Dehntechniken unter gleichzeitiger Stabilisation der Skapula wirksamer zu sein als nicht-stabilisiertes Dehnen (Howell et al. 2022). Die Patienten sollten jedoch darüber aufgeklärt werden, dass Dehnen oder auch andere manualtherapeutische Maßnahmen zur Verbesserung der Beweglichkeit wahrscheinlich am wirksamsten sind, wenn sie über mehrere Wochen durchgeführt werden, und dass kurzfristige Erfolge nicht auf eine strukturelle Wiederherstellung auf Gewebe-Ebene zurückzuführen sind, sondern es sich dabei um neurophysiologische Effekte handelt (Kibler et al. 2023). Das unmittelbare klinische, aber nicht nachhaltige Ergebnis einer vermehrten Beweglichkeit nach der manuellen Therapie ist nicht auf eine Gewebekorrektur zurückzuführen, sondern auf eine Schmerzmodulation, die zu einer sofortigen, nachweisbaren Bewegungszunahme führt (Sciascia und Kibler 2022).

4.1 Skapuladykinesie

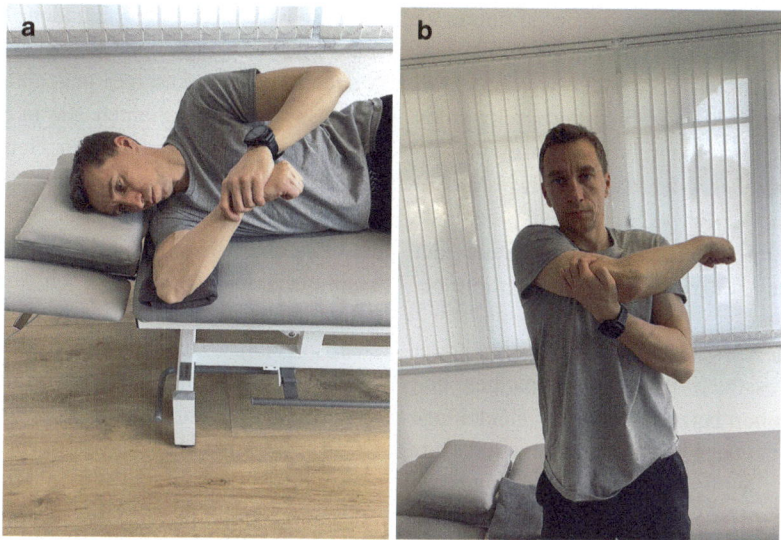

Abb. 4.14 Dehntechniken der posterioren Schulter
(**a**): Sleeper's Stretch
(**b**): Cross Body Stretch

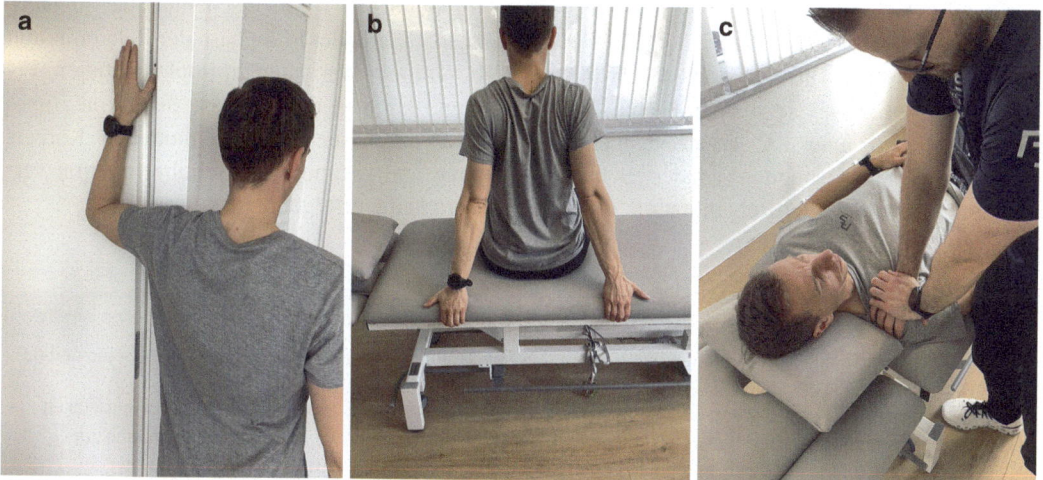

Abb. 4.15 (**a**): Unilateral corner stretch: Der Unterarm wird durch eine vertikale Ebene stabilisiert, während der Rumpf in die entgegengesetzte Richtung rotiert wird
(**b**): Alternative Dehnposition für den M. pectoralis minor
(**c**): Manuelle Dehnung des M. pectoralis minor: Der Therapeut führt eine posteriore Kippung der Skapula mit Druck über dem Processus coracoideus durch

Funktionell arbeiten die Rotatorenmanschette und die skapulothorakale Muskulatur zusammen. So wirkt die axioskapuläre Muskulatur[1] einer Destabilisation durch die skapulohumerale[2] Muskulatur entgegen und positioniert die Skapula für funktionelle Aufgaben der Schulter (Boettcher et al. 2010). Wenn die in der klinischen Untersuchung durchgeführten Korrektur-Testungen (z. B. SSMP) eine positive Aus-

---

[1] *Axioskapuläre Muskulatur: M. Trapezius, M. Levator scapulae, M. Rhomboidius major & minor, M. Serratus anterior, M. Pectoralis minor*

[2] *Skapulohumerale Muskulatur: Rotatorenmanschette, M. Deltoideus, M. Teres major, M. biceps brachii (Caput longum)*

wirkung auf die Symptome haben, könnten sie als Ausgangspunkt für die Rehabilitations- und Trainingsmaßnahmen verwendet werden. Lassen sich in der SSMP die Schulterbeschwerden beispielsweise positiv durch eine Korrektur-Testung mit statischer oder dynamischer Außenrotation beeinflussen, können entsprechende Trainingsvarianten unter Berücksichtigung der Außenrotations-Aktivierung in der Therapie berücksichtig werden.

Der Schulterkomplex arbeitet als ein integraler Anteil des gesamten Bewegungsapparates und sollte nicht isoliert betrachtet werden. Heutzutage ist man auch bei der Dyskinesie zu einem Ansatz übergegangen, der die Skapula als Teil der gesamten kinetischen Kette (**K**inetic **C**hain) betrachtet (Lluch-Girbes et al. 2023; Schwank et al. 2022). Die Einbeziehung der KC in die Schulterrehabilitation wird schon seit vielen Jahren empfohlen und theoretische Konzepte (Tab. 4.4) dazu wurden beschrieben (Chu et al. 2016; Sciascia und Cromwell 2012). Es gibt zwar viele theoretische Konzepte zu diesem Thema, jedoch nach wie vor keinen klaren Konsens zu standardisieren Inhalten. Die Relevanz eines KC-Ansatzes gegenüber einem Ansatz mit isolierten lokalen Schulterübungen in der Schulter-Rehabilitation ist momentan noch nicht gut verstanden. Es gibt auch immer noch Diskussionen über den zusätzlichen Nutzen eines KC-Ansatzes gegenüber den traditionellen Trainingsvarianten, die in der Schulterrehabilitation eingesetzt werden. Heutzutage wird aber prinzipiell die Integration eines KC-Ansatzes empfohlen und grundsätzlich deutet auch die derzeitige Evidenz darauf hin, entsprechende Trainingsvarianten eines solchen Ansatzes in der Schulterrehabilitation zu implementieren (Richardson et al. 2020; Schwank et al. 2022).

Zur Verbesserung der Kraft und der sportartspezifischen Leistungsfähigkeit wird in einem KC-Ansatz eine Kombination aus Trainingsvarianten in der offenen (**O**pen **K**inetic **C**hain) und in der geschlossenen Kette (**C**losed **K**inetic **C**hain) empfohlen (McMullen und Uhl 2000). Trainingsvarianten in der CKC führen zu einer symmetrischeren skapulothorakalen Bewegung vor allem im Bereich über 90° Schulter-Elevation (Turgut et al. 2016). Es erscheint daher sinnvoll, insbesondere in der Frühphase der Rehabilitation CKC-Trainingsvarianten zu implementieren. Ergänzend kann in dieser Phase auch eine Tapeanlage, durch die sich die thorakale Körperhaltung und sekundär die Schulterfunktion verbessern kann, erfolgen.

Tab. 4.4 Rehabilitation bei Skapuladyskinesie. (Kibler et al. 2023)

Stufe	Prinzipien	Endscheidende Punkte
I	Beginn mit Trainingsvarianten, um die die proximale, segmentale Kontrolle zu verbessern.	• Einsatz von Trainingsvarianten zur Kräftigung der Beine und des Rumpfes • Regelmäßige Überprüfung, ob sich die Kraft weiterentwickelt
II	Trainingsvarianten für die Beweglichkeit der Skapula und der Schulter und/oder der unteren Extremitäten nach Bedarf	• Die Mobilität kann gleichzeitig mit Trainingsvarianten zur proximalen segmentalen Kontrolle adressiert werden • Bewusste Korrektur (Abb. 4.16a) mit einer geeigneten Art von Feedback (visuell, akustisch und/oder kinästhetisch)
III	Progression zu Trainingsvarianten mit **kurzem Hebel**, beginnend mit Übungen, die den Rumpf und die Beine nutzen, um eine bessere Positionierung und Beweglichkeit des Schulterblatts zu ermöglichen	Trainingsvarianten, die im Sitzen oder Stehen und mit dem Arm in der Nähe des Rumpfes durchgeführt werden: • Low row (Abb. 4.16b), Robbery-Manöver (Abb. 4.16c), Lawnmower mit angelegtem Arm (Abb. 4.16d), • Progression zur nächsten Stufe, bei verbesserter Skapulakontrolle und Durchführung der Trainingsvarianten ohne frühe Ermüdung oder Verschlimmerung der Symptome
IV	Progression zu Trainingsvarianten mit **langem Hebel**	• Beginn mit Trainingsvarianten, die eine leichte Flexion oder Abduktion des Arms erfordern (ca. 30° bis 45°) (Abb. 4.16e) und Progression zu Varianten, auf/über Schulterhöhe

- Korrekte Ausrichtung der Körperhaltung
- Korrekte Bewegung aller beteiligten Segmente
- Erleichterung der Skapulabewegung durch Betonung der Bewegung der unteren Extremität/des Rumpfes
- Verstärkung der Retraktion der Skapula zur Kontrolle einer übermäßigen Protraktion
- Frühzeitiger Einsatz von Trainingsvarianten in der geschlossenen Kette
- Training in multiplen Ebenen

Grundsätze für eine Rehabilitation der kinetischen Kette. (Sciascia und Cromwell 2012)

Tab. 4.4 zeigt exemplarisch eine Rehabilitationsstrategie mit 4 Progressionsstufen bei Skapuladyskinesie. Als weitere Progression einer solchen Rehabilitations-Strategie sollten dann auch sportartspezifische Bewegungen durchgeführt werden sowie die Belastung und die Bewegungsgeschwindigkeit, im Hinblick auf die Zielsportart, gesteigert werden. Wie auch an der unteren Extremität spielen plyometrische Trainingsvarianten im späteren Rehabilitationsverlauf eine zunehmende Rolle (Sciascia und Kibler 2022) (Abb. 4.16).

SICK-Skapula-Syndrom

Die Prinzipien der Rehabilitation des SICK-Skapula-Syndroms sind vergleichbar zur Skapuladyskinesie. In der Vergangenheit wurde ein Programm beschrieben, das die Kräftigung und Dehnung der Muskulatur im Skapula-Bereich sowie Trainingsvarianten zur Wiederherstellung der Kontrolle von Protraktion, Retraktion, Depression, Elevation und Rotation der Skapula beinhaltet (Burkhart et al. 2003b). Die Dehnung erfolgt dabei mit einem Fokus auf den M. pectoralis minor sowie auf die posteroinferiore Gelenkkapsel. Zur Wiederherstellung der Skapulakontrolle sind in diesem Programm initial Trainingsvarianten in geschlossener Kette ohne Gewicht vorgesehen. Ergänzt werden dann Trainingsvarianten in offener Kette (mit/ohne Gewicht) sowie ein allgemeines Training der periskapulären Muskulatur.

Ausblick

In der Vergangenheit lag bei einer Skapuladyskinesie der Schwerpunkt der therapeutischen Interventionen vor allem in den Bereichen Kraft und Mobilität.

An der Empfehlung für die Implementation eines Kinetic-Chain-Ansatzes sowie der „Symptom Modification Procedure" sieht man, dass heutzutage zunehmend anerkannt wird, dass bei einer Bewegung die Muskeln nicht isoliert arbeiten und eine Bewegung immer das Ergebnis der Interaktion innerhalb eines komplexen Systems darstellt. Es werden daher heutzutage Rehabilitationsansätze in Betracht gezogen, bei denen nicht in erster Linie die Steigerung von Mobilität und Kraft im Vordergrund steht, sondern der Fokus auf der Verbesserung der motorischen Kontrolle liegt. So wird ein KC-Ansatz und ein geeigneter Feedback-Prozess zur Optimierung der motorischen Kontrolle und die Abwendung von der historischen Fokussierung auf Kraft und Mobilität in der Skapula-Rehabilitation eingefordert (Sciascia und Kibler 2022; Kibler et al. 2023).

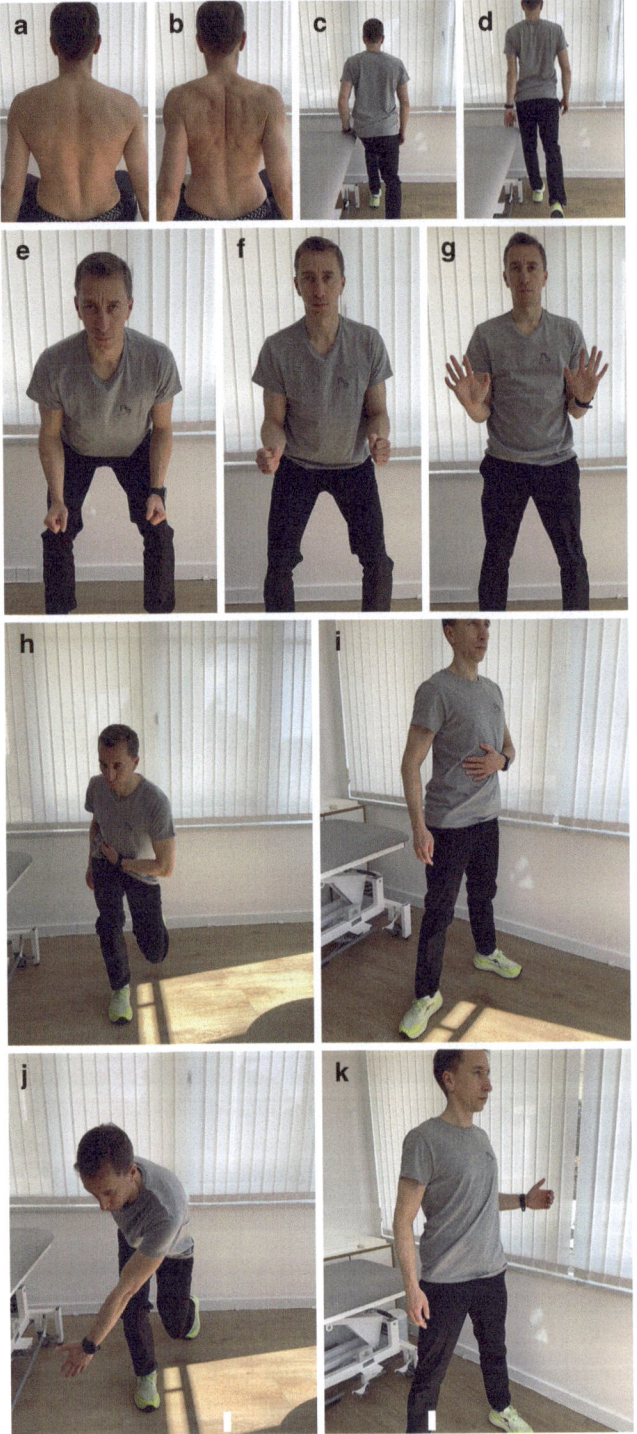

Abb. 4.16 Trainingsvarianten bei Skapuladykinesie
(**a**): Aktive Korrektur Skapula
(**b**): Low Row: Extension Hüfte und Rumpf um die Retraktion der Skapula zu unterstützen
(**c**): Robbery-Manöver
(**d**): Lawnmower mit angelegtem Arm
(**e**): Lawnmower mit Arm weg vom Körper

4.1 Skapuladykinesie

Nikolai Bernstein (1896–1966) beschrieb schon früh die Schwierigkeit eines Ansatzes, der versucht, Bewegungen in Einzelteile, wie z. B. die Aktivitäten einzelner Muskel oder isolierte Gelenkbewegungen, zu zerlegen (Whiting 1983). Der historische Therapieansatz einer biomechanischen Korrektur der Skapulaposition/ Bewegung und des (EMG-basierten) Trainings isolierter Muskeln ist ein gutes Beispiel für einen reduktionistischen Rehabilitations-Ansatz. Die Reduktion des Schultergürtels auf seine Einzelteile (Skapula, Rotatorenmanschette, ACG, Muskeln etc.) widerspricht der Beobachtung der komplexen Interaktion zwischen einzelnen Segmenten, nicht nur im Bereich des Schultergürtels, sondern innerhalb der gesamten kinetischen Kette. Effektive Entscheidungsfindungen in der Rehabilitation erfordern daher ein Verständnis der Eigenschaften der Systeme (Gelenke, Muskulatur, kinetische Kette), der Prinzipien, die ihre Interaktionen innerhalb der Umgebung bestimmen und gut definierte (Prozess-)Ziele (Pol et al. 2020). Bei dynamischen Systemen geht man davon aus, dass es sich bei einer Bewegung nicht um eine abgespeicherte Abfolge von motorischen Schritten handelt, sondern diese durch die Interaktion des neuromuskulären Systems mit der Umgebung als neues adaptives Phänomen entsteht (Muratori et al. 2013). Im Gegensatz zu den immer noch weit verbreiteten reduktionistischen Rehabilitationsstrategien konzentriert man sich in einem systembasierten Ansatz nicht auf die biomechanische Korrektur der Position oder der Bewegung der Skapula, sondern auf die Wiedererlangung motorischer Kontrollmuster, die zu einem großen Teil der Selbstorganisation innerhalb des Systems unterliegen. Die Abb. 4.17 zeigt exemplarisch eine Trainingsvariante mit Auquabag, bei der es nicht darum geht, vom Therapeuten kontrollierte Körperpositionen einzunehmen oder die Skapulabewegung selektiv zu kontrollieren. Die Trainingsvarianten der Abb. 4.18 sind Teil eines Heimtrainingsprogramms auf der Grundlage des impliziten motorischen Lernens, das nach sechswöchiger Durchführung zu signifikanten Verbesserungen von Schmerz und Funktion bei Patienten mit chronischen Schulterschmerzen führte (Maenhout et al. 2024).

Um die unbewusste und automatisierte „Bottom-up-Organisation" der motorischen Kontrolle im Bereich der Schulter anzuregen, wird das allgemeine Gleichgewicht während der Trainingsvarianten herausgefordert. Das Prinzip der Selbstorganisation beschreibt, dass sich koordinierte Bewegungen auf natürliche Weise aus den Interaktionen zwischen den Komponenten des motorischen Systems ergeben. Das bedeutet, der Körper adaptiert und organisiert sich selbst, um die Ziele der Bewegungsaufgabe zu erreichen, während er unterschiedliche Bewegungsmuster erkundet (Maenhout et al. 2024).

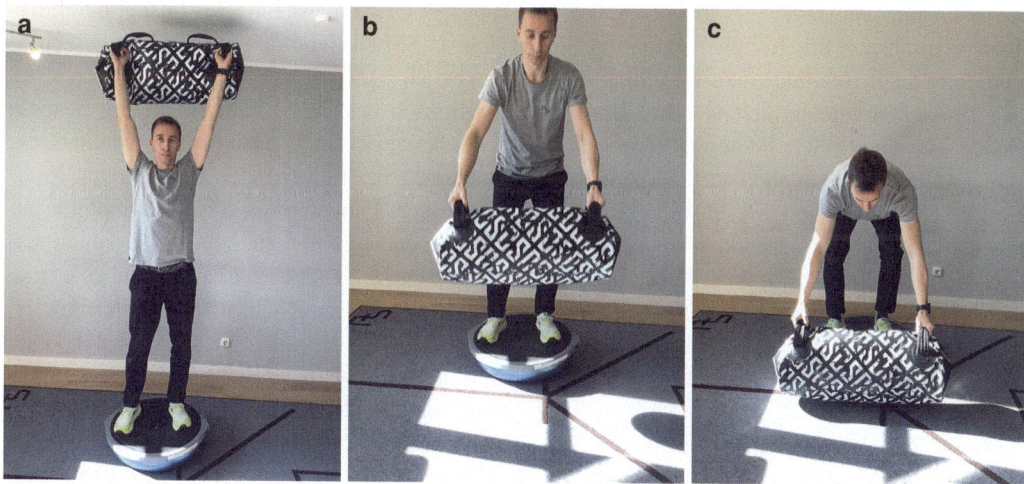

Abb. 4.17 Training mit Aquabag zur reaktiven Kontrolle

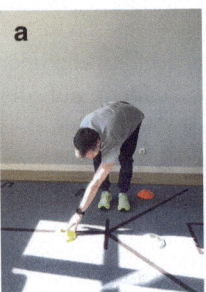 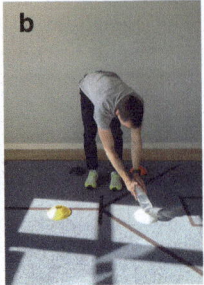 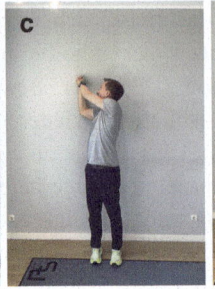 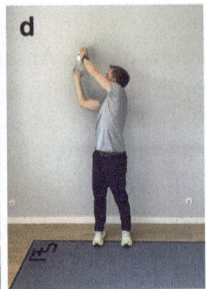 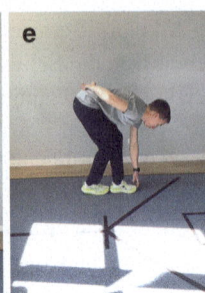

Abb. 4.18 Heimtrainingsprogramm mit einem Schwerpunkt auf implizitem, motorischem Lernen
(**a**): Objekte in 4 Richtungen auf dem Boden berühren
(**b**): Mit einer Flasche in 4 Richtungen bewegen
(**c**): Mit den Händen die Wand berühren
(**d**): Mit einer Flasche die Wand berühren
(**e**): Tandemgang rückwärts. Und dabei die Zehen berühren

4.2 Snapping Scapula

Die schmerzhafte Bewegung der Skapula mit dem damit verbundenen Krepitus wird als Snapping Skapula-Syndrom, skapulothorakale Bursitis oder Washboard-Syndrome bezeichnet und wurde erstmalig 1867 beschrieben (Burkhart et al. 2003a). Zu den Ursachen zählen knöcherne Veränderungen im Bereich des superomedialen Skapulawinkels (z. B. ein Osteochondrom oder eine knöcherne Prominenz wie das Tuberculum Luschka), Entzündungen der Bursa scapulathoracica oder eine Deformität nach einer Skapula- oder Rippenfraktur (Elser et al. 2010). In Fällen ohne knöcherne Prominenz bleibt die Ursache aber auch oftmals unklar (Dietrich et al. 2017). Faktoren wie eine Überbelastung, muskuläre Dysbalancen, die zu einer vermehrten anterioren Angulation des superomedialen Skapulawinkels führen, Probleme im Glenohumeralgelenk, die eine exzessive Bewegung der Skapula verursachen, oder eine chronische kyphotische Körperhaltung können ebenfalls zum Beschwerdebild beitragen (Nicholson und Duckworth 2002; Baldawi et al. 2022). Es gibt auch Hinweise, dass nicht die skapulothorakale Bursa, sondern der M. subscapularis Auslöser der Beschwerden ist (Chang et al. 2014).

Das Skapulothorakalgelenk hat keine echte synoviale Gelenkverbindung, das heißt, die Skapula bewegt sich auf der posterioren Thoraxwand, die von Muskulatur bedeckt ist, und nicht, wie bei anderen Gelenken, auf einer Knorpeloberfläche. Die Strukturen des Skapulothorakalgelenkes lassen sich anatomisch in 3 Schichten einteilen (Williams et al. 1999): Die **oberflächliche Schicht** besteht aus dem M. trapezius, dem M. latissimus dorsi und einer inkonsistenten Bursa zwischen dem Angulus inferior der Skapula und dem M. latissimus dorsi. Die **mittlere Schicht** besteht aus dem M. levator scapulae, dem Mm. rhomboideus minor und major, dem N. accessorius und einer Bursa im Bereich der superomedialen Skapula und dem darüber liegenden M. trapezius. Die **tiefe Schicht** besteht aus dem M. serratus anterior, dem M. subscapularis, einer Bursa zwischen dem M. serratus anterior und dem Thorax und einer Bursa zwischen dem M. subscapularis und dem M. serratus anterior. Die Gelenkbewegung wird dabei durch dynamische Muskelkontraktionen kontrolliert (Baldawi et al. 2022).

Klinisch besteht bei einer Snapping Scapula typischerweise ein Schnapp- oder Krepitationsphänomen bei Bewegungen der Schulter. Während einige Patienten nur leichte Symptome im Zusammenhang mit dem Schnapp-/Krepitationsphänomen zeigen, klagen andere über starke Schmerzen und eine schlechte Schulterfunktion (Warth et al. 2015). Die Beschwerden können sich durch repetitive Belastungen, Überkopfbewegungen oder schweres Heben intensivieren (Ahmed et al. 2024). In der Untersuchung sollte auf eine signifikante Hyperkyphose der Brustwirbelsäule geachtet werden, da dadurch die

Kongruenz zwischen Skapula und Thorax beeinträchtigt werden kann. Dies wiederum könnte eine Snapping Scapula mit oder ohne schmerzhafte Bursitis begünstigen (Kuhn et al. 1998). Im Zusammenhang mit einer Snapping Scapula wird immer wieder auf das potenzielle Vorhandensein einer Skapuldyskinesie oder ein „Winging" der Skapula hingewiesen, wenngleich mittlerweile bekannt ist, dass dieses Phänomen typischerweise auch bei einer Vielzahl asymptomatischer Überkopfsportathleten auftritt. Nichtsdestotrotz ist es denkbar, dass eine muskuläre Schwäche oder ein Hypertonus im Bereich des M. serratus anterior, M. trapezius, M. levator scapulae und/oder des M. pectoralis minor zu Dysbalancen im Bereich der periskapulären Muskulatur führen könnten, die wiederum eine skapulothorakale Bursitis mit oder ohne Krepitation begünstigen (Warth et al. 2015). Dementsprechend sollte in der Untersuchung auf Druckschmerzhaftigkeit, eine verminderte Kraft oder eine Hypoflexibilität dieser Muskeln geachtet werden. Eine Palpation der weichteiligen Strukturen unterhalb der Margo medialis kann in Bauchlage mit Schulterinnenrotation und Arm auf dem Rücken durchgeführt werden. Die skapulothorakale Krepitation kann durch die Ausübung eines von posterior nach anterior ausgerichteten Drucks des Untersuchers während der Bewegung mitunter noch verstärkt werden (Millett et al. 2012). Die physiotherapeutische Behandlung stellt den primären Behandlungsansatz dar und zielt auf die Verbesserung der Körperhaltung und einer Optimierung der skapulothorakalen Gelenkfunktion ab. Im Wesentlichen entspricht das Vorgehen dabei inhaltlich denselben Strategien wie bei einer Skapuladyskinesie (Baldawi et al. 2022). Bei unzureichendem Erfolg der Physiotherapie sind Injektionen oder eine operative Therapie (z. B. Bursektomie) möglich.

4.3 Frozen Shoulder

Trotz ihrer Prävalenz und intensiver Forschungsbemühungen ist die Frozen Shoulder eine nur wenig verstandene Schultererkrankung. Definition, Klassifizierung, Pathophysiologie, Diagnose, natürlicher Verlauf, Behandlung und Prognose sind nach wie vor umstritten (Cho et al. 2020). Historisch wurde der Zustand einer schmerzhaften und steifen Schulter im 19. Jahrhundert als Folge eines Traumas mit daraus resultierender Entzündung und fibröser Adhäsion zunächst als „skapulohumerale Periarthritis" beschrieben (Duplay 1872). Im Jahr 1934 prägte dann Codman den Begriff der „Frozen Shoulder" im Zusammenhang mit degenerativen Rotatorenmanschetten-Veränderungen, von denen er annahm, dass diese zur Bursitis und Adhäsionen führen können (Codman 1934a). Der Begriff „adhäsive Kapsulitis" geht auf Neviaser zurück, der 1945 intraoperativ Adhäsionen als Ursache der eingeschränkten Beweglichkeit festgestellt hatte (Neviaser 1945). Eine Schultersteife wird heutzutage oftmals als Frozen Shoulder oder als adhäsive Kapsulitis bezeichnet. Die Pathogenese der Frozen Shoulder ist durch eine lokale Entzündung und anschließende Fibrose der Gelenkkapsel und des Rotatorenintervalls gekennzeichnet (Brindisino et al. 2024). Man unterscheidet bei der Frozen Shoulder eine primäre und eine sekundäre Form. Bei der primären Form handelt es sich um eine idiopathische Schultersteife, d. h. die Symptomatik ist nicht mit einem Trauma, einer Operation oder einer Begleiterkrankung assoziiert. Die sekundäre Form tritt im Zusammenhang mit einem Trauma, einer Operation oder einer Grunderkrankung auf und kann weiter unterteilt werden in eine intrinsische, eine extrinsische und eine systemische Form (Zuckerman und Rokito 2011). Die intrinsische Form steht im Zusammenhang mit Ursachen an der Schulter selbst, wie z. B. Verletzungen der Rotatorenmanschette oder der langen Bizepssehne, einer Tendinosis calcarea oder anderen Tendinitiden. Die extrinsische Form bezieht sich auf Ursachen, die nicht direkt an der Schulter liegen, wie z. B. Radikulopathien oder zerebrovaskuläre Ereignisse. In die Subgruppe der systemischen Form fallen als Ursache Erkrankungen wie ein Diabetes mellitus und Schilddrüsenerkrankungen (Tab. 4.5).

Die primäre Schultersteife wurde in der Vergangenheit klassischerweise in eine Freezing-, Frozen- und Thawing-Phase eingeteilt. Die

Tab. 4.5 Risikofaktoren für eine Frozen Shoulder. (Millar et al. 2022)

Systemisch	Extrinsisch	Intrinsisch
• Diabetes mellitus	• kardiopulmonale Erkrankungen	• Tendinopathie der Rotatorenmanschette
• Hypothyreose	• Dehenerative cervikale Banscheibenerkrankungen	• Rotatorenmanschetten-Rupturen
• Hyperthyreose	• Zerebrovaskuläre Erkrankungen	• Bizepssehnen-Tendinopathie
• Hypoadrenalismus	• Humerusfraktur	• Tendinosis calcarea
• Hyperlipidämie	• Morbus Parkinson	• Arthritis des AC-Gelenkes
	• Strahlentherapie	
	• Axilläre Operation nach Mamma-Ca	

Dauer der einzelnen Phasen ist sehr variabel und wird mit 2–6 Monaten für die Freezing-Phase, 4–12 Monate für die Frozen-Phase und 6–26 Monate für die Thawing-Phase angegeben (Pandey und Madi 2021). Es sind aber auch andere Einteilungen, z. B. basierend auf den arthroskopischen Befunden oder ausgehend von der vorherrschenden Ausprägung von Schmerz oder Steifigkeit, beschrieben (Hanchard et al. 2012). Die frühe Konzeptualisierung der Schultersteife als eine entzündliche Erkrankung hat möglicherweise zu der Theorie geführt, dass es sich um ein selbstlimitierendes Krankheitsbild handelt. Der typischerweise in Phasen beschriebene Verlauf als auch der selbstlimitierende Charakter der Erkrankung werden heutzutage jedoch zunehmend hinterfragt (Wong et al. 2017). Historisch wurde ein selbstlimitierender Verlauf der Frozen Shoulder über ein Zeitfenster von 2 Jahren beschrieben (Codman 1934b). Spätere Untersuchungen deuten aber darauf hin, dass bis zu 40 % der Patienten anhaltende Beschwerden haben können (Hand et al. 2008). Oftmals sind diese verbleibenden Einschränkungen der Beweglichkeit aber funktionell nicht limitierend.

Die Frozen Shoulder betrifft vor allem Frauen in einem Alter zwischen 40 und 60 Jahren und in bis zu 17 % der Fälle tritt die Frozen Shoulder innerhalb von 5 Jahren auch auf der Gegenseite auf (Hand et al. 2008). Die primäre Form, die ohne bekannte zugrunde liegende Ursache auftritt, hat eine bessere Prognose als eine mit einem Diabetes mellitus assoziierten Frozen Shoulder (Whelton und Peach 2018). Die Prävalenz der Frozen Shoulder liegt bei 2–5 % und kann bis zu 59 % bei Patienten mit einem Diabetes mellitus betragen (Mertens et al. 2024). Unklar ist, ob die pathoanatomischen Prozesse der Frozen Shoulder tatsächlich nur in der Schulter vorkommen. Es gibt auch Fallberichte über das Auftreten in Knie-, Hüft- und Sprunggelenk (Looney et al. 2013; Cui et al. 2005).

Tab. 4.6 Definition der Frozen Shoulder der „British Elbow and Shoulder Society". (Guyver et al. 2014)

Symptome	• Schmerzen im Bereich der Insertion des M. deltoideus
	• Nachtschmerz mit schleichendem Beginn
Kinische Zeichen	• Schmerzhafte Einschränkung der aktiven und passiven Beweglichkeit
	• Passive Elevation <100°
	• Passive Außenrotation <30°
	• Passive Innenrotation <L5
	• Ausschluss anderer Pathologien der Schulter
Weiterführende Diagnostik	• Unauffällige konventionelle Röntgenbildgebung
	• Arthroskopie zeigt vaskuläres Granulationsgewebe im Rotatorenintervall

Klinik

Klinisch ist eine Frozen Shoulder durch Schmerzen und eine zunehmende Einschränkung der aktiven und passiven Beweglichkeit im Glenohumeralgelenk gekennzeichnet (Tab. 4.6). Als Grenzwert wurde eine Einschränkung der passiven Außenrotation von mehr als 50 % oder eine Reduktion von 30 % des Bewegungsausmaßes in mindestens 2 von 3 Bewegungsrichtungen beschrieben (Lee et al. 2015; Sharma et al. 2015). Die Kraft der Rotatorenmanschette ist in der Regel nicht beeinträchtigt, und da es sich bei dem betroffenen kapsu-

4.3 Frozen Shoulder

lären Gewebe um nicht-kontraktiles Gewebe handelt, sollten isometrische Kraftmessungen im mittleren Bewegungsbereich nur wenig schmerzprovokativ ausfallen (Pandey und Madi 2021; Millar et al. 2022).

Schmerzen, insbesondere in der Nacht und im Zusammenhang mit unerwarteten Bewegungen sowie ein allgemeiner Verlust der aktiven und passiven Beweglichkeit zählen zu den klinischen Indikatoren der Frozen Shoulder (Walmsley et al. 2009). In der frühen Phase ist eine Unterscheidung gegenüber anderen Schulterpathologien aber oftmals schwierig. Hinzu kommt, dass aufgrund der Schmerzsymptomatik die Untersuchung erschwert sein kann. Bewegungseinschränkungen können dann auch im Zusammenhang mit den Schmerzen oder aus Angst vor schmerzhaften Bewegungen entstehen. Es wird daher empfohlen, die Untersuchung des Bewegungsausmaßes in unterschiedlichen Ausgangsstellungen zu testen. Eine Diskrepanz des Bewegungsausmaßes durch die Anpassung der Ausgangsstellung und/oder der Unterstützungsfläche kann als Anzeichen für eine Kinesiophobie gewertet werden (Millar et al. 2022).

▶ **Hinweis** *Eines der klinischen Hauptmerkmale der Frozen Shoulder ist der Verlust der aktiven und passiven glenohumeralen Gelenkbeweglichkeit. Da auch eine Kinesiophobie zu einer Einschränkung des Bewegungsausmaßes führen kann, sollte die Prüfung des Bewegungsausmaßes in unterschiedlichen Ausgangsstellungen erfolgen.*

Differenzialdiagnostisch müssen andere Ursachen der Schulterbeschwerden und der Bewegungseinschränkung ausgeschlossen werden (Abb. 4.19).

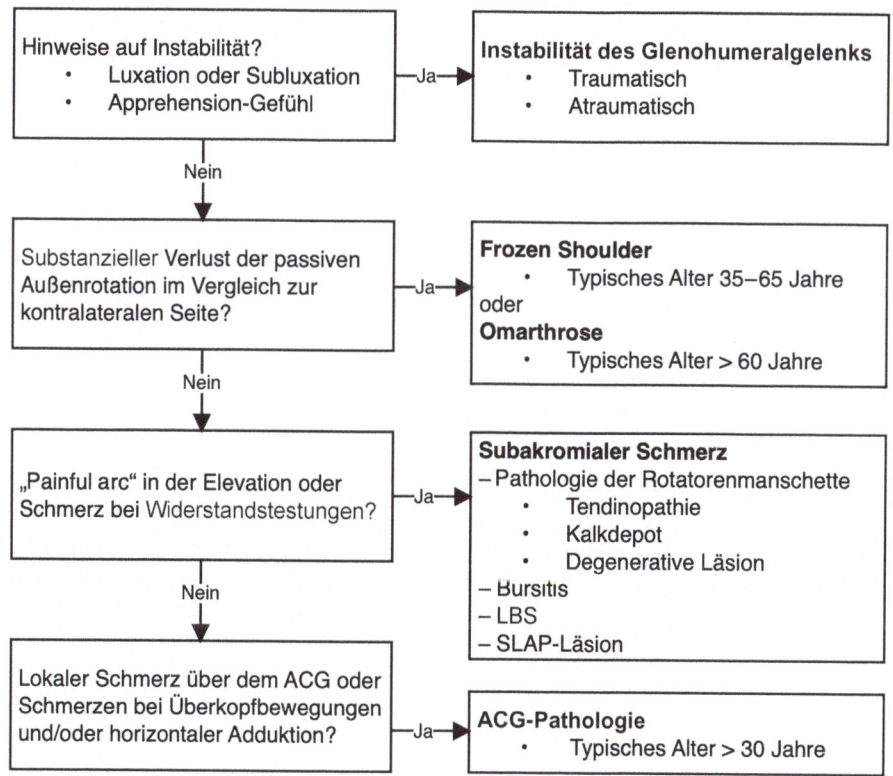

Abb. 4.19 Algorithmus zur Differenzialdiagnostik einer Frozen Shoulder gegenüber anderen Ursachen, die zu Schmerzen oder Bewegungseinschränkungen im Bereich der Schulter führen können. In Anlehnung an. (Millar et al. 2022)

Therapie

Es ist unklar, ob Physiotherapie, Injektionen, eine medikamentöse oder operative Therapie die Erkrankungsdauer der Frozen Shoulder beeinflussen können (Neviaser und Hannafin 2010). Die derzeitige Therapiestrategie der Frozen Shoulder fokussiert sich auf die Schmerzlinderung und die Wiederherstellung der Schulterfunktion (Challoumas et al. 2020).

Die 3 Säulen der Physiotherapie bestehen aus „schmerzlindernder Physiotherapie", „mobilisierender Physiotherapie" und „kräftigender Physiotherapie" (Pandey und Madi 2021).

Daneben stellt die Patientenaufklärung einen wichtigen Bestandteil der nicht-operativen Therapie dar. Eine gute Beratung und Aufklärung kann Patientenängste reduzieren und zu einer Verbesserung der Symptomatik führen (Jones et al. 2013). Um frühzeitig negativen Krankheitsvorstellungen entgegenzuwirken, sollte eine entsprechende Aufklärung zu den wichtigsten Patientenfragen erfolgen (Tab. 4.7).

Die Prinzipien des Schmerzmanagements sind ein wichtiger Faktor in der Patientenaufklärung. Hierbei geht es um eine Evaluation der Gewebereaktion in Folge von therapeutischen Interventionen oder nach der Durchführung von Aktivitäten (Tab. 4.9). Bei einer hohen Irritierbarkeit (VAS ≥7/10) sollte die Intensität der Intervention so angepasst werden, dass kein zusätzlicher Schmerz verursacht wird. Physiotherapeutische Interventionen werden basierend auf dem Grad der aktuellen Irritierbarkeit ausgewählt. So sind beispielsweise in der Phase der hohen Irritierbarkeit intensive passive Mobilisationen und Dehnungen oftmals kontraproduktiv. Diese werden typischerweise erst im mittleren und späteren Krankheitsverlauf eingesetzt. Bei einer moderaten Irritierbarkeit (VAS 4-6/10) kann dann die Dauer und Intensität erhöht werden. Bei einer niedrigen Irritierbarkeit (VAS <3/10) kann dann auch ein gewisses Maß an Schmerz toleriert werden (Dueñas et al. 2019). Bei einer moderaten Irritierbarkeit sollte eine Reaktion auf die Intervention nicht länger als 4 h und bei einer niedrigen Irritierbarkeit nicht länger als 24 h andauern (Mertens et al. 2022).

Tab. 4.7 Patientenfragen und Erklärungsmodelle zur Frozen Shoulder. (Mertens et al. 2022)

Was ist dieser Schmerz und diese Bewegungseinschränkung?	Aufklärung über den Entzündungs- und Fibroseprozess, der im Verlauf der Frozen Shoulder auftritt.
Was ist die Ursache für diesen Schmerz und die Bewegungseinschränkung?	Die Ursache und die Auslöser der Frozen Shoulder sind nicht bekannt. Es gibt mehrere Risikofaktoren, die die Wahrscheinlichkeit für eine Frozen Shoulder erhöhen.
Wie lange werden die Schmerzen und die Bewegungseinschränkung andauern?	Der Krankheitsverlauf variiert zwischen 1 und 3 Jahren. Während im Frühstadium die Schmerzen überwiegen, ist das Spätstadium durch die Steifheit charakterisiert.
Was kann ich (oder jemand) gegen diese Schmerzen und Bewegungseinschränkung tun?	Befolgen der Leitlinie zur Gewebe-Irritierbarkeit. Aufklärung über den Krankheitsverlauf. Ggf. Modifikation der Aktivitäten, Beibehaltung der Aktivität. Durchführung von manueller Therapie und Trainingstherapie in den späteren Stadien.
Was sind die Folgen für meine beruflichen und sportlichen Aktivitäten?	Vor allem in der Anfangsphase sind Arbeit und Sport eingeschränkt und können schrittweise wieder aufgenommen werden, wenn die Irritierbarkeit abnimmt. In einigen wenigen Fällen kann es jedoch vorkommen, dass anstrengende Arbeiten oder sportliche Aktivitäten nicht wieder aufgenommen werden können.

4.3 Frozen Shoulder

Verlauf
Intensität
- Schmerz
- Steifigkeit

Irritierbarkeit

Hohe Irritierbarkeit
- Hohes Schmerzniveau (≥7/10)
- Häufiger Nacht-/Ruheschmerz
- Schmerz im gesamten Bewegungsausmaß
- Passives Endgefühl kann nicht bestimmt werden
- Aktives Bewegungsausmaß ist kleiner als passives Bewegungsausmaß

Moderate Irritierbarkeit
- Moderates Schmerzniveau (4-6/10)
- Zeitweise Nacht-/Ruheschmerz
- Schmerz am Bewegungsende bei passiven und aktiven Bewegungen
- Aktives und passives Bewegungsausmaß sind fast gleich

Niedrige Irritierbarkeit
- Niedriges Schmerzniveau (3/10)
- kein Nacht-/Ruheschmerz
- Schmerz am Bewegungsende bei passiven Bewegungen
- Aktives und passives Bewegungsausmaß sind gleich

Behandlung

Allgemeine Behandlung
- Patientenaufklärung, Anleitung und Betreuung des Patienten
- Mobilisationen
- Trainingstherapie

Hohe Irritierbarkeit
- Schmerzfreie aktiv-assistive, niedrig-intensive Mobilisationen
- Trainingstherapie
  - Aktive ROM-Übungen
  - PNF
  - Allgemeines (aerobes) Training

Moderate Irritierbarkeit
- Niedrig intensive Mobilisationen mit zunehmender Dauer Richtung Bewegungsende
- Trainingstherapie
  - Aktive Übungen in alle Richtungen mit gradueller Progression
  - Neuromuskuläres Re-Edukation
  - PNF
  - Allgemeines (aerobes) Training

Niedrige Irritierbarkeit
- Mobilisation am Bewegungsende mit zunehmender Dauer
- Trainingstherapie
  - Optimierung der Bewegungskette des Schultergürtels
  - Sehr häufige Dehnungen am Bewegungsende
  - Neuromuskuläres Re-Edukation
  - PNF

Verlauf, Irritierbarkeit und Behandlung bei Frozen Shoulder. In Anlehnung an. (Mertens et al. 2022)

Evidenz zu einer optimalen Mobilisationstechnik bei einer Frozen Shoulder gibt es derzeit nicht und es wird diskutiert, ob eine manuelle Therapie den Krankheitsverlauf überhaupt beeinflussen kann (Zavala-González et al. 2018; Lowe et al. 2019). Neben der fehlenden Evidenz für eine spezifische Mobilisationstechnik sind auch die idealen Parameter zur Intensität und der Behandlungsfrequenz einer manualtherapeutischen Behandlung bei Frozen Shoulder nach wie vor unklar (Kirker et al. 2023). Die Progression der Therapie kann auch mit Hilfe der „Total End Range Time" (TERT) durchgeführt werden. Die TERT wird durch Multiplikation der Frequenz mit der im Endbereich verbrachten Zeit berechnet und ist eine Methode zur Messung der Dosis der Gewebebelastung (Kelley et al. 2009). Neben passiven Mobilisationen kann die Schulterfunktion auch durch verschiedenste andere Interventionen wie beispielsweise Stretching, propriozeptive neuromuskuläre Fazilitation (PNF), Seilzug-Übungen, Pendeln oder Spiegeltherapie verbessert werden (Page et al. 2014; Başkaya et al. 2018). Auch ein Krafttraining, insbesondere mit exzentrischen Trainingsvarianten, kann bei Patienten mit Frozen Shoulder eine Rolle spielen, auch wenn ein solcher Ansatz bislang nur wenig untersucht wurde (Millar et al. 2022; Kim et al. 2021).

Literatur

Ahmed S, Hiten P, Prathmesh J, Iyengar KP, Botchu R (2024) Luschka's tubercle and snapping scapula syndrome: an anatomical and clinical discourse. Eur J Anat 28:4

Bagg SD, Forrest WJ (1988) A biomechanical analysis of scapular rotation during arm abduction in the scapular plane. Am J Phys Med Rehabil 67(6):238–245

Baldawi H, Gouveia K, Gohal C, Almana L, Paul R, Alolabi B, Moro J, Khan M (2022) Diagnosis and treatment of snapping scapula syndrome: a scoping review. Sports Health 14(3):389–396. https://doi.org/10.1177/19417381211029211

Başkaya M, Erçalık C, Karataş Kır Ö, Erçalık T, Tuncer T (2018) The efficacy of mirror therapy in patients with adhesive capsulitis: a randomized, prospective, controlled study. J Back Musculoskelet Rehabil 31(6):1177–1182. https://doi.org/10.3233/bmr-171050

Boettcher CE, Cathers I, Ginn KA (2010) The role of shoulder muscles is task specific. J Sci Med Sport 13(6):651–656. https://doi.org/10.1016/j.jsams.2010.03.008

Borms D, Maenhout A, Berckmans K, Spanhove V, Vanderstukken F, Cools A (2022) Scapulothoracic muscle activity during kinetic chain variations of a prone elevation exercise. Braz J Phys Ther 26(3):100420. https://doi.org/10.1016/j.bjpt.2022.100420

Borstad JD (2006) Resting position variables at the shoulder: evidence to support a posture-impairment association. Phys Ther 86(4):549–557

Braman JP, Engel SC, LaPrade RF, Ludewig PM (2009) In vivo assessment of scapulohumeral rhythm during unconstrained overhead reaching in asymptomatic subjects. J Shoulder Elbow Surg 18(6):960–967. https://doi.org/10.1016/j.jse.2009.02.001

Brindisino F, Sciscione S, Andriesse A, Cioeta M, Struyf F, Feller D (2024) Frozen shoulder: subjects' needs and perspectives and clinicians' beliefs and management strategies: do they align? A cross-sectional study. BMC Musculoskelet Disord 25(1):745. https://doi.org/10.1186/s12891-024-07803-5

Burkhart SS, Morgan CD, Kibler WB (2003a) The disabled throwing shoulder: spectrum of pathology Part I: pathoanatomy and biomechanics. Arthroscopy 19(4):404–420. https://doi.org/10.1053/jars.2003.50128

Burkhart SS, Morgan CD, Kibler WB (2003b) The disabled throwing shoulder: spectrum of pathology Part III: the SICK scapula, scapular dyskinesis, the kinetic chain, and rehabilitation. Arthroscopy 19(6):641–661. https://doi.org/10.1016/s0749-8063(03)00389-x

Bury J, West M, Chamorro-Moriana G, Littlewood C (2016) Effectiveness of scapula-focused approaches in patients with rotator cuff related shoulder pain: a systematic review and meta-analysis. Man Ther 25:35–42. https://doi.org/10.1016/j.math.2016.05.337

Carbone S, Postacchini R, Gumina S (2015) Scapular dyskinesis and SICK syndrome in patients with a chronic type III acromioclavicular dislocation. Results of rehabilitation. Knee Surg Sports Traumatol Arthrosc 23(5):1473–1480. https://doi.org/10.1007/s00167-014-2844-5

Challoumas D, Biddle M, McLean M, Millar NL (2020) Comparison of treatments for frozen shoulder: a systematic review and meta-analysis. JAMA Netw Open 3(12):e2029581. https://doi.org/10.1001/jamanetworkopen.2020.29581

Chang WH, Kim YW, Choi S, Lee SC (2014) Comparison of the therapeutic effects of intramuscular subscapularis and scapulothoracic bursa injections in patients with scapular pain: a randomized controlled trial. Rheumatol Int 34(9):1203–1209. https://doi.org/10.1007/s00296-014-2966-6

Cho CH, Lee YH, Kim DH, Lim YJ, Baek CS, Kim DH (2020) Definition, diagnosis, treatment, and prognosis of frozen shoulder: a consensus survey of shoulder specialists. Clin Orthop Surg 12(1):60–67. https://doi.org/10.4055/cios.2020.12.1.60

Chu SK, Jayabalan P, Kibler WB, Press J (2016) The kinetic chain revisited: new concepts on throwing mechanics and injury. PM R 8(3 Suppl):S69–S77. https://doi.org/10.1016/j.pmrj.2015.11.015

Codman E (1934a) Arthritis, periarthritis, and bursitis of the shoulder joint. The Shoulder:108–122

Codman EA (1934b) The shoulder: rupture of the supraspinatus tendon and other lesions in or about the subacromial bursa. (No Title)

Cools AM, Witvrouw EE, Declercq GA, Vanderstraeten GG, Cambier DC (2004) Evaluation of isokinetic force production and associated muscle activity in the scapular rotators during a protraction-retraction movement in overhead athletes with impingement symptoms. Br J Sports Med 38(1):64–68. https://doi.org/10.1136/bjsm.2003.004952

Cools AM, Struyf F, De Mey K, Maenhout A, Castelein B, Cagnie B (2014) Rehabilitation of scapular dyskinesis: from the office worker to the elite overhead athlete. Br J Sports Med 48(8):692–697. https://doi.org/10.1136/bjsports-2013-092148

Cui Q, Milbrandt T, Millington S, Anderson M, Hurwitz S (2005) Treatment of posttraumatic adhesive capsulitis of the ankle: a case series. Foot Ankle Int 26(8):602–606. https://doi.org/10.1177/107110070502600805

De Mey K, Danneels L, Cagnie B, Cools AM (2012) Scapular muscle rehabilitation exercises in overhead athletes with impingement symptoms: effect of a 6-week training program on muscle recruitment and functional outcome. Am J Sports Med 40(8):1906–1915. https://doi.org/10.1177/0363546512453297

Dietrich TJ, Agten CA, Fürnstahl P, Vlachopoulos L, Pfirrmann CWA (2017) The legend of the luschka tubercle and its association with snapping scapulae: osseous morphology of snapping scapulae on CT images. AJR Am J Roentgenol 209(1):159–166. https://doi.org/10.2214/ajr.16.17232

Dubé MO, Lafrance S, Charron M, Mekouar M, Desmeules F, McCreesh K, Michener LA, Grimes J, Shanley E, Roy JS (2024) FITT Odyssey: a scoping review of exercise programs for managing rotator cuff related shoulder pain. J Orthop Sports Phys Ther:1–45. https://doi.org/10.2519/jospt.2024.12452

Dueñas L, Balasch-Bernat M, Aguilar-Rodríguez M, Struyf F, Meeus M, Lluch E (2019) A manual therapy and home stretching program in patients with primary frozen shoulder contracture syndrome: a case series. J Orthop Sports Phys Ther 49(3):192–201. https://doi.org/10.2519/jospt.2019.8194

Duplay E (1872) De la périarthrite scapulo-humérale et des raideurs de l'épaule qui en sont la conséquence. Arch gen med 20:513–542

Elser F, Millett PJ, Lorenz S, Südkamp NP, Braun S (2010) Diagnostik und Therapie der „snapping scapula". Arthroskopie 23(4):259–264. https://doi.org/10.1007/s00142-010-0603-2

Fukushima Y, Avilineni M, Kao M, Tirmizey H, Faber KJ, Furtado R, Sadi J (2024) An evidence-informed rehabilitation management framework for posterior shoulder tightness: a scoping review. Shoulder Elbow 16(1 Suppl):74–88. https://doi.org/10.1177/17585732231193166

Gumina S, Carbone S, Postacchini F (2009) Scapular dyskinesis and SICK scapula syndrome in patients with chronic type III acromioclavicular dislocation. Arthroscopy 25(1):40–45. https://doi.org/10.1016/j.arthro.2008.08.019

Guyver PM, Bruce DJ, Rees JL (2014) Frozen shoulder – a stiff problem that requires a flexible approach. Maturitas 78(1):11–16. https://doi.org/10.1016/j.maturitas.2014.02.009

Hanchard NC, Goodchild L, Thompson J, O'Brien T, Davison D, Richardson C (2012) Evidence-based clinical guidelines for the diagnosis, assessment and physiotherapy management of contracted (frozen) shoulder: quick reference summary. Physiotherapy 98(2):117–120. https://doi.org/10.1016/j.physio.2012.01.001

Hand C, Clipsham K, Rees JL, Carr AJ (2008) Long-term outcome of frozen shoulder. J Shoulder Elbow Surg 17(2):231–236. https://doi.org/10.1016/j.jse.2007.05.009

Hickey D, Solvig V, Cavalheri V, Harrold M, McKenna L (2018) Scapular dyskinesis increases the risk of future shoulder pain by 43% in asymptomatic athletes: a systematic review and meta-analysis. Br J Sports Med 52(2):102–110. https://doi.org/10.1136/bjsports-2017-097559

Hogan C, Corbett JA, Ashton S, Perraton L, Frame R, Dakic J (2021) Scapular dyskinesis is not an isolated risk factor for shoulder injury in athletes: a systematic review and meta-analysis. Am J Sports Med 49(10):2843–2853. https://doi.org/10.1177/0363546520968508

Howell AJ, Burchett A, Heebner N, Walker C, Baunach A, Seidt A, Uhl TL (2022) Effectiveness of scapular stabilization versus non-stabilization stretching on shoulder range of motion, a randomized clinical trial. Int J Sports Phys Ther 17(4):695–706

Jafarian Tangrood Z, Sole G, Cury Ribeiro D (2022) Association between changes in pain or function scores and changes in scapular rotations in patients with subacromial shoulder pain: a prospective cohort study. Arch Physiother 12(1):18. https://doi.org/10.1186/s40945-022-00143-4

Jayasinghe GS (2018) Scapula dyskinesis: a review of current concepts and evaluation of assessment tools. Curr Sports Medi Rep 17(10):338–346. https://doi.org/10.1249/jsr.0000000000000526

Jildeh TR, Ference DA, Abbas MJ, Jiang EX, Okoroha KR (2021) Scapulothoracic dyskinesis: a concept review. Curr Rev Musculoskelet Med 14(3):246–254. https://doi.org/10.1007/s12178-021-09705-8

Jones S, Hanchard N, Hamilton S, Rangan A (2013) A qualitative study of patients' perceptions and priorities when living with primary frozen shoulder. BMJ Open 3(9):e003452. https://doi.org/10.1136/bmjopen-2013-003452

Kamonseki DH, Haik MN, Ribeiro LP, Almeida RF, Camargo PR (2023) Scapular movement training is not superior to standardized exercises in the treatment of individuals with chronic shoulder pain and scapular dyskinesis: randomized controlled trial. Disabil Rehabil 45(18):2925–2935. https://doi.org/10.1080/09638288.2022.2114552

Kelley MJ, McClure PW, Leggin BG (2009) Frozen shoulder: evidence and a proposed model guiding rehabilitation. J Orthop Sports Phys Ther 39(2):135–148. https://doi.org/10.2519/jospt.2009.2916

Kibler WB (1998) The role of the scapula in athletic shoulder function. Am J Sports Med 26(2):325–337. https://doi.org/10.1177/03635465980260022801

Kibler WB, McMullen J (2003) Scapular dyskinesis and its relation to shoulder pain. J Am Acad Orthop Surg 11(2):142–151. https://doi.org/10.5435/00124635-200303000-00008

Kibler WB, Ludewig PM, McClure P, Uhl TL, Sciascia A (2009) Scapular summit 2009: introduction. July 16, 2009, Lexington, Kentucky. J Orthop Sports Phys Ther 39(11):A1–a13. https://doi.org/10.2519/jospt.2009.0303

Kibler WB, Ludewig PM, McClure PW, Michener LA, Bak K, Sciascia AD (2013) Clinical implications of scapular dyskinesis in shoulder injury: the 2013 consensus statement from the 'Scapular Summit'. Br J Sports Med 47(14):877–885. https://doi.org/10.1136/bjsports-2013-092425

Kibler WB, Lockhart JW, Cromwell R, Sciascia A (2023) Managing scapular dyskinesis. Phys Med Rehabil Clin N Am 34(2):427–451. https://doi.org/10.1016/j.pmr.2022.12.008

Kim WM, Seo YG, Park YJ, Cho HS, Lee SA, Jeon SJ, Ji SM (2021) Effects of different types of contraction exercises on shoulder function and muscle strength in patients with adhesive capsulitis. Int J Environ Res Public Health 18(24). https://doi.org/10.3390/ijerph182413078

Kirker K, O'Connell M, Bradley L, Torres-Panchame RE, Masaracchio M (2023) Manual therapy and exercise for adhesive capsulitis: a systematic review with meta-analysis. J Man Manip Ther 31(5):311–327. https://doi.org/10.1080/10669817.2023.2180702

Kuhn JE, Plancher KD, Hawkins RJ (1998) Symptomatic scapulothoracic crepitus and bursitis. J Am Acad Orthop Surg 6(5):267–273. https://doi.org/10.5435/00124635-199809000-00001

Lawrence RL, Braman JP, Laprade RF, Ludewig PM (2014) Comparison of 3-dimensional shoulder complex kinematics in individuals with and without shoulder pain, part 1: sternoclavicular, acromioclavicular, and scapulothoracic joints. J Orthop Sports Phys Ther 44(9):636–645, a631–638. https://doi.org/10.2519/jospt.2014.5339

Lee SH, Yoon C, Chung SG, Kim HC, Kwak Y, Park HW, Kim K (2015) Measurement of shoulder range of motion in patients with adhesive capsulitis using a kinect. PLoS One 10(6):e0129398. https://doi.org/10.1371/journal.pone.0129398

Lewis JS (2009) Rotator cuff tendinopathy/subacromial impingement syndrome: is it time for a new method of assessment? Br J Sports Med 43(4):259–264. https://doi.org/10.1136/bjsm.2008.052183

Littlewood C, Cools AMJ (2018) Scapular dyskinesis and shoulder pain: the devil is in the detail. Br J Sports Med 52(2):72–73. https://doi.org/10.1136/bjsports-2017-098233

Lluch-Girbes E, Requejo-Salinas N, Fernandez-Matias R, Revert E, Vila Mejias M, Rezende Camargo P, Jaggi A, Sciascia A, Horsley I, Pontillo M, Gibson J, Richardson E, Johansson F, Maenhout A, Oliver GD, Turgut E, Jayaraman C, Duzgun I, Borms D, Ellenbecker T, Cools A (2023) Kinetic chain revisited: consensus expert opinion on terminology, clinical reasoning, examination and treatment in people with shoulder pain. J Shoulder Elbow Surg. https://doi.org/10.1016/j.jse.2023.01.018

Lohre R, Elhassan B (2022) Serratus anterior dysfunction examination: wall push-up or shoulder flexion resistance test? JSES Int 6(5):859–866. https://doi.org/10.1016/j.jseint.2022.05.002

Longo UG, Risi Ambrogioni L, Berton A, Candela V, Massaroni C, Carnevale A, Stelitano G, Schena E, Nazarian A, DeAngelis J, Denaro V (2020) Scapular dyskinesis: from basic science to ultimate treatment. Int J Environ Res Public Health 17(8). https://doi.org/10.3390/ijerph17082974

Longo UG, Risi Ambrogioni L, Candela V, Berton A, Lo Presti D, Denaro V (2023) Scapular kinematics and patterns of scapular dyskinesis in rotator cuff tears: a prospective cohort study. J Clin Med 12(11). https://doi.org/10.3390/jcm12113841

Looney CG, Raynor B, Lowe R (2013) Adhesive capsulitis of the hip: a review. J Am Acad Orthop Surg 21(12):749–755. https://doi.org/10.5435/jaaos-21-12-749

Lowe CM, Barrett E, McCreesh K, De Búrca N, Lewis J (2019) Clinical effectiveness of non-surgical interventions for primary frozen shoulder: a systematic review. J Rehabil Med 51(8):539–556. https://doi.org/10.2340/16501977-2578

Ludewig PM, Cook TM (2000) Alterations in shoulder kinematics and associated muscle activity in people with symptoms of shoulder impingement. Phys Ther 80(3):276–291. https://doi.org/10.1093/ptj/80.3.276

Ludewig PM, Behrens SA, Meyer SM, Spoden SM, Wilson LA (2004) Three-dimensional clavicular motion during arm elevation: reliability and descriptive data. J Orthop Sports Phys Ther 34(3):140–149. https://doi.org/10.2519/jospt.2004.34.3.140

Ludewig PM, Phadke V, Braman JP, Hassett DR, Cieminski CJ, LaPrade RF (2009) Motion of the shoulder complex during multiplanar humeral elevation. J Bone Joint Surg Am 91(2):378–389. https://doi.org/10.2106/JBJS.G.01483

Maenhout A, Heijenk W, Glashouwer P, Quatacker L, Praet L, Borms D (2024) Effect of a novel training program in patients with chronic shoulder pain based on implicit motor learning: pilot and feasibility study. Int J Sports Phys Ther 19(1):1503–1515. https://doi.org/10.26603/001c.90284

McClure P, Tate AR, Kareha S, Irwin D, Zlupko E (2009) A clinical method for identifying scapular dyskinesis, part 1: reliability. J Athl Train 44(2):160–164. https://doi.org/10.4085/1062-6050-44.2.160

McClure PW, Michener LA, Sennett BJ, Karduna AR (2001) Direct 3-dimensional measurement of scapular kinematics during dynamic movements in vivo. J Shoulder Elbow Surg 10(3):269–277. https://doi.org/10.1067/mse.2001.112954

McMullen J, Uhl TL (2000) A kinetic chain approach for shoulder rehabilitation. J Athl Train 35(3):329–337

McQuade KJ, Dawson J, Smidt GL (1998) Scapulothoracic muscle fatigue associated with alterations in scapulohumeral rhythm kinematics during maximum resistive shoulder elevation. J Orthop Sports Phys Ther 28(2):74–80. https://doi.org/10.2519/jospt.1998.28.2.74

Melo ASC, Moreira JS, Afreixo V, Moreira-Gonçalves D, Donato H, Cruz EB, Vilas-Boas JP, Sousa ASP (2024) Effectiveness of specific scapular therapeutic exercises in patients with shoulder pain: a systematic review with meta-analysis. JSES Rev Rep Tech 4(2):161–174. https://doi.org/10.1016/j.xrrt.2023.12.006

Mendez-Rebolledo G, Araya-Quintanilla F, Guzmán-Muñoz E, Salazar-Mendez J, Cruz-Montecinos C, Berckmans KR, Calatayud J (2024) Comparative electromyographic study of scapular stabilizing muscles during five main rehabilitation exercises. Am J Phys Med Rehabil 103(6):502–509. https://doi.org/10.1097/phm.0000000000002394

Merolla G, De Santis E, Sperling JW, Campi F, Paladini P, Porcellini G (2010) Infraspinatus strength assessment before and after scapular muscles rehabilitation in professional volleyball players with scapular dyskinesis. J Shoulder Elbow Surg 19(8):1256–1264. https://doi.org/10.1016/j.jse.2010.01.022

Mertens MG, Meeus M, Verborgt O, Vermeulen EHM, Schuitemaker R, Hekman KMC, van der Burg DH, Struyf F (2022) An overview of effective and potential new conservative interventions in patients with frozen shoulder. Rheumatol Int 42(6):925–936. https://doi.org/10.1007/s00296-021-04979-0

Mertens MG, Meeus M, Lluch Girbes E, Dueñas L, Twickler MT, Verborgt O, Struyf F (2024) Differences in biomechanical and metabolic factors between patients with frozen shoulder and asymptomatic individuals. A cross-sectional study. Musculoskelet Sci Pract 72:102980. https://doi.org/10.1016/j.msksp.2024.102980

Micoogullari M, Uygur SF, Yosmaoglu HB (2023) Effect of scapular stabilizer muscles strength on scapular position. Sports Health 15(3):349–356. https://doi.org/10.1177/19417381231155192

Millar NL, Meakins A, Struyf F, Willmore E, Campbell AL, Kirwan PD, Akbar M, Moore L, Ronquillo JC, Murrell GAC, Rodeo SA (2022) Frozen shoulder. Nat Rev Dis Primers 8(1):59. https://doi.org/10.1038/s41572-022-00386-2

Millett PJ, Gaskill TR, Horan MP, van der Meijden OA (2012) Technique and outcomes of arthroscopic scapulothoracic bursectomy and partial scapulectomy. Arthroscopy 28(12):1776–1783. https://doi.org/10.1016/j.arthro.2012.05.889

Muratori LM, Lamberg EM, Quinn L, Duff SV (2013) Applying principles of motor learning and control to upper extremity rehabilitation. J Hand Ther 26(2): 94–102; quiz 103. https://doi.org/10.1016/j.jht.2012.12.007

Myers JB, Laudner KG, Pasquale MR, Bradley JP, Lephart SM (2006) Glenohumeral range of motion deficits and posterior shoulder tightness in throwers with pathologic internal impingement. Am J Sports Med 34(3):385–391. https://doi.org/10.1177/0363546505281804

Neumann DA, Camargo PR (2019) Kinesiologic considerations for targeting activation of scapulothoracic muscles – part 1: serratus anterior. Braz J Phys Ther 23(6):459–466. https://doi.org/10.1016/j.bjpt.2019.01.008

Neviaser AS, Hannafin JA (2010) Adhesive capsulitis: a review of current treatment. Am J Sports Med 38(11):2346–2356. https://doi.org/10.1177/0363546509348048

Neviaser JS (1945) Adhesive capsulitis of the shoulder: a study of the pathological findings in periarthritis of the shoulder. JBJS 27(2):211–222

Nicholson GP, Duckworth MA (2002) Scapulothoracic bursectomy for snapping scapula syndrome. J Shoulder Elbow Surg 11(1):80–85. https://doi.org/10.1067/mse.2002.120807

Page MJ, Green S, Kramer S, Johnston RV, McBain B, Chau M, Buchbinder R (2014) Manual therapy and exercise for adhesive capsulitis (frozen shoulder). Cochrane Database Syst Rev 2014(8):Cd011275. https://doi.org/10.1002/14651858.Cd011275

Pandey V, Madi S (2021) Clinical guidelines in the management of frozen shoulder: an update! Indian J Orthop 55(2):299–309. https://doi.org/10.1007/s43465-021-00351-3

Pascoal AG, Ribeiro A, Infante J (2023) Scapular resting posture and scapulohumeral rhythm adaptations in volleyball players: implications for clinical shoulder assessment in athletes. Sports (Basel) 11(6). https://doi.org/10.3390/sports11060114

Pol R, Balagué N, Ric A, Torrents C, Kiely J, Hristovski R (2020) Training or synergizing? Complex systems principles change the understanding of sport processes. Sports Med Open 6(1):28. https://doi.org/10.1186/s40798-020-00256-9

Ratcliffe E, Pickering S, McLean S, Lewis J (2014) Is there a relationship between subacromial impingement syndrome and scapular orientation? A systematic review. Br J Sports Med 48(16):1251–1256. https://doi.org/10.1136/bjsports-2013-092389

Reijneveld EA, Noten S, Michener LA, Cools A, Struyf F (2017) Clinical outcomes of a scapular-focused treatment in patients with subacromial pain syndrome: a systematic review. Br J Sports Med 51(5):436–441. https://doi.org/10.1136/bjsports-2015-095460

Richardson E, Lewis JS, Gibson J, Morgan C, Halaki M, Ginn K, Yeowell G (2020) Role of the kinetic chain in shoulder rehabilitation: does incorporating the trunk and lower limb into shoulder exercise regimes influence shoulder muscle recruitment patterns? Systematic review of electromyography studies. BMJ Open Sport Exerc Med 6(1):e000683. https://doi.org/10.1136/bmjsem-2019-000683

Salamh PA, Liu X, Kolber MJ, Hanney WJ, Hegedus EJ (2019) The reliability, validity, and methodologic quality of measurements used to quantify posterior shoulder tightness: a systematic review of the literature with meta-analysis. J Shoulder Elbow Surg 28(1):178–185. https://doi.org/10.1016/j.jse.2018.07.013

Salamh PA, Hanney WJ, Boles T, Holmes D, McMillan A, Wagner A, Kolber MJ (2023) Is it time to normalize scapular dyskinesis? The incidence of scapular dyskinesis in those with and without symptoms: a systematic review of the literature. Int J Sports Phys Ther V18(3):558–576. https://doi.org/10.26603/001c.74388

Schwank A, Blazey P, Asker M, Moller M, Hagglund M, Gard S, Skazalski C, Haugsbo Andersson S, Horsley I, Whiteley R, Cools AM, Bizzini M, Ardern CL (2022) 2022 Bern consensus statement on shoulder injury prevention, rehabilitation, and return to sport for athletes at all participation levels. J Orthop Sports Phys Ther 52(1):11–28. https://doi.org/10.2519/jospt.2022.10952

Sciascia A, Cromwell R (2012) Kinetic chain rehabilitation: a theoretical framework. Rehabil Res Pract 2012:853037. https://doi.org/10.1155/2012/853037

Sciascia A, Kibler WB (2022) Current views of scapular dyskinesis and its possible clinical relevance. Int J Sports Phys Ther 17(2):117–130. https://doi.org/10.26603/001c.31727

Sharma SP, Bærheim A, Kvåle A (2015) Passive range of motion in patients with adhesive shoulder capsulitis, an intertester reliability study over eight weeks. BMC Musculoskelet Disord 16:37. https://doi.org/10.1186/s12891-015-0495-4

Shire AR, Stæhr TAB, Overby JB, Bastholm Dahl M, Sandell Jacobsen J, Høyrup Christiansen D (2017) Specific or general exercise strategy for subacromial impingement syndrome-does it matter? A systematic literature review and meta analysis. BMC Musculoskelet Disord 18(1):158. https://doi.org/10.1186/s12891-017-1518-0

Struyf F, Nijs J, Baeyens JP, Mottram S, Meeusen R (2011) Scapular positioning and movement in unimpaired shoulders, shoulder impingement syndrome, and glenohumeral instability. Scand J Med Sci Sports 21(3):352–358. https://doi.org/10.1111/j.1600-0838.2010.01274.x

Struyf F, Cagnie B, Cools A, Baert I, Brempt JV, Struyf P, Meeus M (2014) Scapulothoracic muscle activity and recruitment timing in patients with shoulder impingement symptoms and glenohumeral instability. J Electromyogr Kinesiol 24(2):277–284. https://doi.org/10.1016/j.jelekin.2013.12.002

Tate AR, McClure P, Kareha S, Irwin D, Barbe MF (2009) A clinical method for identifying scapular dyskinesis, part 2: validity. J Athl Train 44(2):165–173. https://doi.org/10.4085/1062-6050-44.2.165

Turgut E, Pedersen Ø, Duzgun I, Baltaci G (2016) Three-dimensional scapular kinematics during open and closed kinetic chain movements in asymptomatic and symptomatic subjects. J Biomech 49(13):2770–2777. https://doi.org/10.1016/j.jbiomech.2016.06.015

Uhl TL, Kibler WB, Gecewich B, Tripp BL (2009) Evaluation of clinical assessment methods for scapular dyskinesis. Arthroscopy 25(11):1240–1248. https://doi.org/10.1016/j.arthro.2009.06.007

Veeger HE, van der Helm FC (2007) Shoulder function: the perfect compromise between mobility and stability. J Biomech 40(10):2119–2129. https://doi.org/10.1016/j.jbiomech.2006.10.016

Walmsley S, Rivett DA, Osmotherly PG (2009) Adhesive capsulitis: establishing consensus on clinical identifiers for stage 1 using the DELPHI technique. Phys Ther 89(9):906–917. https://doi.org/10.2522/ptj.20080341

Warth RJ, Spiegl UJ, Millett PJ (2015) Scapulothoracic bursitis and snapping scapula syndrome: a critical review of current evidence. Am J Sports Med 43(1):236–245. https://doi.org/10.1177/0363546514526373

Whelton C, Peach CA (2018) Review of diabetic frozen shoulder. Eur J Orthop Surg Traumatol 28(3):363–371. https://doi.org/10.1007/s00590-017-2068-8

Whiting HTA (1983) Human motor actions: Bernstein reassessed. Elsevier, Amsterdam/New York

Williams GR Jr, Shakil M, Klimkiewicz J, Iannotti JP (1999) Anatomy of the scapulothoracic articulation. Clin Orthop Relat Res 359:237–246. https://doi.org/10.1097/00003086-199902000-00027

Willmore EG, Smith MJ (2016) Scapular dyskinesia: evolution towards a systems-based approach. Shoulder Elbow 8(1):61–70. https://doi.org/10.1177/1758573215618857

Wong CK, Levine WN, Deo K, Kesting RS, Mercer EA, Schram GA, Strang BL (2017) Natural history of frozen shoulder: fact or fiction? A systematic review. Physiotherapy 103(1):40–47. https://doi.org/10.1016/j.physio.2016.05.009

Zavala-González J, Pavez-Baeza F, Gutiérrez-Espinoza H, Olguín-Huerta C (2018) The effectiveness of joint mobilization techniques for range of motion in adult patients with primary adhesive capsulitis of the shoulder: a systematic review and meta-analysis. Medwave 18(5):e7265. https://doi.org/10.5867/medwave.2018.05.7265

Zdravkovic V, Alexander N, Wegener R, Spross C, Jost B (2020) How do scapulothoracic kinematics during shoulder elevation differ between adults with and without rotator cuff arthropathy? Clin Orthop Relat Res 478(11):2640–2649. https://doi.org/10.1097/CORR.0000000000001406

Zhong Z, Zang W, Tang Z, Pan Q, Yang Z, Chen B (2024) Effect of scapular stabilization exercises on subacromial pain (impingement) syndrome: a systematic review and meta-analysis of randomized controlled trials. Front Neurol 15:1357763. https://doi.org/10.3389/fneur.2024.1357763

Zuckerman JD, Rokito A (2011) Frozen shoulder: a consensus definition. J Shoulder Elbow Surg 20(2):322–325. https://doi.org/10.1016/j.jse.2010.07.008

Bizeps-Labrum-Komplex

5.1 Pathologien der langen Bizepssehne und des Pulley-Systems

Während der kurze Kopf (Caput breve) des M. biceps brachii ein skapulohumeraler Muskel ist, kann der lange Kopf (Caput longum) als glenohumeraler Muskel betrachtet werden (Cools et al. 2014). Die lange Bizepssehne (LBS) ist Teil des Bizeps-Labrum-Komplexes. Anatomisch lässt sich der Komplex in den Ursprungsbereich der LBS, den intraartikulären Verlauf der LBS und den Verlauf im Sulcus bicipitalis unterteilen (Hawi et al. 2021).

Die LBS hat ihren Ursprung am Tuberculum supraglenoidale sowie am superioren glenoidalen Labrum, wo Faseranteile in den SLAP-Komplex (SLAP = superior labral anterior posterior) einstrahlen. Die Sehne verläuft dann intraartikulär über dem Humeruskopf in Richtung Sulcus intertubercularis. In ihrem intraartikulären Verlauf und im Eintrittsbereich in den Sulcus besteht eine synoviale Umhüllung der LBS. Die Umhüllung der LBS ist eine Fortsetzung der Synovia des Glenohumeralgelenkes, was die Anfälligkeit der LBS bei inflammatorischen Reizreaktionen des Schultergelenkes erklärt (Nho et al. 2010). Vor dem Eintritt in den Sulcus intertubercularis wird die LBS durch das Pulley-System stabilisiert.

Der Sulcus intertubercularis (Bizepssehnentunnel) ist eine anatomische Landmarke, die sich zwischen dem Tuberculum majus und minus befindet und deren knöcherne und weichteilige Komponenten zur Stabilität der LBS beitragen (Varacallo et al. 2024a). Der Verlauf der LBS im Sulcus intertubercularis kann in 3 Zonen unterteilt werden (Taylor et al. 2015).

- Zone 1 entspricht der ossären Vertiefung des Sulcus und reicht von der Gelenkfläche bis zur unteren Begrenzung der Sehne des M. subscapularis (SSC).
- Zone 2 beschreibt den Bereich zwischen dem Unterrand der Sehne des SSC bis zum Oberrand des Ansatzes der Sehne des M. pectoralis major.
- Zone 3 entspricht dem subpektoralen Verlauf der LBS.

Die Zonen 1 und 2 sind histologisch ähnlich und weisen eine Synovialmembran auf. Der Sulcus verengt sich flaschenhalsartig zwischen den Zonen 3 und 2 auf Höhe des proximalen Randes der Sehne des M. pectoralis major (van Deurzen et al. 2021).

▶ **Praxistipp** Der Bizepssehnentunnel ist ein geschlossener Raum mit 3 Zonen, von denen die Zone 2 arthroskopisch nicht eingesehen werden kann. Ein funktioneller Engpass ist zwischen Zone 2 und Zone 3 beschrieben.

Die Blutversorgung der LBS erfolgt über die A. circumflexa humeri anterior. Der proximale Ansatz in der Nähe des Glenoids stellt einen kritischen Bereich der Avaskularität dar (Cheng et al. 2010).

Pulley-System

Das Pulley-System ist eine Weichteilschlinge, die aus Faseranteilen des korakohumeralen Ligaments (CHL), dem superioren glenohumeralen Ligament (SGHL) sowie der Sehne des SSC und der Sehne und des M. supraspinatus (SSP) gebildet wird (Martetschläger et al. 2020). Die SGHL- und die SSC-Sehne stellen die mediale Begrenzung und die SSP-Sehne die laterale Begrenzung der LBS im Sulcus bicipitalis dar (Habermeyer et al. 2004). Das CHL bildet das Dach des Pulley-Systems. Auf dem Weg zum Tuberculum supraglenoidale vollzieht die LBS eine Richtungsänderung um 30° und wird dabei durch das Pulley-System als funktionelle Umlenkrolle stabilisiert (Hawi et al. 2021; Varacallo et al. 2024a).

Der M. biceps brachii hat eine Funktion sowohl an der Schulter als auch am Ellenbogen. Es besteht Einigkeit darüber, dass er ein starker Supinator des Unterarms und ein schwacher Flexor des Ellenbogens ist. Die Funktion der LBS an der Schulter wird nach wie vor kontrovers diskutiert. Während biomechanische Kadaverstudien eine stabilisierende Funktion zeigen, sind die Ergebnisse von EMG-basierten Studien widersprüchlich (Wilk und Hooks 2016). Die Beschreibungen der LBS-Funktion in der Literatur erstrecken sich von der Rolle eines statischen und dynamischen Stabilisators der Schulter, eines Humeruskopfsdepressors bis hin zu einer rudimentären Struktur ohne jegliche Funktion (Diplock et al. 2023; McGough et al. 1996; Strauss et al. 2014). Die LBS scheint eine passiv-stabilisierende Funktion zu haben, eine aktive Depressorfunktion konnte hingegen auf Basis von EMG-Studien nicht bestätigt werden (Yamaguchi et al. 1997). Biomechanische Kadaverstudien haben gezeigt, dass die LBS glenohumerale Translationsbewegungen in alle Richtungen, insbesondere jedoch in die anteriore und inferiore Richtung einschränken kann (Nho et al. 2010).

▶ **Praxistipp** Die LBS limitiert die anteriore glenohumerale Translation. Sie scheint aber kein aktiver Depressor des Humeruskopfes zu sein.

Allerdings entspricht die Belastung, die in diesen Kadaveruntersuchungen auf die LBS ausgeübt wurde, nicht zwangsläufig einer In-vivo-Belastung. So konnte beispielsweise beobachtet werden, dass eine Tenodese der LBS zu keiner Veränderung der glenohumeralen Kinematik während einer Überkopfwurfaktivität führt (Chalmers et al. 2014). Andererseits ist beschrieben, dass die LBS möglicherweise eine Rolle im Hinblick auf die Propriozeption des Schultergelenkes spielen könnte (Fox et al. 2024). EMG-Studien weisen auf eine Hyperaktivität der LBS im Zusammenhang mit Läsionen der Rotatorenmanschette und Schulterinstabilitäten hin (Diplock et al. 2023). Dies deutet auf eine kompensatorische Funktion der LBS bei anderen Schulterpathologien hin. Zusammenfassend lässt sich aber sagen, dass die Funktion des LBS an der Schulter nach wie vor nicht abschließend verstanden ist.

Die LBS ist ein primärer Schmerzgenerator im vorderen Schulterbereich (Nho et al. 2010). Zu den mechanischen Ursachen von Verletzungen der LBS gehören wiederholte Traktion, Reibung und glenohumerale Rotation. Die Sehnenscheide ist anfällig für tenosynoviale Entzündungen, da sie sich an die synoviale Auskleidung des Glenohumeralgelenkes anschließt (Mazzocca et al. 2013). Im anatomischen Verlauf der LBS kann ein breites Spektrum an Pathologien auftreten. Hierzu zählen Tendinitiden, Tendinopathien, Instabilitäten sowie Läsionen des Pulley-Systems oder des SLAP-Komplexes (Chalmers und Verma 2016). Die Pathologien der LBS können grundlegend in 3 Kategorien eingeteilt werden (Cools et al. 2014):

1. Entzündliche/degenerative Erkrankungen
2. Instabilitäten im Sulcus bicipitalis
3. Labrum-Läsionen (SLAP)

Zudem besteht ein enger Zusammenhang zwischen Pathologien der Rotatorenmanschette und der LBS. Da die Umhüllung der LBS eine Verlängerung der Synovia des Glenohumeralgelenkes darstellt und in enger Verbindung mit der Rotatorenmanschette steht, kann eine Pathologie der Rotatorenmanschette zur Entwicklung einer Pathologie der LBS führen (Nho et al. 2010). Außerdem wird vermutet, dass eine vermehrte kompensatorische Aktivität der LBS im Zusammenhang mit einer Insuffizienz der Rotatorenmanschette zu einer erhöhten Prävalenz von LBS-Pathologien führen kann (Diplock et al. 2023).

Isolierte Tendinitiden der LBS treten im Vergleich zu Kombinationspathologien der LBS eher selten auf, können aber junge, sportliche Patienten betreffen. Entzündliche Pathologien sind häufig sekundär, da sie oftmals mit anderen Schulterpathologien einhergehen oder diesen vorausgehen (Varacallo et al. 2024a). LBS-Tendinitiden beobachtet man fast immer im Bereich des Sulcus bicipitalis. Wiederholte Entzündungen können zur Tendinose bzw. Tendinopathie führen. Degenerative Veränderungen entlang des Sulcus bicipitalis kommen häufiger bei älteren Patienten vor und können mit einer chronischen Tenosynovitis der LBS auf Höhe des Sulcus bicipitalis assoziiert sein (van Deurzen et al. 2021). Spontanrupturen der LBS resultieren meist aus solchen degenerativen Veränderungen der Sehne. Sie treten vor allem bei Patienten in einem Alter von > 50 Jahren auf und führen zu einer sichtbaren Popeye-Deformität, bei der sich der Muskelbauch durch die Ruptur nach distal verschiebt (Wilk und Hooks 2016).

Eine Tendinopathie der LBS kann sekundär zu einer Läsion der Rotatorenmanschette oder einer Schulterinstabilität auftreten (Diplock et al. 2023). Eine weitere mögliche Ursache einer LBS-Tendinopathie ist eine mechanische Einengung und Irritation im Bereich des anatomischen Engpasses im Sulcus bicipitalis (van Deurzen et al. 2021). Eine Instabilität der LBS tritt fast immer in Verbindung mit anderen Pathologien der Schulter auf, die die Strukturen des Pulley-Systems (z. B. SSP-/SSC-Sehne) beinträchtigen (Varacallo et al. 2024a). Eine aus einer Pulley-Läsion resultierende Instabilität der LBS kann dann zu einer anteromedialen Verlagerung der LBS in Richtung SSC-Sehne und zu SSC-Läsionen führen (Dooley und Field 2017).

Subluxationen und auch komplette Dislokationen der LBS sind zudem mit Überkopfwurfsportaktivitäten assoziiert. Es sind vor allem Sportler aus Sportarten wie Tennis, Schwimmen, Volleyball, Baseball und aus anderen Überkopfsportarten betroffen. Die signifikanten Scherkräfte während der Wurfbewegung können zu Pulley-Läsionen und dadurch zu einer LBS-Instabilität führen. Solche LBS-Instabilitäten können durch einen „Scheibenwischer-Effekt" dann auch zu chondralen Läsionen am Humeruskopf führen. Repetitive Überkopfaktivitäten stellen darüber hinaus einen häufigen Mechanismus für die Entstehung von LBS-Pathologien im Bereich des Bizepssehnenankers dar (SLAP-Läsionen). Traumatische Verletzungen der LBS überschneiden sich mit den Instabilitätspathologien. Dazu gehören SLAP-Läsionen, partielle oder vollständige Rupturen und Verletzungen infolge direkter oder indirekter Traumata. Die häufigste Ursache einer sekundären LBS-Ruptur sind Verletzungen der Rotatorenmanschette (Varacallo et al. 2024a).

Eine Verletzung des Pulley-Systems kann mikro- und makrotraumatisch auftreten oder durch degenerative Veränderungen bedingt sein. Ein typischer Unfallmechanismus ist ein Sturz auf den ausgestreckten Arm in Kombination mit einer Außen- oder Innenrotation der Schulter. Außerdem kann das Abbremsen einer Überkopfwurfbewegung zu einer Verletzung führen, da bei der aktiven Kontraktion des M. biceps brachii in Innenrotation bei gleichzeitigem Abbremsen der Ellenbogenextension die Belastung auf die LBS zunimmt. Auch die maximale Abduktions-/Außenrotationsposition der Schulter in der Ausholphase der Wurfbewegung führt zu einer vermehrten Stressbelastung des Pulley-Systems und kann so zu Läsionen beitragen.

Verletzungen des Pulley-Systems treten häufig in Kombination mit Verletzungen der Rotatorenmanschette, SLAP-Läsionen oder einer Instabilität auf (Hawi et al. 2017). Daneben ist auch ein internes anterosuperiores Impingement (ASI), resultierend aus wiederholten kraftvollen Innenrotationsbewegungen der Schulter oberhalb der Horizontalebene, als mögliche Ursache für eine Läsion des Pulley-Systems beschrieben (s. Abschn. 3.2). Hierdurch kann es zu Friktionsschäden zwischen dem Pulley-System und dem SSC auf der einen Seite und dem anterioren superioren Glenoidrand auf der anderen Seite kommen (Gerber und Sebesta 2000). Das subkorakoidale Impingement, definiert als pathologischer Engpass der SSC-Sehne zwischen dem Processus coracoideus und dem Tuberculum minus, wurde ebenfalls als mögliche Ursache für die Degeneration des Pulley-Systems und des SSC-Sehnenansatzes beschrieben (Varacallo et al. 2024a).

Die in der Schulterarthroskopie berichtete Prävalenz von isolierten Pulley-Läsionen liegt bei 7,1 % (Baumann et al. 2008). In einer Patientengruppe mit Pathologien der Rotatorenmanschette, Instabilität oder Arthrose wurde eine deutlich höhere Prävalenz von > 32 % sowie eine gehäufte Assoziation mit SLAP-Läsionen festgestellt (Braun et al. 2011). In einer anderen Untersuchung zeigten sich in 90,3 % der operativ behandelten Rotatorenmanschettenläsionen eine zusätzliche Affektion des Pulley-Systems (insbesondere bei artikularseitigen Verletzungen; Hawi et al. 2017).

Es sind 4 verschiedene Verletzungstypen des Pulley-Systems beschrieben: Der Typ I entspricht einer isolierten SGHL-Läsion, der Typ II einer SGHL-Läsion mit einer artikularseitigen Partialläsion der SSP-Sehne, der Typ III einer SGHL-Läsion mit einer Läsion der Unterfläche der SSC-Sehne und der Typ IV einer SGHL-Läsion mit einer artikularseitigen Partialläsion der SSP-Sehne und einer Läsion der SSC-Sehne (Habermeyer et al. 2004).

Klinik

Verletzungen der LBS oder des Pulley-Systems sind eine häufige Ursache für Beschwerden im vorderen Schulterbereich. Zu den typischen anamnestischen Hinweisen, die auf eine Pathologie im Bereich der LBS hindeuten, zählen folgende (Eubank et al. 2021; Varacallo et al. 2024a):

- Tiefer, vorderer Schulterschmerz mit oder ohne Ausstrahlung in den Bizepsmuskelbauch
- Hörbares oder palpables Klickphänomen auf der betroffenen Seite bei Abduktion, Extension und Rotation der Schulter
- Schmerzzunahme bei (Überkopf-)Aktivitäten
- Ruhe- oder Nachtschmerz
- Atraumatischer, schleichender Beginn von Schmerzen in der vorderen Schulter mit in der Regel akuter und/oder chronischer Verschlimmerung
- Vorgeschichte mit Überlastung oder repetitiver Überkopfaktivität

Differenzialdiagnostisch sollten in der klinischen Untersuchung Radikulopathien der Halswirbelsäule (HWS) ausgeschlossen sowie eine allgemeine Schulteruntersuchung durchgeführt werden. Da Pathologien der LBS häufig mit dem SSC zusammenhängen, sollte insbesondere dieser Anteil der Rotatorenmanschette in der klinischen Untersuchung beurteilt werden. Da eine LBS-Pathologie selten isoliert auftritt, muss auf einen Zusammenhang mit einem GIRD-Syndrom (GIRD = glenohumerales Innenrotationsdefizit), einer Skapuladyskinesie, einem internen Impingement der Schulter oder einer verminderten Rumpfkontrolle geachtet werden (Varacallo et al. 2024a).

Die Anwendung der „Shoulder Symptom Modification Procedure" (SSMP) erscheint bei einem vorderen Schulterschmerz sinnvoll, auch wenn die Mechanismen, die diesem Ansatz zugrunde liegen, noch nicht endgültig verstanden und validiert sind (Lehman 2018).

Der Bizeps-Labrum-Komplex besteht aus 3 klinisch relevanten Zonen: dem inneren Anteil, dem Übergangsbereich und dem Bizepssehnentunnel. Die 3-Pack-Testbatterie (Abb. 5.1) wurde zur Diagnose einer LBS-Pathologie in diesen 3 wesentlichen Zonen entwickelt und beinhaltet die Palpation der LBS im Sulcus bicipitalis (für den Bizepssehnentunnel), den Werfertest (für den Übergangsbereich) und den O'Brien-Test (für den inneren Bereich; Taylor et al. 2017).

5.1 Pathologien der langen Bizepssehne und des Pulley-Systems

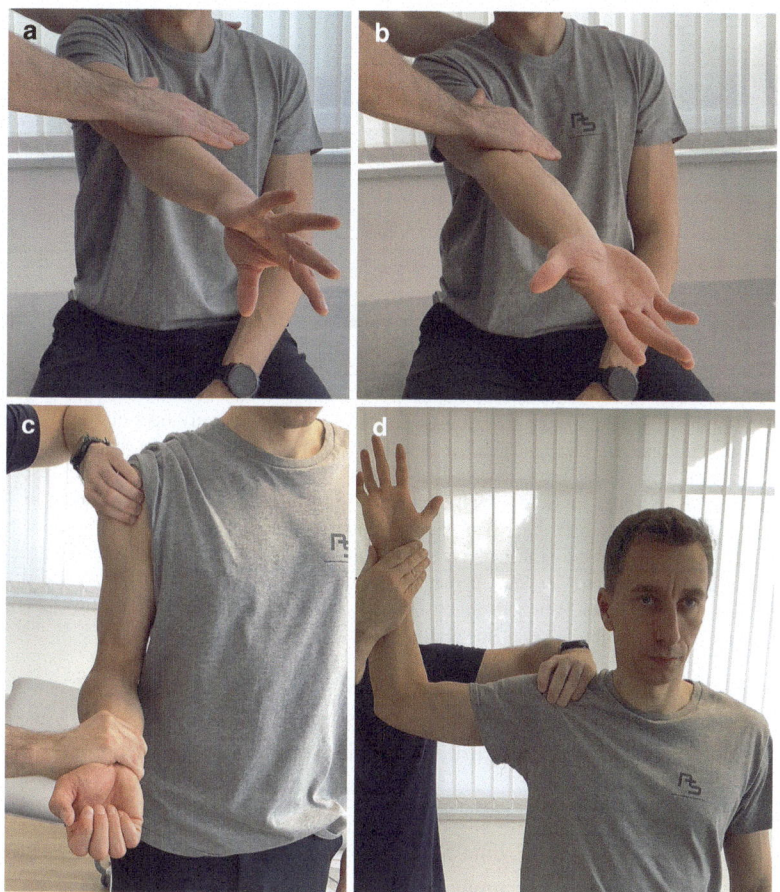

Abb. 5.1 a–d Die 3-Pack-Untersuchung der Schulter. **a,b** O'Brien-Test: Schulter in 90°-Flexion, 10–15°-Adduktion und Innenrotation, sodass der Daumen nach unten zeigt (**a**). Der Untersucher übt eine nach unten gerichtete Kraft gegen den Widerstand des Patienten aus. Das Manöver wird dann mit supiniertem Unterarm und Außenrotation wiederholt, sodass die Handfläche nach oben zeigt (**b**). Ein positiver Test liegt bei der Reproduktion von Schmerzen bei nach unten gerichtetem Daumen vor, die bei nach oben gerichteter Handfläche verschwinden oder abnehmen. **c** Werfertest: Schulter in 90°-Abduktion und maximaler Außenrotation, Ellenbogen in 90°-Flexion. Während der Patient mit dem kontralateralen Bein einen Schritt nach vorne macht und in die frühe Beschleunigungsphase des Wurfs übergeht, übt der Untersucher einen isometrischen Widerstand auf den Arm aus. **d** Palpation: Der Untersucher palpiert den Verlauf des extraartikulären Anteils der langen Bizepssehne (LBS) mit der Schulter in neutraler Position. Die Schulter wird dann während der Palpation manuell nach innen und außen gedreht, um die Lokalisierung des Schmerzes im Bereich des Sulcus bicipitalis zu bestätigen

Im Zusammenhang mit klassischen, orthopädischen Testungen der LBS wird die Durchführung von Test-Clustern (Abb. 5.2), z. B. die Kombination aus Palpation im Sulcus bicipitalis, Speed-Test, Yergason-Test und Uppercut-Test, empfohlen (Diplock et al. 2023).

▶ **Praxistipp** Der O'Brien-Test fällt auch bei einer Pathologie des Akromioklavikulargelenkes (ACG) positiv aus.

Therapie

Pathologien der LBS werden in Abhängigkeit von Begleitverletzungen, Verletzungsursache und Ausmaß der Verletzung operativ oder nicht-operativ behandelt (Borms et al. 2017). Grundsätzlich wird empfohlen, dass der überwiegende Anteil der Überkopfsportler mit Schulterschmerzen zunächst nicht-operativ behandelt werden sollte, unter der Voraussetzung, dass keine

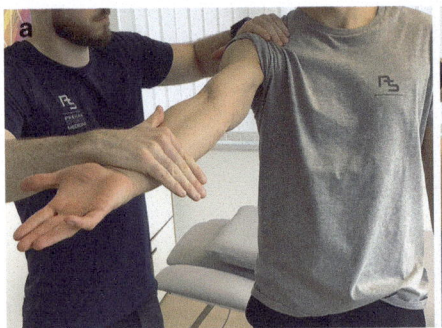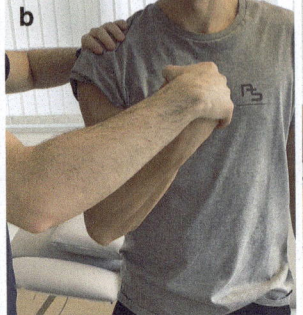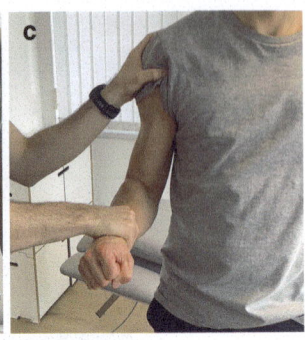

Abb. 5.2 a–c Test-Cluster zur Untersuchung der langen Bizepssehne (LBS). **a** Speed-Test: Die betroffene Schulter befindet sich in 90°-Flexion, Ellenbogen in Extension und Unterarm in voller Supination. Der Untersucher übt einen Widerstand am Handgelenk aus. Ein positives Testergebnis liegt vor, wenn Schmerzen im Sulcus bicipitalis angegeben werden. **b** Uppercut-Test: Die betroffene Schulter befindet sich in neutraler Position, Ellenbogen in 90°-Flexion, Unterarm supiniert, und der Patient macht eine Faust. Der Untersucher weist den Patienten an, einen Uppercut-Schlag auszuführen, während er seine Hand über die Faust des Patienten legt, um die Aufwärtsbewegung zu verhindern. Ein positives Testergebnis liegt vor, wenn ein Schmerz oder ein von Schmerz begleitetes Geräusch über der vorderen Schulter im Bereich des Sulcus bicipitalis auftritt. **c** Yergason-Test: Ellenbogen in 90°-Flexion und Pronation, Schulter in Neutralstellung und Adduktion am Körper. Der Patient wird aufgefordert, eine Supination gegen den Widerstand des Untersuchers durchzuführen. Der Test gilt als positiv, wenn der Schmerz im Sulcus bicipitalis reproduziert werden kann

traumatische Verletzung mit strukturellen Läsionen, Luxation oder Rotatorenmanschettenruptur vorliegt (Cools et al. 2014).

Insbesondere bei Überkopfsportathleten sollten Faktoren wie ein GIRD-Syndrom, eine Skapuladyskinesie, ein internes Impingement der Schulter oder eine verminderte Rumpfkontrolle in der Therapie berücksichtigt werden. Hintergrund ist, dass eine LBS-Pathologie in dieser Patientengruppe selten isoliert auftritt, sondern oftmals einen Teilaspekt einer pathologischen Gesamtkonstellation darstellt (Varacallo et al. 2024a).

Die Behandlung von LBS-Beschwerden konzentriert sich demnach immer auch auf assoziierte Dysfunktionen der Rotatorenmanschette, glenohumerale Instabilitäten oder SLAP-Läsionen (Wilk und Hooks 2016).

Nicht-operative Therapie

Wilk und Hooks (2016) haben ein nicht-operatives Vorgehen mit insgesamt 4 Phasen zur Behandlung von Beschwerden im Bereich der LBS beschrieben. Die Ziele und Behandlungsschwerpunkte der einzelnen Phasen sind in Tab. 5.1 dargestellt. Besondere Schwerpunkte dieses Programms liegen auf der Optimierung der Skapulafunktion, der Verbesserung der periskapulären Muskelkraft sowie einem propriozeptiven/neuromuskulärem Training des Schultergürtels (Abb. 5.3).

▶ **Praxistipp** In der Literatur enthalten die meisten nicht-operativen Programme zur Behandlung von LBS-Beschwerden passive Modalitäten wie Ultraschall, Elektrotherapie, Lasertherapie, Iontophorese oder Injektionen. Es gibt jedoch keine Evidenz und keinen Konsens zur Anwendung dieser Methoden (Castro et al. 2021; Diplock et al. 2023; McDevitt et al. 2022).

Wie bei anderen tendinopathisch bedingten Beschwerden am Bewegungsapparat ist auch bei einer LBS-Tendinopathie ein exzentrisches Training (Abb. 5.4) beschrieben (McDevitt et al. 2020). Grundsätzlich wird die Belastung der LBS im Rahmen der Rehabilitation unter Berücksichtigung der Symptome graduell gesteigert.

Trainingsvarianten für den M. trapezius führen zu einer geringeren Belastung der LBS als Trainingsvarianten für den M. serratus anterior. Auch durch eine Innenrotationsposition der Schulter kann die Belastung auf die LBS verringert werden (Cools et al. 2014).

Tab. 5.1 4-Phasen Protokoll zur nicht-operativen Behandlung von Beschwerden im Bereich der LBS

Phase	Ziele	Behandlungsschwerpunkte
Phase 1 Akute Phase	– Schmerz und Entzündung lindern – Bewegungsausmaß und Muskelbalance normalisieren – Dynamische Stabilität wiederherstellen – Haltungsanpassungen korrigieren	Anwendung von NSAR- und/oder Kortikosteroid-Injektionen, lokale Modalitäten (Eis, Laser, Iontophorese), Aktiv-assistierte Mobilisation, leichtes Dehnen, Dry Needling, Übungen zur Skapulapositionierung, isometrisches Training mit Progression zu isotonischem Training, rhythmische Stabilisierung, PNF, leichtes exzentrisches Bizepstraining, Training der Propriozeption und Rumpfstabilität
Phase 2 Zwischenphase	– Progression der Kräftigung – Verbesserung von ROM und Flexibilität – Verbesserung der neuromuskulären Kontrolle	Kräftigung fortsetzen, manuelle Widerstandsübungen, PNF-Übungen, neuromuskuläre Übungen, Übungen zur Optimierung der Skapulafunktion, Training der Propriozeption, Kräftigung des M. biceps brachii
Phase 3 Fortgeschrittene Kräftigung	– Intensive Kräftigung und Progression durch funktionelle Übungen – Muskuläre Ausdauer und Kraft steigern – RTS vorbereiten	Advanced-Throwers-Ten-Exercise-Programm (s. Tab. 3.3), exzentrische Übungen, Kräftigung der hinteren Skapula, Übungen zur Haltungsverbesserung, sportartspezifisches Intervall-Sportprogramm
Phase 4 Rückkehr zur Aktivität	– Funktionelle Aktivitäten und Übungen fortsetzen – Kräftigung der oberen Extremitäten und des Rumpfes – Fortführung der Flexibilitäts- und neuromuskulären Übungen – Rückkehr zum vorherigen Funktionsniveau	Funktionelle Aktivitäten und Übungen fortsetzen, Fortführung des Advanced-Throwers-Ten-Exercise-Programm, Schulterkraft und Flexibilität aufrechterhalten, Übungen zu Haltungs- und Körperbewusstsein fortsetzen

LBS lange Bizepssehne, *NSAR* nichtsteroidale Antirheumatika, *PNF* propriozeptive neuromuskuläre Fazilitation, *ROM* Range of Motion (Bewegungsausmaß), *RTS* Return to Sport

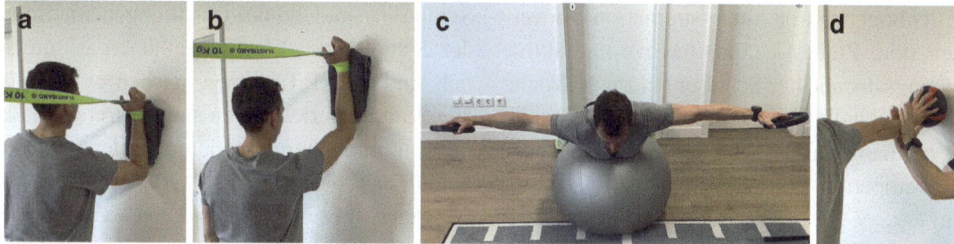

Abb. 5.3 **a, b** Wall Slides zur Förderung der Aktivität des M. serratus anterior. **c** „T"-Übung mit horizontaler Abduktion in Bauchlage auf einem Ball zur Einbeziehung der Rumpfstabilisierung. **d** Dynamische Stabilisation mit einem Ball an der Wand in der Skapulaebene

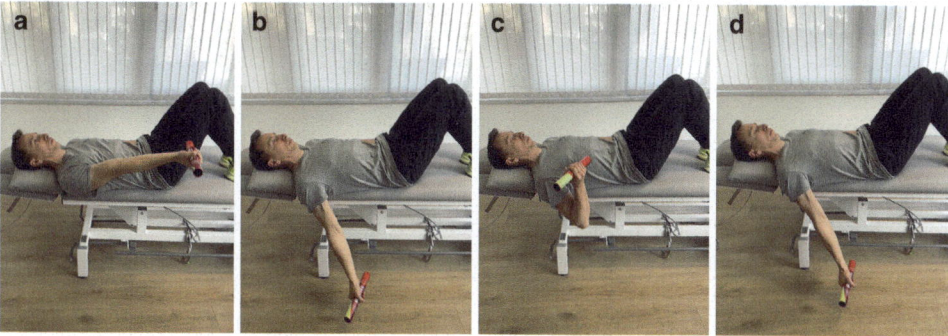

Abb. 5.4 **a–d** Exzentrische Schulter- und Ellenbogenflexion

Ausgehend von der EMG-Aktivität lassen sich Trainingsvarianten für den M. biceps brachii auch in ein Kontinuum einordnen, anhand dessen man in eine progressive Belastung für die LBS durch eine entsprechende Übungsauswahl steuern kann (Borms et al. 2017; Cools et al. 2014). So zählen beispielsweise der „Lateral Pull-down in Supination und Pronation" sowie der „Arm and Chest Shake mit einem XCO-Trainer" zu den Trainingsvarianten mit der niedrigsten EMG-Aktivität im Bereich des M. biceps brachii (Borms et al. 2017).

Postoperative Therapie

Nach einer Tenotomie der LBS erfolgt für 1–2 Wochen eine Immobilisation in einer Schulterschlinge. Im Anschluss wird mit aktiven Bewegungsübungen begonnen. Ein Kräftigungsprogramm kann in der Regel 4–6 Wochen postoperativ gestartet werden, während eine vollständige Wiederaufnahme aller Aktivitäten ca. 3–4 Monate postoperativ möglich ist (Varacallo et al. 2024a).

Nach einer Tenodese der LBS erfolgt für 3–4 Wochen eine Immobilisation in einer Schulterschlinge, wobei für ca. 6 Wochen Widerstände in die Ellenbogenflexion und -supination zu vermeiden sind. Ziel ist es, das passive und aktive Bewegungsausmaß der Schulter bis zur 6. Woche wieder vollständig herzustellen. Die vollständige Wiederaufnahme aller Aktivitäten ist ca. 3–4 Monate postoperativ möglich (Varacallo et al. 2024a).

▶ **Praxistipp** Nach einer Tenotomie oder Tenodese der LBS kann es zu Beschwerden und Muskelkrämpfen im Bereich des M. biceps brachii kommen, und auch trotz einer Tenodese ist eine Popeye-Deformität möglich.

Return to Sport

Nach einer Tenodese ist eine RTS-Rate (RTS = Return to Sport) von 86 % bei professionelle Überkopfsportathleten (Baseball) beschrieben, wobei nur 50 % der Athleten wieder ihr präoperatives Niveau erreichen (Erickson et al. 2022). Dabei scheint aber eine Rekonstruktion des Labrums (SLAP-Repair) diese Quote zu beeinflussen.

Eine Untersuchung aus dem Jahr 2023 zeigt hingegen ein vergleichbares RTS-Ergebnis zwischen einer LBS-Tenodese und einem SLAP-Repair. Die RTS-Quote lag in dieser Untersuchung bei > 90 % mit einer Dauer von ca. 7 Monaten bis zur Wiederherstellung der vollen Wettkampffähigkeit (Rothermich et al. 2023).

5.2 Labrumläsionen

Die Erstbeschreibung von Verletzungen des Labrum glenoidale geht auf Andrews et al. im Jahre 1985 zurück. Damals wurde arthroskopisch eine Häufung von Verletzungen des superioren Labrums bei Wurfsportathleten beobachtet (Andrews et al. 1985). In der Folge beschrieben Snyder et al. (1990) Läsionen des superioren Labrums mit oder ohne Beteiligung des Bizepssehnenankers und prägten den Begriff „Superiores Labrum von Anterior nach Posterior" (SLAP). In der Folge darauf etablierte sich die Annahme, dass SLAP-Läsionen für die meisten klinischen Symptome und Funktionsstörungen im Bereich der Schulter bei Wurfsportathleten verantwortlich sind. SLAP-Läsionen machen ca. 80–90 % aller Labrumverletzungen aus und treten häufiger in Kombination mit anderen Verletzungen der Schulter auf (Varacallo et al. 2024b). Da sich Verletzungen aber nicht nur auf den superioren Anteil des Labrums beschränken, wurde zuletzt vorgeschlagen, die Terminologie „Klinisch signifikante Labrumverletzung" (clinically significant labral injury, CSLI) zu verwenden (Eichinger et al. 2023). Eine CSLI ist definiert als eine anatomische Ablösung des Labrums an einer beliebigen Stelle des Glenoids, die mit klinischen Symptomen und einer Dysfunktion der Schulter einhergeht.

Das Labrum glenoidale wirkt zusammen mit der LBS als eine sich gegenseitig beeinflussende und voneinander abhängige Funktionseinheit (Hawi et al. 2021). Das Labrum ist als fibrokartilaginärer Ring beschrieben, der das Glenoid umschließt (Cooper et al. 1992; Prodromos et al.

1990). Das Labrum erhöht die Stabilität des Glenohumeralgelenkes durch die Begrenzung der Humeruskopftranslation, die Vergrößerung der Tiefe des Glenoids, die Erhöhung des Konkavitäts-Kompressions-Effekts zwischen Humeruskopf und Glenoid und die Unterstützung des stabilisierenden Effekts des Bizepssehnenankers (Wilk et al. 2013).

Insbesondere im oberen Anteil kann die Anatomie des Labrums stark variieren. So sind als Normvarianten in diesem Bereich beispielsweise das Foramen sublabrale und der Buford-Komplex beschrieben (Cooper et al. 1992). Als Foramen sublabrale bezeichnet man eine fehlende Insertion des anterosuperioren Labrums am Glenoidrand in der 1–2-Uhr-Position. Der Buford-Komplex beschreibt eine fehlende Insertion des anterosuperioren Labrums am Glenoidrand in der 1–2-Uhr-Position und eine Verdickung des medialen glenohumeralen Ligaments (MGHL) mit Insertion am Knochen oder am Bizepssehnenanker.

Das Labrum weist in seiner Verbindung zum Glenoid eine gewisse Variabilität auf. Das obere Labrum ist eher meniskusförmig und beweglicher, das untere Labrum hingegen ist mit dem Glenoidrand verbunden, geht nahtlos in den Gelenkknorpel über und ist somit relativ unbeweglich (Knesek et al. 2013). In einer Kadaveruntersuchung wurde bereits in den 1990er-Jahren auf diese physiologische Diskontinuität im oberen Bereich zwischen Glenoid und Labrum hingewiesen, die potenziell mit einer SLAP-Läsion verwechselt werden kann (Huber und Putz 1997).

Das obere Labrum ist während der gesamten Bewegungsamplitude bei Überkopfaktivitäten mobiler, die Spannung wird durch die LBS kontrolliert. Der obere Bizeps-Labrum-Komplex wirkt mit seiner beweglicheren Befestigung am Glenoid als eine Art „Spannungsorgan", während das untere Labrum mit seiner stabileren Befestigung am Glenoid als „Kompressionsorgan" funktioniert und die glenohumeralen Translationen abfängt (Bain et al. 2013). Die Werferschulter wird oftmals symptomatisch, wenn sich eine Labrumläsion vom Bizepssehnenanker in das inferiore glenohumerale Ligament erstreckt und so die Rolle des „Kompressionsorgans" beeinträchtigt. Die daraus resultierende pathologische Kaskade wirkt sich dann auch auf das „Spannungsorgan" aus und führt zu einer Störung der normalerweise ausbalancierten Labrumfunktion (Sheean et al. 2020).

In der Wurfposition ist die LBS mehr nach hinten ausgerichtet, wodurch eine zusätzliche Torsionskraft auf das posterosuperiore Labrum ausgeübt wird. Die Kombination aus einer pathologischen Trennung der Labrumsegmente und einem posterioren, torsionalen Kraftvektor durch die LBS kann zu einem plötzlichen (posteromedialen) Zurückschnappen des posterosuperioren Labrums in dieser Phase der Wurfposition führen (Sheean et al. 2020).

Pagnani et al. (1995) konnten zeigen, dass Läsionen des oberen Labrums, die den Bizepssehnenanker betreffen, die anteriore und inferiore Translation des Humeruskopfes erhöhen. Läsionen ohne Beteiligung des Bizepssehnenankers führten hingegen nicht zu einer signifikanten Zunahme der Translation. Auch andere biomechanische Kadaveruntersuchungen konnten zeigen, dass SLAP-Läsionen zu einer vermehrten Humeruskopftranslation und insbesondere einer anterioren Schulterinstabilität führen (Patzer et al. 2011). Eine solche durch eine SLAP-II-Läsion simulierte, vermehrte glenohumerale Translation kann durch eine SLAP-Rekonstruktion reduziert werden. Dabei ist der stabilisierende Effekt der Rekonstruktion von der Integrität der LBS abhängig (Patzer et al. 2012).

Verletzungen

Die Snyder-Klassifikation kategorisiert SLAP-Läsionen nach dem Ausmaß der Labrumläsion und der Beteiligung der LBS in 4 Typen (Snyder et al. 1990):

- Degenerative Auffaserungen des Labrums werden als Typ I bezeichnet.
- Ein Typ II entspricht der Ablösung des Labrums mit einer potenziellen Instabilität und gilt als häufigster Typ (Murphy et al. 2022).
- Der Typ III beschreibt einen Korbhenkelriss des SLAP-Komplexes, der in das Gelenk luxieren kann.
- Der Typ IV ist die Fortsetzung des Korbhenkelrisses in die LBS.

Diese Klassifikation basiert auf arthroskopischen Befunden und bezieht sich nicht auf spezifische Verletzungsmechanismen, körperliche Untersuchungsergebnisse oder klinische Symptome (Eichinger et al. 2023). Die ursprüngliche Einteilung nach Synder wurde dann im Laufe der Jahre durch verschiedene Autoren noch um diverse weitere Typen ergänzt.

Die genaue Inzidenz von SLAP-Läsionen ist nicht bekannt, wird aber in der Literatur mit 6–26 % in der Allgemeinbevölkerung angegeben (Knesek et al. 2013). Die höchsten Inzidenzraten von SLAP-Läsionen finden sich im Alter zwischen 20 und 29 Jahren sowie zwischen 40 und 49 Jahren (Zhang et al. 2012).

SLAP-Läsionen können entweder isoliert oder in Verbindung mit einem breiten Spektrum anderer Schulterverletzungen auftreten und werden häufig bei Wurfsportathleten beobachtet, da deren Schulter bei repetitiven Überkopfwürfen hohen Belastungen ausgesetzt ist. Für eine optimale Wurfmechanik ist ein optimales Gleichgewicht zwischen Mobilität und funktioneller Stabilität notwendig. Auf der einen Seite muss die Schulter beweglich genug sein, um eine exzessive Außenrotation zu erreichen. Andererseits muss sie aber auch eine ausreichende Stabilität aufweisen, um eine glenohumerale Subluxation zu verhindern. Dieses ausbalancierte Gleichgewicht wird auch als „Werfer-Paradoxon" bezeichnet (Wilk et al. 2002).

Es wird angenommen, dass repetitive Überkopfaktivitäten der häufigste Mechanismus für die Entstehung von Pathologien im Bereich des Bizeps-Labrum-Komplexes sind. Während der Ausholphase in der Wurfbewegung erfolgt die Energieübertragung von der unteren Extremität und vom Rumpf auf die Schulter. Die Bewegung erfordert eine komplexe Abfolge koordinierter Bewegungen, um die von der unteren Extremität und dem Rumpf generierte Energie auf die obere Extremität zu übertragen. Beeinträchtigungen innerhalb der kinetischen Kette können potenziell zu Bewegungen und Kräften führen, aus denen Verletzungen des Labrums resultieren (Greiwe und Ahmad 2010). Obwohl zahlreiche Autoren einen Zusammenhang zwischen solchen Beeinträchtigungen innerhalb der kinetischen Kette und Labrumpathologien beschrieben haben, gibt es derzeit keinen bekannten, alleinstehenden Prozess, der für das Spektrum an Pathologien bei einer Werferschulter verantwortlich gemacht werden kann (Knesek et al. 2013).

Die Aktivierung des M. biceps brachii oder die endgradige Schulterbewegung führt zu Scher- und Zugbelastungen auf den Bizeps-Labrum-Komplex, die bei einem intakten Labrum und normaler Bizepsflexibilität in radialer und zirkumferenzieller Richtung abgeleitet werden (Hwang et al. 2015). Obwohl der Pathomechanismus umstritten ist, geht man davon aus, dass die einwirkenden Torsionskräfte am Ursprung der LBS sowie die hohe exzentrische Aktivität des M. biceps brachii während einer Wurfbewegung zu Irritationen, Funktionsstörungen und Pathologien im Bereich des Bizeps-Labrum-Komplexes führen kann (Cools et al. 2014). EMG-Untersuchungen deuten auf eine sehr hohe Bizepsaktivierung in der Ausholphase und Follow-through-Phase der Wurfbewegung hin (Digiovine et al. 1992).

Die Beschreibung des Verletzungsmechanismus durch die hohe Spannungsübertragung des M. biceps brachii auf den anterosuperioren Labrumanteil beim Abbremsen in der Wurfbewegung geht auf Andrews et al. (1985) zurück. Die Hypothese ist, dass die LBS während der Abbrems- und Abwurfphase maximal gespannt ist und dass durch die Distraktionskraft bei innenrotiertem Glenohumeralgelenk das Labrum und der Bizepssehnenanker vom Glenoidrand abgehoben werden könnte.

Die dynamische Hemmung der Außenrotation bei abduziertem Arm durch den M. biceps brachii könnte ebenfalls zur Entstehung von SLAP-Läsionen beitragen (Eichinger et al. 2023). Burkhart et al. (2003) beschreiben als Ursache für eine Labrumverletzung eine Kontraktur der posterioren Gelenkkapsel mit daraus folgender posterosuperiorer Migration des Humeruskopfes. Diese posteriore Kontraktur verlagert das Rotationszentrum des Humeruskopfes nach posterosuperior und ermöglicht eine exzessive Außenrotation der Schulter. Eine solche exzessive glenohumerale Außenrotation führt dann zu einem internen Impingement der Rotatorenmanschette und des Labrums zwischen Humeruskopf und dem posterosuperioren Glenoid (Burkhart et al. 2003).

Der sogenannte Peel-back-Mechanismus als Verletzungsursache des Bizeps-Labrum-Komplexes wurde von Burkhart und Morgan (1998) beschrieben. In dieser Theorie geht man davon aus, dass bei einer Positionierung der Schulter in maximaler Abduktion und Außenrotation durch die Rotation eine Torsionskraft an der Basis des Bizepssehnenankers auf das Labrum übertragen und es so „zurückgeschält" wird, was dann als Peel-back-Mechanismus bezeichnet wird (Wilk et al. 2013). Denkbar ist auch die Kombination aus beiden Mechanismen, also ein Ablösen des LBS-Ankers vom Glenoid durch die wurfspezifischen, schnellkräftigen Bewegungen aus einer Außenrotation in der Ausholphase in eine Innenrotation in der Abwurfphase (Chalmers und Verma 2016).

Darüber hinaus gilt die Skapula als ein wichtiger Teil der kinetischen Kette zur Energieübertragung vom Körper auf den Arm bei Wurfbewegungen. In der Vergangenheit wurde daher auf einen potenziellen Zusammenhang zwischen einer abnormalen Skapulakinematik und daraus resultierenden Schmerzen und Funktionseinschränkungen der Schulter hingewiesen (Kibler und Sciascia 2016b).

Im Gegensatz zum Verletzungsmechanismus bei Wurfsportathleten treten SLAP-Läsionen bei Kontaktsportathleten meist als Folge eines direkten Traumas auf (Chambers et al. 2017). SLAP-Läsionen scheinen aber auch als Ausdruck altersentsprechender degenerativer Veränderungen ohne Symptome aufzutreten. So ist in der Literatur eine hohe Inzidenz asymptomatischer SLAP-Läsionen bei Menschen im mittleren Lebensalter zwischen 45 und 60 Jahren beschrieben (Schwartzberg et al. 2016).

Man geht heutzutage davon aus, dass SLAP-Läsionen häufig auch asymptomatisch bei Überkopfsportlern auftreten. So lassen sich in der MRT-Bildgebung (MRT = Magnetresonanztomografie) bei Wurfsportathleten fast immer Auffälligkeiten feststellen, die aber klinisch keinerlei Relevanz haben (Jost et al. 2005; Miniaci et al. 2002). Bekannt ist das Konzept einer „adaptiven Pathologie" bei Überkopfsportathleten (Kuhn 2013). Dieses Konzept beruht auf der Annahme, dass Athleten eine adaptive Pathologie in Form einer asymptomatischen Separation des Labrums vom oberen Glenoid aufweisen oder entwickeln können, die eine optimale Abduktionsaußenrotation in der Wurfbewegung gewährleistet und die Schulter beim Wurf sogar schützen könnte.

Klinik

Labrumpathologien können einerseits die Folge einer repetitiven Überlastung der Schulter sein, andererseits aus einem einzelnen traumatischen Ereignis (Sturz auf den ausgestreckten Arm oder plötzliche Zugbelastung) resultieren. In der Anamnese sollten daher der exakte Verletzungsmechanismus und alle Überkopfaktivitäten abgefragt werden.

Wurfsportathleten mit SLAP-Läsionen berichten oftmals über unspezifische Beschwerden im vorderen Schulterbereich in Kombination mit zunehmenden Funktions- und Leistungseinschränkungen (z. B. Verlust der Wurfgeschwindigkeit) der Schulter bei Überkopfbewegungen. Bei Überkopfsportathleten sind diese subjektiven Funktionseinschränkungen auch als „Dead-Arm-Syndrom" bekannt. Die Beschwerden treten typischerweise belastungsabhängig in Form eines mechanischen Schmerzes bei bestimmten Bewegungen auf. In Ruhe bestehen, anders als z. B. bei einer Pathologie der Rotatorenmanschette, meist keine Probleme (Wilk et al. 2013). Oftmals geben betroffene Athleten auch einen tiefsitzenden Schmerz mit Projektion auf den posterosuperioren Gelenkbereich der Schulter an.

Differenzialdiagnostisch sollte wie bei allen Schulterbeschwerden eine zervikale Radikulopathie ausgeschlossen werden. Bei Anzeichen für eine Schulterinstabilität oder Begleitverletzungen im Bereich der Rotatorenmanschette sollten ergänzend klinische Testungen mit einer Ausrichtung auf diese Pathologien durchgeführt werden.

Im Zusammenhang mit Labrumpathologien ist eine Vielzahl an Untersuchungstechniken beschrieben. Der aktive Kompressionstest nach O'Brien (Abb. 5.5) ist ein weiteres weit verbreitetes Untersuchungsmanöver bei einem Verdacht auf SLAP-Läsionen (Cotter et al. 2018). Daneben sind vor allem zur Untersuchung von Wurfsportathleten Testmanöver wie der Bizeps-Load-Test, der Anterior-Slide-Test, der Speed-Test, der Crank-Test, der modifizierte dynamische Labral-Shear-Test und das Dezelerationszeichen beschrieben (Abb. 5.6, 5.7, 5.8, 5.9 und 5.10).

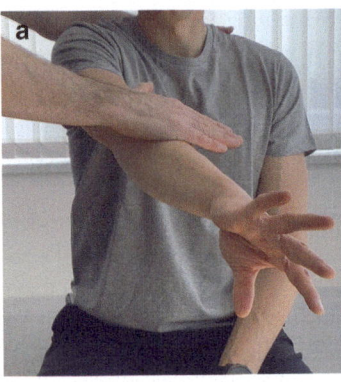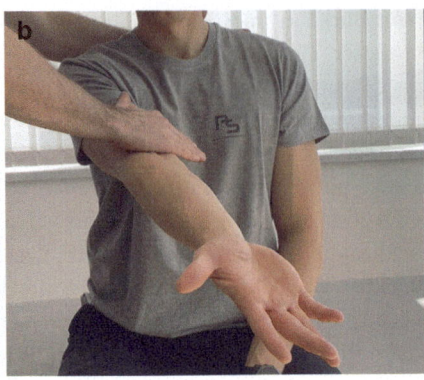

Abb. 5.5 a, b Aktiver Kompressionstest nach O'Brien. Die Schulter wird in 90°-Flexion und 10°- bis 15°-Adduktion eingestellt. Der Ellenbogen befindet sich in Extension, der Unterarm in Pronation, sodass der Daumen zum Boden zeigt (**a**). Der Untersucher übt eine nach unten gerichtete Kraft auf den Unterarm aus. Die gleiche Bewegung wird wiederholt, wobei der Unterarm des Patienten nun so supiniert wird, dass der Daumen nach oben zeigt (**b**). Der Test gilt als positiv, wenn der Schmerz bei der Pronation des Unterarms reproduziert und durch die Supination des Unterarms verringert werden kann

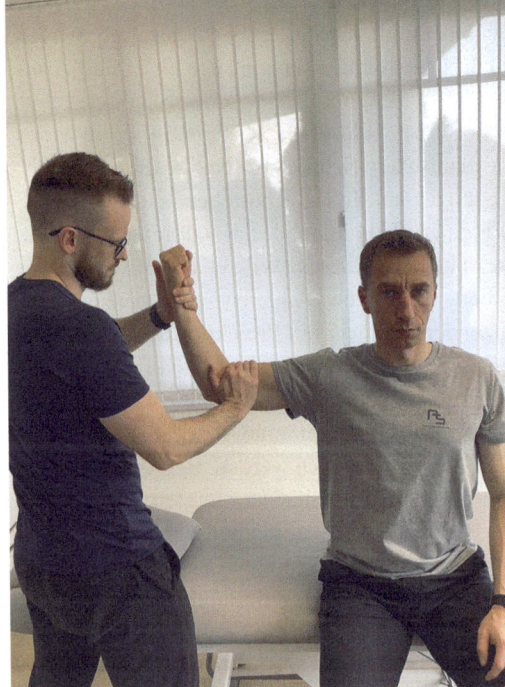

Abb. 5.6 Bizeps-Load-Test. Positionierung der Schulter in 90°- (Load-I-Test) bzw. 120°-Abduktion (Load-II-Test) und in maximaler Außenrotation, Unterarm in Supination. Der Untersucher übt nun einen isometrischen Widerstand gegen die Bizepskontraktion aus. Ein tiefer Schmerz in der Schulter während dieser Kontraktion gilt als Hinweis auf eine SLAP-Läsion

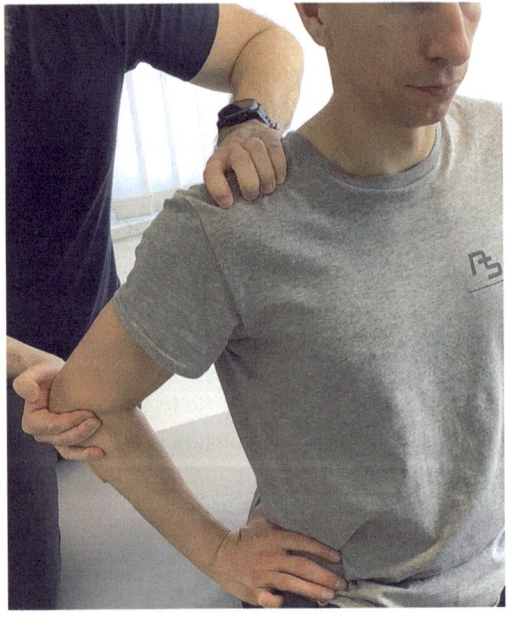

Abb. 5.7 Anterior-Slide-Test. Testdurchführung im Sitz oder im Stand. Die Hand des betroffenen Arms wird auf die ipsilaterale Hüfte gelegt, wobei der Daumen nach hinten zeigt. Der Untersucher platziert eine Hand auf der glenohumeralen Gelenklinie und legt die andere Hand auf den Ellenbogen. Im Anschluss wird eine axiale Kraft in anterosuperiorer Richtung vom Ellenbogen zur Schulter ausgeübt. Als positiver Test gilt das Auftreten von Schmerzen oder ein schmerzhaftes Klicken im Bereich der vorderen oder hinteren Gelenklinie

5.2 Labrumläsionen

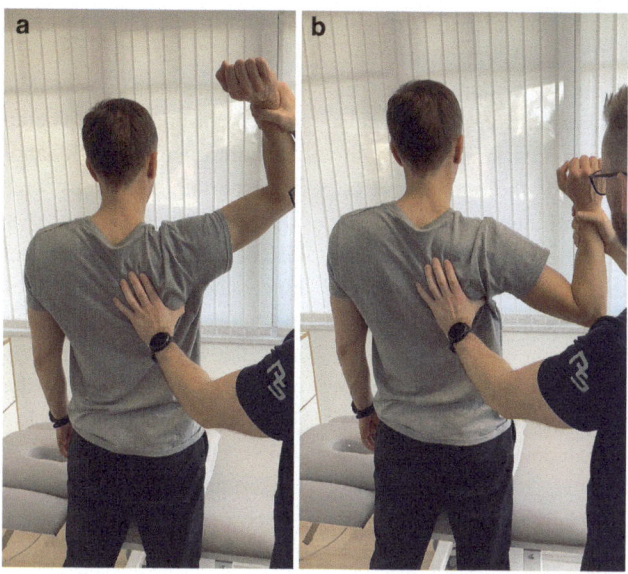

Abb. 5.8 a, b Modifizierter dynamischer Labral-Shear-Test. Im Stand wird der betroffene Arm im Ellenbogen um 90° gebeugt, in der Skapulaebene auf über 120° abduziert und in eine Außenrotation gebracht. Der Arm wird dann durch den Untersucher in eine maximale horizontale Abduktion geführt. Der Untersucher übt eine Scherbelastung auf das Gelenk aus, indem er die Außenrotation und die horizontale Abduktion beibehält und den Arm von 120°- auf 60°-Abduktion absenkt. Als positiver Test gilt die Reproduktion des Schmerzes und/oder ein schmerzhaftes Klicken entlang der hinteren Gelenklinie zwischen 120°- und 90°-Abduktion

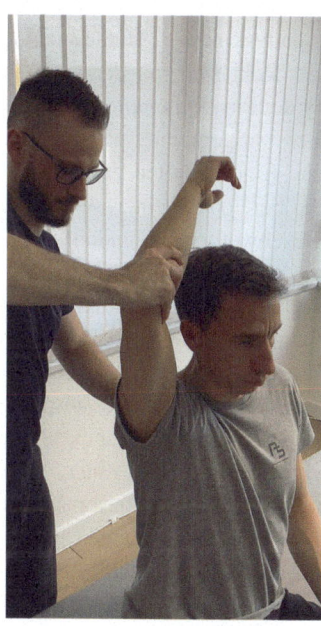

Abb. 5.9 Crank-Test. Der Test kann stehend oder liegend durchgeführt werden. Der betroffene Arm wird in der Skapulaebene maximal flektiert und der Ellenbogen 90° gebeugt. Der Untersucher umfasst mit einer Hand den Ellenbogen. Dann übt er einen axialen Druck nach kaudal entlang des Humerus aus und führt dabei gleichzeitig eine Innen- und Außenrotationsbewegung durch. Der Test wird beim Auftreten von Schmerzen oder einem Schnappen im Glenohumeralgelenk als positiv bewertet

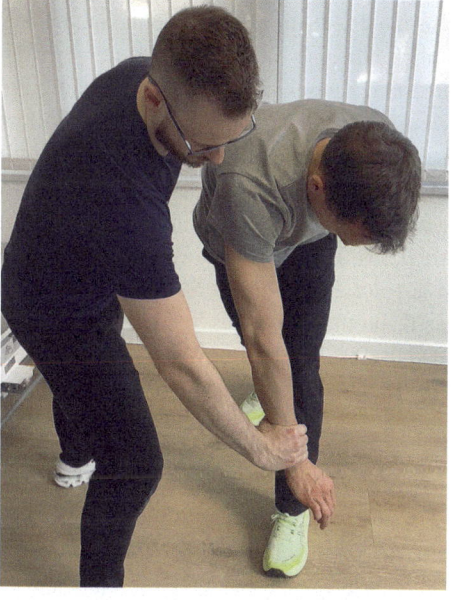

Abb. 5.10 Dezelerations-Zeichen (Mathew und Lintner 2018). Das Dezelerationszeichen ist positiv, wenn die exzentrische Kontraktion in der Follow-through-Position der Wurfbewegung schmerzhaft ist. Dies wird getestet, indem der Patient in die Follow-through-Position gebracht und ein Widerstand nach unten auf das Handgelenk ausgeübt wird, während der Patient der ausgeübten Kraft widersteht. Der Test ist positiv bei einer Schmerzreproduktion im Bereich der hinteren Schulter

Die klinische Diagnose bleibt trotz dieser zahlreichen Testmöglichkeiten weiterhin eine Herausforderung. Dies liegt einerseits daran, dass die Beschwerden einer Labrumläsion oftmals sehr unspezifisch sind, andererseits können Begleitverletzungen in Form von Pathologien der Rotatorenmanschetten, Instabilitäten oder Impingement-Symptomatiken vorliegen.

Die Evidenz in der Literatur im Hinblick auf klinische Testungen zur Diagnose einer Labrumverletzung ist daher auch nur sehr limitiert. So wurden sowohl die diagnostischen Gütekriterien einzelner Testungen als auch verschiedener Testkombinationen in der Vergangenheit bereits infrage gestellt (Cook et al. 2012). Alle SLAP-Testungen haben eine nur sehr eingeschränkte diagnostische Sicherheit und mit keinem dieser Tests kann eine SLAP-Läsion sicher diagnostiziert werden (Calvert et al. 2009; Wilk et al. 2013). Nichtsdestotrotz kann die Kombination aus Anamnese und klinischer Untersuchung entscheidende Hinweise auf eine Labrumläsion geben.

Empfohlen wird darüber hinaus die Mitbeurteilung der LBS, eine Untersuchung auf ein GIRD sowie die Evaluation der Skapulakinematik im Hinblick auf eine Skapuladyskinesie (Eichinger et al. 2023; Knesek et al. 2013). Zur Beurteilung, inwieweit eine Skapuladyskinesie eine Rolle bei den Symptomen spielt, können der Scapular-Assisstance-Test und der Scapular-Retraction-Test (s. Abb. 4.3) durchgeführt werden (Kibler et al. 2023). Die LBS kann durch die Kombination aus der Palpation im Sulcus bicipitalis und einer Testkombination aus Speed-, Yergason- und Uppercut-Test beurteilt werden (s. Abschn. „Klinik").

Therapie

Nicht-operative Therapie

Schulterverletzungen bei Wurfsportathleten werden initial meist nicht-operativ behandelt (Maier et al. 2021). Auch bei SLAP-Läsionen ist eine nicht-operative Therapie oftmals die erste Option.

Bei den am häufigsten vorkommenden SLAP-II-Läsionen wird zunächst eine nicht-operative Behandlung über einen Zeitraum von 3–6 Monaten empfohlen (Johannsen und Costouros 2018; Michener et al. 2018). Es gibt derzeit allerdings keine Evidenz zu den optimalen Therapieinhalten einer nicht-operativen Therapie.

Nicht-operative Behandlungskonzepte bei Wurfsportathleten fokussieren sich primär auf die Therapie einer Skapuladyskinesie und eines GIRD-Syndroms sowie auf eine Optimierung der kinetischen Kette im Hinblick auf die Wurfmechanik. Gängige Therapieinhalte sind daher auf die Rumpfkräftigung, Skapulastabilisation und ein Stretching der posterioren Schulter ausgerichtet (Maier et al. 2021; Mathew und Lintner 2018). Hintergrund ist, dass eine frühzeitige Verbesserung der Schulterrotation in 90°-Abduktion (insbesondere der Innenrotation) als ein wichtiger Faktor für ein erfolgreiches Ergebnis einer nicht-operativen Therapie einer SLAP-Läsion bei Wurfsportathleten gilt (Hashiguchi et al. 2018).

Als weitere prognostisch positive Faktoren für das erfolgreiche Ansprechen auf eine nicht-operative Therapie gelten eine erhöhte hintere Kapselsteifigkeit, bei der durch ein Stretching Schmerzen reproduziert werden können, sowie eine Skapuladyskinesie (Mathew und Lintner 2018). Dies deckt sich mit der grundsätzlichen Zielsetzung der Physiotherapie, die darin besteht, immer auch allgemeine pathologische biomechanische Eigenschaften der Schulter zu behandeln, die bereits vor einer akuten Verletzung oder den Beschwerden bestanden haben können (Varacallo et al. 2024b).

In einer Untersuchung konnten Fedoriw et al. (2014) zeigen, dass 40 % der Überkopfwurfsportathleten mit einer SLAP-Läsion positiv auf eine nicht-operative Therapie ansprechen, die einen Fokus auf die Korrektur eines GIRD, einer Skapuladykinesie sowie einer posterioren Kapselkontraktur hat. In dieser Untersuchung wurden in der 1. Phase Übungen in der offenen und geschlossenen kinetischen Kette für die Rotatorenmanschette (auch exzentrisch) sowie ein Stretching der posterioren Kapsel mit dem Sleeper-Stretch durchgeführt. Ein graduiertes Wurfprogramm wurde ebenfalls in der 1. Phase der Rehabilitation begonnen. In der 2. Phase erfolgte dann eine individualisierte Progression des Trainings mit Rumpfkräftigung und einer Optimierung der Körper- und Skapulawahrnehmung speziell in der Wurfbewegung. Die konkreten Trainingsvarianten und -parameter werden in dieser Studie allerdings nicht benannt.

In einer häufig zitierten Untersuchung aus dem Jahr 2010 zur nicht-operativen Therapie von SLAP-Läsionen bei Überkopfwurfsportathleten erreichten 66 % der Athleten wieder ihr ursprüngliches Sportniveau (Edwards et al. 2010). Vergleichbar mit den Inhalten beim Vorgehen von Fedoriw et al. (2014) lag auch in dieser Untersuchung der Fokus der Therapie auf Kräftigungsübungen der periskapulären Muskulatur, der Rotatorenmanschette und des Rumpfes in Kombination mit Dehnungsvarianten (Sleeper-Stretch und Cross-Body-Stretch) für die posteriore Gelenkkapsel.

Postoperative Rehabilitation

Die chirurgische Behandlung von Labrumverletzungen hängt von verschiedenen Faktoren, wie dem Verletzungstyp, dem Patientenalter oder potenziellen Begleitverletzungen ab und kann mit verschiedenen Techniken durchgeführt werden.

Durch einen frühzeitigen SLAP-Repair, der in einem Zeitfenster von bis zu 6 Monaten nach Symptombeginn durchgeführt wird, lässt sich möglicherweise ein besseres, funktionelles Ergebnis im Langzeitverlauf erzielen (Murphy et al. 2022). Faktoren wie ein höheres Patientenalter (> 40 Jahre) können das Ergebnis eines SLAP-Repairs allerdings negativ beeinflussen, sodass in dieser Patientengruppe und insbesondere auch im Zusammenhang mit Begleitverletzungen der Rotatorenmanschette oftmals eine LBS-Tenodese oder Tenotomie durchgeführt wird (Erickson et al. 2015). Mittlerweile hat sich zudem herausgestellt, dass die LBS-Tenodese gegenüber einem SLAP-Repair auch bei jüngeren Überkopfsportathleten eine adäquate Behandlungsoption darstellen kann (Sandler et al. 2022; Shin et al. 2022). Auf der anderen Seite ist beschrieben, dass nach einer LBS-Tenodese sportliche Aktivitäten aufgrund einer Kraftminderung eingeschränkt sein können (Lacheta et al. 2022).

In einer zuletzt durchgeführten Metaanalyse fiel wiederum kein signifikanter Unterschied in der Return-to-Play-Rate und dem funktionellen Ergebnis einer LBS-Tenodese gegenüber einem SLAP-Repair bei jüngeren Athleten auf (Hurley et al. 2024). In einer Sham-Studie aus dem Jahr 2017, die mit SLAP-Patienten in einem Durchschnittsalter von 40 Jahren durchgeführt wurde, konnte interessanterweise kein signifikanter Vorteil eines SLAP-Repairs oder einer LBS-Tenodese gegenüber einer Placebo-Operation festgestellt werden (Schrøder et al. 2017).

Basierend auf diesen Ergebnissen und auf der Beobachtung von weitverbreiteten, asymptomatischen Labrumanomalien bei Wurfsportathleten sowie bei Patienten ab dem mittleren Lebensalter in der MRT-Bildgebung, wird eine potenzielle chirurgische Überversorgung von bildgebenden Labrumauffälligkeiten heutzutage kritisch diskutiert. Oftmals handelt es sich bei der MRT-Diagnose einer SLAP-Läsion um einen Zufallsbefund und es ist daher wichtig, die Patienten über die Prävalenz asymptomatischer SLAP-Läsionen in der Allgemeinbevölkerung aufzuklären, bevor überhaupt eine MRT-Bildgebung durchgeführt wird (Mathew und Lintner 2018).

Kibler und Sciascia (2016a) haben bereits auf das Fehlen von standardisierten Empfehlungen zur postoperativen Rehabilitation im Zusammenhang mit SLAP-Läsionen hingewiesen. Auch eine spätere Übersichtsarbeit aus dem Jahr 2021 zeigt die Variabilität im Hinblick auf die postoperativen Nachbehandlungsprotokolle, vor allem in Bezug auf die Übungsauswahl, das Wiedererlangen des vollen Bewegungsausmaßes, den Beginn der Bizepskräftigung und die Rückkehr zum Sport (Hermanns et al. 2021).

In den postoperativen Rehabilitationsprotokollen besteht ein allgemeiner Trend zu einer 4- bis 6-wöchigen postoperativen Immobilisation in einer Schulterschlinge. Das Ziel für die Wiederherstellung des vollen Bewegungsausmaßes wird in 80 % der Protokolle mit ≤ 12 Wochen angegeben. In 65 % der Protokolle wird eine Kräftigung der periskapulären Muskulatur empfohlen, knapp 40 % der Protokolle empfehlen ein Training der Rotatorenmanschette. Dabei werden submaximale isometrische Trainingsvarianten in 55 % der Protokolle empfohlen. Klassisches „Pendeln" mit einem relativ frühen Beginn nach der Operation wird in 53 % der Protokolle angegeben. Eine von Michener et al.

(2018) beschriebene Leitlinie sieht die Rückkehr zu einem Intervall-Wurfprogramm etwa 4 Monate nach der Operation und ein RTS etwa 6 Monate nach der Operation vor.

Als Schwerpunkte der nicht-operativen Therapie werden eine Verbesserung des Bewegungsausmaßes (inklusive der horizontalen Adduktion und der Innenrotation der Schulter im Sinne einer GIRD-Therapie) sowie ein Training der periskapulären und glenohumeralen Muskelkraft, Ausdauer und der neuromuskulären Kontrolle empfohlen. Diese Empfehlungen beruhen allerdings nur auf 2 Studien, ausgehend von Expertenmeinungen (Edwards et al. 2010; Fedoriw et al. 2014).

Wilk et al. (2013) haben ein detailliertes Protokoll zur postoperativen Rehabilitation nach einem chirurgischen SLAP-Repair beschrieben (Tab. 5.2). Die Autoren betonen, dass die Rehabi-

Tab. 5.2 Protokoll zur Rehabilitation nach SLAP-II-Repair (Wilk et al. 2013)

Phase (Zeit)	Ziele	Therapie

Phase I Unmittelbare postoperative Phase (Tag 1 bis Woche 6)	– Schutz der anatomischen Rekonstruktion
	– Vermeidung negativer Effekte durch Immobilisation
	– Förderung der dynamischen Stabilität
	– Reduktion von Schmerzen und Inflammation
		Woche 0–2:
		– Tragen der Schulterschlinge für 4 Wochen
		– Schlafen mit Abduktionskissen für 4 Wochen
		– pROM für Ellenbogen/Hand– Handgreifübungen
		– Passive und sanfte aaROM-Übungen der Schulter:
		  – Flexion bis 60° (Woche 2: Flexion bis 75°)
		  – Elevation in der Skapulaebene bis 60°
		  – AR/IR mit Arm in Skapulaebene
		  – AR bis 10–15°
		  – IR bis 45°
		– **Keine** aktive AR, Extension oder Abduktion
		– Submaximales isometrisches Training der Schultermuskulatur
		– **Keine** isolierte Bizepskontraktion
		– Kryotherapie
		Woche 3–4:
		– Beendigung der Immobilisation in Schulterschlinge nach 4 Wochen
		– Schlafen mit Abduktionskissen bis Woche 4
		– Fortführung der vorsichtigen pROM-/aaROM-Übungen:
		  – Flexion bis 90°
		  – Abduktion bis 75–85°
		  – AR in Skapulaebene bis 25–30°
		  – IR in Skapulaebene bis 55–60°
		  – **Keine** aktive AR, Extension oder Elevation
		Anmerkung: individualisierte Progression basierend auf Evaluation des Patienten
		– Beginn mit rhythmischer Stabilisation
		– Beginn mit Propriozeption– Tubing AR/IR in 0°-Abduktion
		– Fortführung des isometrischen Trainings
		– Fortführung der Kryotherapie
		Woche 5–6:
		– Allmähliche Verbesserung der ROM:
		  – Flexion bis 145°
		  – AR bei 45°-Abduktion: 45–50°
		  – IR bei 45°-Abduktion: 55–60°
		– Beginn mit Dehnübungen
		– Beginn leichter ROM-Übungen bei 90°-Abduktion
		– Fortsetzung des Tubing in AR/IR (Arm an der Seite)
		– Manueller Widerstand mit PNF
		– Beginn der aktiven Schulterabduktion (ohne Widerstand)
		– Beginn der Full-Can-Übung (nur mit dem Gewicht des Arms)
		– Beginn mit „Prone Rowing" und „Prone Horizontal Abduction"
		– **Keine** Bizepskräftigung

Tab. 5.2 (Fortsetzung)

Phase (Zeit)	Ziele	Therapie
Phase II Moderate Protektion (Woche 7–12)	– Schrittweise Wiederherstellung des vollen ROM (Woche 10) – Sicherung der Intaktheit der chirurgischen Rekonstruktion – Wiederherstellung der Muskelkraft und -balance	Woche 7–9: Schrittweise Wiederherstellung der ROM: – Flexion bis 180° – AR bei 90°-Abduktion: 90–95° – IR bei 90°-Abduktion: 70–75° – Fortsetzung des isotonischen Kräftigungsprogramms – Fortsetzung des PNF-Kräftigungsprogramms – Beginn des des Throwers-Ten-Exercise-Programms – Beginn von aROM-Übungen für den M. biceps brachii Woche 10–12: – Beginn von etwas aggressiverem Kräftigen – Progression der AR zur Wurfbewegung (AR in 90°-Abduktion: 110–115° bei Wurfsportathleten in Woche 10–12) – Fortsetzung aller Dehnungsübungen – ROM an funktionelle Anforderungen anpassen (z. B. Überkopfsportler) – Fortsetzung aller Kräftigungsübungen

Phase III Minimale Protektion (Woche 12–20)	– Wiederherstellung und Erhalt des vollen pROM und aROM
	– Verbesserung der Muskelkraft, -leistung und -ausdauer
	– Schrittweiser Beginn mit funktionalen Aktivitäten
		Woche 12–16:
		– Fortsetzung aller Dehnübungen (Kapseldehnungen)
		– Beibehaltung Wurfbewegung (besonders AR)
		– Beginn mit Bizeps- und Supinationsübungen gegen Widerstand
		– Fortsetzung des Kräftigungsprogramms:
		  – Throwers-Ten-Exercise-Programm oder Grundlagentraining
		  – Manueller Widerstand mit PNF
		  – Ausdauertraining
		  – Beginn mit einem leichten Plyometrieprogramm
		  – Eingeschränkte Sportaktivitäten (leichtes Schwimmen, halbe Golfschwünge)

	Kriterien vor Eintritt in diese Phase: – Volles, schmerzfreies aROM – Zufriedenstellende Stabilität – Muskelkraft (4/5 oder besser) – Keine Schmerzen	Woche 16–20: – Fortsetzung aller oben genannten Übungen – Fortsetzung aller Dehnungen – Fortsetzung des Throwers-Ten-Exercise-Programms – Fortsetzung des Plyometrieprogramms – Beginn des Intervall-Sportprogramms (Werfen usw.)

Phase IV Erweiterte Kräftigung (Woche 20–26)	– Steigerung der Muskelkraft, Leistung und Ausdauer
	– Progression der funktionellen Aktivitäten
	– Erhalt der Schulterbeweglichkeit
		– Fortsetzung der Dehnübungen
		– Fortsetzung des isotonischen Kräftigungsprogramms:
		  – Manueller Widerstand mit PNF
		  – Plyometrische Kräftigung
		– Progression des Intervall-Sportprogramms

	Kriterien vor Eintritt in diese Phase: – Volles, schmerzfreies aROM – Zufriedenstellende statische Stabilität – Muskelkraft von 75–80 % im Vergleich zur Gegenseite – Keine Schmerzen	
Phase V Return to Activity (Monat 6 bis 9)	– Schrittweise Rückkehr zu sportlichen Aktivitäten – Erhalt der Kraft, Beweglichkeit und Stabilität	– Schrittweise Progression zu sportlichen Aktivitäten ohne Einschränkungen – Fortsetzung des Dehnungs- und Kräftigungsprogramms
	Kriterien vor Eintritt in diese Phase: – Volles, funktionelles ROM – Erfüllung der Kriterien für isokinetische muskuläre Leistung – Zufriedenstellende Schulterstabilität – Keine Schmerzen	

aaROM aktiv-assistiertes Bewegungsausmaß, *AR* Außenrotation, *aROM* aktives Bewegungsausmaß, *IR* Innenrotation, *PNF* propriozeptive neuromuskuläre Fazilitation, *pROM* passives Bewegungsausmaß

litation nach einem chirurgischen Eingriff am Labrum immer vom Ausmaß der Pathologie abhängt und auf die Art der SLAP-Läsion, das chirurgische Vorgehen und andere mögliche Begleiteingriffe/Pathologien ausgerichtet sein sollte. So würde beispielsweise die Progression der Rehabilitation nach einem SLAP-Repair mit 3 Fadenankern langsamer fortschreiten als bei einer Versorgung mit nur 1 Fadenanker. Außerdem wird empfohlen, den Verletzungsmechanismus insofern zu berücksichtigen, dass bei Patienten, bei denen die SLAP-Läsion aus einem Sturz auf den ausgestreckten Arm resultiert, Trainingsvarianten mit Stützbelastung anfangs nicht durchgeführt werden. Handelt es sich um eine Traktionsverletzung, werden schwere Widerstände und hohe exzentrische Belastungen des M. biceps brachii vermieden. Resultiert die SLAP-Läsion aus einer repetitiven Wurfbelastung, wird auf eine übermäßige Außenrotation der Schulter verzichtet (Wilk et al. 2013).

Die generellen Richtlinien dieses Rehabilitationsprogramms können wie folgt zusammengefasst werden (für eine detaillierte Darstellung s. Tab. 5.2):

Richtlinien des Rehabilitationsprogramms
- 4 Wochen Schulterschlinge
- Kräftigung und neuromuskuläre Funktion:
  - Kein Bizepstraining für 8 Wochen (schweres Training erst nach 12 Wochen)*
  - Sofortiger Beginn mit isometrischen Trainingsvarianten
  - Rhythmische Stabilisation für Außenrotation (AR)/Innenrotation (IR) und Flexion/Extension (da oftmals eine glenohumerale Instabilitätskomponente bei Patienten mit SLAP-Läsionen vorliegt)
  - Propriozeption, Gelenkpositionssinn, propriozeptive neuromuskuläre Fazilitation (PNF)
  - Beginn mit Tubing in AR/IR (Widerstandsband) in der 3./4. Woche
  - Progression zu seitlichem Armheben, Rudern in Bauchlage, horizontaler Abduktion ab 6. Woche
  - Throwers-Ten-Exercise-Programm ab 7./8. Woche (Schwerpunkt AR und Skapulastabilisation)
  - Beidhändige Plyometrie und fortgeschrittene Kräftigung ab 10.–12. Woche
  - Intervall-Sportprogramm ab 16. Woche (Kriterien: minimaler Schmerz, volles Bewegungsausmaß, adäquate dynamische Stabilität und Isokinetik: AR maximales Drehmoment/Körpergewicht: 18–23 %, AR/IR: 66–76 %, AR/Abduktion 67–75 % bei 180°/s)
- Mobilisation:
  - Schrittweise Wiederherstellung des Bewegungsausmaßes, dabei in den ersten 4 Wochen Elevation < 90°
  - 1./2. Woche: IR bis 45° und AR bis 10–15° passiv in Skapulaebene
  - Progression der IR und AR bis auf 90°-Abduktion der Schulter in 4. Woche
  - Ziel: 90–100°-AR in 8. Woche und 115–120°-AR in 12. Woche
  - Return to Play: 9–12 Wochen postoperativ

* Eine Anpassung des Vorgehens bei einer LBS-Tenodese erfolgt dahingehend, dass ein aktives Training oder ein Training mit Widerstand für den M. biceps brachii erst 2 Monate postoperativ begonnen wird.

Return to Sports

Es besteht eine große Variabilität der RTS-Angaben in Zusammenhang mit Labrumverletzungen in der Literatur. Dies liegt einerseits daran, dass die RTS-Definitionen bei Verletzungen der Schulter sehr heterogen sind (Makhni et al. 2017). Es erscheint andererseits sinnvoll, das RTS-Sportniveau (Freizeit- vs. Leistungssport) und die RTS-Sportart (Kontaktsportart vs. Wurfsportaktivität) zu differenzieren, um einer solchen Variabilität entgegenzuwirken (Hermanns et al. 2021).

Unabhängig von der Behandlungsmethode können 75 % der Athleten nach einer SLAP-Läsion auf einem gewissen Niveau wieder sportlich aktiv sein (Michener et al. 2018). Die RTS-Rate bei Wurfsportathleten nach einem SLAP-Repair wird mit 50–60 % angegeben, wobei die Ergebnisse bei Freizeitsportlern besser sind als bei Leistungssportlern (Fedoriw et al. 2014; Neuman et al. 2011; Smith et al. 2016). Ältere Untersuchungen beschreiben, dass 64–73 % aller Sportler nach einem operativen SLAP-Repair wieder in ihren Sport zurückkehren (Gorantla et al. 2010; Sayde et al. 2012). Andere Untersuchungen zeigen, dass weniger als 50 % der professionellen Wurfsportathleten es schaffen, nach einem SLAP-Repair wieder auf ihr ursprüngliches Niveau zurückzukehren, aber diejenigen, die eine Rückkehr schaffen, dann auch ihr vorheriges Leistungsniveau wieder erreichen (Smith et al. 2016).

Mathew und Lintner (2018) haben zudem auf die erhebliche Diskrepanz zwischen dem subjektiv empfundenen Therapie-Ergebnis sowie dem Ergebnis auf Basis von Parametern wie Kraft oder Bewegungsausmaß und der tatsächlichen postoperativen Leistungsfähigkeit hingewiesen. So lag die tatsächliche Baseball-spezifische Leistungsfähigkeit von Pitchern nach einer SLAP-Operation nur bei einer RTS-Rate von 48 %. In dieser Gruppe schafften es gerade einmal 7 %, wieder ihr ursprüngliches Leistungsniveau zu erreichen (Fedoriw et al. 2014).

Nach einer Tenodese der LBS im Zusammenhang mit einer SLAP-Läsion bei Überkopfsportlern wurde zuletzt eine RTS-Rate von 70 % (bei einer RTS-Rate von 80 % für Freizeit- und 60 % für Leistungssportler) angegeben (Frantz et al. 2021). Andere Untersuchungen zeigen jedoch, dass nur 50 % der Überkopfleistungssportler nach einer LBS-Tenodese in der Lage sind, wieder ihr präoperatives Niveau zu erreichen (Erickson et al. 2022). Während früher eine LBS-Tenodese vor allem bei älteren Athleten durchgeführt wurde, wird die Tenodese heutzutage auch zunehmend als eine operative Behandlungsoption bei jüngeren Sportlern und Überkopfsportathleten mit einer SLAP-Läsion angesehen (Frantz et al. 2021; Pogorzelski et al. 2018).

Zusammengefasst lässt sich sagen, dass im Falle einer operativen Versorgung einer SLAP-Läsion, insbesondere bei Leistungssportlern mit Überkopfsportaktivitäten, das ursprüngliche Leistungsniveau postoperativ möglicherweise nicht mehr erreicht werden kann (Mathew und Lintner 2018).

Über die RTS-Rate im Zusammenhang mit einer nicht-operativen Therapie bei SLAP-Läsionen ist nur wenig bekannt. Die RTS-Rate auf das ursprüngliche Sportniveau wird mit 22–66 % angegeben, jedoch gibt es hierzu derzeit nur wenige Studien (Edwards et al. 2010; Fedoriw et al. 2014). Eine Übersichtsarbeit aus dem Jahr 2022, die allerdings nur 5 Studien einschließt, beschreibt eine RTS-Rate von ca. 50 % und eine RTS-Rate auf das ursprüngliche Niveau von 42,6 % für die nicht-operative Therapie einer SLAP-Läsion (Steinmetz et al. 2022).

Wie bei anderen Schulterverletzungen ist auch die Evidenz für die Anwendung von geeigneten Funktionstestungen im Zusammenhang mit Labrumverletzungen limitiert (Hermanns et al. 2021; Tarara et al. 2016). Das Hauptkriterium zur Wiederaufnahme von sportlichen Belastungen nach einer SLAP-Läsion ist nach wie vor der Faktor Zeit. So wird die Wiederaufnahme von sportspezifischem Training mit 4 Monaten postoperativ angegeben. Über die dann folgenden 2 bis 3 Monate erfolgt die Progression zur vollständigen und uneingeschränkten Sportfähigkeit (Michener et al. 2018).

Basierend auf Expertenmeinung sollten vor dem Beginn mit einem sportspezifischen Training oder einem Intervall-RTS-Programm 70 % der Kraft im Vergleich zur nicht betroffenen Gegenseite erreicht werden (Wilk et al. 2013). In derselben Expertenempfehlung wird als Voraussetzung zur Wiederaufnahme aller Aktivitäten auch ein Bewegungsausmaß von mindestens 90 % im Vergleich zur Gegenseite empfohlen. Da andere Untersuchungen aber gezeigt haben, dass Bewegungseinschränkungen oftmals auch noch 2 Jahre nach einer SLAP-Operation vorhanden sein können, ist diese Empfehlung individuell zu diskutieren. Andere Autoren weisen ebenfalls auf die große Variabilität in den Rehabilitationsprotokollen hinsichtlich des Zeitfensters bis zur Wiederherstellung eines vollen Bewegungsausmaßes nach einer operativen Therapie einer SLAP-Läsion hin (Hermanns et al. 2021).

Literatur

Andrews JR, Carson WG Jr, McLeod WD (1985) Glenoid labrum tears related to the long head of the biceps. Am J Sports Med 13(5):337–341. https://doi.org/10.1177/036354658501300508

Bain GI, Galley IJ, Singh C, Carter C, Eng K (2013) Anatomic study of the superior glenoid labrum. Clin Anat 26(3):367–376. https://doi.org/10.1002/ca.22145

Baumann B, Genning K, Böhm D, Rolf O, Gohlke F (2008) Arthroscopic prevalence of pulley lesions in 1007 consecutive patients. J Shoulder Elbow Surg 17(1):14–20. https://doi.org/10.1016/j.jse.2007.04.011

Borms D, Ackerman I, Smets P, Van den Berge G, Cools AM (2017) Biceps disorder rehabilitation for the athlete: a continuum of moderate- to high-load exercises. Am J Sports Med 45(3):642–650. https://doi.org/10.1177/0363546516674190

Braun S, Horan MP, Elser F, Millett PJ (2011) Lesions of the biceps pulley. Am J Sports Med 39(4):790–795. https://doi.org/10.1177/0363546510393942

Burkhart SS, Morgan CD (1998) The peel-back mechanism: its role in producing and extending posterior type II SLAP lesions and its effect on SLAP repair rehabilitation. Arthroscopy 14(6):637–640. https://doi.org/10.1016/s0749-8063(98)70065-9

Burkhart SS, Morgan CD, Kibler WB (2003) The disabled throwing shoulder: spectrum of pathology part I: pathoanatomy and biomechanics. Arthroscopy 19(4):404–420. https://doi.org/10.1053/jars.2003.50128

Calvert E, Chambers GK, Regan W, Hawkins RH, Leith JM (2009) Special physical examination tests for superior labrum anterior posterior shoulder tears are clinically limited and invalid: a diagnostic systematic review. J Clin Epidemiol 62(5):558–563. https://doi.org/10.1016/j.jclinepi.2008.04.010

Castro BKC, Corrêa FG, Maia LB, Oliveira VC (2021) Effectiveness of conservative therapy in tendinopathy-related shoulder pain: a systematic review of randomized controlled trials. Phys Ther Sport 49:15–20. https://doi.org/10.1016/j.ptsp.2021.01.010

Chalmers PN, Verma NN (2016) Proximal biceps in overhead athletes. Clin Sports Med 35(1):163–179. https://doi.org/10.1016/j.csm.2015.08.009

Chalmers PN, Trombley R, Cip J, Monson B, Forsythe B, Nicholson GP, Bush-Joseph CA, Cole BJ, Wimmer MA, Romeo AA, Verma NN (2014) Postoperative restoration of upper extremity motion and neuromuscular control during the overhand pitch: evaluation of tenodesis and repair for superior labral anterior-posterior tears. Am J Sports Med 42(12):2825–2836. https://doi.org/10.1177/0363546514551924

Chambers CC, Lynch TS, Gibbs DB, Ghodasra JH, Sahota S, Franke K, Mack CD, Nuber GW (2017) Superior labrum anterior-posterior tears in the national football league. Am J Sports Med 45(1):167–172. https://doi.org/10.1177/0363546516673350

Cheng NM, Pan WR, Vally F, Le Roux CM, Richardson MD (2010) The arterial supply of the long head of biceps tendon: anatomical study with implications for tendon rupture. Clin Anat 23(6):683–692. https://doi.org/10.1002/ca.20992

Cook C, Beaty S, Kissenberth MJ, Siffri P, Pill SG, Hawkins RJ (2012) Diagnostic accuracy of five orthopedic clinical tests for diagnosis of superior labrum anterior posterior (SLAP) lesions. J Shoulder Elbow Surg 21(1):13–22. https://doi.org/10.1016/j.jse.2011.07.012

Cools AM, Borms D, Cottens S, Himpe M, Meersdom S, Cagnie B (2014) Rehabilitation exercises for athletes with biceps disorders and SLAP lesions: a continuum of exercises with increasing loads on the biceps. Am J Sports Med 42(6):1315–1322. https://doi.org/10.1177/0363546514526692

Cooper DE, Arnoczky SP, O'Brien SJ, Warren RF, DiCarlo E, Allen AA (1992) Anatomy, histology, and vascularity of the glenoid labrum. An anatomical study. J Bone Joint Surg Am 74(1):46–52

Cotter EJ, Hannon CP, Christian D, Frank RM, Bach BR Jr (2018) Comprehensive examination of the athlete's shoulder. Sports Health 10(4):366–375. https://doi.org/10.1177/1941738118757197

van Deurzen DFP, Garssen FL, Kerkhoffs G, Bleys R, Ten Have I, van den Bekerom MPJ (2021) Clinical relevance of the anatomy of the long head bicipital groove, an evidence-based review. Clin Anat 34(2):199–208. https://doi.org/10.1002/ca.23610

Digiovine NM, Jobe FW, Pink M, Perry J (1992) An electromyographic analysis of the upper extremity in pitching. J Shoulder Elbow Surg 1(1):15–25. https://doi.org/10.1016/s1058-2746(09)80011-6

Diplock B, Hing W, Marks D (2023) The long head of biceps at the shoulder: a scoping review. BMC Musculoskelet Disord 24(1):232. https://doi.org/10.1186/s12891-023-06346-5

Dooley AC, Field LD (2017) Partial subscapularis tear with long head of biceps tendon subluxation. In: Verma NN, Strauss EJ (Hrsg) The biceps and superior labrum complex: a clinical casebook. Springer International Publishing, Cham, S 81–103. https://doi.org/10.1007/978-3-319-54934-7_7

Edwards SL, Lee JA, Bell JE, Packer JD, Ahmad CS, Levine WN, Bigliani LU, Blaine TA (2010) Nonoperative treatment of superior labrum anterior posterior tears: improvements in pain, function, and quality of life. Am J Sports Med 38(7):1456–1461. https://doi.org/10.1177/0363546510370937

Eichinger JK, Li X, Cohen SB, Baker CL 3rd, Kelly JD, Dines JS, Tompkins M, Angeline M, Fealy S, Kibler WB (2023) American Shoulder and Elbow Surgeons SLAP/Biceps Anchor Study Group evidence review:

pathoanatomy and diagnosis in clinically significant labral injuries. J Shoulder Elbow Surg 32(5):e179–e190. https://doi.org/10.1016/j.jse.2022.12.015

Erickson BJ, Chalmers PN, D'Angelo J, Ma K, Rowe D, Ciccotti MG, Romeo AA (2022) Update on performance and return to sport after biceps tenodesis in professional baseball players. Orthop J Sports Med 10(2):23259671221074732. https://doi.org/10.1177/23259671221074732

Erickson J, Lavery K, Monica J, Gatt C, Dhawan A (2015) Surgical treatment of symptomatic superior labrum anterior-posterior tears in patients older than 40 years: a systematic review. Am J Sports Med 43(5):1274–1282. https://doi.org/10.1177/0363546514536874

Eubank BHF, Lackey SW, Slomp M, Werle JR, Kuntze C, Sheps DM (2021) Consensus for a primary care clinical decision-making tool for assessing, diagnosing, and managing shoulder pain in Alberta, Canada. BMC Fam Pract 22(1):201. https://doi.org/10.1186/s12875-021-01544-3

Fedoriw WW, Ramkumar P, McCulloch PC, Lintner DM (2014) Return to play after treatment of superior labral tears in professional baseball players. Am J Sports Med 42(5):1155–1160. https://doi.org/10.1177/0363546514528096

Fox JA, Luther L, Epner E, LeClere L (2024) Shoulder proprioception: a review. J Clin Med 13(7). https://doi.org/10.3390/jcm13072077

Frantz TL, Shacklett AG, Martin AS, Barlow JD, Jones GL, Neviaser AS, Cvetanovich GL (2021) Biceps tenodesis for superior labrum anterior-posterior tear in the overhead athlete: a systematic review. Am J Sports Med 49(2):522–528. https://doi.org/10.1177/0363546520921177

Gerber C, Sebesta A (2000) Impingement of the deep surface of the subscapularis tendon and the reflection pulley on the anterosuperior glenoid rim: a preliminary report. J Shoulder Elbow Surg 9(6):483–490. https://doi.org/10.1067/mse.2000.109322

Gorantla K, Gill C, Wright RW (2010) The outcome of type II SLAP repair: a systematic review. Arthroscopy 26(4):537–545. https://doi.org/10.1016/j.arthro.2009.08.017

Greiwe RM, Ahmad CS (2010) Management of the throwing shoulder: cuff, labrum and internal impingement. Orthop Clin North Am 41(3):309–323. https://doi.org/10.1016/j.ocl.2010.03.001

Habermeyer P, Magosch P, Pritsch M, Scheibel MT, Lichtenberg S (2004) Anterosuperior impingement of the shoulder as a result of pulley lesions: a prospective arthroscopic study. J Shoulder Elbow Surg 13(1):5–12. https://doi.org/10.1016/j.jse.2003.09.013

Hashiguchi H, Iwashita S, Yoneda M, Takai S (2018) Factors influencing outcomes of nonsurgical treatment for baseball players with SLAP lesion. Asia Pac J Sports Med Arthrosc Rehabil Technol 14:6–9. https://doi.org/10.1016/j.asmart.2018.08.001

Hawi N, Liodakis E, Garving C, Habermeyer P, Tauber M (2017) Pulley lesions in rotator cuff tears: prevalence, etiology, and concomitant pathologies. Arch Orthop Trauma Surg 137(8):1097–1105. https://doi.org/10.1007/s00402-017-2721-z

Hawi N, Habermeyer P, Meller R, Razaeian S, von Falck C, Krettek C (2021) Injuries of the biceps-labrum complex: principles, pathologies and treatment concepts. Unfallchirurg 124(2):96–107. https://doi.org/10.1007/s00113-020-00927-y

Hermanns CA, Coda RG, Cheema S, Vopat ML, Tarakemeh A, Veazey K, Schroeppel JP, Mullen S, Vopat BG (2021) Variability in rehabilitation protocols after superior labrum anterior posterior surgical repair. Kans J Med 14:243–248. https://doi.org/10.17161/kjm.vol14.15286

Huber WP, Putz RV (1997) Periarticular fiber system of the shoulder joint. Arthroscopy 13(6):680–691. https://doi.org/10.1016/s0749-8063(97)90001-3

Hurley ET, Baker R, Danilkowicz RM, Levin JM, Klifto CS, Dickens JF, Taylor DC, Lau BC (2024) Similar outcomes between biceps tenodesis and SLAP repair for SLAP tears in younger patients – a meta-analysis. J isakos 9(1):79–83. https://doi.org/10.1016/j.jisako.2023.09.007

Hwang E, Hughes RE, Palmer ML, Carpenter JE (2015) Effects of biceps tension on the torn superior glenoid labrum. J Orthop Res 33(10):1545–1551. https://doi.org/10.1002/jor.22888

Johannsen AM, Costouros JG (2018) A treatment-based algorithm for the management of type-II SLAP tears. Open Orthop J 12:282–287. https://doi.org/10.2174/1874325001812010282

Jost B, Zumstein M, Pfirrmann CW, Zanetti M, Gerber C (2005) MRI findings in throwing shoulders: abnormalities in professional handball players. Clin Orthop Relat Res 434:130–137. https://doi.org/10.1097/01.blo.0000154009.43568.8d

Kibler WB, Sciascia A (2016a) Current practice for the surgical treatment of SLAP lesions: a systematic review. Arthroscopy 32(4):669–683. https://doi.org/10.1016/j.arthro.2015.08.041

Kibler WB, Sciascia A (2016b) The role of the scapula in preventing and treating shoulder instability. Knee Surg Sports Traumatol Arthrosc 24(2):390–397. https://doi.org/10.1007/s00167-015-3736-z

Kibler WB, Lockhart JW, Cromwell R, Sciascia A (2023) Managing scapular dyskinesis. Phys Med Rehabil Clin N Am 34(2):427–451. https://doi.org/10.1016/j.pmr.2022.12.008

Knesek M, Skendzel JG, Dines JS, Altchek DW, Allen AA, Bedi A (2013) Diagnosis and management of superior labral anterior posterior tears in throwing athletes. Am J Sports Med 41(2):444–460. https://doi.org/10.1177/0363546512466067

Kuhn JE (2013) Current concepts: rotator cuff pathology in athletes – a source of pain or adaptive pathology? Curr Sports Med Rep 12(5):311–315. https://doi.org/10.1249/jsr.0000000000000000

Lacheta L, Horan MP, Nolte PC, Goldenberg BT, Dekker TJ, Millett PJ (2022) SLAP repair versus subpectoral biceps tenodesis for isolated SLAP type 2 lesions in overhead athletes younger than 35 years: comparison of minimum 2-year outcomes. Orthop J Sports Med 10(6):23259671221105239. https://doi.org/10.1177/23259671221105239

Lehman GJ (2018) The role and value of symptom-modification approaches in musculoskeletal practice. J Orthop Sports Phys Ther 48(6):430–435. https://doi.org/10.2519/jospt.2018.0608

Maier J, Oak SR, Soloff L, Schickendantz M, Frangiamore S (2021) Management of common upper extremity injuries in throwing athletes: a critical review of current outcomes. JSES Rev Rep Tech 1(4):295–300. https://doi.org/10.1016/j.xrrt.2021.08.007

Makhni EC, Saltzman BM, Meyer MA, Moutzouros V, Cole BJ, Romeo AA, Verma NN (2017) Outcomes after shoulder and elbow injury in baseball players: are we reporting what matters? Am J Sports Med 45(2):495–500. https://doi.org/10.1177/0363546516641924

Martetschläger F, Zampeli F, Tauber M, Habermeyer P (2020) Lesions of the biceps pulley: a prospective study and classification update. JSES Int 4(2):318–323. https://doi.org/10.1016/j.jseint.2020.02.011

Mathew CJ, Lintner DM (2018) Superior labral anterior to posterior tear management in athletes. Open Orthop J 12:303–313. https://doi.org/10.2174/1874325001812010303

Mazzocca AD, McCarthy MB, Ledgard FA, Chowaniec DM, McKinnon WJ Jr, Delaronde S, Rubino LJ, Apolostakos J, Romeo AA, Arciero RA, Beitzel K (2013) Histomorphologic changes of the long head of the biceps tendon in common shoulder pathologies. Arthroscopy 29(6):972–981. https://doi.org/10.1016/j.arthro.2013.02.002

McDevitt AW, Snodgrass SJ, Cleland JA, Leibold MBR, Krause LA, Mintken PE (2020) Treatment of individuals with chronic bicipital tendinopathy using dry needling, eccentric-concentric exercise and stretching; a case series. Physiother Theory Pract 36(3):397–407. https://doi.org/10.1080/09593985.2018.1488023

McDevitt AW, Cleland JA, Addison S, Calderon L, Snodgrass S (2022) Physical therapy interventions for the management of biceps tendinopathy: an international Delphi study. Int J Sports Phys Ther 17(4):677–694. https://doi.org/10.26603/001c.35256

McGough RL, Debski RE, Taskiran E, Fu FH, Woo SL (1996) Mechanical properties of the long head of the biceps tendon. Knee Surg Sports Traumatol Arthrosc 3(4):226–229. https://doi.org/10.1007/bf01466622

Michener LA, Abrams JS, Bliven KCH, Falsone S, Laudner KG, McFarland EG, Tibone JE, Thigpen CA, Uhl TL (2018) National Athletic Trainers' Association position statement: evaluation, management, and outcomes of and return-to- play criteria for overhead athletes with superior labral anterior-posterior injuries. J Athl Train 53(3):209–229. https://doi.org/10.4085/1062-6050-59-16

Miniaci A, Mascia AT, Salonen DC, Becker EJ (2002) Magnetic resonance imaging of the shoulder in asymptomatic professional baseball pitchers. Am J Sports Med 30(1):66–73. https://doi.org/10.1177/03635465020300012501

Murphy GT, Lam PH, Murrell GA (2022) Is timing of superior labrum anterior to posterior (SLAP) repair important? A cohort study evaluating the effect of the duration of symptoms prior to surgery on the outcomes of patients who underwent type II SLAP repair. Shoulder Elbow 14(5):515–522. https://doi.org/10.1177/17585732211015825

Neuman BJ, Boisvert CB, Reiter B, Lawson K, Ciccotti MG, Cohen SB (2011) Results of arthroscopic repair of type II superior labral anterior posterior lesions in overhead athletes: assessment of return to preinjury playing level and satisfaction. Am J Sports Med 39(9):1883–1888. https://doi.org/10.1177/0363546511412317

Nho SJ, Strauss EJ, Lenart BA, Provencher MT, Mazzocca AD, Verma NN, Romeo AA (2010) Long head of the biceps tendinopathy: diagnosis and management. J Am Acad Orthop Surg 18(11):645–656. https://doi.org/10.5435/00124635-201011000-00002

Pagnani MJ, Deng XH, Warren RF, Torzilli PA, Altchek DW (1995) Effect of lesions of the superior portion of the glenoid labrum on glenohumeral translation. J Bone Joint Surg Am 77(7):1003–1010. https://doi.org/10.2106/00004623-199507000-00005

Patzer T, Habermeyer P, Hurschler C, Bobrowitsch E, Paletta JR, Fuchs-Winkelmann S, Schofer MD (2011) Increased glenohumeral translation and biceps load after SLAP lesions with potential influence on glenohumeral chondral lesions: a biomechanical study on human cadavers. Knee Surg Sports Traumatol Arthrosc 19(10):1780–1787. https://doi.org/10.1007/s00167-011-1423-2

Patzer T, Habermeyer P, Hurschler C, Bobrowitsch E, Wellmann M, Kircher J, Schofer MD (2012) The influence of superior labrum anterior to posterior (SLAP) repair on restoring baseline glenohumeral translation and increased biceps loading after simulated SLAP tear and the effectiveness of SLAP repair after long head of biceps tenotomy. J Shoulder Elbow Surg 21(11):1580–1587. https://doi.org/10.1016/j.jse.2011.11.005

Pogorzelski J, Horan MP, Hussain ZB, Vap A, Fritz EM, Millett PJ (2018) Subpectoral biceps tenodesis for treatment of isolated type II SLAP lesions in a young and active population. Arthroscopy 34(2):371–376. https://doi.org/10.1016/j.arthro.2017.07.021

Prodromos CC, Ferry JA, Schiller AL, Zarins B (1990) Histological studies of the glenoid labrum from fetal life to old age. J Bone Joint Surg Am 72(9):1344–1348

Rothermich MA, Ryan MK, Fleisig GS, Layton BO, Mussell EA, Andrews JR, Emblom BA, Cain EL Jr, Dugas JR (2023) Clinical outcomes and return to play in softball players following SLAP repair or biceps tenodesis. J Shoulder Elbow Surg 32(5):924–930. https://doi.org/10.1016/j.jse.2022.10.025

Sandler AB, Scanaliato JP, Baird MD, Dunn JC, Parnes N (2022) Lower reoperation and higher return-to-sport rates after biceps tenodesis versus SLAP repair in young patients: a systematic review. Arthrosc Sports

Med Rehabil 4(5):e1887–e1895. https://doi.org/10.1016/j.asmr.2022.07.004

Sayde WM, Cohen SB, Ciccotti MG, Dodson CC (2012) Return to play after type II superior labral anterior-posterior lesion repairs in athletes: a systematic review. Clin Orthop Relat Res 470(6):1595–1600. https://doi.org/10.1007/s11999-012-2295-6

Schrøder CP, Skare Ø, Reikerås O, Mowinckel P, Brox JI (2017) Sham surgery versus labral repair or biceps tenodesis for type II SLAP lesions of the shoulder: a three-armed randomised clinical trial. Br J Sports Med 51(24):1759–1766. https://doi.org/10.1136/bjsports-2016-097098

Schwartzberg R, Reuss BL, Burkhart BG, Butterfield M, Wu JY, McLean KW (2016) High prevalence of superior labral tears diagnosed by MRI in middle-aged patients with asymptomatic shoulders. Orthop J Sports Med 4(1):2325967115623212. https://doi.org/10.1177/2325967115623212

Sheean AJ, Kibler WB, Conway J, Bradley JP (2020) Posterior labral injury and glenohumeral instability in overhead athletes: current concepts for diagnosis and management. J Am Acad Orthop Surg 28(15):628–637. https://doi.org/10.5435/JAAOS-D-19-00535

Shin MH, Baek S, Kim TM, Kim H, Oh KS, Chung SW (2022) Biceps tenodesis versus superior labral anterior and posterior (SLAP) lesion repair for the treatment of SLAP lesion in overhead athletes: a systematic review and meta-analysis. Am J Sports Med 50(14):3987–3997. https://doi.org/10.1177/03635465211039822

Smith R, Lombardo DJ, Petersen-Fitts GR, Frank C, Tenbrunsel T, Curtis G, Whaley J, Sabesan VJ (2016) Return to play and prior performance in major league baseball pitchers after repair of superior labral anterior-posterior tears. Orthop J Sports Med 4(12):2325967116675822. https://doi.org/10.1177/2325967116675822

Snyder SJ, Karzel RP, Del Pizzo W, Ferkel RD, Friedman MJ (1990) SLAP lesions of the shoulder. Arthroscopy 6(4):274–279. https://doi.org/10.1016/0749-8063(90)90056-j

Steinmetz RG, Guth JJ, Matava MJ, Brophy RH, Smith MV (2022) Return to play following nonsurgical management of superior labrum anterior-posterior tears: a systematic review. J Shoulder Elbow Surg 31(6):1323–1333. https://doi.org/10.1016/j.jse.2021.12.022

Strauss EJ, Salata MJ, Sershon RA, Garbis N, Provencher MT, Wang VM, McGill KC, Bush-Joseph CA, Nicholson GP, Cole BJ, Romeo AA, Verma NN (2014) Role of the superior labrum after biceps tenodesis in glenohumeral stability. J Shoulder Elbow Surg 23(4):485–491. https://doi.org/10.1016/j.jse.2013.07.036

Tarara DT, Fogaca LK, Taylor JB, Hegedus EJ (2016) Clinician-friendly physical performance tests in athletes part 3: a systematic review of measurement properties and correlations to injury for tests in the upper extremity. Br J Sports Med 50(9):545–551. https://doi.org/10.1136/bjsports-2015-095198

Taylor SA, Fabricant PD, Bansal M, Khair MM, McLawhorn A, DiCarlo EF, Shorey M, O'Brien SJ (2015) The anatomy and histology of the bicipital tunnel of the shoulder. J Shoulder Elbow Surg 24(4):511–519. https://doi.org/10.1016/j.jse.2014.09.026

Taylor SA, Newman AM, Dawson C, Gallagher KA, Bowers A, Nguyen J, Fabricant PD, O'Brien SJ (2017) The "3-Pack" examination is critical for comprehensive evaluation of the biceps-labrum complex and the bicipital tunnel: a prospective study. Arthroscopy 33(1):28–38. https://doi.org/10.1016/j.arthro.2016.05.015

Varacallo M, Seaman TJ, Mair SD (2024a) Biceps tendon dislocation and instability. StatPearls Publishing LLC, Treasure Island

Varacallo M, Tapscott DC, Mair SD (2024b) Superior labrum anterior posterior lesions. StatPearls Publishing LLC, Treasure Island

Wilk KE, Hooks TR (2016) The painful long head of the biceps brachii: nonoperative treatment approaches. Clin Sports Med 35(1):75–92. https://doi.org/10.1016/j.csm.2015.08.012

Wilk KE, Meister K, Andrews JR (2002) Current concepts in the rehabilitation of the overhead throwing athlete. Am J Sports Med 30(1):136–151. https://doi.org/10.1177/03635465020300011201

Wilk KE, Macrina LC, Cain EL, Dugas JR, Andrews JR (2013) The recognition and treatment of superior labral (SLAP) lesions in the overhead athlete. Int J Sports Phys Ther 8(5):579–600

Yamaguchi K, Riew KD, Galatz LM, Syme JA, Neviaser RJ (1997) Biceps activity during shoulder motion: an electromyographic analysis. Clin Orthop Relat Res 336:122–129. https://doi.org/10.1097/00003086-199703000-00017

Zhang AL, Kreulen C, Ngo SS, Hame SL, Wang JC, Gamradt SC (2012) Demographic trends in arthroscopic SLAP repair in the United States. Am J Sports Med 40(5):1144–1147. https://doi.org/10.1177/0363546512436944

Neuropathien der Schulter

Neuropathische Schulterbeschwerden können bei Sportlern zu einer Einschränkung der Schulterfunktion und der Leistungsfähigkeit führen. In diesem Zusammenhang spielen Nervenkompressionssyndrome, sogenannte Entrapments, eine besondere Rolle. Ein Nervenkompressionssyndrom ist durch einen kompressionsbedingten Engpass im anatomischen Verlauf eines peripheren Nervs charakterisiert. Im Sport ist am häufigsten der N. suprascapularis durch wiederholte Überkopfaktivitäten im Bereich der Skapula betroffen. Nervenkompressionssyndrome sind auch für den N. thoracicus longus beschrieben. Daneben zählt man das (neurogene) Thoracic-Outlet-Syndrom (TOS), das den Plexus brachialis betrifft, und das Quadrilateral-Space-Syndrom (QSS), das den N. axillaris betrifft, zu den Nervenkompressionssyndromen.

Da Nervenkompressionssyndrome meist schleichend beginnen und einen chronischen Verlauf nehmen, unterscheiden sich die Pathomechanismen und Risikofaktoren von denen, die bei akuten traumatischen Nervenverletzungen auftreten. Zu den sehr vielfältigen Pathomechanismen bei Nervenkompressionssyndromen zählt beispielsweise eine intraneurale Ischämie und die damit verbundene Ödembildung, die wiederum zu einer intra- und extraneuralen Fibrose führen kann. Auch eine Demyelinisierung und eine Axondegeneration sind als Folge einer prolongierten Ischämie durch eine Nervenkompression möglich (Schmid et al. 2020).

Neuroinflammatorische Prozesse werden als Ursache für die ausstrahlende Symptomatik bei Nervenkompressionssyndromen angeführt (Schmid et al. 2013). Diese ausstrahlenden Beschwerden erstrecken sich dann oftmals über Dermatome und die nervenspezifischen Innervationsbereiche. Eine Unterbrechung des axonalen Transports trägt zudem zu einer vermehrten Mechanosensitivität des betroffenen Nervs bei (Dilley und Bove 2008).

Aufgrund der funktionellen Einheit des peripheren und zentralen Nervensystems ist davon ausgehen, dass es bei Läsionen des peripheren Nervensystems auch zu Veränderungen des zentralen Nervensystems kommt (Latremoliere und Woolf 2009). Darüber hinaus spielen psychosoziale Faktoren und andere Kontextfaktoren im Hinblick auf die Heterogenität der Symptomatik bei Nervenkompressionssyndromen eine Rolle.

In der Physiotherapie ist das Konzept der „Neurodynamik" mit seiner Ausrichtung auf die Untersuchung und die Therapie einer vermehrten Mechanosensitivität peripherer Nerven weit verbreitet (Coppieters und Nee 2015). Zwar muss ein Nervenkompressionssyndrom nicht zwangsläufig zu einer erhöhten Mechanosensitivität führen, trotzdem erscheint es sinnvoll neurodynamische Testungen einzusetzen, um die Mechanosensitivität peripherer Nerven an der oberen Extremität zu beurteilen. Die neurodynamischen Tests bestehen aus passiven Gelenkeinstellungen, durch die eine mechanische Belastung auf neurale Strukturen und das umliegende Gewebe ausgeübt wird.

Da ein Nervenkompressionssyndrom auch ohne eine erhöhte Mechanosensitivität vorkommen kann, sollte in Ergänzung zu den neurodynamischen Testungen zudem eine orientierende neurologische Untersuchung zur Beurteilung der motorischen Funktion (Kraft und Muskeleigenreflexe) sowie eine sensorische Testung (Wärme-/Kälte-/Vibrations-/Berührungsempfinden etc.) durchgeführt werden.

6.1 Quadrilateral-Space-Syndrom

Im Jahr 1983 wurde das QSS erstmalig als Kompression der A. circumflexa humeri posterior oder des N. axillaris (bzw. einer seiner Abgänge) im Spatium quadrilaterale beschrieben (Cahill und Palmer 1983). In der deutschsprachigen Literatur wird das QSS auch als „Syndrom des Spatium quadrilaterale" oder „axillares Engpasssyndrom" bezeichnet (Wening 2009).

Anatomisch wird das Spatium quadrilaterale medial durch das Caput longum des M. triceps brachii, lateral vom Humerusschaft, superior vom M. teres minor und inferior vom M. teres major begrenzt. Als häufigste Ursache für eine Kompression der A. circumflexa humeri posterior oder des N. axillaris werden fibröse Bandstrukturen im unteren Bereich des M. teres minor beschrieben, die in Abhängigkeit von der Position der Schulter einen Engpass bedingen können (Duralde 2000). Der N. axillaris innerviert den M. deltoideus und den M. teres minor. Beide Muskeln sind für die Abduktion und Außenrotation der Schulter in 90°-Abduktionsstellung wichtig.

Die Kompression sowohl des Nervs als auch der Arterie findet in der Abduktion und Außenrotation der Schulter statt. Neben der Schulterposition können auch Raumforderungen wie paralabrale Zysten, benigne Tumore oder venöse Gefäßdilatationen im Spatium quadrilaterale zu einer Einengung der dort lokalisierten Strukturen führen (Flynn et al. 2018). Ähnlich wie bei einem TOS ist in Abhängigkeit der klinischen Symptomatik und der betroffenen Struktur (Nerv oder Gefäß) auch bei einem QSS eine Unterscheidung in ein vaskuläres QSS (vQSS) oder ein neurogenes QSS (nQSS) möglich (Brown et al. 2015).

Im Sport wird ein QSS mit repetitiven Überkopfaktivitäten (z. B. Volleyball, Baseball, Schwimmen) in Verbindung gebracht (Flynn et al. 2018). Im Vordergrund steht hier eine Einengung durch abnormale fibröse Bandstrukturen oder eine Muskelhypertrophie der Muskulatur im Randbereich des Spatium quadrilaterale (Aval et al. 2007). In der Regel dominiert im Sport die neurogene Symptomatik durch die Affektion des N. axillaris. Beschrieben ist aber auch eine Häufung von aneurysmatischen Gefäßveränderungen der A. circumflexa humeri posterior bei Hochleistungssportlern, die Überkopfaktivitäten ausführen (van de Pol et al. 2017). Man geht davon aus, dass es sich dabei um ein sekundäres Phänomen auf Basis repetitiver Mikrotraumatisierungen durch die Abduktion und Außenrotation des Arms handelt (Zurkiya 2021).

Klinik

Überkopfsportathleten berichten bei einem QSS über vage, posteriore oder laterale Schulter-/Armschmerzen, die schleichend ohne Trauma begonnen haben und intermittierend auftreten (Flynn et al. 2018). Es können nach distal ausstrahlende Parästhesien auftreten, die sich bei Flexions-, Abduktions- und Außenrotationsbewegungen der Schulter verstärken (Duralde 2000).

Dabei ähnelt die Klinik des QSS der Symptomatik bei einem TOS oder anderen neurovaskulären Pathologien im Bereich der Schulter. Hierzu zählen eine schnelle Ermüdbarkeit des Arms mit einer Reduktion der Leistungsfähigkeit (z. B. Verringerung der Wurfgeschwindigkeit) sowie ein Schweregefühl oder auch Krämpfe im Bereich der oberen Extremität (Seroyer et al. 2009). Aufgrund der ähnlichen klinischen Symptomatik sollten differenzialdiagnostisch Pathologien der Rotatorenmanschette und des Labrums, ein TOS, eine zervikale Radikulopathie, eine Neuritis des Plexus brachialis sowie

Affektionen des N. suprascapularis ausgeschlossen werden (Zurkiya 2021).

Bei Palpation besteht oft ein Druckschmerz über dem Spatium quadrilaterale. Außerdem sind eine Atrophie bzw. Schwäche des M. deltoideus und des M. teres minor möglich. Demnach sollte die Kraft der Abduktion und Außenrotation der Schulter im Seitenvergleich beurteilt werden. Zur Untersuchung auf eine schnellere muskuläre Ermüdbarkeit kann auch eine wiederholte Außenrotation der Schulter in Bauchlage im Seitenvergleich getestet werden. Eine lokalisierte Druckschmerzhaftigkeit über dem Spatium quadrilaterale ermöglicht eine Abgrenzung eines QSS gegenüber den weitaus häufigeren Pathologien der Rotatorenmanschette oder des Labrums (Flynn et al. 2018).

Beschrieben ist eine Auslösung der QSS-Symptomatik durch eine aktive Flexion, Abduktion und Außenrotation der Schulter über ein Zeitfenster von 1–2 min (Aval et al. 2007). Neben einer Parästhesie im Bereich der lateralen Schulter und am posterioren Oberarm kann ein positiver Scratch-Collapse-Test auf ein QSS hinweisen (Abb. 6.1). In der Theorie basiert dieser Test auf der Annahme, dass es zu einer partiellen Inhibition der willkürlichen Muskelaktivität nach einer Stimulation der Haut im Bereich der engpassbedingten Nervenläsion kommt (Jain et al. 2024).

Therapie

Die initiale Therapie beinhaltet Weichteiltechniken, eine Dehnung in Innenrotation in Kombination mit einer Kräftigung und Dehnung der posterioren Rotatorenmanschette und der periskapulären Muskulatur sowie ein Skapulastabilisationstraining (Seroyer et al. 2009).

Es wird empfohlen, eine nicht-operative Therapie für ein Zeitfenster von mindestens 6 Monaten durchzuführen (Flynn et al. 2018). Da bei 30 % der Betroffenen ein nicht-operativer Therapieansatz nicht erfolgreich ist, wird in diesen Fällen dann eine operative Dekompression in Erwägung gezogen (Cahill und Palmer 1983).

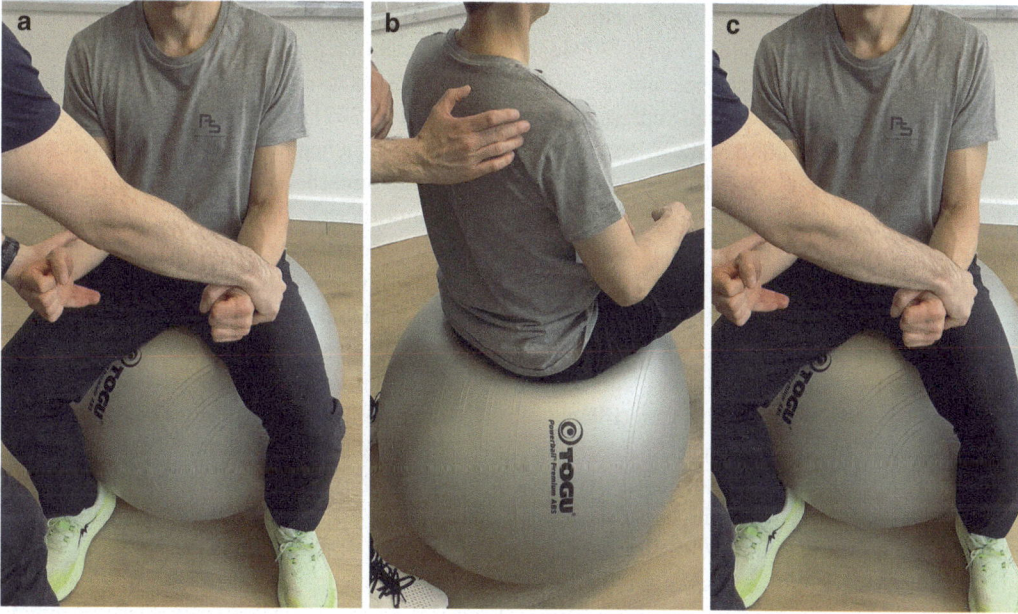

Abb. 6.1 a–c Scratch-Collapse-Test (Meyer et al. 2022). Im ersten Schritt wird die Kraft der posterioren Rotatorenmanschette geprüft. **b** Dann wird über dem betroffenen Bereich an der posterioren Schulter die Haut „gekratzt". **c** Anschließend wird die Kraft der Rotatorenmanschette erneut getestet. Das Nachgeben der Schulter in der erneuten Prüfung wird als positiver Test gewertet, was auf ein QSS hindeutet

6.2 Incisura-Scapulae-Syndrom

Eine Kompression des N. suprascapularis in der Incisura scapulae unterhalb des Lig. transversum scapulae oder in der Incisura spinoglenoidalis unterhalb des Lig. spinoglenoidale zählen zu den typischen Entrapment- bzw. Engpasssyndromen im Bereich des Schultergürtels. Der Engpass des N. suprascapularis wird auch als „Incisura-Scapulae-Syndrom" bezeichnet und tritt vor allem in Wurf- und Überkopfsportarten wie Baseball, Tennis, Gewichtheben, Schwimmen und Volleyball auf.

Die Kompression des Nervs findet dabei entweder im Bereich der Incisura scapulae oder der Incisura spinoglenoidalis statt (Kostretzis et al. 2017). Bei der Incisura scapulae (supraskapuläre Notch) handelt es sich um einen durch das Lig. transversum überdachten osteofibrösen Kanal. Die Incisura spinoglenoidalis (spinoglenoidale Notch) befindet sich im lateralen Bereich der Spina scapulae, in dem der Nerv unterhalb des Lig. spinoglenoidale verläuft.

Auch wenn isolierte Läsionen des N. suprascapularis selten sind, handelt es sich um den am häufigsten bei Sportlern betroffenen peripheren Abgang des Plexus brachialis (Safran 2004a). Die genaue Prävalenz ist nicht bekannt, es wird geschätzt, dass Irritationen des N. suprascapularis für 1–2 % aller Schulterbeschwerden verantwortlich sind (Boykin et al. 2010).

Eine muskuläre Atrophie und Schwäche des M. infraspinatus (ISP) in der dominanten Schulter ist ein gängiges Phänomen bei Überkopfsportlern (z. B. Tennis oder Volleyball; Ellenbecker et al. 2020). Die Prävalenz einer Atrophie des ISP auf der dominanten Seite bei Überkopfsportlern wird mit 4–52 % beschrieben (Ellenbecker et al. 2020). In einer anderen Untersuchung konnte bei 30 % der untersuchten Athleten (Beachvolleyball) eine Atrophie des ISP festgestellt werden (Lajtai et al. 2009). Bis zu 50 % aller Athleten, die repetitive Überkopfaktivitäten durchführen, weisen klinische Zeichen einer Schädigung des N. suprascapularis auf.

Der genaue Pathomechanismus, der hinter der Affektion des N. suprascapularis im Sport steckt, ist noch nicht vollständig verstanden. Bei Überkopfsportarten werden repetitive Scherbelastungen als Ursache betrachtet, die zu einer vermehrten Kompression, Traktion oder Reibung im Bereich des Nervs führen können. Denkbar ist eine vermehrte Zugbelastung des Nervs zwischen seinen beiden Fixpunkten, dem Plexus brachialis (medial) und dem ISP (lateral), bei endgradigen Schulterbewegungen in Abduktion und Innen-/Außenrotation oder exzessiven Skapulabewegungen bei Überkopfsportaktivitäten (Bozzi et al. 2020).

Rengachary et al. (1979) haben einen „Schlingeneffekt" beschrieben. Dieser Effekt beschreibt als Ursache das Anstoßen des Nervs im osteofibrösen Tunnel im Bereich der Incisura scapulae bei Schulterbewegungen.

Eine andere Theorie geht von einer vermehrten Spannung des Lig. spinoglenoidale bei der Wurfbewegung aus, durch die der Nerv komprimiert werden kann (Moen et al. 2012). Anders als bei der Abduktion und Außenrotation der Schulter, die eine Kompression des Nervs im Bereich der Incisura spinoglenoidalis verursachen kann, führt eine Adduktion und Innenrotation zu einer vermehrten Spannung im Lig. spinoglenoidale mit daraus resultierender Hyperkompression (Walker et al. 2021).

Andere Ursachen für eine Nervenkompression stellen anatomische Normvarianten, Traumata oder raumfordernde Prozesse dar. Hierzu zählen beispielsweise paralabrale Zysten oder auch eine Verknöcherung des Lig. transversum scapulae. Eine der am häufigsten beschriebenen Ursachen für eine Kompression des Nervs ist eine paralabrale Zyste im Bereich der Incisura spinoglenoidalis, die aus einer Verletzung des Labrums resultiert (Moen et al. 2012). Beim Überkopfsportler handelt es sich typischerweise um Zysten, die aus einer SLAP-Läsion resultieren (Safran 2004a).

Chronische Traktionsschädigungen des N. suprascapularis wurden zudem ebenfalls im Zusammenhang mit größeren Rotatorenmanschettenrupturen, bei denen der Verlauf des Nervs durch die Sehnenretraktion verändert werden kann, beobachtet (Bozzi et al. 2020).

Klinik

Die unspezifische Symptomatik eines Entrapments des N. suprascapularis, die als solche auch im Zusammenhang mit vielen anderen Schulterpathologien auftreten kann, erschwert die Diagnosestellung. Hinzu kommt, dass andere Pathologien, z. B. eine Läsion der Rotatorenmanschette/des Labrums oder eine glenohumerale Arthritis, nicht nur zu einer vergleichbaren Symptomatik führen, sondern auch in Kombination mit einem Engpass des N. suprascapularis auftreten können. Zur Ausschlussdiagnostik sollte daher immer auch eine Untersuchung des gesamten Schultergürtels durchgeführt werden.

Oftmals besteht ein Schmerz im posterosuperioren Bereich der Schulter (ca. 3–4 cm medial der posterolateralen Ecke der Spina scapulae) mit möglicher Ausstrahlung in den lateralen Arm oder die Nackenregion (Moen et al. 2012). Aufgrund der Nervenirritation kann es zu einer Schwäche des ISP kommen, die bei einer inkompletten Nervenläsion funktionell jedoch oftmals gut durch die Restfunktion des ISP und des M. teres minor kompensiert werden kann (Seroyer et al. 2009). Bei einem Entrapment im Bereich der Incisura scapulae kann es zu einer Atrophie sowohl des M. supraspinatus (SSP) als auch des ISP kommen, während bei einem Entrapment in der Incisura spinoglenoidalis nur eine Atrophie des ISP zu beobachten ist (Walker et al. 2021). Inspektorisch sollte daher immer auf eine Atrophie von SSP/ISP geachtet werden.

Da eine Kompression des Nervs in der Incisura scapulae zu einem Kraftverlust von bis zu > 75 % für die Abduktion und Außenrotation führen kann, erscheint es sinnvoll, Kraftmessungen der Abduktion und Außenrotation der Schulter in die klinische Untersuchung zu integrieren (Moen et al. 2012). Ein Entrapment im Bereich der Incisura spinoglenoidalis wird durch die funktionelle Kompensation durch den M. deltoideus und den ISP besser toleriert (Bozzi et al. 2020). Eine Adduktion und Innenrotation der Schulter kann durch die dadurch provozierte Erhöhung der Spannung des Lig. spinoglenoidale die Symptomatik auslösen. Zur Diagnostik sind der Suprascapular-Stretch-Test und der Cross-Arm-Adduction-Test (Abb. 6.2) beschrieben.

Therapie

Liegt kein raumfordernder Prozess als Ursache für einen Engpass des N. suprascapularis vor, wird zunächst eine nicht-operative Therapie empfohlen (Moen et al. 2012) und in vielen Fällen sind die Symptome oft auch spontan rückläufig, wenngleich dies auch länger als 1 Jahr dauern kann (Safran 2004a).

Bei einer Schwäche und Schmerzen ohne Zeichen einer Muskelatrophie und ohne Auffällig-

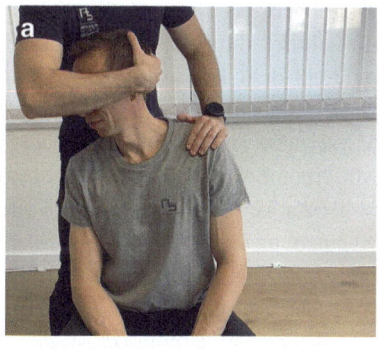
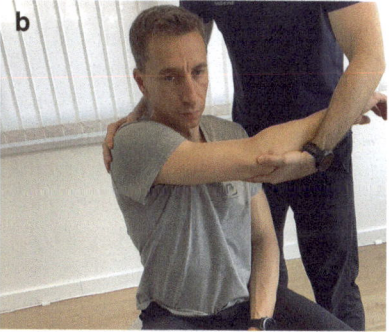

Abb. 6.2 a, **b** Suprascapular-Stretch-Test und Cross-Arm-Adduction-Test. **a** Suprascapular-Stretch-Test: Der Untersucher rotiert den Kopf zur nicht betroffenen Seite und drückt dabei gleichzeitig auf der betroffenen Seite die Schulter nach unten. **b** Cross-Arm-Adduction-Test: Der Arm auf der betroffenen Seite wird in eine maximale Adduktion und Innenrotation gebracht. Der jeweilige Test gilt als positiv, wenn ein Schmerz im Bereich der posterioren Schulter ausgelöst werden kann

keiten in der EMG-Untersuchung (EMG = Elektromyografie) sowie fehlendem Hinweis auf eine Labrumläsion oder eine Zyste, kann zunächst eine nicht-operative Therapie für 6 Monate durchgeführt werden, bevor ein operatives Vorgehen in Betracht gezogen wird (von Knoch et al. 2021).

Im Vordergrund der nicht-operativen Therapie stehen eine Kräftigung im Bereich der periskapulären Muskulatur, der Rotatorenmanschette und des M. deltoideus, propriozeptives Training sowie ein Erhalt der Schultermobilität (Bozzi et al. 2020; Kostretzis et al. 2017). Hinsichtlich der Flexibilität der Schulter sollte insbesondere die Dehnung der posterioren Kapsel berücksichtigt werden, da hierdurch potenziell die Spannung des Lig. spinoglenoidale reduziert werden kann (Safran 2004a).

Die genauen Wirkmechanismen, die zu einer Verbesserung der Symptomatik durch eine nicht-operative Therapie führen, sind nach wie vor unbekannt. Man nimmt an, dass es durch ein Training zu muskulären Kompensationsmechanismen kommt. Bei einer Symptomdauer von bereits mehr als 6 Monaten ist die Prognose für den Erfolg einer nicht-operativen Therapie allerdings schlecht (Kostretzis et al. 2017).

6.3 Läsionen des N. thoracicus longus

Der N. thoracicus longus wird von den Nervenwurzelabgängen C5–C7 gebildet und verläuft absteigend hinter dem Plexus brachialis. Die Nervenwurzeln von C5 und C6 verlaufen durch (oder auf) dem M. scalenus medius, die Nervenwurzel von C7 verläuft zwischen den Mm. scaleni anterior und medius. Die Nervenwurzeln vereinigen sich dann distal der Mm. scaleni und ziehen hinter der Klavikula und der 1. oder 2. Rippe weiter nach distal in Richtung Thoraxwand, wo sie den M. serratus anterior an seinem äußeren Rand innervieren (Gooding et al. 2014). In seinem anatomischen Verlauf ist eine Kompression im Bereich der Mm. scaleni zwischen dem Korakoid und der 1. oder 2. Rippe, über der 2. Rippe oder am anteroinferioren Rand der Skapula möglich (Hester et al. 2000).

Der N. thoracicus longus kann durch eine Traktion im Bereich der Halswirbelsäule (HWS), der Schulter oder im Zusammenhang mit einem direkten Thoraxtrauma verletzt werden. Die häufigste Verletzungsursache stellt ein akutes oder repetitives Trauma dar. Im Sport spielt vor allem ein erhöhter Traktionsmechanismus in Sportarten mit wiederholten Überkopfbelastungen (Volleyball, Tennis, Baseball, Football, Speerwurf etc.) oder eine Hyperkompression eine Rolle. Die Kombination aus einer Überkopfposition des Arms mit einer Neigung des Kopfes zur kontralateralen Seite kann dabei zu Mikrotraumatisierungen des Nervs führen. Im Football kann zudem eine Schulterdepression und Seitneigung des Kopfes beim Tackling eine vermehrte Traktionsbelastung des Nervs bedingen (Safran 2004b).

Auch ein direktes Anpralltrauma am lateralen Thorax in Kontaktsportarten wie Football oder Eishockey kann den Nerv verletzen. Daneben können infektiologische und virale Erkrankungen zu einer Affektion des Nervs führen (Nath und Somasundaram 2021; Rausch et al. 2016).

Klinik

Eine Verletzung des N. thoracicus longus ist die häufigste Ursache für eine Parese des M. serratus anterior und einer daraus resultierenden Scapula alata, also einem Hervortreten des Schulterblatts (Scapular Winging). Die Scapula alata ist auf eine Insuffizienz der skapulothorakalen Muskulatur hinsichtlich ihrer Stabilisationsfähigkeit der Skapula auf dem Thorax zurückzuführen (Geurkink et al. 2023). Insbesondere eine Dysfunktion des M. serratus anterior, des M. trapezius oder der Mm. rhomboidei bedingen eine Scapula alata.

Ist der M. serratus anterior betroffen, führt dies zu einem medialen Winging der Skapula (Didesch und Tang 2019). Betroffene Athleten berichten über Schwierigkeiten bei Überkopfbewegungen, eine schnellere Ermüdbarkeit der Schulter mit einer sportartspezifischen Leistungsminderung sowie Schmerzen im Bereich des oberen Rückens und der Schulter (Didesch und Tang 2019).

Das Scapular Winging wird für den Patienten spürbar, wenn er auf einem Stuhl mit einer hohen

Rückenlehne sitzt oder sich anderweitig mit dem Rücken anlehnt.

Die Scapula alata ist eine Blickdiagnose und fällt bei der Inspektion des Schultergürtels in Ruhe und bei Schulterbewegungen auf. Sie tritt bei Flexionsbewegungen der Schulter über 90° auf und kann durch den Wall-Press-Test, bei dem sich der Patient frontal an einer Wand abstützt, provoziert werden.

Die Beschwerden bei der aktiven Schulterbewegung lassen sich durch eine manuelle Korrektur der Skapula durch Manöver wie dem Scapular-Assisstance-Test oder der manuellen Stabilisation der Skapula gegen den Thorax (Scapular-Stabilization-Test) reduzieren (Didesch und Tang 2019). Die Kraft für die Elevation der Schulter kann reduziert sein.

Wie bei anderen Neuropathien kann auch bei einem Entrapment des N. suprascapularis der Scratch-Collapse-Test (Abb. 6.3) durchgeführt werden (Pinder und Ng 2016).

Differenzialdiagnostisch sollten Pathologien im Bereich der Bandscheiben und der Rotatorenmanschette sowie eine Neuritis des Plexus brachialis, eine Kapsulitis, eine glenohumerale Instabilität, ein TOS oder degenerative Veränderung des Akromioklavikular- (ACG) und Glenohumeralgelenkes ausgeschlossen werden. Daneben können auch Dysfunktionen des M. trapezius und der Mm. rhomboidei zu einer Scapula alata führen (Safran 2004b).

Therapie

Oftmals liegt der Scapula alata eine vorübergehende Leitungsstörung ohne axonale Schädigung (Neuropraxie) zugrunde, die in einem Zeitfenster von 6–9 Monaten eine gute Prognose hat (Meininger et al. 2011). Liegt kein Trauma vor, kann daher in der Regel ein nicht-operativer Therapieversuch durchgeführt werden. Eine Aufklärung über den zu erwartenden guten Spontanverlauf sollte erfolgen (Foo und Swann 1983).

Das Ziel der Physiotherapie in diesem Zeitraum ist es, das passive Bewegungsausmaß der Schulter zu erhalten und Kontrakturen zu vermeiden. Eine Symptomverstärkung durch Elevationsbewegungen über 90° sollte anfangs vermieden werden. Initial ist auch eine Immobilisation in einer Schulterschlinge zur Schmerzkontrolle möglich. Die Stabilisation mit einer Skapulaorthese ist ebenfalls denkbar. Die Kräftigung der periskapulären Muskulatur und der Rotatorenmanschette stellen wesentliche Therapieinhalte dar. Ein Biofeedback-Training kann im Zusammenhang mit skapulothorakalen Dysfunktionen hilfreich sein (Luo et al. 2024). Die Indikation für

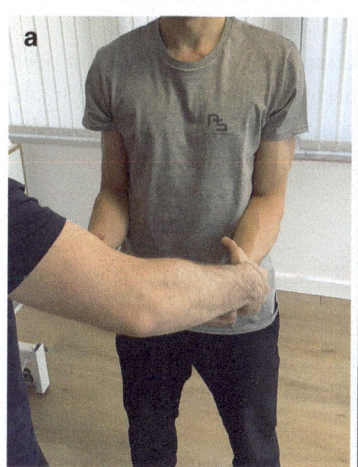 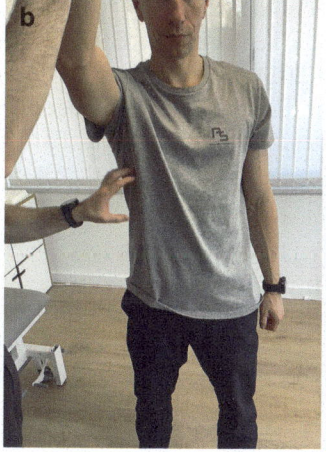 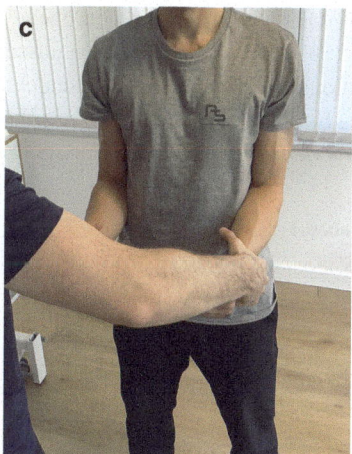

Abb. 6.3 a–c Scratch-Collapse-Test. **a** Prüfung der Kraft der posterioren Rotatorenmanschette bei adduzierten Armen und 90°-Ellenbogenflexion. **b, c** Dann „Kratzen" über der Thoraxwand und anschließend erneute Krafttestung der posterioren Rotatorenmanschette. Eine Schwäche der Außenrotation in der erneuten Krafttestung wird als positiver Test gewertet

eine operative Therapie besteht bei erfolgloser nicht-operativer Therapie oder im Zusammenhang mit höhergradigen traumatisch bedingten Nervenschädigungen (Safran 2004b).

6.4 Thoracic-Outlet-Syndrom

Das TOS ist eine Bezeichnung für Pathologien, bei denen es zu einer Kompression oder Schädigung von neurovaskulären Strukturen am Übergang vom Thorax zum Halsbereich kommt. Betroffen sind dabei typischerweise der Plexus brachialis oder die A./V. subclavia. Man unterscheidet daher auch eine arterielle (aTOS), eine venöse (vTOS) und eine neurogene (nTOS) Form des TOS.

Potenzielle Engpässe sind im Bereich der hinteren Skalenuslücke, zwischen Klavikula und 1. Rippe und unterhalb des M. pectoralis minor beschrieben (Illig et al. 2016). Auch eine akzessorische Halsrippe kann zu einer Engstelle führen. Am häufigsten tritt ein Engpass zwischen Klavikula und 1. Rippe auf, was dann auch als kostoklavikuläres Syndrom bezeichnet wird (Povlsen et al. 2014).

Die Inzidenz eines nTOS wird mit 2–3 Fällen pro 100.000 Personen und Jahr bzw. 0,5–1 Fall pro 100.000 Personen und Jahr für das vTOS angegeben (Illig et al. 2021). Demnach handelt es sich um ein seltenes Beschwerdebild, bei dem am weitaus häufigsten die neurogene Form auftritt. 95 % der Betroffenen haben ausschließlich neurologische Symptome (Povlsen et al. 2014).

Es wird angenommen, dass die Inzidenz bei Überkopfsportlern (z. B. Wurfsportarten, Schwimmen) höher ist (Ohman und Thompson 2020). Die repetitive Belastung kann zu einer Hypertrophie der Skalenusmuskulatur und des M. pectoralis minor sowie zu muskulären Dysbalancen im Schultergürtelbereich führen. Dadurch kann es zu einer vermehrten Belastung des Plexus brachialis und der assoziierten vaskulären Strukturen kommen (Warrick und Davis 2021).

Eine maximale Abduktion und Außenrotation der Schulter führen zu einer Verengung zwischen Klavikula und Skalenusmuskulatur sowie Klavikula und 1. Rippe, wodurch ein TOS begünstigt werden kann. Hinzu kommt die potenzielle Affektion der neurovaskulären Strukturen bei Überkopfpositionen des Arms bei ihrem Durchgang im posterioren Bereich des M. pectoralis minor (Troyer et al. 2023). Auch wiederholte Mikrotraumatisierungen, die zu einer Vernarbung und Hypertrophie der Muskulatur führen können, stellen ein Irritationsrisiko für die angrenzenden neuronalen Strukturen dar (Tab. 6.1; Hock et al. 2024).

Man geht davon aus, dass die neurologischen Symptome eines TOS eine Folge der Kompression des Plexus brachialis im Bereich der Skalenuslücke oder unterhalb des M. pectoralis minor sind. Auch Unfälle wie ein Hyperextensionstrauma der HWS mit Einblutung, Ödem und Entzündungsreaktion im Bereich der Skalenusmuskulatur gelten als potenzielle Ursache. Das nTOS tritt häufiger bei Frauen in einem Alter zwischen 20–40 Jahren auf (Sanders et al. 2007).

Ein vTOS (Kompression kostoklavikulär oder unterhalb M. pectoralis minor) kann sich als akute oder chronisch-venöse Thrombose an der oberen Extremität manifestieren. Heutzutage

Tab. 6.1 Risikofaktoren für ein TOS (Hock et al. 2024)

Kongenitale Risikofaktoren	Traumatische Risikofaktoren	Physische Risikofaktoren
Anomalien der ersten Rippe	Hyperextensions-/Hyperflexionsverletzung der HWS	Repetitive Nacken-/HWS-Bewegungen
Halsrippe	Fraktur der 1. Rippe oder der Klavikula	Hyperabduktion der Schulter
Zervikale fibrokartilaginäre Bänder	Stürze	Schultergürtelinstabilität
Muskelanomalien: abnormaler Ursprung oder Insertion		Adaptive Muskelverkürzung
Überlappende Skalenusmuskeln		Veränderte Gelenkmechanik
Verschmolzene Muskeln		Schwangerschaft
Asymmetrie, Hypertrophie von Muskeln		Adipositas

HWS Halswirbelsäule

nimmt man an, dass es sich dabei um einen chronischen Prozess, ausgehend von wiederholten venösen Verletzungen bei Armbewegungen, handelt. Aufgrund der Ausbildung von Kollateralgefäßen bleibt dieser Prozess oftmals so lange symptomlos, bis sich ein Thrombus in der V. subclavia bildet (Ohman und Thompson 2020). Das Risiko einer Lungenembolie durch eine tiefe Venenthrombose der oberen Extremität wird mit 15 % angegeben (Elman und Kahn 2006).

Ein aTOS ist die seltenste Form und führt zu einer symptomatischen Ischämie in Überkopfpositionen des Arms bis hin zu arteriellen Gefäßschädigungen (Illig et al. 2016). Meist bedingen knöcherne Anomalien wie eine akzessorische Halsrippe, eine Klavikulafraktur oder eine Hypoplasie der 1. Rippe eine anhaltende Kompression der A. subclavia (Ohman und Thompson 2020). Diese kann dann zu Gefäßwandveränderungen und der Ausbildung eines Thrombus führen.

Klinik

Die klinische Symptomatik eines TOS hängt von der jeweiligen Form ab. Bei einem nTOS kann die Symptomatik von leichten Beschwerden, die sich durch bestimmte Positionen der oberen Extremität oder des Nackens verschlechtern, bis hin zu Schmerzen, Parästhesien und Taubheitsgefühlen in Fingern, Hand oder Unterarm sehr unterschiedlich ausfallen (Lim et al. 2021). Überkopfbewegungen führen meist zu einer Schmerzverstärkung und einer Zunahme der Parästhesien. Athleten berichten bei einem nTOS über eine Leistungsminderung beim Wurf und ein Schweregefühl im Arm nach dem Werfen (Ohman und Thompson 2020).

Ein Hauptsymptom für alle TOS-Formen sind bewegungsabhängige Schmerzen, die die Nackenregion, die Schulter (vor allem bei Abduktion und Retroversion), die obere Extremität oder die Hand betreffen können (Povlsen et al. 2014). Darüber hinaus können Kribbelparästhesien, Taubheit, Muskelschwäche, ein Schweregefühl der oberen Extremität und eine vermehrte Ermüdbarkeit auftreten (Illig et al. 2016). Beschrieben ist auch ein „oberes" und „unteres" klinisches Muster in Abhängigkeit davon, welche Anteile des Plexus brachialis kompromittiert sind (Nichols 2009). Bei einem „oberen" Muster bestehen Schmerzen im Schulter-Nacken-Bereich sowie Parästhesien, die in den seitlichen Arm ausstrahlen. Das „untere" Muster ist hingegen gekennzeichnet durch Nacken- und Schulterschmerzen, Parästhesien, die oft in den medialen Arm, den Unterarm sowie den 4. und 5. Finger ausstrahlen, sowie einer Griffkraftschwäche.

Bei einer plötzlichen Schwellung und einem Schweregefühl des Arms, einer lividen Verfärbung der Hand oder Finger oder einem nicht tastbaren Puls muss an ein vTOS bzw. aTOS gedacht werden. Sichtbare Kollateralvenen im Bereich der Schulter, des Arms oder der Brust sind ein Zeichen für ein vTOS (Hussain et al. 2016). Kennzeichnend für ein aTOS sind ein Kältegefühl und eine Kälteintoleranz der oberen Extremität (Li et al. 2021).

Alte Frakturen im Bereich der Klavikula oder der 1. Rippe sollten abgefragt und eine Palpation der supraklavikulären Region durchgeführt werden. Die aktive thorakale Extension (die bei etwa 13–15° liegen sollte) in Kombination mit der Elevation der Schulter kann bei einem TOS eingeschränkt sein, sodass das Ott-Zeichen als Assessment der thorakalen Beweglichkeit eingesetzt werden kann (Colbert et al. 2022).

Als Test-Cluster können der Upper-Limb-Tension-Test, der 3-minütige Elevated-Arm-Stress-Test (Abb. 6.4) sowie eine supraklavikuläre und subkorakoidale Palpation durchgeführt werden (Balderman et al. 2017). Auch der Adson- und der Eden-Test können als Ergänzungen eines solchen Test-Clusters angewendet werden.

Differenzialdiagnostisch gilt es, andere Ursachen im Bereich des Schultergürtels (Kapsulitis, Instabilität, Arthrose, Pathologien der Rotatorenmanschette, Bursitis etc.), der HWS (Bandscheibenpathologien etc.) sowie neurologische Ursachen (Neuritis des Plexus brachialis, Karpaltunnelsyndrom, Complex Regional Pain Syndrome [CRPS] etc.) und raumfordernde Prozesse auszuschließen (Nichols 2009).

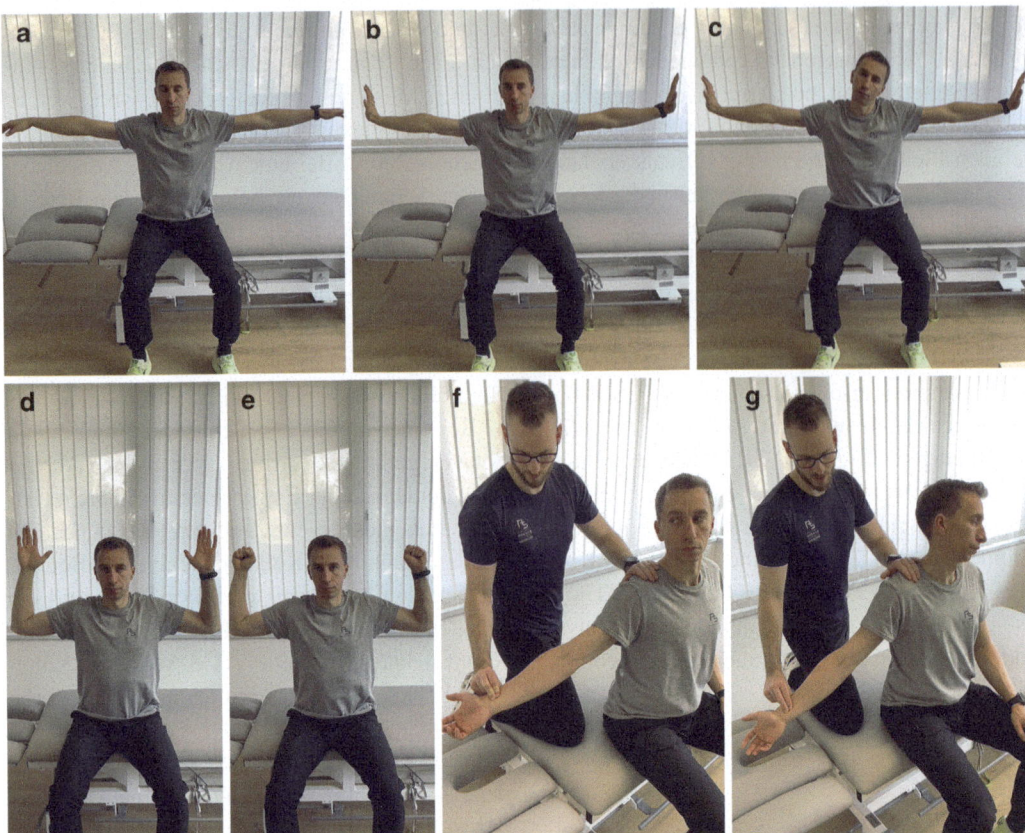

Abb. 6.4 a–g Test-Cluster bei Thoracic-Outlet-Syndrom. **a–c** Upper-Limb-Tension-Test. **a** Ausgangsstellung Sitz oder Stand, 90° Schulterabduktion und Ellenbogenextension. **b** Extension der Handgelenke. **c** Lateralflexion des Kopfes zur betroffenen und nicht betroffenen Seite. **d,e** Elevated-Arm-Stress-Test. **d** Provokation der Beschwerden durch 90° Schulterabduktion, Außenrotation und Ellenbogenflexion. **e** Repetitives Öffnen und Schließen der Hände für bis zu 3 min in dieser Position. **f** Adson-Test: Im Sitzen wird der betroffene Arm abduziert und mit gestrecktem Ellenbogen außenrotiert. Der Untersucher palpiert den Puls der A. radialis, während der Patient angewiesen wird, tief einzuatmen und gleichzeitig den Kopf in Richtung der betroffenen Seite zu rotieren und zu extendieren. Wenn bei tiefer Inspiration des Patienten der Puls abgeschwächt oder gar nicht mehr tastbar ist, gilt der Test als positiv. **g** Eden-Test: Ausgangsstellung: aufrechter Sitz, Schultern nach hinten und unten gezogen, Brust nach vorne herausgestreckt. Der Arm wird dann durch den Untersucher nach hinten und unten gezogen; Palpation des Pulses der A. radialis. Wenn bei tiefer Inspiration des Patienten der Puls abgeschwächt oder gar nicht mehr tastbar ist, gilt der Test als positiv

Therapie

Es gibt derzeit keine Evidenz für das optimale physiotherapeutische Vorgehen bei einem nTOS. In der Regel fokussieren sich die nicht-operativen Therapiestrategien auf eine Verbesserung der Flexibilität derjenigen Muskelgruppen, die zu einem nTOS beitragen können. Hierzu zählen insbesondere der M. pectoralis minor und die Skalenusmuskulatur. Darüber hinaus werden die Skapula- und Schultergürtelmobilität, Atmung und die Körperhaltung in die Therapiestrategie miteinbezogen (Balderman et al. 2017).

▶ **Praxistipp** Da ein Traktionstrauma oftmals Ursache für ein TOS sein kann, sollten Dehnungen nur unter Beobachtung der daraus resultierenden Reaktivität der Symptomatik durchgeführt werden. Hintergrund ist, dass abhängig von der Position Dehntechniken zu einer Symptomzunahme führen können. Auch neurale Mobilisationstechniken sollten schmerzfrei und nur bei Abwesenheit einer vermehrten Sensibilität auf Zugbelastung angewendet werden (Hock et al. 2024).

Aufgrund der beschriebenen Hypertonie der beteiligten Muskelgruppen bei einem nTOS besteht eine eher zurückhaltende Einstellung im Hinblick auf die Durchführung eines Krafttrainings (Troyer et al. 2023). Der Fokus der Trainingsvarianten (Tab. 6.2; Abb. 6.5, 6.6, 6.7, 6.8 und 6.9) liegt auf dem mittleren und unteren Anteil des M. trapezius sowie des M. serratus anterior zur Verbesserung der Skapulakontrolle (Hock et al. 2024).

Tab. 6.2 Rehabilitationsstrategie für die Phasen 1–5 zur nicht-operativen Therapie bei TOS

Phase	Ziel	Übungen	Progressionskriterien
1	Skapulapositionierung in Ruhe (Depression und Retraktion in neutraler Position)	– Skapula-Setting im Stand oder Sitz – Skapula-Setting im Liegen – Skapularetraktion mit Außenrotation	3 Sätze mit 20 Wiederholungen ohne Ausweichbewegung
2	Skapulakontrolle in 0–30°-Abduktion	– Bilaterale Extension im Liegen – Unilaterale Extension im Liegen oder vorgebeugt – Unilaterales Rudern im Liegen oder vorgebeugt – W oder Robbery-Manöver mit Band	3 Sätze mit 20 Wiederholungen mit 0,45–1,35 kg ohne Ausweichbewegung
3	Skapulakontrolle in 45–90°-Abduktion	– Bilaterales W im Liegen – Bilaterales T im Liegen: horizontale Abduktion – Unilaterales T im Liegen: horizontale Abduktion – Unilaterales Rudern im Liegen mit Außenrotation	3 Sätze mit 20 Wiederholungen mit 0,45–1,35 kg ohne Ausweichbewegung
4	Skapulakontrolle in Flexion (in der Sagittalebene)	– High-to-low-Row-Extension mit Band – Armheben in Skapulaebene bis 90° – Serratusprotraktion in Vierfüßler – Serratusdrücken im Liegen oder Stehen	3 Sätze mit 20 Wiederholungen mit 1,35–13,5 kg ohne Ausweichbewegung
5	Skapulakontrolle in > 90°-Elevation (Progression der Überkopfkräftigung)	– Unilaterale Y-Elevation in Skapulaebene im Liegen – Außenrotation in 90° mit Band – Serratus Wall Slide – Landmine Press	3 Sätze mit 20 Wiederholungen ohne Ausweichbewegung; Gewicht je nach Übung zwischen 0,9 und 24,75 kg

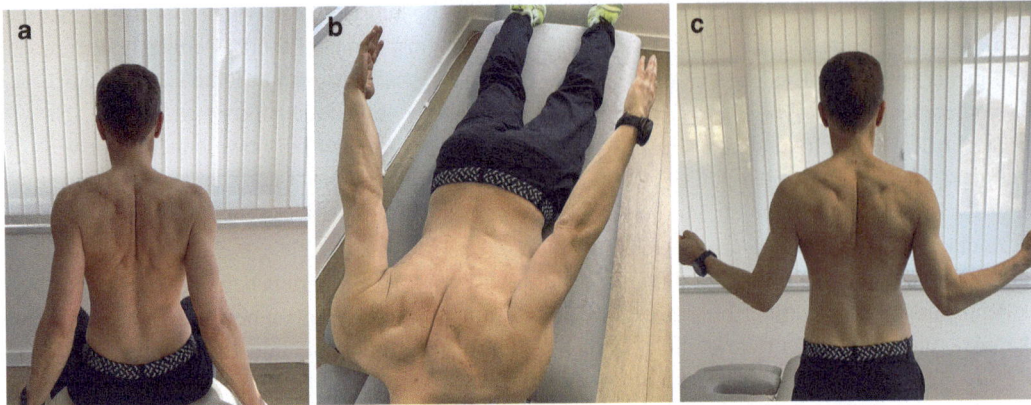

Abb. 6.5 a–c Übungen für Phase 1. **a** Skapula-Setting im Stand oder Sitz. **b** Skapula-Setting im Liegen. **c** Skapularetraktion mit Außenrotation

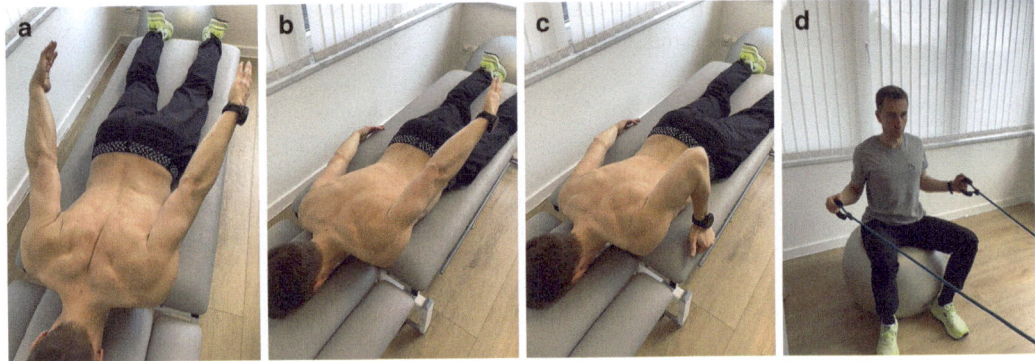

Abb. 6.6 a–d Übungen für Phase 2. **a** Bilaterale Extension im Liegen. **b** Unilaterale Extension im Liegen. **c** Unilaterales Rudern im Liegen. **d** W mit Band

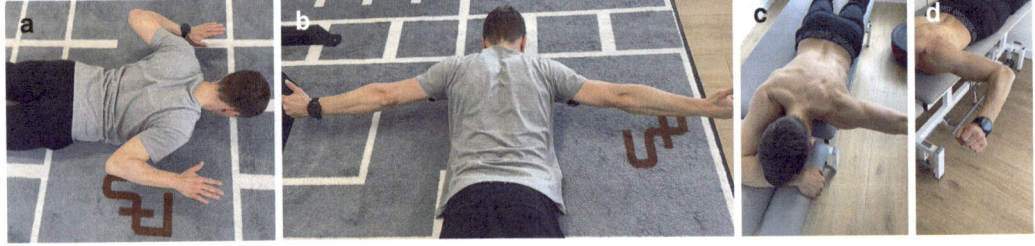

Abb. 6.7 a–d Übungen für Phase 3. **a** Bilaterales W im Liegen. **b** Bilaterales T im Liegen: horizontale Abduktion. **c** Unilaterales T im Liegen: horizontale Abduktion. **d** Unilaterales Rudern im Liegen mit Außenrotation

6.4 Thoracic-Outlet-Syndrom

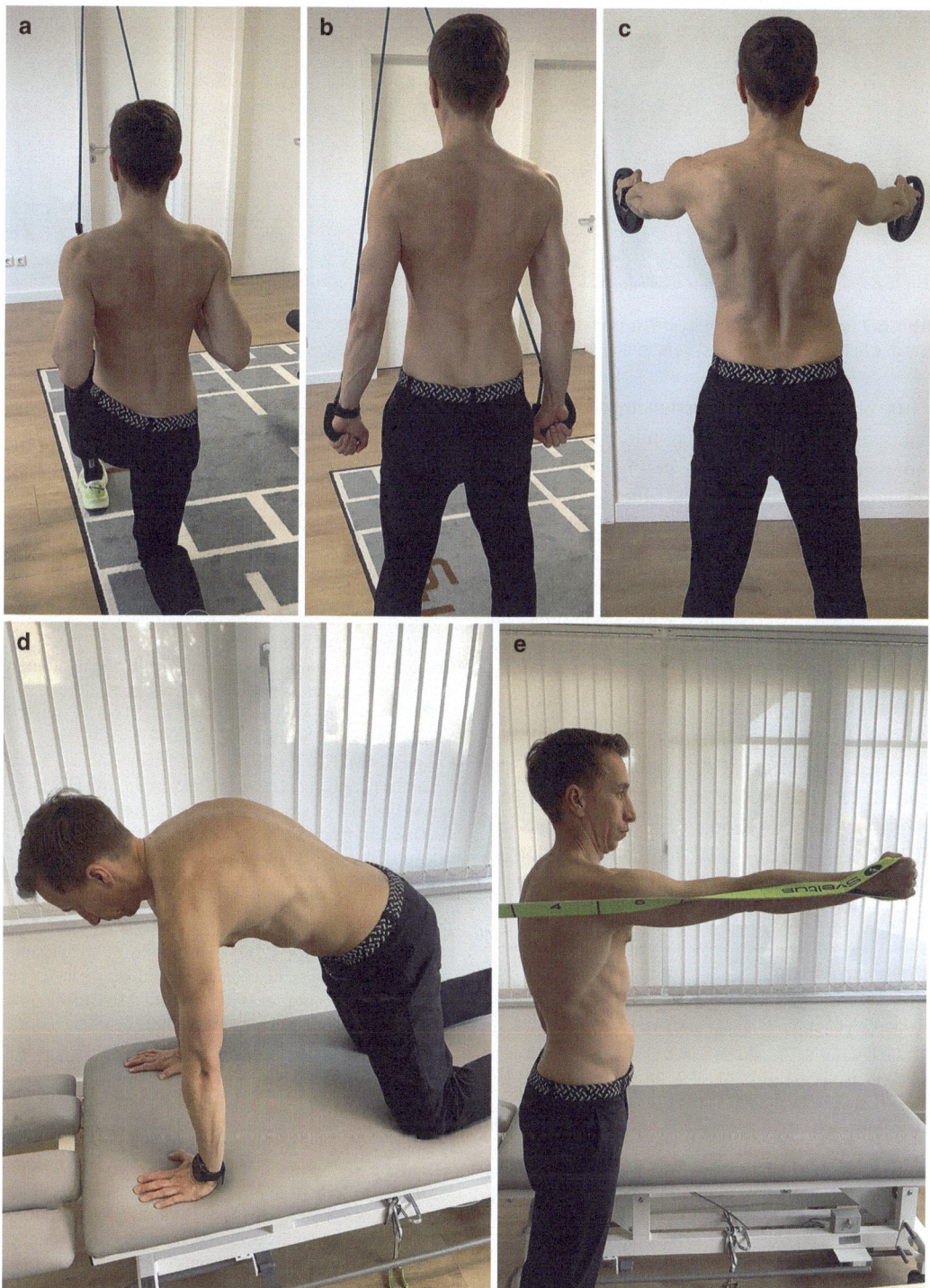

Abb. 6.8 a–e Übungen für Phase 4. **a** High-to-low-Row. **b** Extension mit Band. **c** Armheben in Skapulaebene bis 90°. **d** Serratusprotraktion im Vierfüßler. **e** Serratus-Push im Liegen oder Stehen

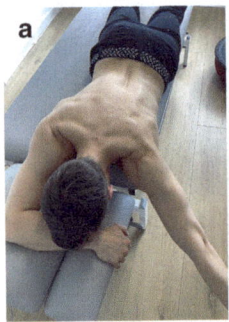 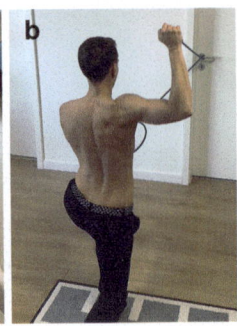 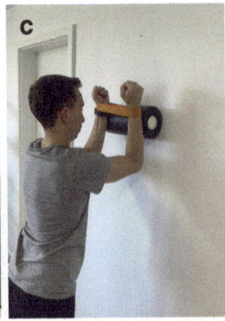 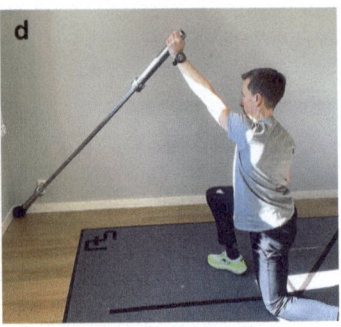

Abb. 6.9 a–d Übungen für Phase 5. **a** Unilaterale Y-Elevation in Skapulaebene im Liegen. **b** Außenrotation in 90° mit Band. **c** Serratus Wall Slide. **d** Landmine Press

In einer anderen Expertenempfehlung wird ein sequenzielles Vorgehen mit einer initialen Adressierung der Mobilität, gefolgt von Übungen für motorische Kontrolle und einer sich erst dann anschließenden Kräftigung der periskapulären Muskulatur beschrieben (Colbert et al. 2022).

Es ist jedoch unklar, ob die hier exemplarisch dargestellten Ansätze einen Vorteil gegenüber anderen Therapiestrategien haben. Möglicherweise kann auch eine Tapeanlage, die eine Retraktion, Elevation und Aufwärtsrotation der Skapula stimuliert, zur Verbesserung der Symptomatik beitragen (Ortaç et al. 2020). Darüber hinaus sind neurale Mobilisationen sowie die manuelle Mobilisation der 1. Rippe, der Brustwirbelsäule (BWS) und laterale HWS-Glide-Anwendungen zur Behandlung beschrieben (Hock et al. 2024).

Literatur

Aval SM, Durand P Jr, Shankwiler JA (2007) Neurovascular injuries to the athlete's shoulder: part II. J Am Acad Orthop Surg 15(5):281–289. https://doi.org/10.5435/00124635-200705000-00006

Balderman J, Holzem K, Field BJ, Bottros MM, Abuirqeba AA, Vemuri C, Thompson RW (2017) Associations between clinical diagnostic criteria and pretreatment patient-reported outcomes measures in a prospective observational cohort of patients with neurogenic thoracic outlet syndrome. J Vasc Surg 66(2):533–544.e532. https://doi.org/10.1016/j.jvs.2017.03.419

Boykin RE, Friedman DJ, Higgins LD, Warner JJ (2010) Suprascapular neuropathy. J Bone Joint Surg Am 92(13):2348–2364. https://doi.org/10.2106/jbjs.I.01743

Bozzi F, Alabau-Rodriguez S, Barrera-Ochoa S, Ateschrang A, Schreiner AJ, Monllau JC, Perelli S (2020) Suprascapular neuropathy around the shoulder: a current concept review. J Clin Med 9(8):2331. https://doi.org/10.3390/jcm9082331

Brown SA, Doolittle DA, Bohanon CJ, Jayaraj A, Naidu SG, Huettl EA, Renfree KJ, Oderich GS, Bjarnason H, Gloviczki P, Wysokinski WE, McPhail IR (2015) Quadrilateral space syndrome: the Mayo Clinic experience with a new classification system and case series. Mayo Clin Proc 90(3):382–394. https://doi.org/10.1016/j.mayocp.2014.12.012

Cahill BR, Palmer RE (1983) Quadrilateral space syndrome. J Hand Surg 8(1):65–69

Colbert L, Harrison C, Nuelle C (2022) Rehabilitation in overhead athletes with thoracic outlet syndrome. Arthrosc Sports Med Rehabil 4(1):e181–e188. https://doi.org/10.1016/j.asmr.2021.11.007

Coppieters M, Nee R (2015) Neurodynamic management of the peripheral nervous system. In: In: Jull G, Moore A, Falla D, Lewis J, McCarthy C, Sterling M (Hrsg) Grieve's modern musculoskeletal physiotherapy, 4. Aufl. Elsevier, Edinburgh, S 287–297

Didesch JT, Tang P (2019) Anatomy, etiology, and management of scapular winging. J Hand Surg Am 44(4):321–330. https://doi.org/10.1016/j.jhsa.2018.08.008

Dilley A, Bove GM (2008) Disruption of axoplasmic transport induces mechanical sensitivity in intact rat C-fibre nociceptor axons. J Physiol 586(2):593–604. https://doi.org/10.1113/jphysiol.2007.144105

Duralde XA (2000) Neurologic injuries in the athlete's shoulder. J Athl Train 35(3):316–328

Ellenbecker TS, Dines DM, Renstrom PA, Windler GS (2020) Visual observation of apparent infraspinatus muscle atrophy in male professional tennis players. Orthop J Sports Med 8(10):2325967120958834. https://doi.org/10.1177/2325967120958834

Elman EE, Kahn SR (2006) The post-thrombotic syndrome after upper extremity deep venous thrombosis in adults: a systematic review. Thromb Res 117(6):609–614. https://doi.org/10.1016/j.thromres.2005.05.029

Flynn LS, Wright TW, King JJ (2018) Quadrilateral space syndrome: a review. J Shoulder Elbow Surg 27(5):950–956. https://doi.org/10.1016/j.jse.2017.10.024

Foo CL, Swann M (1983) Isolated paralysis of the serratus anterior. A report of 20 cases. J Bone Joint Surg Br

65(5):552–556. https://doi.org/10.1302/0301-620x.65b5.6643557

Geurkink TH, Gacaferi H, Marang-van de Mheen PJ, Schoones JW, de Groot JH, Nagels J, Nelissen R (2023) Treatment of neurogenic scapular winging: a systematic review on outcomes after nonsurgical management and tendon transfer surgery. J Shoulder Elbow Surg 32(2):e35–e47. https://doi.org/10.1016/j.jse.2022.09.009

Gooding BW, Geoghegan JM, Wallace WA, Manning PA (2014) Scapular winging. Shoulder Elbow 6(1):4–11. https://doi.org/10.1111/sae.12033

Hester P, Caborn DN, Nyland J (2000) Cause of long thoracic nerve palsy: a possible dynamic fascial sling cause. J Shoulder Elbow Surg 9(1):31–35. https://doi.org/10.1016/s1058-2746(00)90007-7

Hock G, Johnson A, Barber P, Papa C (2024) Current clinical concepts: rehabilitation of thoracic outlet syndrome. J Athl Train 59(7):683–695. https://doi.org/10.4085/1062-6050-0138.22

Hussain MA, Aljabri B, Al-Omran M (2016) Vascular thoracic outlet syndrome. Semin Thorac Cardiovasc Surg 28(1):151–157. https://doi.org/10.1053/j.semtcvs.2015.10.008

Illig KA, Donahue D, Duncan A, Freischlag J, Gelabert H, Johansen K, Jordan S, Sanders R, Thompson R (2016) Reporting standards of the society for vascular surgery for thoracic outlet syndrome. J Vasc Surg 64(3):e23–e35. https://doi.org/10.1016/j.jvs.2016.04.039

Illig KA, Rodriguez-Zoppi E, Bland T, Muftah M, Jospitre E (2021) The incidence of thoracic outlet syndrome. Ann Vasc Surg 70:263–272. https://doi.org/10.1016/j.avsg.2020.07.029

Jain NS, Zukotynski B, Barr ML, Cortez A, Benhaim P (2024) The scratch-collapse test: a systematic review and statistical analysis. Hand (N Y) 19(7):1054–1061. https://doi.org/10.1177/15589447231174483

von Knoch M, Frosch S, Baums MH, Lehmann W (2021) Motor recovery of the suprascapular nerve after arthroscopic decompression in the scapular notch – a systematic review. Z Orthop Unfall 159(5):546–553. https://doi.org/10.1055/a-1128-0557

Kostretzis L, Theodoroudis I, Boutsiadis A, Papadakis N, Papadopoulos P (2017) Suprascapular nerve pathology: a review of the literature. Open Orthop J 11:140–153. https://doi.org/10.2174/1874325001711010140

Lajtai G, Pfirrmann CW, Aitzetmüller G, Pirkl C, Gerber C, Jost B (2009) The shoulders of professional beach volleyball players: high prevalence of infraspinatus muscle atrophy. Am J Sports Med 37(7):1375–1383. https://doi.org/10.1177/0363546509333850

Latremoliere A, Woolf CJ (2009) Central sensitization: a generator of pain hypersensitivity by central neural plasticity. J Pain 10(9):895–926. https://doi.org/10.1016/j.jpain.2009.06.012

Li N, Dierks G, Vervaeke HE, Jumonville A, Kaye AD, Myrcik D, Paladini A, Varrassi G, Viswanath O, Urits I (2021) Thoracic outlet syndrome: a narrative review. J Clin Med 10(5):962. https://doi.org/10.3390/jcm10050962

Lim C, Kavousi Y, Lum YW, Christo PJ (2021) Evaluation and management of neurogenic thoracic outlet syndrome with an overview of surgical approaches: a comprehensive review. J Pain Res 14:3085–3095. https://doi.org/10.2147/jpr.S282578

Luo SL, Shih YF, Lin JJ, Lin YL (2024) Scapula-focused exercises with or without biofeedback and corticospinal excitability in recreational overhead athletes with shoulder impingement. J Athl Train 59(6):617–626. https://doi.org/10.4085/1062-6050-0066.23

Meininger AK, Figuerres BF, Goldberg BA (2011) Scapular winging: an update. J Am Acad Orthop Surg 19(8):453–462. https://doi.org/10.5435/00124635-201108000-00001

Meyer LE, Blevins KM, Long JS, Lau BC (2022) Quadrangular space decompression. Video J Sports Med 2(2):26350254211071085. https://doi.org/10.1177/26350254211071085

Moen TC, Babatunde OM, Hsu SH, Ahmad CS, Levine WN (2012) Suprascapular neuropathy: what does the literature show? J Shoulder Elbow Surg 21(6):835–846. https://doi.org/10.1016/j.jse.2011.11.033

Nath RK, Somasundaram C (2021) Incidence, etiology, and management of long thoracic and accessory nerve injuries and winging scapula. Eplasty 21:e11

Nichols AW (2009) Diagnosis and management of thoracic outlet syndrome. Curr Sports Med Rep 8(5):240–249. https://doi.org/10.1249/JSR.0b013e3181b8556d

Ohman JW, Thompson RW (2020) Thoracic outlet syndrome in the overhead athlete: diagnosis and treatment recommendations. Curr Rev Musculoskeletal Med 13(4):457–471. https://doi.org/10.1007/s12178-020-09643-x

Ortaç EA, Sarpel T, Benlidayı İC (2020) Effects of Kinesio Taping on pain, paresthesia, functional status, and overall health status in patients with symptomatic thoracic outlet syndrome: a single-blind, randomized, placebo-controlled study. Acta Orthop Traumatol Turc 54(4):394–401. https://doi.org/10.5152/j.aott.2020.19042

Pinder EM, Ng CY (2016) Scratch collapse test is a useful clinical sign in assessing long thoracic nerve entrapment. J Hand Microsurg 8(2):122–124. https://doi.org/10.1055/s-0036-1585429

van de Pol D, Maas M, Terpstra A, Pannekoek-Hekman M, Alaeikhanehshir S, Kuijer PP, Planken RN (2017) Ultrasound assessment of the posterior circumflex humeral artery in elite volleyball players: aneurysm prevalence, anatomy, branching pattern and vessel characteristics. Eur Radiol 27(3):889–898. https://doi.org/10.1007/s00330-016-4401-8

Povlsen B, Hansson T, Povlsen SD (2014) Treatment for thoracic outlet syndrome. Cochrane Database Syst Rev 2014(11):CD007218. https://doi.org/10.1002/14651858.CD007218.pub3

Rausch V, Königshausen M, Gessmann J, Schildhauer TA, Seybold D (2016) [Winged scapula in lyme borreliosis]. Orthopäde 45(6):540–543. doi:https://doi.org/10.1007/s00132-016-3234-0

Rengachary SS, Burr D, Lucas S, Hassanein KM, Mohn MP, Matzke H (1979) Suprascapular entrapment neuropathy: a clinical, anatomical, and comparative study. Part 2: anatomical study. Neurosurgery 5(4):447–451. https://doi.org/10.1227/00006123-197910000-00007

Safran MR (2004a) Nerve injury about the shoulder in athletes, part 1: suprascapular nerve and axillary nerve. Am J Sports Med 32(3):803–819. https://doi.org/10.1177/0363546504264582

Safran MR (2004b) Nerve injury about the shoulder in athletes, part 2: long thoracic nerve, spinal accessory nerve, burners/stingers, thoracic outlet syndrome. Am J Sports Med 32(4):1063–1076. https://doi.org/10.1177/0363546504265193

Sanders RJ, Hammond SL, Rao NM (2007) Diagnosis of thoracic outlet syndrome. J Vasc Surg 46(3):601–604. https://doi.org/10.1016/j.jvs.2007.04.050

Schmid AB, Coppieters MW, Ruitenberg MJ, McLachlan EM (2013) Local and remote immune-mediated inflammation after mild peripheral nerve compression in rats. J Neuropathol Exp Neurol 72(7):662–680. https://doi.org/10.1097/NEN.0b013e318298de5b

Schmid AB, Fundaun J, Tampin B (2020) Entrapment neuropathies: a contemporary approach to pathophysiology, clinical assessment, and management. Pain Rep 5(4):e829. https://doi.org/10.1097/pr9.0000000000000829

Seroyer ST, Nho SJ, Bach BR Jr, Bush-Joseph CA, Nicholson GP, Romeo AA (2009) Shoulder pain in the overhead throwing athlete. Sports Health 1(2):108–120. https://doi.org/10.1177/1941738108331199

Troyer W, Gardner JE, Bowers RL (2023) Neurogenic thoracic outlet syndrome in the overhead and throwing athlete: a narrative review. Pm r 15(5):629–639. https://doi.org/10.1002/pmrj.12816

Walker CR, Belisario JCY, Vasudevan JM (2021) Suprascapular neuropathy in collegiate tennis player: a case report. Cureus 13(12):e20824. https://doi.org/10.7759/cureus.20824

Warrick A, Davis B (2021) Neurogenic thoracic outlet syndrome in athletes – nonsurgical treatment options. Curr Sports Med Rep 20(6):319–326. https://doi.org/10.1249/jsr.0000000000000854

Wening JV (2009) Diagnostik und Therapie des Schultertraumas. Trauma und Berufskrankheit 11(1):85–90. https://doi.org/10.1007/s10039-008-1409-6

Zurkiya O (2021) Quadrilateral space syndrome. Cardiovasc Diagn Ther 11(5):1112–1117. https://doi.org/10.21037/cdt-20-147

Spezielle Überlegungen bei Sportverletzungen der Schulter

7.1 Glenohumerales Innenrotationsdefizit

Bei einem glenohumeralen Innenrotationsdefizit (GIRD) handelt es sich um eine der häufigsten Adaptationen an der dominanten Schulter bei Überkopfsportathleten (Burkhart et al. 2003; Cools et al. 2020). Ein GIRD wurde ursprünglich mit einem Innenrotationsdefizit von ≥ 20° im Vergleich zur Gegenseite definiert (Wilk et al. 2011a). Dabei wird auf eine Beurteilung im Zusammenhang mit dem individuellen Gesamtbewegungsausmaß, d. h. der Innenrotation und Außenrotation, hingewiesen. Einige Autoren definieren bei Überkopfsportathleten ein normales anatomisches GIRD mit einem Innenrotationsdefizit von weniger als 18–20° bei einem symmetrischem Gesamtbewegungsausmaß. Ein pathologisches GIRD bezeichnet ein Innenrotationsdefizit von mehr als 18–20° und einer Reduktion des Gesamtbewegungsausmaßes von mehr als 5° im Seitenvergleich (Manske et al. 2013). Das heißt, neben der Messung der Innenrotation im Seitenvergleich spielt immer auch die Messung des Gesamtbewegungsausmaßes eine Rolle.

Die Reduktion des Bewegungsausmaßes der glenohumeralen Innenrotation im dominanten Arm bei Überkopfsportlern ist seit Langem bekannt. Man geht davon aus, dass die Verminderung der glenohumeralen Innenrotation die Folge einer ossären oder weichteiligen Adaptation an eine dauerhafte Überlastung darstellt (Dashottar et al. 2014). Als weichteilige Adaptionen, die zu einer Verminderung der glenohumeralen Innenrotation führen können, kommen eine vermehrte posteriore Kapselsteife und verminderte Flexibilität der posterioren myotendinösen Strukturen infrage. Die hohe Belastung der hinteren Schulter während der Abbremsphase im Wurf könnte zu einer Mikrotraumatisierung mit Vernarbung der Weichteilstrukturen in diesem Bereich führen.

Obwohl beim GIRD ursprünglich eine posteroinferiore Kapselkontraktur als ursächliche Pathologie beschrieben wurde, wird ein GIRD heutzutage eher als Folge einer Reihe von anatomischen Faktoren verstanden. Zu diesen Faktoren zählen die Retrotorsion des Humerus, Kontrakturen des coracohumeralen Ligamentes, des M. pectoralis oder des vorderen M. deltoideus sowie eine dynamische Steifigkeit der Muskulatur, die als Reaktion auf repetitive Belastungen auftreten kann (Sheean et al. 2020).

Eine posteriore Kapselsteife kann klinisch zu einer verminderten horizontalen Adduktion und Innenrotation der Schulter führen und wird in einen Zusammenhang mit einem posterosuperioren Impingement und Tendinopathien der Rotatorenmanschette gebracht (Hall und Borstad 2018; Burkhart et al. 2003; Land et al. 2017; Tyler et al. 2010).

© Der/die Autor(en), exklusiv lizenziert an Springer-Verlag GmbH, DE, ein Teil von Springer Nature 2025
S. Reuter, *Angewandte Sportphysiotherapie - Obere Extremität*, https://doi.org/10.1007/978-3-662-71384-6_7

Aber auch muskulotendinöse Adaptationen kommen als Ursache für ein GIRD in Frage. So werden der hintere Anteil der Rotatorenmanschette und der M. deltoideus aufgrund ihrer repetitiven exzentrischen Beanspruchung bei Wurfaktivitäten in einen Zusammenhang mit einer hinteren Schultersteife gebracht. Insbesondere wenn die wurfspezifischen Anforderungen die Kapazität dieser Muskeln wiederholt überschreitet, kann dies zu muskulären Dysfunktionen führen (Hall und Borstad 2018). Darüber hinaus ist auch eine Modifikation der Aktivität dieser Muskelgruppe durch Reflexe denkbar, wodurch sekundäre Bewegungseinschränkungen entstehen könnten (Diederichsen et al. 2002; Hall und Borstad 2018).

Neben diesen weichteiligen Adaptationen stellt eine vergrößerte humerale Retrotorsion eine ossäre Adaptation dar, die ebenfalls zu einer Verringerung der glenohumeralen Innenrotation führen kann (Hall und Borstad 2018). Die Humerustorsion ist definiert als die Rotationsdifferenz zwischen der relativen Position des Humeruskopfes und der Ellenbogenachse am distalen Humerus (Krahl 1947). Physiologisch beträgt die Retrotorsion des Humerus 70° im Kindesalter (Hall und Borstad 2018). Diese Retrotorsion reduziert sich dann durch einen Derotations-Prozess während des Wachstums auf 25–35° im Erwachsenenalter (Yamamoto et al. 2006). Man nimmt an, dass es durch repetitive Wurfbelastungen mit hoher Außenrotations-Krafteinwirkung zu einer Inhibition dieses Derotations-Prozesses kommen kann (Greenberg et al. 2015). Eine daraus resultierende vermehrte Retrotorsion im Seitenvergleich findet sich regelhaft bei Wurfsportathleten im dominanten Arm. Es ist bislang jedoch noch nicht klar, in welchem Alter sich diese Seitenasymmetrie entwickelt.

Klinik

Es gibt derzeit keinen Konsens, durch welches Assessment eine posteriore Steifigkeit der Kapsel von einer verminderten Flexibilität der posterioren Muskulatur unterschieden werden kann. Alle Assessments zur Diagnostik beziehen sich auf die Quantifizierung der glenohumeralen Innenrotation.

Eine Testung in modifizierter Sleeper-Stretch-Position in 40°- bzw. 60°-Flexion der Schulter soll ein Impingement der Rotatorenmanschette während der Testdurchführung verhindern. Sowohl die Testung in der klassischen Sleeper-Stretch-Position als auch eine Prüfung in den modifizierten Varianten in 40°- bzw. 60°-Flexion der Schulter sollen besser zur Untersuchung der posterioren Kapsel (nicht der posterioren Muskulatur) geeignet sein (Borstad und Dashottar 2011).

Hingegen sind die horizontale Adduktion und eine Abduktion bis 60° in der Skapulaebene als Testungen beschrieben, um die posteriore Muskulatur besser beurteilen zu können (Dashottar et al. 2014).

Eine Verschiebung des Gesamtbewegungsausmaßes in Richtung Außenrotation ohne Unterschied des Bewegungsausmaßes der Gesamtrotation deutet auf eine vermehrte Humerusretrotorsion hin (Cools et al. 2020). Eine ultraschallgestützte Messung soll dabei helfen, eine solche vermehrte Retrotorsion zu erkennen und so eine ossäre von einer weichteilig bedingten Einschränkung der glenohumeralen Innenrotation abzugrenzen (Ito et al. 1995; Abb. 7.1).

▶ **Praxistipp** Eine Verschiebung des Bewegungsausmaßes in Richtung Außenrotation bei seitengleicher Gesamtrotation von Außen- und Innenrotation kann auf eine vermehrte Humerusretrotorsion hindeuten.

Therapie

Eine ossär bedingte Einschränkung der Innenrotation durch eine vermehrte Humerustorsion scheint aus therapeutischer Sicht nicht korrigierbar zu sein. Wichtiger ist das Erkennen einer potenziell ossären und damit nicht modifizierbaren Ursache des GIRD, die dann auch keiner weiteren Behandlung bedarf.

Bei einer weichteilig bedingten Innenrotationseinschränkung scheinen myotendinöse

7.1 Glenohumerales Innenrotationsdefizit

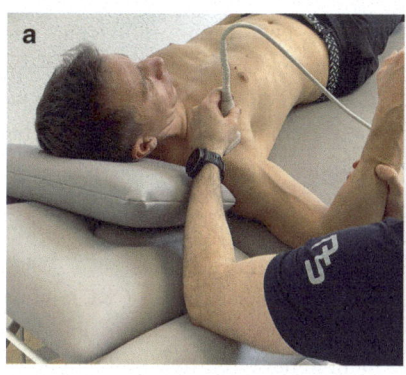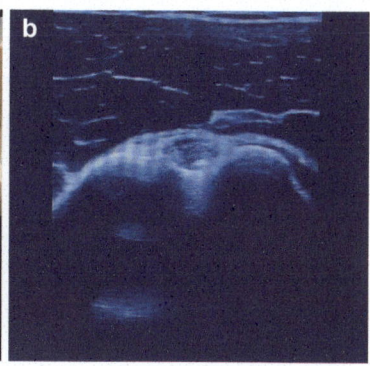

Abb. 7.1 a, b Beurteilung der Humerustorsion mittels Ultraschall. (Myers et al. 2012). **a** Rückenlage mit 90°-Schulterabduktion und -Ellenbogenflexion. Der Untersuchende positioniert den Ultraschallkopf auf der vorderen Schulter des Patienten, wobei sich der Ultraschallkopf in einer Ebene mit dem Behandlungstisch befindet und senkrecht zur Längsachse des Humerus in der Frontalebene ausgerichtet wird. **b** Dann wird der Humerus so rotiert, dass der Sulcus bicipitalis in der Mitte des Ultraschallbildes erscheint und eine Verbindungslinie zwischen den Scheitelpunkten des Tuberculum majus und des Tuberculum minus parallel zur horizontalen Ebene verläuft. Der Neigungswinkel des Unterarms gegenüber der Horizontalen wird dann in dieser Position bestimmt

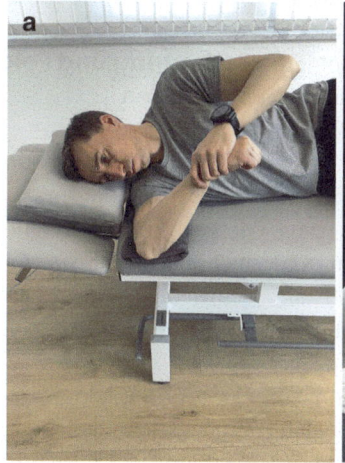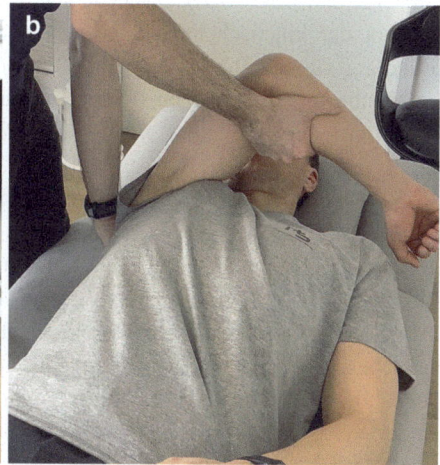

Abb. 7.2 a, b Interventionen zu Verbesserung der posterioren Flexibilität. **a** Sleeper-Stretch in 90°-Abduktion (auch 45°-Abduktion möglich). **b** Cross-Body-Stretch mit Stabilisation der Skapula in Rückenlage

Strukturen eher beeinflussbar zu sein als rein kapsuläre Ursachen. Dazu sind Hands-on-Techniken beschrieben (Dehnung, Massage, Weichteilmobilisation, Muscle-Energy-Techniken usw.), die dann durchaus einen positiven Therapieeffekt haben können. Die Beeinflussung von kapsulären Veränderungen durch manualtherapeutische Interventionen (z. B. durch Gelenkmobilisationstechniken) wird kritisch gesehen. Unter Umständen lassen sich aber durch manualtherapeutische Interventionen kurzfristige viskoelastische Effekte, ohne mittel- oder langfristige Strukturbeeinflussung, an der Kapsel erzielen (Hall und Borstad 2018).

Traditionell liegt der Fokus der GIRD-Therapie nach wie vor auf einem Dehnprogramm, durch das sich die Innenrotation oftmals ebenfalls verbessern lässt und sich Symptome reduzieren lassen. Zur Verbesserung der posterioren Flexibilität werden üblicherweise Bewegungen durchgeführt, die eine Flexion und Innenrotation kombinieren oder eine Adduktionskomponente der Schulter beinhalten (Abb. 7.2).

Diskutiert wird, ob bei einer eingeschränkten Innenrotation der Fokus auf einem Dehnprogramm für den posterioren Schulterbereich liegen sollte oder schwerpunktmäßig stattdessen auch ein exzentrisches Training der Außenrotatoren (insbesondere des M. infraspinatus [ISP]) durchgeführt werden kann (Cools et al. 2020). Inwieweit sich durch ein exzentrisches Training der Außenrotatoren tatsächlich die Steifigkeit im hinteren Kapselbereich oder die Muskelflexibilität beeinflussen lässt, wurde bislang allerdings noch nicht untersucht.

7.2 Kinetische Kette

Das Prinzip der kinetischen Kette ist wichtig für das Verständnis und die Analyse von Bewegungsmustern. Es bildet die Grundlage von Trainings- und Rehabilitationsprogrammen, bei denen der gesamten Körper in den Mittelpunkt gestellt wird, auch wenn nur ein bestimmtes Gelenk oder eine bestimmte anatomische Struktur verletzt ist (Ellenbecker und Aoki 2020). Das bedeutet, dass das Konzept der kinetischen Kette die theoretische Grundlage für die Beurteilung und Behandlung der schulterfernen Regionen (Rumpf und untere Extremität) darstellt, auch wenn das Schultergelenk verletzt ist (Lluch-Girbes et al. 2023).

Der Begriff „kinetische Kette" bezieht sich auf die sequenzielle, aufgabenspezifische Aktivierung von Körpersegmenten im Rahmen von funktionellen Bewegungsmustern (Chu et al. 2016; Richardson et al. 2020). Die kinetische Kette beschreibt dabei ein Prinzip, in dem der menschliche Körper als eine Reihe von miteinander verbundenen Gliedern oder Segmenten betrachtet werden kann. Durch die Interaktion verschiedener Körpersegmente, die nacheinander aktiviert werden, wird ein funktionelles Bewegungsmuster erzeugt. Die Bewegung eines bestimmten Segments wirkt sich auf Segmente aus, die sowohl proximal als auch distal des ersten Segments liegen (Ellenbecker und Aoki 2020). Die untere Extremität und der Rumpf dienen als Unterstützungsbasis und erzeugen Kraft, damit die obere Extremität präzisere Aufgaben durchführen kann (Sciascia et al. 2012). Eine effektive kinetische Kette im Sport ist durch 3 Komponenten gekennzeichnet (Sciascia et al. 2012):

1. Optimale Anatomie (Kraft, Beweglichkeit und Energieerzeugung)
2. Gut entwickelte, effiziente und aufgabenspezifische Motorik für die Muskelaktivierung
3. Über die Bewegung verteilte, sequenzielle Krafterzeugung, die zur angestrebten Funktion führt

Es wird eine „offene" („open kinetic chain", OKC) von der „geschlossenen" kinetischen Kette („closed kinetic chain", CKC) unterschieden. Im Gegensatz zur CKC kann sich das distale Segment in der OKC frei im Raum bewegen (Karandikar und Vargas 2011). Der Fokus bei Bewegungen in der OKC liegt in der Regel auf einem Gelenk, z. B. dem Kniegelenk in der Kniestrecker-Maschine. Ein Beispiel für eine Trainingsvariante der CKC ist die Kniebeuge, bei der die Bewegung auf unterschiedliche Gelenke verteilt wird.

Bedeutung und Folgen von Störungen

Die Bedeutung der kinetischen Kette wird bei Überkopfaktivitäten wie der Wurfbewegung deutlich. Der Wurf gilt als eine der schnellsten menschlichen Bewegungen. Die maximale Geschwindigkeit der glenohumeralen Innenrotation erreicht dabei 7000° bis 7500°/s (Seroyer et al. 2010).

Die Überkopfwurfbewegung ist eine fließende, kontinuierliche und komplexe Bewegung, die in verschiedene Phasen eingeteilt werden kann. In der kinetischen Kette wird dabei die Kraft und die Energie erzeugt, um eine entsprechend hohe Wurfgeschwindigkeit zu erreichen. Initial wird dabei Energie in der unteren Extremität und im Rumpf generiert (proximaler Anteil der kinetischen Kette), die dann in den distalen Anteil der kinetischen Kette (Schulter, Ellenbogen, Hand) übertragen wird (Weber et al. 2014).

Dieses Konzept der „Proximal-distal-Sequenzierung" beschreibt die komplexe Interaktion einzelner unabhängiger Körpersegmente zur Ausbildung einer Sequenz oder einer Einheit von funktionellen Segmenten (Ellenbecker und Aoki 2020). Die Kraft, die an der oberen Extremität erzeugt wird, basiert auf der Interaktion von Rumpf und unterer Extremität. So ist beschrieben, dass 50 % der Krafterzeugung im Wurf über die untere Extremität, 30 % über den Rumpf und nur 20 % lokal über den Schultergürtel erfolgt (Kibler 1995).

▶ **Praxistipp** Im Gegensatz zum Konzept der „Proximal-distal-Sequenzierung" ist auch beschrieben, dass die Innenrotation der Schulter und die Pronation des Unterarms wesentlich zur Schlägerkopfgeschwindigkeit (z. B. beim Tennis) beitragen. Diese Rotationskomponenten des Humerus und des Unterarms folgen dabei nicht dem Konzept einer „Proximal-distal-Sequenzierung" (Marshall und Elliott 2000).

Eine Schwäche oder Dysbalance im Bereich der proximalen kinetischen Kette könnte zu einer vermehrten Beanspruchung bestimmter Komponenten in der distalen kinetischen Kette führen. Anders gesagt könnte eine Insuffizienz innerhalb der kinetischen Kette an einer beliebigen Komponente die Kraftübertragung auf benachbarte Segmente beeinträchtigen. Das kann dazu führen, dass andere Komponenten der kinetischen Kette ihren Beitrag erhöhen müssen, um den Energieverlust auszugleichen (Richardson et al. 2020). In Abhängigkeit der Sportart führt eine Reduktion der Krafterzeugung im Bereich der unteren Extremität oder des Rumpfes entsprechend zu einer Mehrbelastung von Schulter und Ellenbogen (Kibler et al. 2013).

Der Umstand, dass bei einem schlechten Energiefluss in der proximalen kinetischen Kette mehr Kraft an den distalen Gelenken erzeugt werden muss, diese also stärker belastet werden, um den Energieverlust entlang der kinetischen Kette auszugleichen, wird als Catch-up-Situation bezeichnet. Durch diesen Mechanismus kann sich die Verletzungsanfälligkeit an der Schulter bei Überkopfsportathleten erhöhen, so die Annahme (Martin et al. 2014). Da sich eine Funktionsstörung an einem Segment innerhalb der kinetischen Kette auf die Kraftübertragung anderer Segmente auswirken kann, erhöht sich die mechanische Belastung und damit das Risiko von Verletzungen in weiter distal gelegenen Segmenten (Ellenbecker und Aoki 2020). So wird beispielsweise angenommen, dass eine schlechte posturale Kontrolle der unteren Extremität auch die Funktion des Rumpfes und der oberen Extremitäten beeinflusst und zu Verletzungen der oberen Extremität beitragen kann (Baierle et al. 2013; Garrison et al. 2013).

Man geht davon aus, dass die kinetische Kette von multiplen Faktoren, wie der Kraft im Rumpf- und Hüftbereich, dem Bewegungsausmaß von Hüft- und Schultergelenk, der Skapulakinematik, der Schulterkraft und der Mobilität den Knie- und Sprunggelenken beeinflusst werden kann (Ellenbecker und Aoki 2020; Sciascia et al. 2012). Eine effiziente und effektive Wurfbewegung erfordert daher eine optimierte Anatomie, Physiologie und Mechanik in allen Segmenten. Defizite oder Unterbrechungen in der kinetischen Kette können potenziell zu Verletzungen oder Beeinträchtigungen der Wurfleistung führen (Chu et al. 2016).

Es ist daher auch eine gängige Expertenmeinung, dass ein Training der kinetischen Kette einen zentralen Bestandteil im Rahmen der Rehabilitation von Überkopfsportathleten darstellen sollte (Wilk et al. 2016). Interessanterweise konnte ein Vorteil durch die Integration der kinetischen Kette in Diagnostik und Therapie zur Verletzungsprävention gegenüber einem Ansatz mit rein „lokalen" Trainingsvarianten für die Schulter bislang noch nicht nachgewiesen werden (Cools et al. 2020; Kibler et al. 2013).

Untersuchung

Es besteht derzeit kein Konsens zur Auswahl der Tests und zur Beurteilung der kinetischen Kette bei Patienten mit Schulterschmerzen. Auch klinische Kriterien zur Feststellung, ob eine Dysfunktion der kinetischen Kette in einem bestimmten Körperbereich vorliegt, die bei Schulterschmerzen klinisch relevant sein kann, sind nicht gut etabliert (Lluch-Girbes et al. 2023).

In der Anamnese sollte auf Hinweise geachtet werden, die auf eine Dysfunktion innerhalb der kinetischen Kette hindeuten. Hierzu zählen Faktoren wie Vorverletzungen oder Beschwerden in anderen Bereichen als der Schulter (z. B. in der unteren Extremität, im Ellenbogen- oder Handgelenk), wiederkehrende Episoden von Schulterbeschwerden trotz Therapie, intermittierende Schulterbeschwerden mit schleichendem Beginn im Zusammenhang mit Problemen in anderen Körperregionen und Beschwerden oder Leistungseinschränkungen bei komplexeren Bewegungsmustern (Lluch-Girbes et al. 2023).

In einem Expertenkonsensus wurden 4 Kategorien festgelegt, aus denen klinische Assessments zur Beurteilung der kinetischen Kette ausgewählt werden sollten (Lluch-Girbes et al. 2023):

1. Assessments, die für den Athleten relevante, sportspezifische oder funktionelle Bewegungsmuster beinhalten
2. Assessments zur Symptommodifikation (z. B. Wiederholung der schmerzhaften Bewegung in Kombination mit einer Kniebeuge)
3. Skapula-Tests (z. B. Skapuladyskinesie-Test)
4. Assessments zur Beurteilung der Leistungsfähigkeit der unteren Extremität (z. B. Single-Leg Balance-Test)

Tab. 7.1 zeigt eine Auswahl an möglichen Assessments, die zur Beurteilung der kinetischen Kette verwendet werden können. Der Star-Excursion-Balance-Test scheint dabei einer der wenigen Tests zur Beurteilung der Leistungsfähigkeit der unteren Extremitäten zu sein, der mit dem Risiko für eine Schulterverletzung korreliert (Hegedus et al. 2015).

Ein weiteres Anwendungsfeld von Assessments zur Beurteilung der kinetischen Kette liegt im Bereich der RTS-Entscheidungsfindung (RTS = Return to Sport). Neben einer Untersuchung des betroffenen Körperteils werden in der Regel auch Assessments der kinetischen Kette durchgeführt, bevor eine RTS-Freigabe erfolgt.

Auch diese Assessments folgen im Wesentlichen den oben genannten Kategorien. Zu den gängigen Tests im diesem Zusammenhang gehören (Schwank et al. 2022):

- Push-up-Test
- Side Plank Endurance
- Plyometric Push-up
- Single-Leg-Squat-Test
- Thoracic Spine Rotation
- Bench Press
- Upper-Limb-Rotation-Test

▶ **Praxistipp** Da die Beurteilung der kinetischen Kette als Ganzes aufgrund der multisegmentalen und dynamischen Aktivität schwierig ist, kann die Analyse einzelner sportartspezifischer Schlüsselpositionen hilfreich sein (Kibler et al. 2013). Typischerweise werden Überkopfaktivitäten in verschiedene Phasen eingeteilt, die dann einzeln hinsichtlich der Auffälligkeiten beurteilt werden können (Chu et al. 2016; Kovacs und Ellenbecker 2011).

Die Analyse des sportartspezifischen Bewegungsmusters kann man zur Kategorie der Assessments zählen, die für den Athleten relevante, sportartspezifische oder funktionelle Bewegungsmuster beinhalten. So wurden in Überkopfsportarten wie Baseball und Tennis in der Vergangenheit bestimmte Sequenzen in der kinetischen Kette beschrieben, die auch als biomechanische „Knotenpunkte" bezeichnet werden (Davis et al. 2009; Lintner et al. 2008). In der Theorie geht man davon aus, dass es zu einer erhöhten Belastung der Schulter und des Ellenbogens kommt, wenn keine adäquate Sequenzierung dieser Knotenpunkte erreicht wird (Sciascia und Cromwell 2012).

Tab. 7.1 Assessments zur Beurteilung der kinetischen Kette (Chu et al. 2016; Ellenbecker und Aoki 2020)

Bewegungsausmaß	Neuromuskuläre Kontrolle	Skapula	Rumpf	Kraft
– AR/IR des Hüftgelenks – ROM des Ellenbogens – IR/AR/Adduktion des Glenohumeralgelenks – Flexion der LWS	– Y-Balance-Test – One-Leg-Stability-Test	– Scapular-Assistance-Test – Scapular-Retraction-Test	– Abdominal-Bracing-/Bridging-Core-Tests – Flexibilität	– Abduktion des Hüftgelenks – Extension des Hüftgelenks – M. quadriceps femoris

AR Außenrotation, *IR* Innenrotation, *LWS* Lendenwirbelsäule, *ROM* Range of Motion (Bewegungsausmaß)

Integration in die Therapie

Eine Integration der kinetischen Kette in die Therapie wird vor allem bei Überkopfsportathleten und Wurfsportarten als wichtig erachtet (Lluch-Girbes et al. 2023). Die Rehabilitation zielt darauf ab, dysfunktionelle Bewegungsstrategien entlang der kinetischen Kette zu erkennen und zu beheben. Es gibt jedoch nach wie vor keinen Konsens darüber, wie genau die Therapie durchgeführt werden sollte, wenn eine Dysfunktion der kinetischen Kette als klinisch relevant angesehen wird (Lluch-Girbes et al. 2023). Einige Grundprinzipien für die Integration der kinetischen Kette in die Rehabilitation wurden vorgeschlagen (Tab. 7.2). Diese Prinzipien sollen

Tab. 7.2 Grundprinzipien für die Integration der kinetischen Kette in der Rehabilitation (Sciascia und Cromwell 2012)

Grundprinzip	Inhalte
1. Adäquate Körperhaltung	Negative posturale Einflüsse der kinetischen Kette erkennen: – Inadäquate Rückfußkontrolle – Eingeschränkte Beweglichkeit des Sprunggelenkes – Eingeschränkte Flexibilität und/oder Schwäche der Hüftextensoren und -abduktoren – Eingeschränkte Beweglichkeit der Wirbelsäule – Eingeschränkte Beweglichkeit/Kraft des Beckens – Unzureichende Skapulakontrolle – Da der Rumpf das entscheidende Bindeglied zwischen der Kraftentwicklung und -übertragung darstellt → Integration eines Rumpftrainings
2. Adäquate Bewegung aller Segmente	Verbesserung der Flexibilität/Beweglichkeit: – Untere Extremität: Hamstrings, Hüftgelenkflexoren, Hüftgelenkrotatoren, M. gastrocnemius/M. soleus – Obere Extremität: M. pectoralis minor, M. latissimus dorsi, posteriore Schultermuskulatur
3. Erleichterung der Bewegung der Skapula durch Akzentuierung der Bewegung im Bereich der unteren Extremitäten und des Rumpfes	– Einbeziehung der unteren Extremität zur Unterstützung der Skapulabewegung – Diagonale Bewegungen mit Rumpfrotation um eine stabile Beinachse zur Simulation der Wurfbewegung – Glenuhumoralgelenkbewegung in späterer Rehabilitation als Progression
4. Verstärkung der Skapularetraktion zur Kontrolle einer übermäßigen Protraktion	Die Skapularetraktion ist für einen optimale Aktivierung der Schultermuskulatur entscheidend: – Um eine normale Skapulakinematik wiederherzustellen, sollte ein Schwerpunkt auf der Kräftigung im Bereich der Skapula liegen (und nicht nur auf der Kräftigung der Rotatorenmanschette).
5. Frühzeitiges Training in der geschlossenen Kette	Die Vorteile eines Trainings in der geschlossenen Kette liegen in der Gewährleistung von kontrollierten Rahmenbedingungen, Trainingsmöglichkeiten in definierten Gelenkpositionen und einer Kontrolle der Belastung von Rotatorenmanschette und periskapulärer Muskulatur: – Maximierung der Aktivierung inhibierter Muskulatur durch Positionierung des Zielmuskels in geschlossener Kette und fokussierte Aktivierung des Muskels (bei gleichzeitiger Minimierung kompensatorischer Muskelaktivitäten)
6. Multiplanares Training (in mehreren Bewegungsebenen)	Vermeidung von Muskel-/Gelenktraining in nur einer Ebene (insbesondere in der frühen Rehabilitation): – Fokus auf multiplane Bewegungen und Muskelaktivierungen zur Wiederherstellung physiologischer Bewegungsabläufe – In Rehabilitation frühzeitige Fokussierung auf die Transversalebene (da hier die meisten Aktivitäten in Sport- und Alltagsaktivitäten stattfinden)
7. Erhaltungsprogramm	Nach Korrektur der Defizite in der kinetischen Kette (d. h. nach Wiederherstellung der normalen Kinematik) sollte der Schwerpunkt auf Muskelausdauer und Propriozeption gelegt werden: – Training von Muskelkraft und -ausdauer an der unteren Extremität – Integration sportartspezifischer Trainingsvarianten – Training von Kraft und Ausdauer an der oberen Extremität

dazu beitragen, dass jedes Segment innerhalb der kinetischen Kette optimal funktioniert, sodass eine Sequenzierung optimal ablaufen kann.

7.3 Return to Sport

Dem RTS-Entscheidungsfindungsprozess nach einer Schulterverletzung oder nach einer Schulteroperation wurde in der Vergangenheit aus wissenschaftlicher Perspektive deutlich weniger Aufmerksamkeit geschenkt als bei Verletzungen an der unteren Extremität (Riemann et al. 2023). Bei den meisten RTS-Prozessen spielt der Faktor Zeit immer noch eine wichtige Rolle als Kriterium für die Wiederaufnahme der sportlichen Belastung (Ciccotti et al. 2018).

Die RTS-Rate an der oberen Extremität wird mit 62,7–100 % in der Literatur sehr heterogen beschrieben (Altintas et al. 2020; Fried et al. 2021; Thayaparan et al. 2019). Dabei scheinen insbesondere Athleten, die eine Überkopfsportart auf einem hohen Sportniveau ausüben, eine niedrigere RTS-Rate zu haben (Altintas et al. 2020; Fried et al. 2021). Neben dem Sportniveau tragen andere Faktoren wie die spezifische Verletzung, das Verletzungsmanagement (nicht-operativ oder operativ), das Alter und der Zeitpunkt der Nachuntersuchung zu den sehr unterschiedlichen RTS-Raten bei (Riemann et al. 2023).

Als RTS-Assessments sind heutzutage funktionelle Testungen (Abb. 7.3) sehr beliebt und werden routinemäßig zur Vorhersage von Verletzungen, zur Kontrolle der Leistungssteigerung oder zur Beurteilung der Ergebnisse nach der Rehabilitation verwendet (Decleve et al. 2020a). Zu den wesentlichen Barrieren für die Durchführung von funktionellen Testungen in der Physiotherapie zählt der Mangel an geeignetem Equipment und an Zeit. Dementsprechend werden in der Physiotherapie meist Testungen bevorzugt, die ohne größeren technischen und zeitlichen Aufwand durchführbar sind (Gauthier et al. 2023).

Dabei dienen zur Beurteilung der CKC Assessments wie der Closed-Kinetic-Chain-Upper-Extremity-Stability-Test, der Upper-Extremity-Y-Balance-Test oder der One-Arm-Hop-Test. Für eine Analyse der Funktion der oberen Extremität in der OKC wird oftmals der „Seated Medicine Ball Throw" verwendet.

Der Upper-Limb-Rotation-Test wurde vor dem Hintergrund entwickelt, dass die derzeit verfügbaren funktionellen Assessments für die obere Extremität die spezifischen Anforderungen einer Überkopfwurfbewegung nicht ausreichend berücksichtigen. Im Upper-Limb-Rotation-Test wird die Schulter in eine komplexere Position mit 90° Abduktion und 90° Außenrotation gebracht. Ziel ist es, dadurch die Belastung und die Anforderungen im Hinblick auf die motorische Kontrolle und die Stabilität der Schulter zu steigern und die gesamte kinetische Kette einzubeziehen (Decleve et al. 2020a).

Auch Kraftmessungen der Schulter werden im Zusammenhang mit der Verletzungsprävention oder zur RTS-Entscheidungsfindung nach einer Verletzung oder einer Operation eingesetzt. Eine manuelle Muskelfunktionsprüfung hat eine schlechte Reliabilität gegenüber objektivierbaren Messverfahren und ist daher zur Beurteilung der Muskelkraft weniger gut geeignet. Der Goldstandard ist eine isokinetische Kraftmessung.

Da isokinetische Kraftmessgeräte aber in der physiotherapeutischen Praxis nur selten verfügbar sind, stellt eine Kraftmessung mittels Handheld-Dynamometrie (HHD) eine geeignete Alternative dar. Im Zusammenhang mit Verlaufsbeurteilungen sollte jedoch berücksichtigt werden, dass Muskelkraftveränderungen unter 15–20 % möglicherweise nicht sicher durch eine HHD-Messung erfasst werden können (Sorensen et al. 2020). Die Reliabilität von HHD-Messungen speziell an der Schulter kann zudem durch Schwierigkeiten in der Testdurchführung beeinflusst werden. Sowohl die Validität als auch die Reliabilität der mit der HHD gewonnenen Ergebnisse hängen davon ab, ob der Untersuchende über eine ausreichende Kraft verfügt, um gegen die Anstrengung der getesteten Person die Ausgangsposition stabil zu halten (Bohannon 2019; Wikholm und Bohannon 1991). HHD-Kraftmessungen an der Schulter können isokinetisch, isometrisch oder exzentrisch in sitzender oder liegender Position durchgeführt werden (Abb. 7.4, 7.5, 7.6).

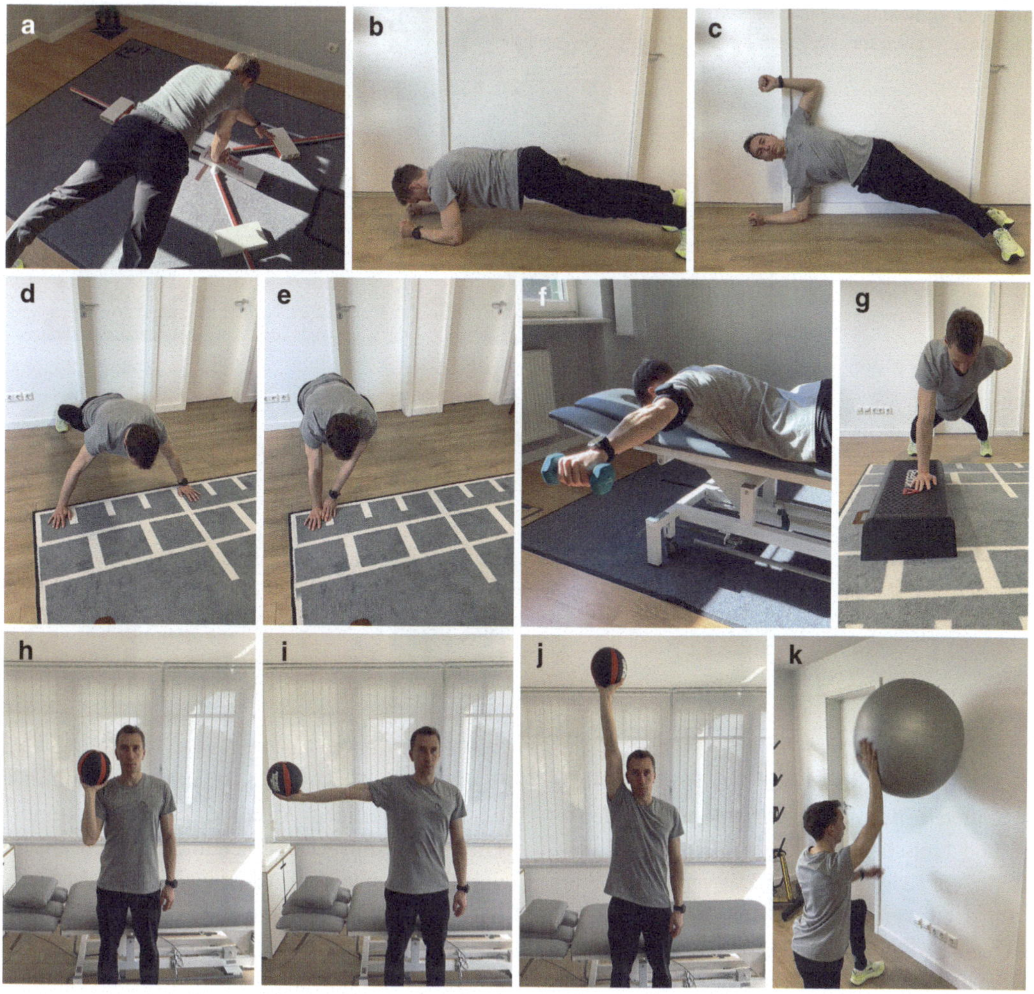

Abb. 7.3 a–k Funktionelle Testungen der oberen Extremität. **a** Upper-Extremity-Y-Balance-Test. **b**, **c** Upper-Limb-Rotation-Test. **d**, **e** Closed-Kinetic-Chain-Upper-Extremity-Stability-Test. **f** Posterior-Shoulder-Endurance-Test. **g** One-Arm-Hop-Test. **h–j** Ball-Abduction-Test. **k** Ball Tappings an der Wand

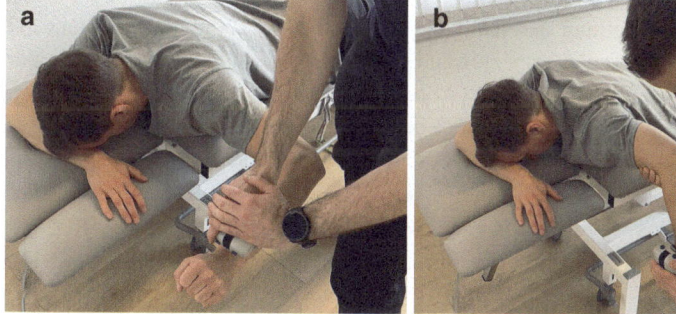

Abb. 7.4 a, b Außenrotation in Bauchlage. **a** In 90/90°. **b** In 90/0°

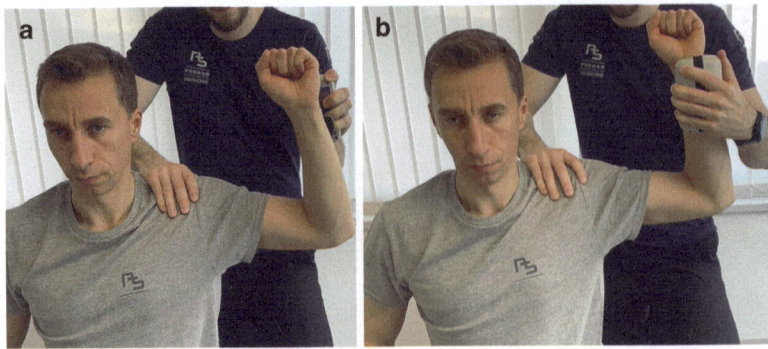

Abb. 7.5 a, b Außen- und Innenrotation im Sitz

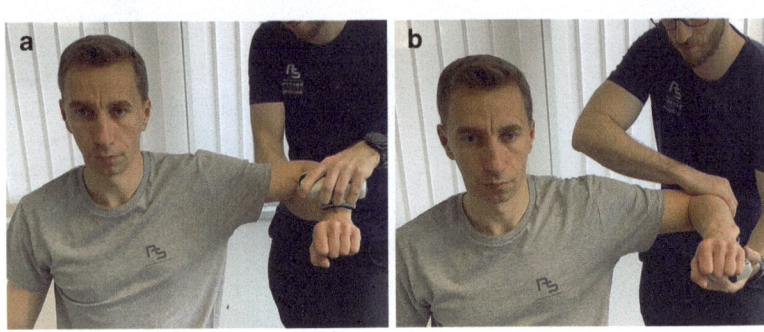

Abb. 7.6 a, b Außen- und Innenrotation im Sitz in 90°-Abduktion

▶ **Praxistipp** Ausgewertet werden die Absolutwerte der Maximalkraft im Seitenvergleich und typischerweise das Kraftverhältnis von Außen- zu Innenrotation. Das Verhältnis sollte in der isokinetischen Messung bei mindestens 63–72 % liegen. In der isometrischen Messung sollte es bei 75–100 % liegen. Zu erwarten ist ein Seitenunterschied von +10 % auf der dominanten Seite (Cools et al. 2020).

Auch im Bereich der periskapulären Muskulatur sind Kraftmessungen beschrieben, die vor allem auf eine Beurteilung der Kraft der unterschiedlichen Anteile des M. trapezius und des M. serratus anterior ausgerichtet sind (Abb. 7.7). Normwerte für die Kraftmessungen der periskapulären Muskulatur sind derzeit nicht beschreiben. Bei bilateralen Sportarten sollten keine Seitendifferenzen vorliegen, hingegen wäre bei unilateralen Überkopfsportarten eine Asymmetrie zugunsten des dominanten Arms zu erwarten.

Eine Möglichkeit, während der Saison regelmäßig die Schulterkraft zu überprüfen, könnte in der Durchführung von Kraftmessungen liegen, die der Athlet selbstständig durchführt (Cools et al. 2020). So stellt an der unteren Extremität ein kontinuierliches Monitoring der Adduktorenkraft im Saisonverlauf einen interessanten Ansatz zur Erkennung von Athleten dar, die Leistenbeschwerden im Saisonverlauf entwickeln könnten (Wollin et al. 2018).

Decleve et al. (2020b) haben an der Schulter einen vergleichbaren Testaufbau beschrieben, bei dem Sportler bestimmte Kraftmessungen selbstständig durchführen. Diese Selbsttestung beinhaltet eine isometrische Maximalkraftmessung der Außen- und Innenrotation in 90° Schulterabduktion im Stand. Die eigenständige Testung soll die Bewertung der isometrischen Kraft der Innen- und Außenrotation der Schulter vereinfachen und den Einfluss eines „externen" Untersuchers auf die Testung und die Testergebnisse eliminieren (Decleve et al. 2020b).

▶ **Praxistipp** Es gibt derzeit keine Evidenz für die Durchführung einzelner Testungen oder für bestimmte Testbatterien im Zusammenhang mit der RTS-Entscheidungsfindung. Empfohlen wird eine individuelle Zusammenstellung auf Basis einer Kombination aus funkti-

7.3 Return to Sport

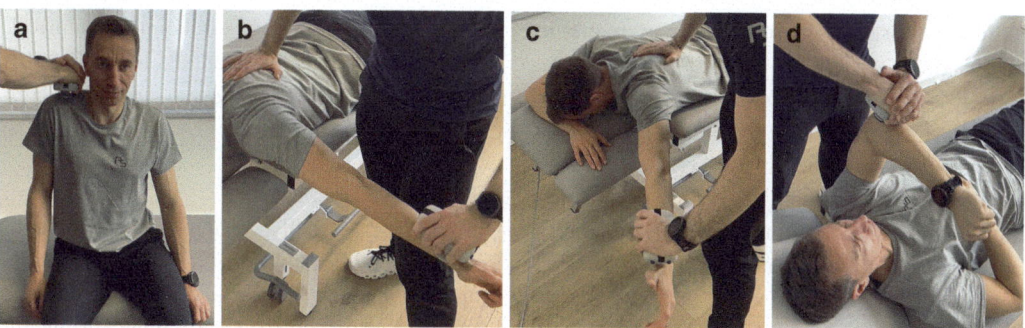

Abb. 7.7 a–d Kraftmessungen der periskapulären Muskulatur. **a** Oberer Anteil des M. trapezius. **b** Mittlerer Anteil des M. trapezius. **c** Unterer Anteil des M. trapezius. **d** M. serratus anterior

Tab. 7.3 Übersicht zu den RTS-Assessments im Zusammenhang mit Verletzungen der oberen Extremität (Schwank et al. 2022)

Leistungstest	ROM/Krafttest	Kinetische Kette
Closed-Kinetic-Chain-Upper-Extremity-Stability-Test	90/90°-konzentrische/exzentrische Testung der Rotatorenmanschette	Push-up-Test: Bewegungsqualität, Kontrolle und Ausdauer
Posterior-Shoulder-Endurance-Test	Isometrische Rotationskraft von AR/IR in 90°/0°	Seitstützausdauer
Shoulder-Endurance-Test	Gesamt-ROM von 90 % im Vergleich zu Gegenseite	Plyometrischer Push-up
Athletic-Shoulder-Test (ASH-Test)	AR-Kraft in Bauchlage in 90°/90° und 90°/0°	Single-Leg-Squat-Test
Y-Balance-Test (obere/untere Extremität)	AR/IR (sportartspezifische Normwerte)	Thorakale Rotation
Seated Medicine Ball Throw	IR/AR in 90°/90° im Sitz (Break-Test)	Bankdrücken
Ball-Abduction-AR-Test	IR/AR in neutraler Rotation und 90°-Abduktion im Sitz	Upper-Limb-Rotation-Test
Ball Tappings an der Wand		
Prone-Ball-Drop-Test		

AR Außenrotation, *IR* Innenrotation, *ROM* Range of Motion (Bewegungsausmaß), *RTS* Return to Sport

onellen Testungen, Kraftmessungen und einer Beurteilung der kinetischen Kette (Tab. 7.3). Zusätzlich sollten sportartspezifische Bewegungen in die RTS-Entscheidungsfindung einbezogen werden.

Es gibt nach wie vor Kritikpunkte an der Durchführung von RTS-Assessments, dazu zählen folgende:

Kompensation durch die nicht betroffene Seite
Wird ein Assessment bilateral durchgeführt, ist eine Kompensation durch die nicht betroffene Extremität denkbar. Hierdurch kann eine eingeschränkte Leistungsfähigkeit der betroffenen Seite kaschiert werden kann.

Bewegungsmuster entsprechen nicht der Zielsportart
Kritisiert wird, dass die derzeitigen RTS-Assessments nicht die Bewegungsmuster und Anforderungen, die in den meisten Zielsportarten auftreten, wiederspiegeln (Riemann et al. 2023). Bei keinem der derzeit gängigen Assessments wird der Arm in eine Überkopfposition gebracht. Speziell für den Überkopfsportler scheint eine Testung in hoher Schulterabduktion aber sinnvoll zu sein. Es besteht daher Bedarf an der Entwicklung eines standardisierten und validen Wurftests, der in einem klinischen Setting ohne den Einsatz von aufwendigen Analysesystemen durchgeführt werden kann (Cools et al. 2020).

Fehlende Umsetzung von RTS-Assessments in der Praxis

RTS-Testungen nach einer Verletzung an der oberen Extremität werden in der täglichen Praxis nicht regelhaft durchgeführt. Als Hauptgründe hierfür werden Zeitmangel, nicht vorhandenes Equipment und ein unzureichendes Verständnis der Evidenz angeführt (Gauthier et al. 2023).

RTS-Assessments lassen keine Aussage zu zukünftigen Verletzungswahrscheinlichkeit zu

Es gibt derzeit keine Evidenz für ein spezielles Schulter-Screening, durch das vorhergesagt werden kann, welche Athleten zukünftig von einer Verletzung betroffen sein werden (Schwank et al. 2022).

RTS-Assessments berücksichtigen nicht den sportartspezifischen Kontext des Athleten

Die derzeit verwendeten funktionellen RTS-Assessments lassen keine sichere Aussage über die Leistungsfähigkeit des Athleten in seiner sportartspezifischen Umgebung zu, da es sich um kontextunspezifische Assessments handelt.

An der unteren Extremität konnte bereits gezeigt werden, dass zusätzliche kognitive Aufgaben bei Sprunglandungen oder bei Richtungswechseln zu biomechanischen Belastungsmustern führen, die möglicherweise mit einem erhöhten Risiko für eine Verletzung einhergehen (Almonroeder et al. 2018; Chaaban et al. 2023; Dai et al. 2018).

Ein aktueller Ansatz beruht daher darauf, die traditionellen Testungen um eine zusätzlich neurokognitive Komponente (Lichtsignale, Kommandos, Zeitbegrenzung etc.) zu erweitern, um die kognitive Beanspruchung der Assessments zu steigern (Millikan et al. 2019). Die Steigerung der kognitiven Beanspruchung im Zusammenhang mit einer spezifischen Bewegungsaufgabe ist auch als Dual-Task-Paradigma bekannt. Diese Ergänzung von neurokognitiven Beanspruchungen hat einen Einfluss auf die biomechanischen Bewegungsmuster und ist nützlich, um mehr Informationen im Rahmen von Assessments zur RTS-Bereitschaft eines Athleten zu erhalten (Chaaban et al. 2023).

Auch wenn an der oberen Extremität ein Großteil der Verletzungen aus einer chronischen Überbelastung resultiert, erscheint es sinnvoll, kognitive Komponenten ebenfalls in die Rehabilitation und die RTS-Testungen an der oberen Extremität zu integrieren.

Fehlende Referenzwerte

Die in der aktuellen Literatur verfügbaren Referenzwerte für funktionelle Schulterleistungstestungen sind nicht sportartspezifisch, was die Interpretation erschwert. Da es keine Normwerte gibt, wird in der Praxis üblicherweise die kontralaterale Schulter als Referenz für den Vergleich mit der verletzten Schulter herangezogen. Je nach Sportart ist dieser Vergleich unter Umständen nicht angemessen, wenn man die Armdominanz und das Aktivitätsniveau des Sportlers berücksichtigt (Policastro und Camargo 2022). Auch im Hinblick auf die Verletzungsprävention gibt es derzeit keinen Konsensus bezüglich sportartspezifischer Normwerte.

7.4 Risikofaktoren und Prävention

Das Wissen zu Risikofaktoren und Präventionsstrategien im Zusammenhang mit Schulterverletzungen hat sich in den letzten Jahren verbessert. Jedoch entspricht dieser Wissensstand an der Schulter nach wie vor bei Weitem nicht dem wie bei den Sportverletzungen an der unteren Extremität (z. B. dem bei einer vorderen Kreuzbandverletzung) (Hoppe et al. 2022).

Die Häufigkeit von Schulterverletzungen hängt von vielen Variablen ab, z. B. von der Sportart, dem Geschlecht, dem Leistungsniveau und dem Alter (Cools et al. 2021). Insbesondere bei jugendlichen Sportlern ist das Risiko von Überlastungsverletzungen durch eine frühe Spezialisierung auf nur eine Sportart und eine zu hohe Trainingsbelastung erhöht (Johansson et al. 2022; Post et al. 2017). Daher wurden in den letzten Jahren zunehmend Testverfahren, Assessments und übungsbasierte Präventionsprogramme für Überkopfsportler mit hohem Verletzungsrisiko eingeführt (Cools et al. 2021).

Die unterschiedlichen Präventionsprogramme an der oberen Extremität zielen auf eine Verbesserung der Kraft, der Beweglichkeit und/oder sportartspezifischer Parameter (z. B. Wurfgeschwindigkeit) ab. Die derzeit existierenden Präventionsprogramme scheinen im Hinblick auf eine Verbesserung in diesen Kategorien auch durchaus erfolgreich zu sein (Lau und Mukherjee 2023).

Theoretische Modelle

Bereits in den 1990er-Jahren hat Willem Meeuwisse auf die Notwendigkeit eines multifaktoriellen Ansatzes zum Verständnis des Risikos von Sportverletzungen hingewiesen. Basierend darauf hat er ein multifaktorielles Modell zur Ätiologie von Sportverletzungen beschrieben (Meeuwisse 1994a, b). Dieses Modell beschreibt die Beziehung zwischen intrinsischen und extrinsischen Risikofaktoren und Sportverletzungen. Geht man von diesem Modell aus, dann hat jeder Sportler eine einzigartige Veranlagung für Verletzungen, die auf seinen eigenen intrinsischen Risikofaktoren beruht. Hinzu kommen dann externe Risikofaktoren, d. h. Faktoren, die von außen einwirken und den Sportler anfälliger für Verletzungen machen (Hulme und Finch 2015).

Es wurde immer schon versucht, spezifische Risikofaktoren für die Vorhersage von Schulterverletzungen im Sport zu ermitteln. Aufgrund der Komplexität von Sportverletzungen erscheint die Identifikation einzelner Risikofaktoren aber kaum möglich zu sein.

Auch das traditionelle **Kreislaufmodell der Verletzungsprävention** von van Mechelen et al. (1992) beruht auf der Erkennung von sportartspezifischen Risikofaktoren. Dieses Modell wurde lange Zeit zur Entwicklung von Präventionsmaßnahmen verwendet und basiert auf insgesamt 4 Schritten:

- Im 1. Schritt soll die relevante Verletzung identifiziert werden.
- Die Aufdeckung der dazugehörigen Verletzungsmechanismen und Risikofaktoren stellt dann den 2. Schritt dar.
- Die identifizierten Risikofaktoren sollen dann im Rahmen eines Präventionsprogramms adressiert werden (3. Schritt).
- Im 4. Schritt soll dann überprüft werden, ob sich dadurch dann die im ersten Schritt registrierten Verletzungen reduziert haben.

Es handelt sich bei diesem Modell um ein traditionelles Modell der Verletzungsprävention, von dem aber heutzutage angenommen wird, dass es hinsichtlich seiner Anwendbarkeit Limitationen aufweist. Es wird vor allem kritisiert, dass der Großteil der Untersuchungen zu Risikofaktoren für Sportverletzungen auf einem reduktionistischen und linearen Ansatz beruht, der die komplexe und sich ständig verändernde Natur des Risikos für das Auftreten einer Verletzung vollkommen außer Acht lässt (Schwank et al. 2022).

Dieses Modell wurde dann später zu einem **dynamischen Modell** weiterentwickelt (Meeuwisse et al. 2007). Im dynamischen Modell wird davon ausgegangen, dass sich die Verletzungsanfälligkeit im Laufe der Sportausübung immer wieder ändert und dass die primären Risikofaktoren, denen der Athlet ausgesetzt ist, Adaptationen hervorrufen, sodass sich das Risiko für Verletzungen kontinuierlich verändern kann (Bittencourt et al. 2016). Dabei wird die Ätiologie von Sportverletzungen immer schon aus der Perspektive eines einzelnen bestimmten wissenschaftlichen Bereichs (z. B. Sportphysiologie, Biomechanik, Sportpsychologie, Sportsoziologie) untersucht. Das bedeutet, dass es je nach Bereich unterschiedliche Annahmen darüber gibt, was eine Verletzung ist und welche Forschungsfragen, Forschungsmethoden sowie Interpretationen und Erklärungen der Ergebnisse für die Erforschung der Verletzungsursache am besten geeignet sind (Hausken-Sutter et al. 2023).

Im Bereich der Sportverletzungen dominiert traditionell ein Verständnis der Verletzungsmechanismen aus einer biophysiologischen und biomechanischen Perspektive (Hulme und Finch 2015). Diese traditionellen Ansätze zur Erklärung der Ätiologie von Sportverletzungen konzentrieren sich auf die Identifizierung einzelner Faktoren, die dann als Ursache für Verletzungen angenommen werden. Die Vereinfachung komplexer Probleme durch Aufteilung in „Einzelteile" ist jedoch ein wesentlicher Bestandteil eines reduktionistischen Ansatzes, der bei der Beschreibung linearer Zusammenhänge verwendet wird (Philippe und Mansi 1998).

Heutzutage ist der vielschichtige Charakter der Ätiologie von Sportverletzungen anerkannt. In den letzten Jahren hat daher zunehmend ein Paradigmenwechsel hin zu komplexeren Ansätzen stattgefunden, die sich von einzelnen Risikofaktoren wegbewegen, und die nichtlineare Interaktion zwischen unterschiedlichen Komponenten im Zusammenhang mit Sportverletzungen in Betracht ziehen. Die Verwendung von komplexen Ansätzen wird hauptsächlich damit begründet, dass die derzeitige Forschung die nicht-linearen Wechselwirkungen zwischen verschiedenen Komponenten über verschiedene Dimensionen hinweg (z. B. die Wechselwirkungen zwischen dem Individuum und dem physischen und sozialen Umfeld) nicht berücksichtigt und somit diese Ansätze der unvorhersehbaren Natur von Sportverletzungen nicht gerecht werden (Hausken-Sutter et al. 2023).

Trotz der Anerkennung des nicht-linearen Charakters von Sportverletzungen im dynamischen Modell von Willem Meeuwisse reicht auch dieses Modell nicht aus, um die komplexen Interaktionen zwischen mehreren Faktoren zu erfassen (Bittencourt et al. 2016). Hinzu kommt, dass die derzeitigen Studien im Bereich von Sportverletzungen immer noch einem stark linear geprägten Ansatz verfolgen. Daher wird gefordert, dass sich die zukünftige Forschung und die klinische Praxis noch mehr auf die komplexen Merkmale von Sportverletzungen konzentriert und dabei sowohl die Verletzung selbst als auch Faktoren, die im Zusammenhang mit dem verletzten Athleten stehen, berücksichtigen sollte (Cools et al. 2021).

Als ein solcher Ansatz für ein verbessertes Verständnis von Sportverletzungen wurde in den letzten Jahren die **komplexe Systemtheorie** angeführt (Bittencourt et al. 2016; Hulme und Finch 2015; Hulme et al. 2017). Komplexe Systeme sind dynamische, offene Systeme, die sich durch Nichtlinearität aufgrund von Feedbackschleifen und Wechselwirkungen zwischen einzelnen Faktoren auszeichnen (Yung et al. 2022). Die komplexe Systemtheorie untersucht, wie Teile eines Systems zur kollektiven Verhaltensweise des Systems führen und wie das System mit seiner Umwelt interagiert (Gokeler et al. 2022). In komplexen Systemen werden die Faktoren, die miteinander interagieren und das System bilden, als Einheiten bezeichnet. Daraus ergeben sich verschiedene Systeme innerhalb von Systemen, die in eine individuelle, organisatorische und umweltbezogene Kategorie eingeteilt werden können und miteinander interagieren (Yung et al. 2022).

Ein Modell, das die Komplexität und die Interaktion multipler Komponenten im Zusammenhang mit Sportverletzungen berücksichtigt, wurde zuletzt von Bittencourt et al. (2016) als **„Netzwerk der Determinanten"** beschrieben. Dieses wird heutzutage als ein alternatives Modell für das Verständnis der Ätiologie von Sportverletzungen verstanden. Es handelt sich dabei um ein Modell, das eine vollkommen andere Perspektive für das Verständnis der Ätiologie von Verletzungen liefert und den Athleten in Bezug auf Sportverletzungen als komplexes System analysiert.

Die Autoren betrachten in ihrem Modell Sportverletzungen als komplexe und sich entwickelnde Phänomene, die durch Wechselwirkungen zwischen verschiedenen Einheiten (= Netzwerk von Determinanten) hervorgerufen werden, zu Regelmäßigkeiten (= Risikoprofil) führen können und dann ein entstehendes Muster (= Verletzung) hervorrufen. Statt der Orientierung an einzelnen Risikofaktoren zielt dieses Modell auf die Anerkennung der Wechselwirkung von Risikofaktoren und daraus resultierenden Risikomustern und -profilen (innerhalb des Netzwerks) ab. Ein individuelles Risikoprofil kann dabei auch eine nichtlineare Interaktion zwischen Risikofaktoren aus verschiedenen Bereichen (z. B. Biomechanik, Training, Psychologie und Physiologie) beinhalten.

Dieser Ansatz soll die vernetzte und multidirektionale Interaktion zwischen allen Faktoren berücksichtigen, die der komplexen Natur von Sportverletzungen Rechnung tragen (Bittencourt et al. 2016). So könnte beispielsweise ein Athlet mit einer Vorgeschichte mit Schulterproblemen in Kombination mit einer muskulären Dysbalance und einer übermäßigen Trainingsbelastung ein höheres Risikoprofil für die Entwicklung einer Schulterverletzung aufweisen. Die Verletzung wird dann nicht durch einen einzelnen

Faktor verursacht, sondern entsteht durch das komplexe Zusammenspiel mehrerer Faktoren. Ein komplexes Modell bietet einen umfassenden Rahmen für das Verständnis von Verletzungen, indem es die vielschichtigen Wechselwirkungen zwischen verschiedenen Faktoren hervorhebt.

Dieser Ansatz zeigt, wie wichtig es ist, bei der Behandlung und Prävention von Verletzungen den Gesamtkontext und nicht nur einen einzelnen Risikofaktor zu berücksichtigen. Komplexe Systeme sind sportartspezifisch, was bedeutet, dass die Kombination der Risikofaktoren für ein und dieselbe Verletzung von der spezifischen Sportart abhängt, die der Athlet ausübt (Cools et al. 2021).

Präventives Screening

Es gibt derzeit keine Evidenz für ein verlässliches Screening zur Vorhersage, welche Athleten zukünftig von einer Schulterverletzung betroffen sein werden. In einem Expertenkonsensus konnte daher zuletzt auch keine spezifische (präventive) Testbatterie für die Schulter festgelegt werden. Es wird stattdessen ein allgemeines muskuloskelettales Schulter-Screening empfohlen (Schwank et al. 2022).

Inhaltlich ist dieses Screening nicht verletzungsspezifisch und besteht aus einer Mischung aus ROM- und Kraftmessungen (ROM = Range of Motion), funktionellen Testungen sowie dem sportartspezifischen Verhältnis der Innen- gegenüber der Außenrotation. Insbesondere die Kraftmessungen und die funktionellen Assessments der Schulter sollten nicht als einmalige Testung angesehen werden, sondern über den Saisonverlauf immer wieder reevaluiert werden.

An der Schulter werden typischerweise immer schon Kraft- und ROM-Messungen sowie funktionelle Assessments durchgeführt (Tarara et al. 2016). Zu den bekanntesten funktionellen Schulter-Assessments zählen Testungen wie der Upper-Quadrant-Y-Balance-Test, der Seated Medicine Ball Throw und der Closed-Kinetic-Chain-Upper-Extremity-Stability-Test. Auch der Functional Movement Screen (FMS) wird häufig im Zusammenhang mit präventiven Screenings beschrieben.

Studien weisen allerdings darauf hin, dass auch der FMS zur Vorhersage von Verletzungen nicht ausreichend valide ist (Bond et al. 2019; Dorrel et al. 2015; Kraus et al. 2014). Demzufolge wird der Hauptnutzen von präventiven Screening-Tests heutzutage nicht mehr in einer Analyse einzelner Risikofaktoren gesehen. Es geht vielmehr darum, den aktuellen Status des Athleten zu erheben und seine Leistungsfähigkeit in Relation zu anderen Athleten in derselben Sportart zu beurteilen und im Saisonverlauf zu verfolgen (Cools et al. 2021). Anders gesagt steht eine Überwachung der Leistungsentwicklung im Vordergrund und nicht die Risikofaktoranalyse. So könnte beispielsweise im Hinblick auf den Faktor „Trainingsbelastung" die schulterspezifische Belastung und die Gesamtbelastung des Athleten wöchentlich gemessen und über die Saison hinweg verfolgt werden.

Präventionsprogramme

Die Bereiche Rehabilitation, Verletzungsprävention und RTS sind eng miteinander verbunden. Verletzungen lassen sich nie vollständig ausschließen, sodass es sinnvoller erscheint, anstelle einer Prävention von Verletzungen von einer Reduktion der Verletzungshäufigkeit zu sprechen. Die Minimierung des Verletzungsrisikos und die Maximierung der Leistung (Performance) sind miteinander vereinbar, sodass man ein Präventionstraining immer auch als ein Performance-Training betrachten kann (Martin et al. 2014).

Im Zusammenhang mit Schulterverletzungen sind eine Vielzahl von Präventionsprogrammen beschrieben, exemplarisch seien folgende genannt:

- „Oslo Sports Trauma Research Center (OSTRC) Shoulder Injury Prevention Program for handball players" (Andersson et al. 2017)
- „Advanced Throwers Ten Exercise Program for overhead throwing athletes" (Wilk et al. 2011b)
- „FIFA 11+ Shoulder Injury Prevention Program" für Torwarte (Al Attar et al. 2021; Ejnisman et al. 2016) und Volleyballspieler (Zarei et al. 2021)

Tab. 7.4 Grundlegende Komponenten für Trainingsprogramme zum Management des Verletzungsrisikos der Schulter in Überkopfsportarten (Schwank et al.2022)

Grundlegende Prinzipien	Trainingsziel
– Die Übungen sollten in sportartspezifischen Positionen durchgeführt werden. – Die Übungen sollten mehrere Gelenke umfassen (d. h. die kinetische Kette einbeziehen). – Die Programme sollten nur ein Minimum an Ausrüstung erfordern. – Die Programme sollten ein kompetitives Element enthalten, idealerweise mit Partnern, wenn der Sport in einer Mannschaft erfolgt. – Die Programme sollten mindestens 2× pro Woche durchgeführt werden und können Teil der Aufwärmroutine vor dem Training oder Wettkampf und Teil des Krafttrainings sein. – Die Programme sollten insgesamt nicht länger als 10–15 min dauernwovon sich 5 min auf schulterspezifische Aktivitäten konzentrieren können.	– Dysbalancen der Rotatorenmanschette, mit Schwerpunkt auf der Außenrotationskraft über den gesamten Bewegungsbereich – Kraft des Schultergürtels über den gesamten Bewegungsbereich – Kapazität des Rumpfes/sportartspezifische dynamische Funktion – Kontrolle des exzentrischen Abbremsens des Arms (z. B. Außenrotation bei 90°-Abduktion)

Ein Präventionsprogramm sollte optimalerweise mindestens 2× in der Woche eingeplant und individualisiert werden sowie einige grundlegende Komponenten enthalten (Tab. 7.4). Im Zusammenhang mit dem Management des Risikos für Schulterverletzungen erscheint es zudem sinnvoll, Variablen wie das Bewegungsausmaß, die kinetische Kette und die plyometrische Kapazität der Schulter in ein solches Programm miteinzubeziehen (Schwank et al. 2022).

Literatur

Al Attar WSA, Faude O, Bizzini M, Alarifi S, Alzahrani H, Almalki RS, Banjar RG, Sanders RH (2021) The FIFA 11+ Shoulder Injury Prevention Program was effective in reducing upper extremity injuries among soccer goalkeepers: a randomized controlled trial. Am J Sports Med 49(9):2293–2300. https://doi.org/10.1177/03635465211021828

Almonroeder TG, Kernozek T, Cobb S, Slavens B, Wang J, Huddleston W (2018) Cognitive demands influence lower extremity mechanics during a drop vertical jump task in female athletes. J Orthop Sports Phys Ther 48(5):381–387. https://doi.org/10.2519/jospt.2018.7739

Altintas B, Anderson N, Dornan GJ, Boykin RE, Logan C, Millett PJ (2020) Return to sport after arthroscopic rotator cuff repair: is there a difference between the recreational and the competitive athlete? Am J Sports Med 48(1):252–261. https://doi.org/10.1177/0363546519825624

Andersson SH, Bahr R, Clarsen B, Myklebust G (2017) Preventing overuse shoulder injuries among throwing athletes: a cluster-randomised controlled trial in 660 elite handball players. Br J Sports Med 51(14):1073–1080. https://doi.org/10.1136/bjsports-2016-096226

Baierle T, Kromer T, Petermann C, Magosch P, Luomajoki H (2013) Balance ability and postural stability among patients with painful shoulder disorders and healthy controls. BMC Musculoskelet Disord 14:282. https://doi.org/10.1186/1471-2474-14-282

Bittencourt NFN, Meeuwisse WH, Mendonça LD, Nettel-Aguirre A, Ocarino JM, Fonseca ST (2016) Complex systems approach for sports injuries: moving from risk factor identification to injury pattern recognition-narrative review and new concept. Br J Sports Med 50(21):1309–1314. https://doi.org/10.1136/bjsports-2015-095850

Bohannon RW (2019) Considerations and practical options for measuring muscle strength: a narrative review. Biomed Res Int 2019:8194537. https://doi.org/10.1155/2019/8194537

Bond CW, Dorman JC, Odney TO, Roggenbuck SJ, Young SW, Munce TA (2019) Evaluation of the functional movement screen and a novel basketball mobility test as an injury prediction tool for collegiate basketball players. J Strength Cond Res 33(6):1589–1600. https://doi.org/10.1519/JSC.0000000000001944

Borstad JD, Dashottar A (2011) Quantifying strain on posterior shoulder tissues during 5 simulated clinical tests: a cadaver study. J Orthop Sports Phys Ther 41(2):90–99. https://doi.org/10.2519/jospt.2011.3357

Burkhart SS, Morgan CD, Kibler WB (2003) The disabled throwing shoulder: spectrum of pathology Part I: pathoanatomy and biomechanics. Arthroscopy 19(4):404–420. https://doi.org/10.1053/jars.2003.50128

Chaaban CR, Turner JA, Padua DA (2023) Think outside the box: Incorporating secondary cognitive tasks into return to sport testing after ACL reconstruction. Front Sports Act Living 4:1089882. https://doi.org/10.3389/fspor.2022.1089882

Chu SK, Jayabalan P, Kibler WB, Press J (2016) The kinetic chain revisited: new concepts on throwing mechanics and injury. PM R 8(3 Suppl):S69–S77. https://doi.org/10.1016/j.pmrj.2015.11.015

Ciccotti MC, Syed U, Hoffman R, Abboud JA, Ciccotti MG, Freedman KB (2018) Return to play criteria following surgical stabilization for traumatic anterior shoulder instability: a systematic review. Arthroscopy 34(3):903–913. https://doi.org/10.1016/j.arthro.2017.08.293

Cools AM, Maenhout AG, Vanderstukken F, Decleve P, Johansson FR, Borms D (2020) The challenge of the sporting shoulder: from injury prevention through sport-specific rehabilitation toward return to play. Ann Phys Rehabil Med 64(4):101384. https://doi.org/10.1016/j.rehab.2020.03.009

Cools AM, Maenhout AG, Vanderstukken F, Decleve P, Johansson FR, Borms D (2021) The challenge of the sporting shoulder: from injury prevention through sport-specific rehabilitation toward return to play. Ann Phys Rehabil Med 64(4):101384. https://doi.org/10.1016/j.rehab.2020.03.009

Dai B, Cook RF, Meyer EA, Sciascia Y, Hinshaw TJ, Wang C, Zhu Q (2018) The effect of a secondary cognitive task on landing mechanics and jump performance. Sports Biomech 17(2):192–205. https://doi.org/10.1080/14763141.2016.1265579

Dashottar A, Costantini O, Borstad J (2014) A comparison of range of motion change across four posterior shoulder tightness measurements after external rotator fatigue. Int J Sports Phys Ther 9(4):498–508

Davis JT, Limpisvasti O, Fluhme D, Mohr KJ, Yocum LA, Elattrache NS, Jobe FW (2009) The effect of pitching biomechanics on the upper extremity in youth and adolescent baseball pitchers. Am J Sports Med 37(8):1484–1491. https://doi.org/10.1177/0363546509340226

Decleve P, Attar T, Benameur T, Gaspar V, Van Cant J, Cools AM (2020a) The "upper limb rotation test": reliability and validity study of a new upper extremity physical performance test. Phys Ther Sport 42:118–123. https://doi.org/10.1016/j.ptsp.2020.01.009

Decleve P, Van Cant J, De Buck E, Van Doren J, Verkouille J, Cools AM (2020b) The self-assessment corner for shoulder strength: reliability, validity, and correlations with upper extremity physical performance tests. J Athl Train 55(4):350–358. https://doi.org/10.4085/1062-6050-471-18

Diederichsen L, Krogsgaard M, Voigt M, Dyhre-Poulsen P (2002) Shoulder reflexes. J Electromyogr Kinesiol 12(3):183–191. https://doi.org/10.1016/s1050-6411(02)00019-6

Dorrel BS, Long T, Shaffer S, Myer GD (2015) Evaluation of the functional movement screen as an injury prediction tool among active adult populations. Sports Health 7(6):532–537. https://doi.org/10.1177/1941738115607445

Ejnisman B, Barbosa G, Andreoli CV, de Castro PA, Lobo T, Zogaib R, Cohen M, Bizzini M, Dvorak J (2016) Shoulder injuries in soccer goalkeepers: review and development of a FIFA 11+ Shoulder Injury Prevention Program. Open Access J Sports Med 7:75–80. https://doi.org/10.2147/OAJSM.S97917

Ellenbecker TS, Aoki R (2020) Step by step guide to understanding the kinetic chain concept in the overhead athlete. Curr Rev Musculoskelet Med 13(2):155–163. https://doi.org/10.1007/s12178-020-09615-1

Fried JW, Hurley ET, Duenes ML, Manjunath AK, Virk M, Gonzalez-Lomas G, Campbell KA (2021) Return to play after arthroscopic stabilization for posterior shoulder instability-a systematic review. Arthrosc Sports Med Rehabil 3(1):e249–e256. https://doi.org/10.1016/j.asmr.2020.08.007

Garrison JC, Arnold A, Macko MJ, Conway JE (2013) Baseball players diagnosed with ulnar collateral ligament tears demonstrate decreased balance compared to healthy controls. J Orthop Sports Phys Ther 43(10):752–758. https://doi.org/10.2519/jospt.2013.4680

Gauthier ML, Unverzagt CA, Mendonça LM, Seitz AL (2023) Missing the forest for the trees: a lack of upper extremity physical performance testing in sports physical therapy. Int J Sports Phys Ther 18(2):419–430. https://doi.org/10.26603/001c.73791

Gokeler A, Grassi A, Hoogeslag R, van Houten A, Lehman T, Bolling C, Buckthorpe M, Norte G, Benjaminse A, Heuvelmans P, Di Paolo S, Tak I, Villa FD (2022) Return to sports after ACL injury 5 years from now: 10 things we must do. J Experimental Orthopaedics 9:73. https://doi.org/10.1186/s40634-022-00514-7

Greenberg EM, Fernandez-Fernandez A, Lawrence JT, McClure P (2015) The development of humeral retrotorsion and its relationship to throwing sports. Sports Health 7(6):489–496. https://doi.org/10.1177/1941738115608830

Hall K, Borstad JD (2018) Posterior shoulder tightness: to treat or not to treat? J Orthop Sports Phys Ther 48(3):133–136. https://doi.org/10.2519/jospt.2018.0605

Hausken-Sutter SE, Boije af Gennäs K, Schubring A, Grau S, Jungmalm J, Barker-Ruchti N (2023) Interdisciplinary sport injury research and the integration of qualitative and quantitative data. BMC Med Res Methodol 23:110. https://doi.org/10.1186/s12874-023-01929-1

Hegedus EJ, McDonough SM, Bleakley C, Baxter D, Cook CE (2015) Clinician-friendly lower extremity physical performance tests in athletes: a systematic review of measurement properties and correlation with injury. Part 2 – the tests for the hip, thigh, foot and ankle including the star excursion balance test. Br J Sports Med 49(10):649–656. https://doi.org/10.1136/bjsports-2014-094341

Hoppe MW, Brochhagen J, Tischer T, Beitzel K, Seil R, Grim C (2022) Risk factors and prevention strategies for shoulder injuries in overhead sports: an updated systematic review. J Exp Orthop 9(1):78. https://doi.org/10.1186/s40634-022-00493-9

Hulme A, Finch CF (2015) From monocausality to systems thinking: a complementary and alternative conceptual approach for better understanding the development and prevention of sports injury. Inj Epidemiol 2(1):31. https://doi.org/10.1186/s40621-015-0064-1

Hulme A, Salmon PM, Nielsen RO, Read GJM, Finch CF (2017) From control to causation: validating a 'complex systems model' of running-related injury development and prevention. Appl Ergon 65:345–354. https://doi.org/10.1016/j.apergo.2017.07.005

Ito N, Eto M, Maeda K, Rabbi ME, Iwasaki K (1995) Ultrasonographic measurement of humeral torsion. J Shoulder Elbow Surg 4(3):157–161. https://doi.org/10.1016/s1058-2746(05)80045-x

Johansson F, Cools A, Gabbett T, Fernandez-Fernandez J, Skillgate E (2022) Association between spikes in external training load and shoulder injuries in competitive adolescent tennis players: The SMASH cohort study. Sports Health 14(1):103–110. https://doi.org/10.1177/19417381211051643

Karandikar N, Vargas OO (2011) Kinetic chains: a review of the concept and its clinical applications. PM R 3(8):739–745. https://doi.org/10.1016/j.pmrj.2011.02.021

Kibler WB (1995) Biomechanical analysis of the shoulder during tennis activities. Clin Sports Med 14(1):79–85

Kibler WB, Kuhn JE, Wilk K, Sciascia A, Moore S, Laudner K, Ellenbecker T, Thigpen C, Uhl T (2013) The disabled throwing shoulder: spectrum of pathology-10-year update. Arthroscopy 29(1):141–161 e126. https://doi.org/10.1016/j.arthro.2012.10.009

Kovacs M, Ellenbecker T (2011) An 8-stage model for evaluating the tennis serve: implications for performance enhancement and injury prevention. Sports Health 3(6):504–513. https://doi.org/10.1177/1941738111414175

Krahl VE (1947) The torsion of the humerus; its localization, cause and duration in man. Am J Anat 80(3):275–319. https://doi.org/10.1002/aja.1000800302

Kraus K, Schütz E, Taylor WR, Doyscher R (2014) Efficacy of the functional movement screen: a review. J Strength Condition Res 28(12):3571. https://doi.org/10.1519/JSC.0000000000000556

Land H, Gordon S, Watt K (2017) Clinical assessment of subacromial shoulder impingement – Which factors differ from the asymptomatic population? Musculoskelet Sci Pract 27:49–56. https://doi.org/10.1016/j.msksp.2016.12.003

Lau RY, Mukherjee S (2023) Effectiveness of overuse injury prevention programs on upper extremity performance in overhead youth athletes: a systematic review. Sports Med Health Sci 5(2):91–100. https://doi.org/10.1016/j.smhs.2023.03.001

Lintner D, Noonan TJ, Kibler WB (2008) Injury patterns and biomechanics of the athlete's shoulder. Clin Sports Med 27(4):527–551. https://doi.org/10.1016/j.csm.2008.07.007

Lluch-Girbes E, Requejo-Salinas N, Fernandez-Matias R, Revert E, Vila Mejias M, Rezende Camargo P, Jaggi A, Sciascia A, Horsley I, Pontillo M, Gibson J, Richardson E, Johansson F, Maenhout A, Oliver GD, Turgut E, Jayaraman C, Duzgun I, Borms D, Ellenbecker T, Cools A (2023) Kinetic chain revisited: consensus expert opinion on terminology, clinical reasoning, examination and treatment in people with shoulder pain. J Shoulder Elb Surg 32(8):e415–e428. https://doi.org/10.1016/j.jse.2023.01.018

Manske R, Wilk KE, Davies G, Ellenbecker T, Reinold M (2013) Glenohumeral motion deficits: friend or foe? Int J Sports Phys Ther 8(5):537–553

Marshall RN, Elliott BC (2000) Long-axis rotation: the missing link in proximal-to-distal segmental sequencing. J Sports Sci 18(4):247–254. https://doi.org/10.1080/026404100364983

Martin C, Bideau B, Bideau N, Nicolas G, Delamarche P, Kulpa R (2014) Energy flow analysis during the tennis serve: comparison between injured and noninjured tennis players. Am J Sports Med 42(11):2751–2760. https://doi.org/10.1177/0363546514547173

Meeuwisse WH (1994a) Assessing causation in sport injury: a multifactorial model. Clin J Sport Med 4:166–170

Meeuwisse WH (1994b) Athletic injury etiology: distinguishing between interaction and confounding. Clin J Sport Med 4:171–175

Meeuwisse WH, Tyreman H, Hagel B, Emery C (2007) A dynamic model of etiology in sport injury: the recursive nature of risk and causation. Clin J Sport Med 17(3):215–219. https://doi.org/10.1097/JSM.0b013e3180592a48

Millikan N, Grooms DR, Hoffman B, Simon JE (2019) The development and reliability of 4 clinical neurocognitive single-leg hop tests: implications for return to activity decision-making. J Sport Rehabil 28(5):536–544. https://doi.org/10.1123/jsr.2018-0037

Myers JB, Oyama S, Clarke JP (2012) Ultrasonographic assessment of humeral retrotorsion in baseball players: a validation study. Am J Sports Med 40(5):1155–1160. https://doi.org/10.1177/0363546512436801

Philippe P, Mansi O (1998) Nonlinearity in the epidemiology of complex health and disease processes. Theor Med Bioeth 19(6):591–607. https://doi.org/10.1023/a:1009979306346

Policastro PO, Camargo PR (2022) Return to play after a shoulder injury: let's not put the cart before the horse! Int J Sports Phys Ther 17(4):548–550. https://doi.org/10.26603/001c.35574

Post EG, Trigsted SM, Riekena JW, Hetzel S, McGuine TA, Brooks MA, Bell DR (2017) The association of sport specialization and training volume with injury history in youth athletes. Am J Sports Med 45(6):1405–1412. https://doi.org/10.1177/0363546517690848

Richardson E, Lewis JS, Gibson J, Morgan C, Halaki M, Ginn K, Yeowell G (2020) Role of the kinetic chain in shoulder rehabilitation: does incorporating the trunk and lower limb into shoulder exercise regimes influence shoulder muscle recruitment patterns? Systematic review of electromyography studies. BMJ Open Sport Exerc Med 6(1):e000683. https://doi.org/10.1136/bmjsem-2019-000683

Riemann BL, Wilk KE, Davies GJ (2023) Reliability of upper extremity functional performance tests for overhead sports activities. Int J Sports Phys Ther V18(3):687–697. https://doi.org/10.26603/001c.74368

Schwank A, Blazey P, Asker M, Moller M, Hagglund M, Gard S, Skazalski C, Haugsbo Andersson S, Horsley I,

Whiteley R, Cools AM, Bizzini M, Ardern CL (2022) 2022 Bern consensus statement on shoulder injury prevention, rehabilitation, and return to sport for athletes at all participation levels. J Orthop Sports Phys Ther 52(1):11–28. https://doi.org/10.2519/jospt.2022.10952

Sciascia A, Cromwell R (2012) Kinetic chain rehabilitation: a theoretical framework. Rehabil Res Pract 2012:853037. https://doi.org/10.1155/2012/853037

Sciascia A, Thigpen C, Namdari S, Baldwin K (2012) Kinetic chain abnormalities in the athletic shoulder. Sports Med Arthrosc Rev 20(1):16–21. https://doi.org/10.1097/JSA.0b013e31823a021f

Seroyer ST, Nho SJ, Bach BR, Bush-Joseph CA, Nicholson GP, Romeo AA (2010) The kinetic chain in overhand pitching: its potential role for performance enhancement and injury prevention. Sports Health 2(2):135–146. https://doi.org/10.1177/1941738110362656

Sheean AJ, Kibler WB, Conway J, Bradley JP (2020) Posterior labral injury and glenohumeral instability in overhead athletes: current concepts for diagnosis and management. J Am Acad Orthop Surg 28(15):628–637. https://doi.org/10.5435/JAAOS-D-19-00535

Sorensen L, Oestergaard LG, van Tulder M, Petersen AK (2020) Measurement properties of handheld dynamometry for assessment of shoulder muscle strength: a systematic review. Scand J Med Sci Sports 30(12):2305–2328. https://doi.org/10.1111/sms.13805

Tarara DT, Fogaca LK, Taylor JB, Hegedus EJ (2016) Clinician-friendly physical performance tests in athletes part 3: a systematic review of measurement properties and correlations to injury for tests in the upper extremity. Br J Sports Med 50(9):545–551. https://doi.org/10.1136/bjsports-2015-095198

Thayaparan A, Yu J, Horner NS, Leroux T, Alolabi B, Khan M (2019) Return to sport after arthroscopic superior labral anterior-posterior repair: a systematic review. Sports Health 11(6):520–527. https://doi.org/10.1177/1941738119873892

Tyler TF, Nicholas SJ, Lee SJ, Mullaney M, McHugh MP (2010) Correction of posterior shoulder tightness is associated with symptom resolution in patients with internal impingement. Am J Sports Med 38(1):114–119. https://doi.org/10.1177/0363546509346050

van Mechelen W, Hlobil H, Kemper HC (1992) Incidence, severity, aetiology and prevention of sports injuries. A review of concepts. Sports Med 14(2):82–99. https://doi.org/10.2165/00007256-199214020-00002

Weber AE, Kontaxis A, O'Brien SJ, Bedi A (2014) The biomechanics of throwing: simplified and cogent. Sports Med Arthrosc Rev 22(2):72–79. https://doi.org/10.1097/JSA.0000000000000019

Wikholm JB, Bohannon RW (1991) Hand-held dynamometer measurements: tester strength makes a difference. J Orthop Sports Phys Ther 13(4):191–198. https://doi.org/10.2519/jospt.1991.13.4.191

Wilk KE, Arrigo CA, Hooks TR, Andrews JR (2016) Rehabilitation of the overhead throwing athlete: there is more to it than just external rotation/internal rotation strengthening. PM R 8(3 Suppl):S78–S90. https://doi.org/10.1016/j.pmrj.2015.12.005

Wilk KE, Macrina LC, Fleisig GS, Porterfield R, Simpson CD 2nd, Harker P, Paparesta N, Andrews JR (2011a) Correlation of glenohumeral internal rotation deficit and total rotational motion to shoulder injuries in professional baseball pitchers. Am J Sports Med 39(2):329–335. https://doi.org/10.1177/0363546510384223

Wilk KE, Yenchak AJ, Arrigo CA, Andrews JR (2011b) The Advanced Throwers Ten Exercise Program: a new exercise series for enhanced dynamic shoulder control in the overhead throwing athlete. Phys Sportsmed 39(4):90–97. https://doi.org/10.3810/psm.2011.11.1943

Wollin M, Thorborg K, Welvaert M, Pizzari T (2018) In-season monitoring of hip and groin strength, health and function in elite youth soccer: implementing an early detection and management strategy over two consecutive seasons. J Sci Med Sport 21(10):988–993. https://doi.org/10.1016/j.jsams.2018.03.004

Yamamoto N, Itoi E, Minagawa H, Urayama M, Saito H, Seki N, Iwase T, Kashiwaguchi S, Matsuura T (2006) Why is the humeral retroversion of throwing athletes greater in dominant shoulders than in nondominant shoulders? J Shoulder Elbow Surg 15(5):571–575. https://doi.org/10.1016/j.jse.2005.06.009

Yung KK, Ardern CL, Serpiello FR, Robertson S (2022) Characteristics of complex systems in sports injury rehabilitation: examples and implications for practice. Sports Med Open 8:24. https://doi.org/10.1186/s40798-021-00405-8

Zarei M, Eshghi S, Hosseinzadeh M (2021) The effect of a shoulder injury prevention programme on proprioception and dynamic stability of young volleyball players; a randomized controlled trial. BMC Sports Sci Med Rehabil 13(1):71. https://doi.org/10.1186/s13102-021-00300-5

Teil II

Ellenbogen

Verletzungen und Pathologien des Ellenbogens

8

8.1 Laterale Epikondylopathie

Der gemeinsame Extensorensehnenursprung am lateralen Ellenbogen wird gebildet durch die Sehnen des M. extensor carpi radialis brevis (ECRB), des M. extensor digitorum communis (EDC) und in geringerem Maße des M. extensor carpi ulnaris (ECU). Der ECRB liegt tief innerhalb des gemeinsamen Streckmuskelursprungs, angrenzend an die laterale Seite des Capitulum humeri. Dieser artikularseitig gelegene Anteil des ECRB-Ursprungs ist die am häufigsten genannte Region, in der die charakteristischen Sehnenveränderung der lateralen Epikondylopathie (LE) auftreten (Donaldson et al. 2013). Der M. extensor carpi radialis longus (ECRL) und der ECU können mitbeteiligt sein (Rossi et al. 2014).

Etwa 1–3 % der Männer und Frauen im Alter zwischen 35 und 50 Jahren sind von einer LE in ihrem Leben betroffen (Nirschl und Ashman 2003; Shiri et al. 2006; Walz et al. 2010). Die LE ist ein meist selbstlimitierendes Beschwerdebild mit einer durchschnittlichen Dauer von bis zu 2 Jahren und einer akuten Schmerzphase von 6–12 Wochen (Mallen et al. 2009). In bis zu 90 % der Fälle kommt es innerhalb von 12 Monaten zu einer spontanen Rückläufigkeit der Beschwerden (Ikonen et al. 2022).

Pathophysiologie

Die LE ist durch eine angiofibroblastische Hyperplasie gekennzeichnet, die histologische Merkmale wie eine Erhöhung der Zellzahl und der Grundsubstanz, Neovaskularisationen sowie desorganisiertes und unreifes Kollagen aufweist (Coombes et al. 2009). Das Fehlen von Entzündungszellen hat zur Annahme geführt, dass der pathologische Prozess nicht entzündlich ist, obwohl neurogene Entzündungen eine Rolle spielen können (Fredberg und Stengaard-Pedersen 2008). Viele der grundsätzlichen Annahmen zur Sehnenphysiologie und Sehnenheilung basieren allerdings nur auf Tierstudien oder In-vitro-Experimenten an isolierten menschlichen Zellen. Das menschliche System wird dadurch nicht vollständig korrekt widergespiegelt (Snedeker und Foolen 2017).

Das traditionelle Erklärungsmodell beschreibt, dass die LE eine Überlastung darstellt, die durch eine wiederholte Kontraktion des ECRB bei manuellen Tätigkeiten entsteht, die möglicherweise durch bestimmte anatomische und biomechanische Faktoren verstärkt wird (Bordachar 2019; Bunata et al. 2007; Kraushaar und Nirschl 1999; Tanaka et al. 2011). Es wird angenommen, dass die LE durch eine repetitive

Überlastung der Sehne mit unzureichender Erholungszeit (was zu einer unzureichenden Heilungsreaktion und unvollständiger Wiederherstellung der Funktion führt) bedingt ist (Snedeker und Foolen 2017; Williamson et al. 2021). Die LE wird daher auch als degenerative Überbeanspruchungstendinopathie betrachtet.

Es hat sich jedoch gezeigt, dass der Schweregrad der strukturellen Veränderungen (Sehnenverdickung, hypoechogene Bereiche im Ultraschall, Unterbrechung der Kollagenfasern etc.) nicht mit den Beschwerden und der Funktion korreliert. Eine strikte Definition der Erkrankung als Tendinopathie aufgrund mechanischer Überbeanspruchung erscheint daher heutzutage nicht mehr geeignet zu sein, um das Krankheitsbild der LE vollständig zu erklären (Bordachar 2019).

Cook und Purdam (2009) haben ein Kontinuum-Modell von zellulären und strukturellen Sehnenveränderungen bei einer Tendinopathie beschrieben, das die Heterogenität des Erscheinungsbildes einer Tendinopathie zu erklären versucht. Das Kontinuum-Modell beschreibt die Überlastungstendinopathie als ein Kontinuum mit 3 Stufen (reaktive Tendinopathie → Sehnenschaden → degenerative Tendinopathie). Die reaktive Tendinopathie stellt dabei die erste Reaktion auf eine Überlastung dar und ist charakterisiert durch eine Verdickung der Sehne und eine nichtentzündliche proliferative Reaktion. Das zweite Stadium beinhaltet dann eine mikrostrukturelle Störung. Das finale Stadium ist die degenerative Tendinopathie, bei dem lokalisierte Bereiche mit Zelltod und struktureller Degeneration auftreten. Die Annahme im Kontinuum-Modell ist, dass eine Umkehr zurück zur normalen Sehne lediglich in den ersten beiden Stadien möglich ist.

Neuere Erkenntnisse der Sehnenforschung haben zu einem zunehmenden Verständnis der Tendinopathie geführt. Beschrieben ist heutzutage eine Vielzahl an Faktoren, die eine Rolle spielen können (z. B. Alter, Stoffwechselerkrankungen, Kompression der Sehne, Sehnenlage oder -funktion, kumulierte Schädigungen, verkürzte Heilungszeit; Williamson et al. 2021). Die Sehne ist ein komplexes physiologisches System, das aus einem intrinsischen Kompartiment mit einem faserartigen Kollagenkern (Sehnenkern = Kollagen vom Typ I und Fibroblasten/Tenozyten) und einem extrinsischen Kompartiment mit Synovia-ähnlichem Gewebe (Paratendon, Epitendon und Endotendon) besteht. Obwohl bekannt ist, dass die Zellen dieser beiden Kompartimente im Zusammenhang mit Sehnenerkrankungen und -reparaturen unterschiedliche Funktionen haben, ist das Ausmaß dieser Interaktion bei der funktionellen Reparatur (bzw. ihrer Dysbalance bei degenerativen Sehnenprozessen) derzeit noch nicht verstanden (Snedeker und Foolen 2017).

In den letzten Jahren wurden alternative Erklärungsmodelle entwickelt, die psychosoziale Faktoren und Aspekte der Schmerzneurophysiologie berücksichtigen. So beschreibt eine Hypothese, dass die regionale Zunahme der neuronalen Aktivität infolge mechanischer Überbeanspruchung und psychosozialer Faktoren neurogene Entzündungs- und Neuroinflammationsprozesse auslöst. Dies kann zu einer Dysfunktion der homöostatischen Mechanismen des Nervensystems und zu einer axonalen Einsprossung und anhaltenden Freisetzung von Neuropeptiden in den vom N. radialis innervierten Geweben führen (Bordachar 2019).

▶ **Praxistipp** Die LE wird heutzutage nicht mehr als rein biomechanisches Problem angesehen. Der Schweregrad der strukturellen Veränderungen korreliert nicht mit den Schmerzen und der Funktionseinschränkung (Kessler et al. 2022). Neuere Untersuchungen deuten auf einen Einfluss des peripheren und des zentralen Nervensystems bei der LE hin.

Neovaskularisationen

Es wird angenommen, dass Sehnen von Natur aus schlecht vaskularisiert sind und deren Stoffwechselaktivität physiologisch gering ist. Derzeit sind jedoch viele Details hinsichtlich der Sehnenregeneration noch nicht abschließend geklärt. So ist beschrieben, dass das Erneuerungspotenzial im Bereich der zentralen Sehne ab dem 17. Lebensjahr nur noch sehr begrenzt ist (Heinemeier et al. 2018).

Im Gegensatz dazu wurden in der Peripherie der Sehne Stoffwechselprozesse des Kollagens und der Proteinstrukturen beobachtet (Miller et al. 2005). Bei einer tendinopathisch veränderten Sehne ist die Stoffwechselaktivität groß, jedoch ist das dadurch entstehende Gewebe durch eine schlechtere Gewebeorganisation charakterisiert (Heinemeier et al. 2018). Degenerative Sehnenerkrankungen sind gekennzeichnet durch die Neubildung einer hohen Dichte an Blutgefäßen (Pufe et al. 2005). In den 1990er-Jahren wurde erstmals ein vermehrter Blutfluss an symptomatischen Sehnen beschrieben, was dann ab Anfang 2000 als „Neovaskularisationen" bezeichnet wurde (Newman et al. 1994). Da die Regeneration von Gewebe eine ausreichende Versorgung mit Sauerstoff und Nährstoffen voraussetzt, könnte das Auftreten dieser Neovaskularisationen als Anzeichen einer anhaltenden Hypoxie und Ausdruck eines gescheiterten Versuchs der Gewebereparatur interpretiert werden. Neovaskularisationen sind nicht funktionsfähig und liefern keinen Sauerstoff und keine Nährstoffe, die erforderlich wären, um eine vorherrschende Hypoxie umzukehren (Järvinen 2020).

In der Vergangenheit wurden diese Neovaskularisationen als Ursache für die Beschwerden bei einer Tendinopathie diskutiert und therapiert (Pufe et al. 2005). Mittlerweile geht man aber davon aus, dass der Nachweis von Neovaskularisation aus klinischer Perspektive keinen zusätzlichen Nutzen für Diagnose, Prognose hat und nicht in einem Zusammenhang mit den Symptomen steht (Tol et al. 2012).

Modifizierte Muskelaktivierung

Die Greifbewegung der Hand erfordert eine Kontrolle der Handgelenkposition durch eine Co-Aktivierung der Handgelenkstreckmuskulatur, um dem von den Fingerbeugemuskeln erzeugten Handgelenkbeugemoment entgegenzuwirken und das optimale Längen-Spannungs-Verhältnis der Fingerbeugemuskulatur aufrechtzuerhalten (Heales et al. 2016).

Bei Patienten mit einer LE ist ein verändertes Greifmuster mit weniger Handgelenkextension, einer geringeren Aktivierung der Handgelenkextensoren, einer größeren Aktivierung der langen und kräftigeren Fingerextensoren beschrieben. Diese Beobachtungen deuten zusammengenommen darauf hin, dass bei einer LE eine veränderte Koordination zwischen den Beuge- und Streckmuskeln des Handgelenkes und der Finger besteht. Unklar ist, ob es sich bei diesen Aktivierungsmustern um Ursache oder Folge der LE handelt (Bisset et al. 2006b; Heales et al. 2014, 2016).

Interessanterweise handelt es sich um ein bilaterales Phänomen, d. h., sensomotorische Veränderungen zeigen sich bei Tendinopathien oftmals auch auf der nicht betroffenen Seite, was auf eine Beteiligung des zentralen Nervensystems im Zusammenhang mit LE hindeutet (Heales et al. 2014). Denkbar ist, dass eine Abwandlung der Motorik zu einem veränderten afferenten Input führt. So konnte bei Patienten mit LE bereits eine Reorganisation der zentralen motorischen Organisation für die Handgelenk- und Fingerextensorenmuskulatur gezeigt werden (Schabrun et al. 2015).

Zentrale Sensibilisierung

Bei einer unilateralen Tendinopathie wurde, wie auch bei anderen chronischen Schmerzzuständen, eine Ausdehnung der Hyperalgesie auf die kontralaterale Seite beobachtet (Coombes et al. 2012). Möglicherweise handelt es sich dabei um einen negativen Cross-over-Effekt durch die betroffene auf die nicht-betroffene Seite (Heales et al. 2014).

Pathophysiologisch spielt wahrscheinlich auch eine zentrale Sensibilisierung eine Rolle bei der LE. So wurde eine Kälteschmerzschwelle von mehr als 13 °C mit einem erhöhten Risiko für persistierende Schmerzen in Verbindung gebracht (Coombes et al. 2012). Eine zentrale Sensibilisierung sollte bei einer allgemeinen Intoleranz gegenüber allen Arten von physischen und emotionalen Stressoren und einer damit stark verminderten Belastungstoleranz in Betracht gezogen werden. Bei dem Verdacht auf eine zentrale Sensibilisierung wird empfohlen, nach einer Überempfindlichkeit gegenüber Licht, Geräuschen, Gerüchen, Wärme- oder Kälteempfindungen, Druck, Berührung und mechanische Belastung Ausschau zu halten (Nijs et al. 2010).

Tennis-spezifische Biomechanik der lateralen Epikondylopathie

Der Ellenbogen ist im Tennis extremen Kräften ausgesetzt. Die unterschiedlichen Schläge stellen eine Belastung des Gelenkes bei sich wiederholenden Bewegungen mit sehr hohen Geschwindigkeiten und sehr hohen Kräften v. a. in Extension, Innenrotation und Valgus dar. Die Kombination aus Valguskräften und schneller Extension beim Tennis führt zu Zugkräften auf der medialen Seite, Kompression am lateralen Ellenbogen und Scherkräften im posterioren Kompartiment (Eygendaal et al. 2007).

Es besteht kein Konsens hinsichtlich der Ursache einer LE im Tennis. Für die Sehne des ECRB wird eine anatomische Prädisposition, die zu Reizungen führen kann, angenommen. Bei der Streckung des Ellenbogens wurden ein Kontakt der Unterseite des ECRB am seitlichen Rand des Capitulum humeri und eine Kompression durch den ECRL gegen den Knochen beschrieben (Bunata et al. 2007). Die Belastung der Sehnen erfolgt bei Aktivitäten, die eine Extension im Handgelenk oder eine Stabilisation des Handgelenkes erfordern. Demnach scheinen veränderte Kontrollmechanismen am Handgelenk im Zusammenhang mit einer LE zu stehen. Der Ballkontakt beim Tennis erfolgt bei den verschiedenen Schlägen in Ellenbogenflexion bei sehr hohen Winkelgeschwindigkeiten zwischen Flexion und Extension (Kibler 1994). Im Zusammenhang mit Tennis könnte die vorherrschende Aktivität der Handgelenkextensoren bei allen Schlägen (Aufschlag, Vorhand und ein- und beidhändige Rückhand) eine Erklärung für die Prädisposition zu einer LE sein (De Smedt et al. 2007; Rossi et al. 2014).

Es wird angenommen, dass Tennisspieler, die eine beidhändige Rückhand spielen, seltener eine LE entwickeln, da der nicht-dominante Arm mehr Energie absorbiert, was die Mechanik des Schwungs verändert (De Smedt et al. 2007). Im Gegensatz dazu ist die einhändige Rückhand häufiger mit Ellenbogenbeschwerden assoziiert. Die Rückhand wird mit gestrecktem Ellenbogen und supiniertem Handgelenk ausgeführt, wodurch die Unterarmstreckmuskulatur belastet wird und besonders große Kräfte auf den ECRB am lateralen Epikondylus übertragen werden (Chung und Lark 2017). Eine Überlastung der Handgelenkextensoren während der Rückhand scheint wesentlich zum Auftreten der LE beizutragen (Riek et al. 1999).

Untersuchungen zur einhändigen Rückhand deuten auf eine fehlerhafte Schlagtechnik, insbesondere bei unerfahrenen Tennisspielern, hin. Erfahrene Spieler führen den Schlag mit extendiertem Handgelenk und einer Handgelenk-Winkelgeschwindigkeit in Richtung Extension zum Zeitpunkt des Ball-Schläger-Kontaktes durch. Im Gegensatz dazu führen Anfänger den Schlag eher mit flektiertem Handgelenk und mit Handgelenk-Winkelgeschwindigkeiten in Richtung Flexion durch. Die exzentrische Aktivität der Handgelenkextensoren ist bei Anfängern während des Schlags dadurch größer als bei den erfahrenen Spielern und könnte so zu einer LE beitragen (Blackwell und Cole 1994). Anders gesagt treffen erfahrene Spieler den Ball mit einem hyperextendierten Handgelenk und strecken das Handgelenk weiter „durch den Schlag". Das heißt, die Extensorenmuskulatur um das Handgelenk wirkt konzentrisch, um die Geschwindigkeit des Schlägers im Treffmoment zu erhöhen. Anfänger hingegen treffen den Ball oft mit flektiertem Handgelenk und beugen das Handgelenk „durch den Schlag". Das bedeutet, die Extensorenmuskulatur um das Handgelenk arbeitet exzentrisch (Elliott 2006).

Das vermehrte Auftreten einer LE bei unerfahrenen Spielern im Vergleich zu erfahrenen Spielern könnte demnach auf die Fähigkeit erfahrener Spieler zurückzuführen sein, die Belastungsübertragung des Aufpralls vom Schläger auf das Handgelenk und den Ellenbogen durch das Lösen der Griffkraft nach dem Treffmoment besser zu kontrollieren (De Smedt et al. 2007; Elliott 2006).

Für die Kontrolle der am lateralen Ellenbogen einwirkenden Kräfte spielt außerdem ein koordinierter Griff eine Rolle: Erfahrene Tennisspieler nutzen einen festen Griff im Treffmoment, reduzieren dann aber die Griffspannung und Unterarmaktivität in der Durchschlagsphase im Gegensatz zu Anfängern, die einen festen Griff und eine hohe Aktivität der Unterarmmuskulatur in der Durchschlagphase beibehalten (Chung und Lark 2017; Wei et al. 2006).

Zudem wurde der Schlägergriffdurchmesser in der Vergangenheit als potenzieller Risikofaktor für eine LE diskutiert. Die auf die Unterarmstreckmuskulatur übertragenen Kräfte könnten hierdurch beeinflusst werden, insbesondere wenn der Griff zu klein oder zu groß ist. So ist beschrieben, dass, wenn der Schlägergriff nicht den richtigen Durchmesser für die Hand hat, der Spieler die Griffkraft erhöht, was wiederum die Kraftübertragung auf den Ellenbogen nachteilig beeinflussen könnte (Rossi et al. 2014). Andererseits kam eine frühere Untersuchung zu den Auswirkungen des Griffdurchmessers auf die Aktivierungsmuster der Unterarmmuskulatur zu dem Schluss, dass eine Über- oder Unterschreitung der empfohlenen Schlägergriffgröße um 6,35 mm die Aktivität der Unterarmmuskulatur nicht signifikant verändert (Hatch et al. 2006). Änderungen des Griffdurchmessers des Tennisschlägers sollten demnach nicht „pauschal" als Risikofaktor für eine LE gesehen werden, da dadurch nicht immer Veränderungen der Aktivität der Unterarmmuskulatur auftreten müssen (Eygendaal et al. 2007).

Neben diesen Faktoren können Schlägergewicht und Bespannung des Schlägers zu einer höheren Belastung der lateralen Muskelsehneneinheit beitragen (De Smedt et al. 2007). Im Zusammenhang mit einem größeren Schlägerkopf, einem höheren Körpergewicht sowie einem höherem Spielniveau wurde eine Reduktion der Vibrationsbelastungen am Unterarm beobachtet (Hennig et al. 1992).

Es erscheint zudem auch denkbar, dass der Ellenbogen als Teil einer kinetischen Kette sekundär überlastet werden kann. Der Begriff der kinetischen Kette wird verwendet, um den synchronen Einsatz selektiver Muskelgruppen, segmentaler Rotationen und koordinierter Muskelaktivierungen der unteren Extremität zu beschreiben, die das Ziel haben, die im distalen Körperbereich generierte Kraft durch den Rumpf auf den Oberkörper und durch den Schläger auf den Ball zu übertragen (Kekelekis et al. 2020). Der Ellenbogen ist Teil dieser kinetischen Kette zwischen unterer Extremität, Rumpf und oberer Extremität. Er ermöglicht die Übertragung der kinetischen Energie vom Körper auf den Schläger.

In Überkopfsportarten besteht nicht selten eine vermehrte Außenrotation der Schulter und eine Verringerung der Innenrotation im dominanten Arm. Innenrotationsasymmetrien wurden bei Tennisspielern bereits in einen Zusammenhang mit Schulterbeschwerden gebracht (Moreno-Pérez et al. 2015). Da die Innenrotation der oberen Extremität aber eine entscheidende Rolle beim Tennis spielt, kann basierend auf dem Konzept der kinetischen Kette eine verminderte Innenrotation der Schulter zu einer Zunahme der Innenrotationskräfte im Ellenbogengelenk führen (Elliott 2006; Eygendaal et al. 2007). Eine Verringerung der Schulterinnenrotation ist bei Tennisspielern mit LE oftmals typisch (Lucado et al. 2020).

Klinik

Bei einer LE berichten Athleten typischerweise über Schmerzen mit schleichendem Beginn über dem lateralen Epikondylus, die nach distal in den Unterarm in den Streckmuskelbereich ausstrahlen können (Chung und Lark 2017). Oftmals fällt eine Erhöhung der Trainingsbelastung oder eine Veränderung der Technik bzw. des Equipments in einen zeitlichen Zusammenhang mit dem Beginn der Beschwerden. Der Schmerz strahlt in der Regel nicht in die Hand oder den Oberarm aus. Als Differenzialdiagnose sollten eine zervikale Radikulopathie (C6–C7), ein Engpass des N. interosseus posterior (PIN), eine Arthrose des Radiohumeralgelenkes, eine Osteochondrosis dissecans, eine Osteonekrose und ein Plica-Syndrom in Betracht gezogen werden (De Smedt et al. 2007). Weitere Differenzialdiagnosen sind in Tab. 8.1 aufgeführt.

Die Diagnose einer LE wird basierend auf der Anamnese und der klinischen Untersuchung gestellt. Eine Beurteilung des Zustands der Extensorensehnen mittels Magnetresonanztomografie (MRT) sollte bei chronischer LE, d. h. einer Symptomdauer von mehr als 6 Monaten, durchgeführt werden (Leschinger et al. 2022).

Tab. 8.1 Differenzialdiagnosen bei LE (Coombes et al. 2015)

Differenzialdiagnose	Wesentliche Merkmale
Arthritis	Ruheschmerz, Gelenksteifigkeit
	Schmerzen und Bewegungseinschränkungen aufgrund von Impingement am Bewegungsende von Flexion und Extension oder in fortgeschrittenen Stadien im gesamten Bewegungsbogen
	Vorgeschichte mit Trauma oder starker Beanspruchung (z. B. bei Arbeitern, Gewichthebern, Wurfsportlern)
Intraartikuläre Pathologie	Klicken oder Verhaken bei Ellenbogenbewegung
	Mithilfe von MRT oder Arthroskopie lassen sich Knorpeldefekte oder freie Gelenkkörper erkennen.
Pathologie des Radiokapitellargelenkes	Häufig bei jüngeren Sportlern nach einem Trauma oder in Verbindung mit einer Instabilität des medialen Ellenbogens (z. B. bei Wurfsportlern)
	Schmerzempfindlichkeit hinter dem lateralen Epikondylus, zentral über dem posterioren Radiokapitellargelenk
	Schmerzhaftes Klicken oder Schnappen bei endgradiger Streckung des Ellenbogens und Supination des Unterarms, möglicherweise Einschränkung der Ellenbogenstreckung
	Ultraschall, MRT oder Arthroskopie können eine Entzündung oder hypertrophe synoviale Plika oder eine radiokapitelläre Chondromalazie zeigen
RTS	Diffuser Schmerz über der Handgelenkstreckmuskulatur, der möglicherweise bis zum Handrücken ausstrahlt, oder scharfer, einschießender Schmerz im Bereich des dorsalen Unterarms; Schmerzen oft nachts schlimmer
	Selten, sensorische oder motorische Veränderungen
	Der Schmerz kann durch eine Supination mit Widerstand, neurodynamische Tests und/oder das Abtasten der Nerven verstärkt werden.
	Elektrodiagnostische Tests oft nicht aussagekräftig
	Im Ultraschall kann sich eine Nervenkompression zeigen.
Entrapment des PIN	Neurologisches Defizit: Schwäche der durch den PIN innervierten Muskeln (Finger- und Daumenstrecker und M. abductor pollicis longus)
	Elektrodiagnostische Tests zeigen in einigen Fällen eine abnorme Leitungsgeschwindigkeit des N. radialis.
	Schmerzen treten in der Regel im distalen Unterarm und Handgelenk auf und können nach proximal ausstrahlen.
Übertragener Schmerz der HWS/Radikulopathie	Ausstrahlung von Schmerzen aus der HWS, die durch Palpation und/oder aktive oder passive Bewegungen der HWS reproduziert werden
	Fokale motorische, reflexartige oder sensorische Veränderungen im Zusammenhang mit dem betroffenen Nerv
PLRI	Vorgeschichte eines akuten Traumas (z. B. Sturz auf die ausgestreckte Hand); selten eine Überlastungsverletzung
	Schmerzhaftes Schnappen, Knacken oder Gefühl der Instabilität bei Beugung/Streckung des Ellenbogens bei supiniertem Unterarm
Unspezifischer Armschmerz	Diffuse Unterarmschmerzen, die mit keiner bestimmten Struktur in Verbindung gebracht werden können

HWS Halswirbelsäule, *LE* laterale Epikondylopathie, *MRT* Magnetresonanztomografie, *PIN* N. interosseus posterior, *PLRI* posterolaterale Rotationsinstabilität, *RTS* Radialtunnelsyndrom

Die Bildgebung spielt primär zum Ausschluss anderer Pathologien eine Rolle.

In der klinischen Untersuchung sollte der Schmerz im Bereich des lateralen Epikondylus auf mindestens eine von 3 Arten reproduzierbar sein: durch Palpation des lateralen Epikondylus, durch eine Extension des Handgelenkes, des Zeigefingers oder des Mittelfingers gegen Widerstand oder durch das Greifen eines Gegenstands (Coombes et al. 2015; Dimitrios 2016).

In der Untersuchung der betroffenen Seite sind der Cozen-Test (Abb. 8.1) und der Mauds-

8.1 Laterale Epikondylopathie

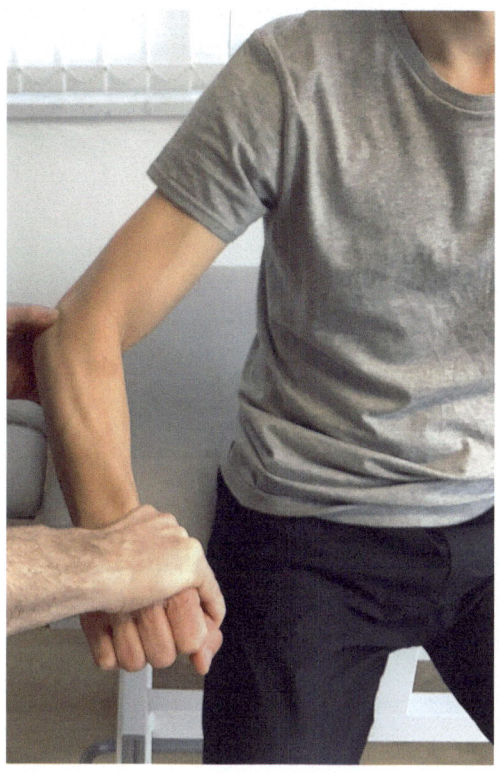

Abb. 8.1 Cozen Test. Während der Untersucher den Ellenbogen stabilisiert und dabei den lateralen Epikondylus palpiert, wird der Patient gebeten, die Faust gegen den Widerstand des Untersuchers nach dorsal zu extendieren. Der Test wird bei Schmerzreproduktion nahe des lateralen Epikondylus als positiv gewertet

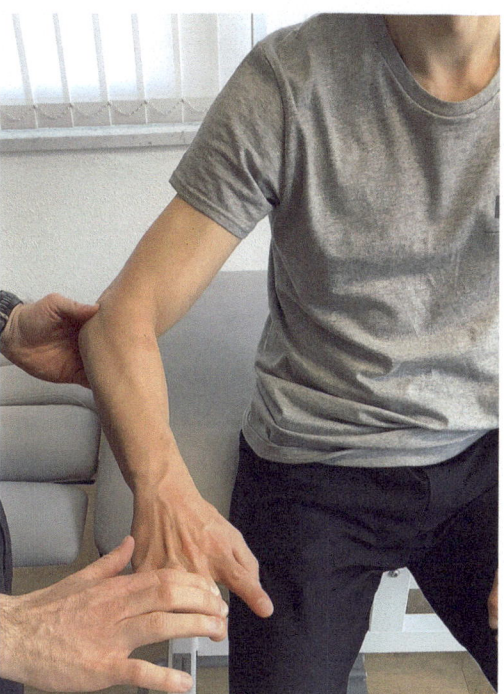

Abb. 8.2 Maudsley Test. Bei ausgestrecktem Arm prüft der Untersucher die Dorsalextension des Mittelfingers gegen Widerstand. Der Test wird bei Schmerzprovokation über dem lateralen Epikondylus oder der Extensorenloge als positiv gewertet

ley-Test (Abb. 8.2) wegweisend. Die Untersuchung der Mechanosensitivität der N. radialis (Abb. 8.3), die Messung der schmerzfreien Greifkraft (Abb. 8.4) und die Abgrenzung zu einem Plica-Syndrom, also einer Einklemmung der Plica radialis, sollten ebenfalls durchgeführt werden (Abb. 8.5).

Prüfung der zentralen Sensibilisierung

Eine Schmerzintensität von VAS > 5/10 bei lokaler Applikation eines Kältereizes (z. B. Eiswürfel) nach 10 s deutet auf eine Kältehyperalgesie hin (Maxwell und Sterling 2013; Rebbeck et al. 2015). Folgende Übersicht gibt einen Überblick über die klinische Untersuchung von Patienten bei Verdacht auf eine zentrale Sensibilisierung (Nijs et al. 2010).

Klinische Tests bei Verdacht auf eine zentrale Sensibilisierung
- Beurteilung der Druckschmerzschwelle an von der symptomatischen Stelle entfernten Stellen
- Beurteilung der Berührungsempfindlichkeit bei manueller Palpation an von der symptomatischen Stelle entfernten Stellen
- Beurteilung der Empfindlichkeit gegenüber Vibrationen an von der symptomatischen Stelle entfernten Stellen
- Beurteilung der Wärmeempfindlichkeit an von der symptomatischen Stelle entfernten Stellen
- Beurteilung der Kälteempfindlichkeit an von der symptomatischen Stelle entfernten Stellen
- Beurteilung der Druckschmerzschwellen während und nach der Belastung
- Beurteilung des Gelenkendgefühls
- Provokationstest des Plexus brachialis

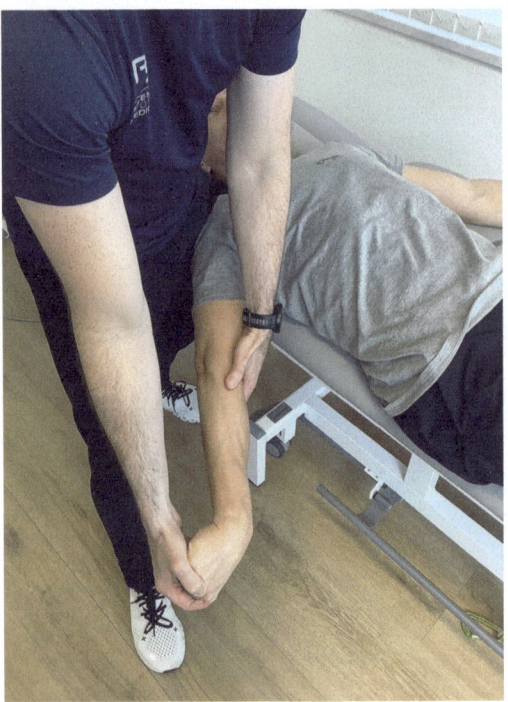

Abb. 8.3 Neurodynamischer Test des N. radialis. Leichte Depression des Schultergürtels, Ellenbogenextension, Innenrotation der Schulter, Pronation des Unterarms, Flexion des Handgelenkes und der Finger, Abduktion der Schulter. Ein positives Testergebnis (das auf eine mechanische Empfindlichkeit des N. radialis hinweist) reproduziert den seitlichen Ellenbogenschmerz des Patienten, der durch ein Sensibilisierungsmanöver, wie z. B. die Lateralflexion der Halswirbelsäule (HWS) oder die Skapulaelevation, verändert wird

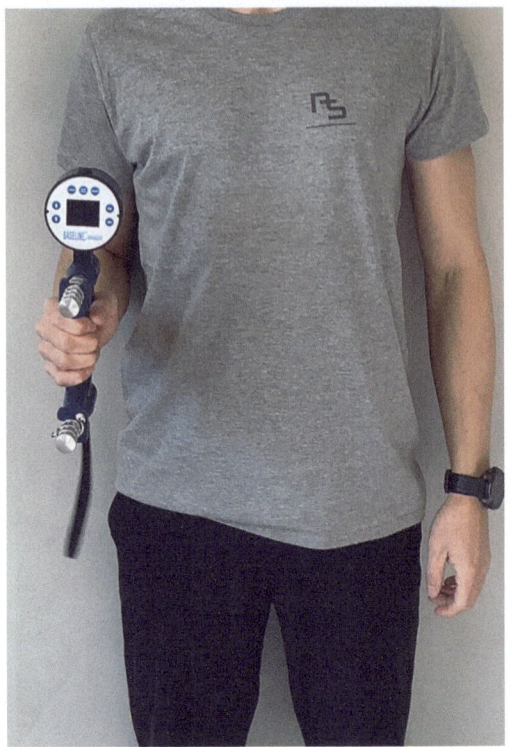

Abb. 8.4 Überprüfung der Greifkraft. Die meisten Protokolle empfehlen, den Test mit dem Ellenbogen in entspannter Extension und dem Unterarm in Pronation durchzuführen, den Test 3× im Abstand von 1 min zu wiederholen und den Durchschnitt dieser 3 Messungen zwischen der betroffenen und der nicht betroffenen Seite zu vergleichen (Coombes et al. 2015). Zunächst Messung der nicht betroffenen Seite (maximale Greifkraft), dann Messung der schmerzfreien Greifkraft auf der betroffenen Seite

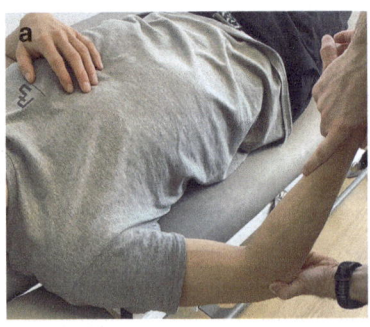
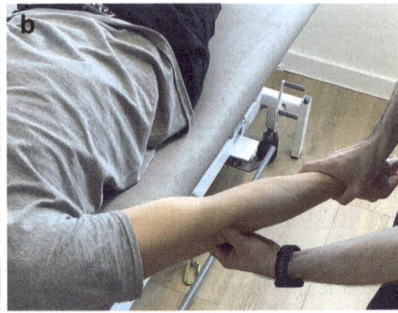

Abb. 8.5 a, **b** Untersuchung auf ein Plica-Syndrom. **a** Palpation dorsal zwischen Radiuskopf, Ulna und Capitulum humeri auf die Plica radialis. Bei pathologischen Veränderungen gibt der Patient nach nur mäßigem Druck Schmerzen an (um die Plica radialis zu exponieren, kann die Hand in eine maximale Pronationsstellung geführt werden). **b** Durch eine endgradige Extension mit Supination und Daumendruck wird der dorsale Anteil der Plica radialis schmerzhaft zwischen Radiuskopf und Capitulum humeri eingeklemmt

Messung von Schmerz und Funktion bei lateraler Epikondylopathie

Die „Patient-Rated Tennis Elbow Evaluation" (PRTEE) bietet eine schnelle, standardisierte und einfache quantitative Beschreibung der Funktionseinschränkungen und Schmerzen bei Patienten mit einer LE (Marks et al. 2021).

Der minimale klinisch bedeutsame Unterschied im PRTEE-Gesamtwert zur Bewertung eines Therapieerfolgs ist eine Verringerung um mindestens 11 Punkte oder eine Verbesserung um 37 % gegenüber dem Ausgangswert (Poltawski und Watson 2011). Darüber hinaus kann die schmerzfreie Greifkraft als Verlaufsparameter bei der LE mit einem Dynamometer gemessen werden.

Therapie

Physiotherapeutische Interventionen haben im Allgemeinen eine positive Wirkung auf die Symptome und die Linderung der Beschwerden bei einer LE (Landesa-Piñeiro und Leirós-Rodríguez 2022). Es gibt jedoch derzeit kein Standardprotokoll für die physiotherapeutische Behandlung (Chung und Lark 2017). Angesichts der Komplexität der Pathophysiologie der LE und der Heterogenität der klinischen Präsentation wird grundsätzlich ein multimodaler Ansatz für die Behandlung empfohlen (Coombes et al. 2009; Savva et al. 2021).

Trainingstherapie

Die aktive Trainingstherapie ist ein Schlüsselfaktor in der Behandlung der LE. Unklar sind jedoch die optimale Intensität, Dauer, Kontraktionsart und Frequenz eines solchen Trainings. Eine aktuellere Übersichtsarbeit zeigt, dass die meisten Studien ein exzentrisches Training mit einer Dauer zwischen 3 und 12 Wochen und einem Ausgangsgewicht von 1 bis 2 kg untersucht haben (Chen und Baker 2021). Auch bei Tendinopathien im Bereich der unteren Extremität wird die Durchführung von Trainingsprogrammen meist über ein Zeitfenster von 3 Monaten mit bis zu 2 Einheiten täglich empfohlen (Stasinopoulos et al. 2005). In der Praxis orientieren sich die Trainingsprotokolle für die obere Extremität dann oftmals einfach nur an den bekannten Empfehlungen zur unteren Extremität. Grundsätzlich wird in allen Trainingsprotokollen zur LE eine progressive Belastung der Handgelenkextensoren empfohlen. Dabei sollte der betroffene Arm abgestützt werden, da sonst Beschwerden in den vom Ellenbogen entfernten Bereichen wie der Schulter, der Skapula oder der HWS auftreten können (Stasinopoulos et al. 2005).

Das exzentrische Training der Handgelenkextensoren (Abb. 8.6) wurde in der Vergangenheit am häufigsten untersucht. Das Konzept der

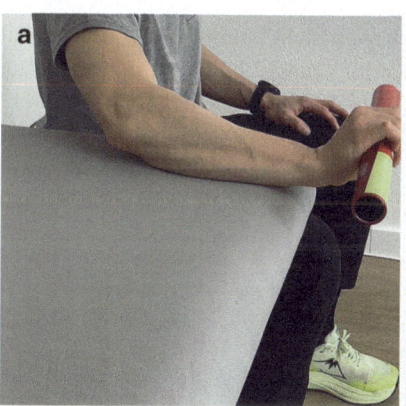 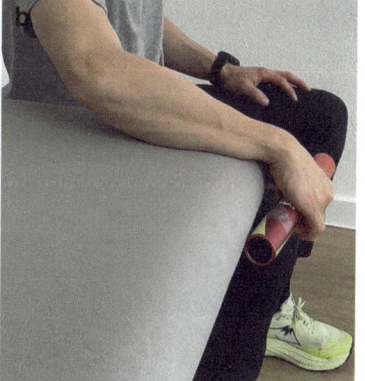

Abb. 8.6 a, b Exzentrisches Training der Handgelenkextensoren

Bevorzugung eines rein exzentrischen Trainings wurde durch neuere Untersuchungen infrage gestellt, die zeigen, dass auch andere Kontraktionsformen den Schmerz und die Funktion bei Tendinopathien verbessern können (Ateef 2018). So wurde beispielsweise für eine Kombination aus einem exzentrischen, einem konzentrischen und einem isometrischen Training der größte Effekt im Hinblick auf die Schmerzreduktion und Wiederherstellung der Funktion beobachtet (Stasinopoulos und Stasinopoulos 2017).

Da die LE häufig in Zusammenhang mit kraftvollen Greifaktivitäten steht, die eine isometrische Kontraktion der Handgelenkbeuger und -strecker erfordern (d. h., die exzentrische Kontraktion stellt keine wesentliche Komponente der Verletzung dar), erscheint die Durchführung von isometrischen Kontraktionen (Abb. 8.7) sinnvoll (Martinez-Silvestrini et al. 2005).

Die Reaktion auf isometrische Übungen ist sehr individuell und je nach Tendinopathie unterschiedlich. Isometrische Trainingsvarianten sind anderen Trainingsformen nicht grundsätzlich überlegen, können aber als Teil eines progressiven Belastungsprogramms für bestimmte Patienten von Vorteil sein (Clifford et al. 2020).

Zur Behandlung von Tendinopathien in der unteren Extremität wird ein „Heavy Slow Resistance Training" (HSRT) empfohlen (Beyer et al. 2015; Kongsgaard et al. 2009). Inwieweit ein solches Trainingsprotokoll mit sehr hohen Intensitäten auch bei Tendinopathien in der oberen Extremität hilfreich sein kann, ist derzeit nicht klar. Ein Krafttraining ist zur Schmerzlinderung und zur Verbesserung der Greifkraft aber im Allgemeinen wirkungsvoller als Dehnübungen (Svernlöv und Adolfsson 2001).

Manuelle Therapie

Es gibt Hinweise, dass eine manuelle Therapie an Ellenbogen, Handgelenk sowie an der HWS und Brustwirbelsäule (BWS) die Beschwerden bei einer LE positiv beeinflussen kann (Vicenzino et al. 2007a). Dabei scheint es sich vor allem um kurzfristige Verbesserungen zu handeln, die Evidenz für langfristige Effekte ist derzeit nur sehr limitiert (Karabinov und Georgiev 2022).

Für die Mobilisation mit Bewegung nach Mulligan und die Mill's Manipulation ist ein kurzfristig, moderat-positiver Effekt im Hinblick auf eine Reduktion von Schmerzen und eine Verbesserung der schmerzfreien Griffkraft beschrieben (Lucado et al. 2019). Die Mobilisation mit Bewegung ist eine Technik, bei der eine manuelle Kraft, gewöhnlich in Form eines gehaltenen Gleitimpulses auf ein Bewegungssegment ausgeübt und aufrechterhalten wird, während eine zuvor beeinträchtigte Aktivität durch den Betroffenen durchgeführt wird (Vicenzino et al. 2007b).

Das ulnohumerale laterale Gleiten (Abb. 8.8) und das posteroanteriore Gleiten des Radiuskopfes (Abb. 8.9) sind 2 Techniken, bei denen der Patient die schmerzauslösende Bewegung in Verbindung mit einer anhaltenden Mobilisation ausführt, die bei LE angewendet werden können (Coombes et al. 2015). Beim ulnohumeralen lateralen Gleiten wird eine laterale Gleitbewegung des Unterarms gegenüber dem fixierten Oberarm durchgeführt. Gleichzeitig führt der Betroffene eine schmerzfreie Greifbewegung für 6 Wiederholungen mit einer Pause von 15 s zwischen den Wiederholungen durch (Vicenzino et al. 2001). Die Mobilisation wird nur dann wiederholt, wenn sich während der Anwendung eine wesentliche Veränderung des schmerzfreien Greifens oder

Abb. 8.7 a, b Isometrisches Training der Handgelenkextensoren

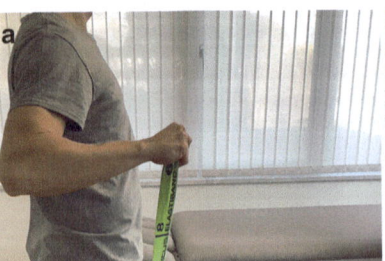
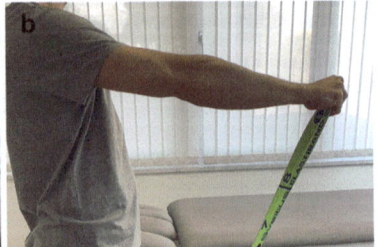

8.1 Laterale Epikondylopathie

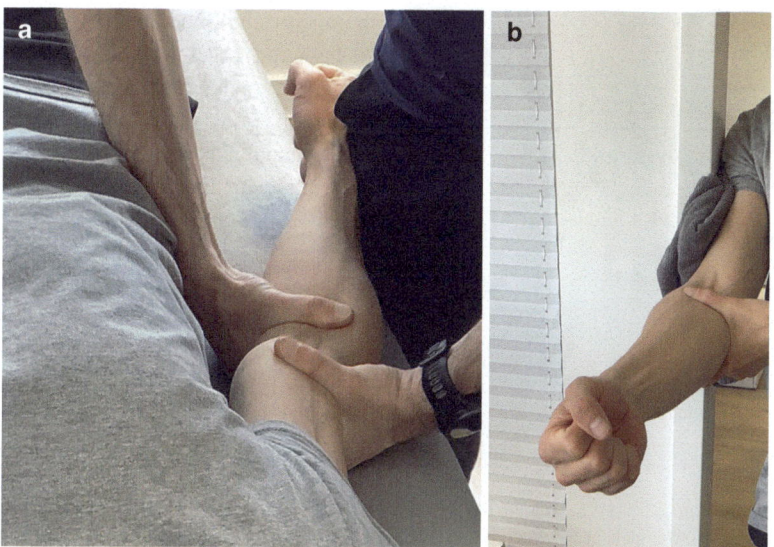

Abb. 8.8 a, b Ulnohumerales laterales Gleiten. Patient in Rückenlage, Ellenbogen in entspannter Extension und Pronation. **a** Der Therapeut stabilisiert den distalen Humerus seitlich mit einer Hand und führt mit der anderen Hand eine nach lateral gerichtete Gleitbewegung der Ulna aus. Er hält dieses Gleiten aufrecht, während er den Patienten auffordert, einen schmerzfreien Griff auszuführen.

Mit einem Druckdynamometer lässt sich die Veränderung der schmerzfreien Griffkraft objektiv messen. **b** Eigenständige Durchführung: Der Patient stellt sich mit dem Oberarm gegen einen Türrahmen, sodass der Oberarm fixiert ist. Der Patient übt ein seitliches Gleiten auf die Ulna aus und erhält dieses aufrecht, während er einen schmerzfreien Griff ausführt

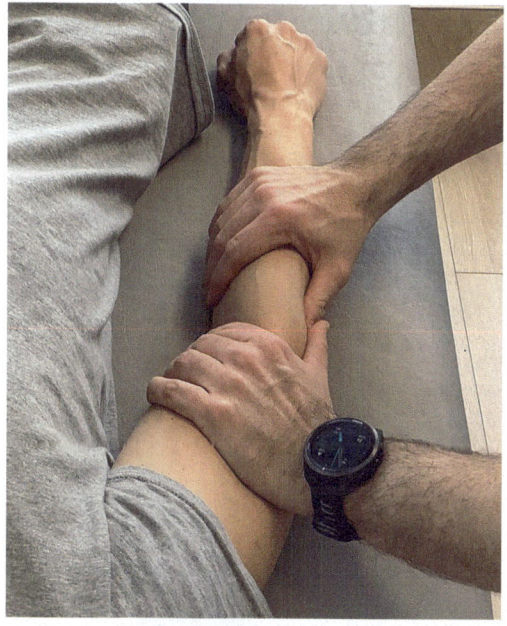

Abb. 8.9 Posteroanteriore Mobilisation des Radiuskopfes (Coombes et al. 2015). Es wird eine von posterior nach anterior gerichtete Gleitbewegung am Radiuskopf ausgeübt und gehalten, während der Patient die schmerzhafte Bewegung (z. B. das Greifen) ausführt und dann wieder löst. Wenn eine signifikante Verbesserung des schmerzfreien Greifens auftritt, wird die Technik 6–10× wiederholt

der Symptome (> 25 %) einstellt. Um die Wirkung zu optimieren, kann die Richtung des Gleitens und die angewandte Kraft variiert werden.

Die Mobilisationen können als Teil eines multimodalen Übungsprogramms auch eigenständig ausgeführt werden (Abb. 8.8). Die Kombination aus manuellen Techniken und einem Training hat einen höheren Nutzen als ein rein abwartendes Verhalten bei einer LE (Bisset et al. 2006a).

▶ **Praxistipp** Die manuelle Therapie kann zu einer Reduktion von Schmerzen und einer Verbesserung der schmerzfreien Griffstärke führen. Dieser Effekt kann genutzt werden, um die aktive Trainingstherapie besser durchführen zu können.

Nicht selten besteht bei Patienten mit LE häufiger eine Komorbidität an der HWS, die dann wiederum möglicherweise mit einer schlechteren Prognose der LE verbunden sein kann (Berglund et al. 2008; Smidt et al. 2006). Diskutiert wird daher, ob bei Patienten mit LE, die zudem unter HWS-Beschwerden leiden, eine manual-

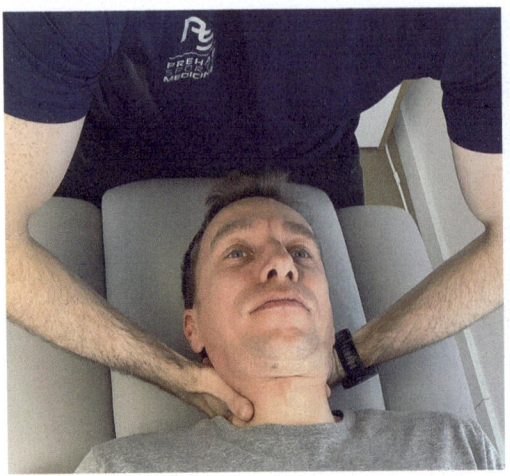

Abb. 8.10 Mobilisation der HWS (Vicenzino et al. 2007a). Der Patient befindet sich in Rückenlage, die betroffene obere Extremität wird in eine neurodynamische Testposition gebracht, die bevorzugt den N. radialis belastet. Während sich der Arm in dieser Position befindet, wird eine seitliche zervikale Gleitbewegungen in Höhe C5/C6 in Richtung der kontralateralen Seite der Symptome durchgeführt

therapeutische Behandlung im Bereich der HWS zu besseren Ergebnissen am Ellenbogen führen kann. Die meisten Patienten scheinen aber unabhängig von der Einbeziehung manueller Therapiemaßnahmen an der HWS erfolgreiche Ergebnisse im Hinblick auf die LE zu erzielen. Potenziell kann durch eine zusätzliche manualtherapeutische Behandlung der HWS ein erfolgreiches Therapieergebnis mit weniger Therapieeinheiten erreicht werden (Cleland et al. 2004).

In der Praxis werden Mobilisationen der HWS, der BWS sowie neurale Mobilisationstechniken regelmäßig als Ergänzung zur Trainingstherapie eingesetzt (Abb. 8.10 und 8.11).

Querfriktionen

Eine Annahme ist, dass eine lokale Friktionsmassage einen lokalen inflammatorischen Prozess initiiert, wodurch es zu einer Erhöhung der Perfusion und Oxygenierung und dadurch zu

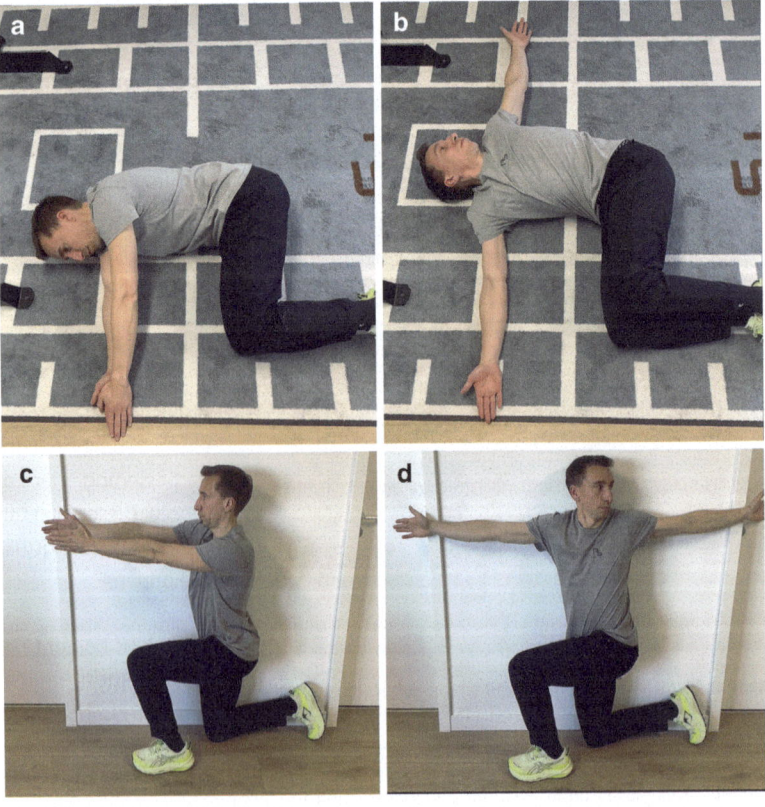

Abb. 8.11 a–d Aktive Mobilisation der BWS

einer Verbesserung der Sehnenheilung kommen soll. Evidenz für einen positiven Effekt gibt es allerdings nicht (Loew et al. 2014).

In der Vergangenheit wurde die Anwendung von Querfriktionen meist im Zusammenhang mit der Mill's Manipulation beschrieben. Aber auch für diese Kombination ist die Evidenz nur sehr limitiert (Joseph et al. 2012).

Aktive myofasziale Triggerpunkte bei LE sind auf der betroffenen Seite im Bereich des ECRB, des ECRL, des EDC und des M. brachioradialis beschrieben (Fernández-Carnero et al. 2008).

Therapieansätze bei zentraler Sensibilisierung

Bei vielen chronischen Schmerzsyndromen wird eine gestörte zentrale Verarbeitung afferenter Signale als Ursache angenommen (Yunus 2007). Der Begriff der zentralen Sensibilisierung umschreibt eine veränderte Schmerzsignatur im zentralen Nervensystem im Zusammenhang mit chronischen Schmerzen. Ursache scheint eine Beeinträchtigung der zentralen Reizverarbeitung im Gehirn sowie eine Dysbalance zwischen antinozizeptiven Top-down-Mechanismen und der Überaktivierung von afferenten nozizeptiven Übertragungen zu sein (Nijs et al. 2012). Diese Kombination kann dann zu einer Hypersensibilisierung des zentralen Nervensystem führen.

Eine solche Hypersensibilisierung scheint durch eine Trainingstherapie desensibilisiert werden zu können (Smith et al. 2017). Insbesondere ein Training mit einer adäquaten Intensität im aeroben Bereich scheint einen positiven Effekt zu haben (Koltyn 2002).

Bei einigen chronischen Schmerzpatienten kann jedoch eine dysfunktionelle endogene Analgesie auftreten, d. h., die Aktivierung der zentralen absteigenden nozizeptiven Hemmung (= endogene Analgesie) wird durch das Training beeinträchtigt. In einem solchen Fall könnte ein Training dann statt zu einer Schmerzreduktion zu einer erhöhten Anfälligkeit für nozizeptive Reize und sogar zu einer Herabregulation der Schmerzschwelle führen (Nijs et al. 2012). Für diese spezielle Gruppe von Patienten wird daher ein Training im Bereich der schmerzfreien Körperbereiche favorisiert.

▶ **Praxistipp** Ein exzentrisches Training wird aufgrund seiner stark aktivierenden Auswirkung auf das zentrale Nervensystem bei Patienten mit einer zentralen Sensibilisierung kritisch gesehen.

Heutzutage wird angenommen, dass ein Training die Rekonzeptualisierung von Schmerz erleichtern kann. Basierend auf der Annahme, dass Schmerz nicht automatisch mit einem strukturellen Schaden gleichgesetzt werden kann, wird oft auch ein Training „in den Schmerz" empfohlen. Insbesondere bei chronischen Schmerzen an der oberen Extremität ist die Evidenz diesbezüglich jedoch sehr heterogen.

Im Zusammenhang mit chronischen Schmerzen und speziell zur LE gibt es dazu keine größeren Untersuchungen. Tendenziell konnte aber ein kurzfristiger Vorteil eines Trainings „in den Schmerz" gegenüber einem schmerzfreien Training gezeigt werden (Smith et al. 2017). So wird bei der LE auch in den Studien zu (exzentrischem) Training ein Training mit minimalem Schmerz beschrieben. Allerdings wird in den meisten Studien keine Objektivierung der Schmerzen durchgeführt (Chen und Baker 2021).

Zusammenfassend lässt sich sagen, dass die Evidenz zur Beantwortung der Frage, ob bei der LE ein Training „in den Schmerz" durchgeführt werden sollte oder schmerzfrei sein sollte, heterogen ist.

▶ **Praxistipp** Da es sich bei der LE oftmals um ein chronisches Beschwerdebild handelt, sollte immer eine individuelle Einschätzung erfolgen, ob für den Betroffenen ein Training „in den Schmerz" möglich ist oder schmerzfrei trainiert werden sollte.

8.2 Mediale Epikondylopathie

Die mediale Epikondylopathie (ME) wurde ursprünglich bei Golfern beschrieben und betrifft meist den hinteren Arm („Trail-Arm"– entspricht dem rechten Arm bei einem Aufschwung nach rechts; Bochnia et al. 2024). Eine Over-the-Top-Golfschwungbewegung und das Treffen mit großen Divots, kann die Pronation im Trail-Arm behindern und zu Problemen im Bereich des medialen Ellenbogens führen (McCarroll 2001).

Da Golfer zuerst den Ball und dann den Boden treffen, kommt es zu einer abrupten Abbremsung der Handgelenkflexion und Erhöhung der auf den Ellenbogen einwirkenden Valgusstressbelastung auf der medialen Gelenkseite (Bochnia et al. 2024). Auch die Over-the-Top-Schwungbewegung führt zu einer vermehrten Valgusbelastung am medialen Ellenbogen (Ciccotti et al. 2004). Eine ME kann aber prinzipiell bei allen Tätigkeiten auftreten, die das Handgelenk und die Unterarmmuskulatur vermehr mechanisch beanspruchen und tritt weitaus häufiger ohne Assoziation zu sportlichen Belastungen auf (Konarski et al. 2023). Im Vordergrund stehen dabei exzentrische Belastungen des flektierten und pronierten Ellenbogens bei gleichzeitiger Valgusbelastung (Brady und Dutta 2016).

Ursprünglich wurde angenommen, dass es sich bei der ME um einen inflammatorischen Prozess handelt, was zur Terminologie „Epikondylitis" geführt hat (Garden 1961). Histologische Analysen lassen aber vermuten, dass es sich um eine degenerative Pathologie handelt, sodass man heutzutage eher von einer Epikondylopathie spricht (Konarski et al. 2023). Diese degenerativen Veränderungen werden im Bereich der gemeinsamen Flexorensehne beobachtet, insbesondere sind der M. pronator teres und der M. flexor carpi radialis betroffen (Brady und Dutta 2016).

Der Ursprung der gemeinsamen Flexorensehne ist am Epicondylus medialis lokalisiert und wird aus den Sehnenansätzen des M. pronator teres, M. flexor carpi radialis, M. palmaris longus, M. flexor digitorum superficialis und des M. flexor carpi ulnaris (FCU) gebildet (Konarski et al. 2023). Mit Ausnahme des M. palmaris longus führen diese Muskeln zu einer Pronation, Adduktion und Flexion im Handgelenk sowie einer Flexion im Ellenbogen.

Die ME tritt 5–10× seltener auf als eine LE und betrifft Patienten in der 4. bis 6. Lebensdekade (Descatha et al. 2013). Die Prävalenz liegt zwischen 0,3 und 1,1 %, wobei Frauen etwas häufiger betroffen sind (Shiri und Viikari-Juntura 2011). Nicht selten kommt es bei ME zu einer Affektion des N. ulnaris. Eine Klassifikation der ME in Kombination mit (Typ 1) oder ohne (Typ 2) Beteiligung des N. ulnaris ist beschrieben (Brady und Dutta 2016).

Klinik

Die ME ist durch schleichend einsetzende Beschwerden, die sich durch eine Pronation des Unterarms und eine Flexion des Handgelenkes gegen Widerstand provozieren lassen, gekennzeichnet (Cocco et al. 2024). Bei der Palpation des medialen Ellenbogens besteht eine Schmerzempfindlichkeit ca. 5–10 mm distal und anterior des Epicondylus medialis im Bereich der gemeinsamen Flexorensehne. Die Beschwerden können oftmals durch Pronation und eine Greifbewegung reproduziert werden (Konarski et al. 2023).

Als Provokationstests können ein manueller Widerstandstest gegen die Handgelenkflexion (umgekehrter Cozen-Test), eine isometrische Pronation gegen Widerstand oder das Anheben eines Objekts in supinierter Unterarmstellung (Polk-Test) durchgeführt werden (Abb. 8.12). Dabei lassen sich bei einer ME die typischen Beschwerden im Bereich des medialen Ellenbogens reproduzieren.

▶ **Praxistipp** Im Zusammenhang mit einer ME sind Kraftdefizite der Schulterabduktion und Außenrotation beschrieben (Nabil et al. 2020). Es erscheint demnach sinnvoll, eine entsprechende Kraftmessung im Bereich der Schulter durchzuführen.

Therapie

Bei einer ME werden die allgemeinen Therapiestrategien zur Behandlung von Tendinopathien herangezogen und auf den medialen Ellenbogen übertragen (Konarski et al. 2023). Als Vorlage dient hierfür in erster Linie die LE. Das bedeutet, es wird eine Trainingstherapie mit einem Fokus auf die Flexoren/Pronatorenmuskulatur durch-

8.2 Mediale Epikondylopathie

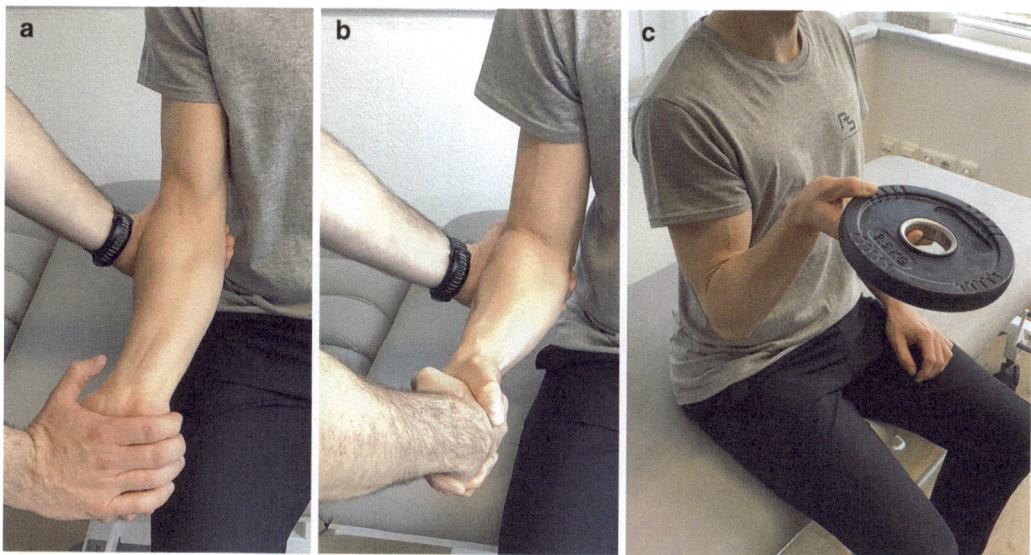

Abb. 8.12 a–c Assessments bei medialer Epikondylopathie (ME). **a** Umgekehrter Cozen Test (isometrische Flexion gegen manuellen Widerstand des Untersuchers). **b** Isometrische Pronation gegen manuellen Widerstand des Untersuchers. **c** Polk-Test: Anheben eines Gegenstands in Supination

Abb. 8.13 a, b Exzentrisches Training der Pronatoren

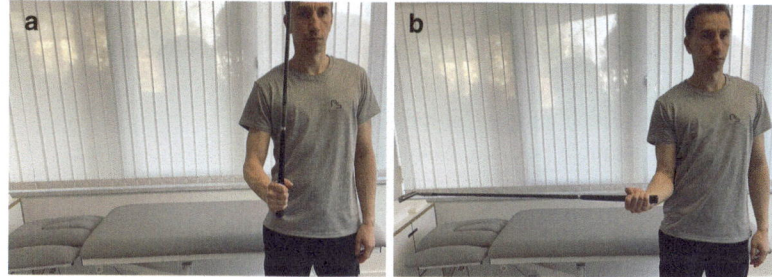

geführt (Abb. 8.13 und 8.14). Die Intensität kann vergleichbar mit der LE bei 2–3 Sätzen und 10 Wiederholungen liegen.

Sollten isotonische Trainingsvarianten schmerzbedingt nicht möglich sein, stellt ein isometrisches Training eine Therapieoption dar. Ein isometrisches Training der Handgelenkflexoren/-pronatoren kann grundsätzlich auch mit Bewegungen des Ellenbogens kombiniert werden. Ziel der Trainingstherapie ist die schrittweise Erhöhung der Belastungstoleranz unter Berücksichtigung der aktuellen Irritierbarkeit der Symptomatik.

Neben den „lokalen" Trainingsvarianten sollte auch bei der ME die kinetische Kette in die Therapie miteinbezogen werden. Dabei erscheint es sinnvoll, die Zielsportart in der Auswahl der Trainingsvarianten zu berücksichtigen. Im Golf werden Ellenbogenverletzungen in einem Zusammenhang mit Kompensationsstrategien beschrieben, die auftreten, wenn die Rotationsachse während des Aufschwungs gestört ist (Kohn 1996). Dementsprechend sind thorakale Mobilisationen eine sinnvolle Therapieergänzung für alle Sportarten mit hoher rotatorischer Komponente.

Einschränkungen der Beweglichkeit oder der Kraft im Schultergürtel sind als Ursache für eine sekundäre (kompensatorische) Überlastung des Ellenbogens ebenfalls denkbar. Bei einer ME wird daher auch ein Training der Schulterabduktoren und -außenrotatoren empfohlen (Nabil et al. 2020).

Abb. 8.14 a, b
Exzentrisches Training der Flexoren

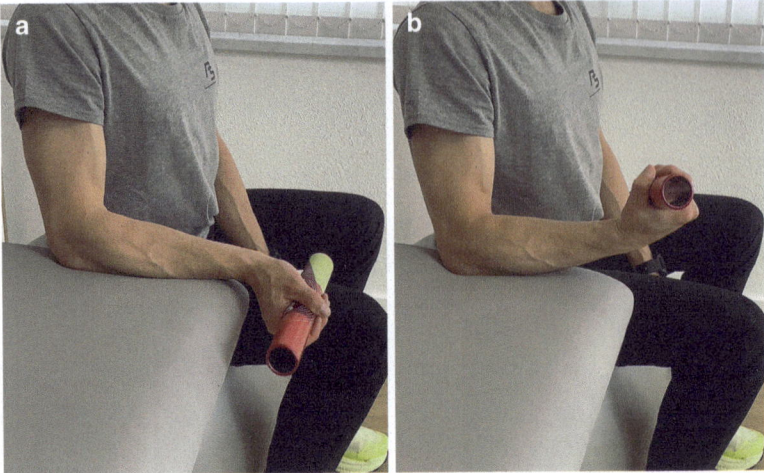

8.3 Tendinopathie und Läsionen der distalen Trizepssehne

Bei der distalen Trizepssehnen-Tendinopathie handelt es sich um ein seltenes Beschwerdebild, das wie andere Tendinopathien auch häufig im mittleren Lebensalter auftritt (Sibley et al. 2015). Die Inzidenz ist nicht bekannt, Männer scheinen häufiger betroffen zu sein als Frauen (Bennett und Mehlhoff 2015).

Die typischen morphologischen Veränderungen werden anhand MRT-Bildgebung auch als Partialrupturen beschrieben, obwohl es sich dabei meist um atraumatische Veränderungen der Sehne handelt (Sibley et al. 2015). Grundsätzlich können Partialrupturen aber immer auch die Folge einer akuten Verletzung sein.

Der typische Verletzungsmechanismus für eine akute Sehnenläsion ist eine plötzlich einwirkende, exzentrische Kraft auf den M. triceps brachii, z. B. durch einen Sturz auf den ausgestreckten Arm oder im Zusammenhang mit Kraftsportaktivitäten wie Bankdrücken. Dabei müssen im Vorfeld nicht zwangsläufig Symptome bestanden haben (Donaldson et al. 2014). Meist lassen sich aber degenerative (tendinopathische) Veränderungen im Zusammenhang mit einer Sehnenruptur finden, sodass davon auszugehen ist, dass diese oftmals schon vorher bestanden haben und einen prädisponierenden Faktor darstellen können.

Als allgemeine Risikofaktoren für eine Trizepssehnenläsion gelten Kortison-Injektionen, eine Bursitis olecrani, ein Steroidabusus sowie Nierenfunktionsstörungen (Dunn et al. 2017; Kheiran et al. 2021; Stannard und Bucknell 1993).

Klinik

In der klinischen Untersuchung kann eine Schwellung und Tastempfindlichkeit im Bereich der Sehne bestehen. Eine aktive Extension gegen Widerstand führt oftmals zur Provokation der Beschwerden, die Kraft ist bei einer reinen Tendinopathie der Sehne in der Regel aber nicht gemindert (Donaldson et al. 2014). Bei akuten Läsionen können ein Hämatom und eine Schwellung auftreten.

Da Partialrupturen meist den tiefen Anteil der Sehne betreffen, lässt sich eine Dehiszenz oftmals nicht palpieren. Meist tritt bei (Partial-)Rupturen, im Gegensatz zur chronischen Tendinopathie, ein Kraftverlust bei Ellenbogenextension auf (Kheiran et al. 2021).

Als klinische Assessments können der modifizierte Thompson-Test (Abb. 8.15) und die Ellenbogenextension gegen Widerstand (Abb. 8.16) durchgeführt werden (Lappen et al. 2020).

8.3 Tendinopathie und Läsionen der distalen Trizepssehne

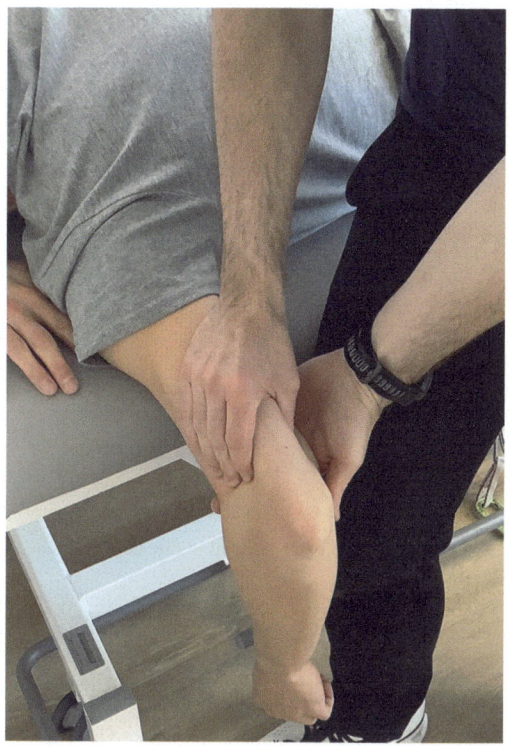

Abb. 8.15 Modifizierter Thompson-Test. Der Patient liegt auf dem Bauch. Der Ellenbogen wird im seitlichen Überhang an der Untersuchungsliege gelagert. Die manuelle Kompression des Muskels führt zur Ellenbogenextension. Bei einer Ruptur der Sehne bleibt die Extension aus

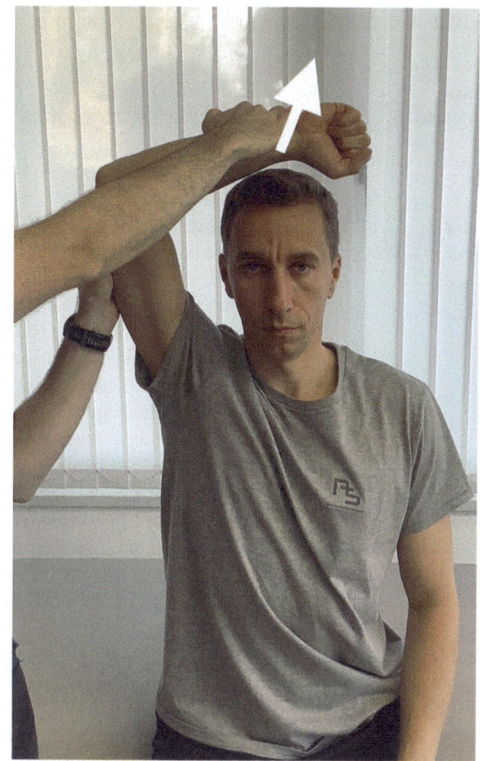

Abb. 8.16 Ellenbogenextension gegen Widerstand in der Überkopfposition

Therapie

Komplettrupturen der distalen Sehne werden in der Regel operativ versorgt, hingegen ist die optimale Therapie (operativ vs. nicht-operativ) bei Partialrupturen nicht klar (Lappen et al. 2020). Die Entscheidungsfindung hinsichtlich einer nicht-operativen oder operativen Behandlung bei einer Partialruptur auf dem Boden einer Tendinopathie ist nicht gut beschrieben und basiert lediglich auf einigen wenigen Fallberichten (Kheiran et al. 2021).

Bei einer Tendinopathie der Trizepssehne wird zunächst eine nicht-operative Therapie über ein Zeitfenster von mindestens 12 Monaten durchgeführt. Dabei orientieren sich die physiotherapeutischen Therapieansätze an den allgemeinen Therapieprinzipien zu Tendinopathien (Donaldson et al. 2014). Der Nutzen von additiven Maßnahmen wie Injektionen mit plättchenreichem (PRP) und/oder analog konditioniertem Plasma (ACP) oder Stoßwellentherapie ist derzeit noch unklar.

Ein beispielhaftes Rehabilitationsprotokoll nach einer operativen Refixation der distalen Trizepssehne ist in Tab. 8.2 dargestellt.

Tab. 8.2 Rehabilitationsprotokoll nach operativer Refixation der distalen Trizepssehne (Kocialkowski et al. 2018)

	Inhalte
Phase 1 (Woche 0–2)	– Immobilisation in 45°-Ellenbogenflexion – Keine gewichtsbelastenden Aktivitäten (z. B. Tür aufdrücken oder sich von einem Stuhl hochdrücken) – Training der Handgelenkextensoren/-flexoren mit leichtem Gewicht – Schulterpendeln
Phase 2 (Woche 2–4)	– Orthese mit ROM-Limitation Extension/Flexion 0-0-90° – Keine passive Ellenbogenflexion > 90° – Keine aktive Ellenbogenextension gegen Widerstand – Übungen in Orthese: Supination/Pronation, aktive Ellenbogenflexion, leichtes isometrisches Training in Richtung Flexion – Aktive Ellenbogenextension (volles ROM) – aaROM der Ellenbogenextension in 90°-Aduktion der Schulter mit Progression zu aROM der Ellenbogenextension in 90°-Schulterabduktion – Leichtes isometrisches Training
Phase 3 (Woche 4–6)	– Orthese mit ROM-Limitation Extension/Flexion 0-0-120° – Keine passive Ellenbogenflexion > 120° – Keine aktive Ellenbogenextension gegen Widerstand – Fortführung der Übungen aus Phase 2 mit Progression zu Übungen in offener kinetischer Kette der Schulter (Flexion und Abduktion) – Übungen mit Pronation/Supination gegen Widerstand
Phase 4 (Woche 6–12)	– Beendigung der Orthese und Freigabe des vollen ROM – Beginn mit Kräftigungsübungen unter Berücksichtigung der Sehneneinheilung – Isometrische Ellenbogenextension in 30/60/90/120°-Ellenbogenflexion (offene und geschlossene kinetische Kette) – Ellenbogenextension/-flexion im Liegen in 90°-Schulterabduktion mit 0,5-kg-Gewicht – Progression zu Wandstütz und Propriozeption mit Ball an der Wand – Vorsichtige Überkopfwürfe und Prellen mit dem Ball – Progression zu sportartspezifischeren Trainingsvarianten
Phase 5 (ab Woche 12)	– Graduelles RTS – Trainingsvarianten im Liegen mit zunehmendem Gewicht – Progression von Plyometrie und Wurfübungen in unterschiedlichen Ausgangsstellungen – Beginn mit Liegestütz, Bank- und Schulterdrücken – Trizeps-Dips, „Crawling" auf Händen/Füßen und sportspezifische Übungen

aaROM aktiv-assistiertes Bewegungsausmaß, *aROM* aktives Bewegungsausmaß, *ROM* Range of Motion (Bewegungsausmaß), *RTS* Return to Sport

8.4 Pathologien des medialen ulnaren Kollateralbandes

Verletzungen des ulnaren Kollateralbandes (UCL) bzw. medialen Kollateralbandkomplexes (MCL-Komplexes) treten typischerweise bei Überkopfsportathleten (Speerwurf, Tennis, Volleyball, Baseball) auf. Daneben kann auch ein Sturz auf den ausgestreckten Arm zu einer akuten Verletzung am medialen Ellenbogen führen (Zhang et al. 2019).

In der Beschleunigungsphase der Wurfbewegung kommt es auf der radialen Seite des Ellenbogens zu einer Kompressionsbelastung. Auf der ulnaren Seite wirken hingegen starke Distraktionskräfte sowie im posterioren Kompartiment erhebliche Scherkräfte auf das Ellenbogengelenk ein, was zu einem Valgus-Extensions-Überlastungssyndrom führen kann (Lin et al. 2022). Während des Wurfs kommt es zu Valgusbelastungen mit Winkelgeschwindigkeiten von bis zu 3000°/s, die auf das Ellenbogengelenk ausgeübt werden. Diese einwirkenden Kräfte übersteigen die physiologische Zugfestigkeit des MCL-Komplexes (Werner et al. 1993).

Sekundäre (dynamischen) Stabilisatoren wie die Flexoren-/Pronatorenmuskulatur, der M. triceps brachii und der M. anconeus spielen daher eine wichtige Rolle zur Ellenbogenstabilisation bei Wurfsportathleten, da der MCL-Komplex für sich allein genommen den hohen Belastungen im Wurf nicht standhalten würde (Triplet et al. 2023; Werner et al. 1993).

Trotzdem kommt es durch diese hohen Belastungen in der Wurfbewegung zu einer repetitiven Mikrotraumatisierung der Gelenkkapsel und des MCL-Komplexes, was jedoch nicht zwangsläufig zu Beschwerden führen muss. So ist beschrieben, dass eine Vielzahl von asymptomatischen Wurfsportathleten bildmorphologische Abnormalitäten des MCL-Komplexes aufweisen, ohne dass Beschwerden bestehen (Garcia et al. 2019). Hinzu kommt, dass Symptome auf der ulnaren Seite des Ellenbogens bei Wurfsportathleten immer auch durch andere Pathologien, z. B. Verletzungen im Bereich der Flexoren-/Pronatorenmuskulatur oder Läsionen des N. ulnaris, bedingt sein können (Noda et al. 2022).

Die Ellenbogenstabilität wird durch eine Kombination aus Gelenkkongruenz, Kapsel-Band-Integrität und muskulärer Balance gewährleistet. Das Olekranon und die Fossa olecrani sowie das Humeroradialgelenk sorgen für die primäre Stabilität des Ellenbogens im Bewegungsbereich unter 20°-Flexion und über 120°-Flexion (Eygendaal und Safran 2006). Die Valgusstabilität des Ellenbogens wird durch primäre und sekundäre Stabilisatoren gewährleistet. Als primäre Stabilisatoren bezeichnet man die Strukturen, deren Insuffizienz zu einer Instabilität führt. Hingegen führt eine isolierte Insuffizienz von sekundären Stabilisatoren nicht zu einer Instabilität, sondern verstärkt nur die Instabilität bei einer Insuffizienz der primären Stabilisatoren (Pearce McCarty 2019).

Zu den primären Stabilisatoren gegen valgisierende Stressbelastungen des Ellenbogens gehört der MCL-Komplex (Safran et al. 2005). Dieser besteht aus einem anterioren, posterioren und transversalen Bandanteil. Der MCL-Komplex stabilisiert den Ellenbogen vor allem in Flexionspositionen. So ist der anteriore Anteil in einer Flexion zwischen 30 und 90° und der posteriore Anteil zwischen 90°- und 120°-Flexion gespannt. Der transversale Bandanteil spielt wahrscheinlich nur eine untergeordnete Rolle in der Valgusstabilisation (Solitro et al. 2021).

Die Muskulatur und die anteriore Gelenkkapsel zählen zu den sekundären Stabilisatoren des Ellenbogens. Auf der ulnaren Seite des Ellenbogens spielt die Flexoren-/Pronatorenmuskulatur eine wichtige Rolle zur Valgusstabilisation (Park und Ahmad 2004). Der Ursprung der gemeinsamen Flexorensehne am Epicondylus medialis wird durch den FCU, den M. flexor digitorum superficialis und Anteile des M. pronator teres gebildet. Der Radiuskopf dient ebenfalls als sekundärer Stabilisator gegen valgisierende Kräfte, insbesondere bei Läsionen des MCL-Komplexes (Siebenlist et al. 2016).

Klinik

Bei Überkopfsportathleten stellen mediale Ellenbogenbeschwerden ein häufiges und unspezifisches Phänomen dar (Frangiamore et al. 2017). In einer Gruppe mit asymptomatischen Baseball-Pitchern wurde bei 48 % der Athleten eine Teilruptur des MCL in der MRT-Bildgebung festgestellt (Del Grande et al. 2015). Die Entscheidungsfindung hinsichtlich der Therapie sollte daher nicht ausschließlich auf Basis der MRT-Bildgebung erfolgen (Cascia et al. 2019).

Mögliche Differenzialdiagnosen bei medialen Ellenbogenbeschwerden bei Überkopfsportathleten sind folgende (Gehrman und Grandizio 2022):

- Kubitaltunnelsyndrom/Neuropathie des N. ulnaris
- Verletzung der Flexoren-/Pronatorenmuskulatur
- Osteochondrale Verletzungen
- Apophysitis des Epicondylus medialis
- Valgus-Extension-Überlastungs-Syndrom
- Schnappendes Caput mediale des M. triceps brachii
- Stressfraktur des Olekranons
- Avulsion des Epicondylus medialis
- Zervikale Radikulopathie
- Arthritis

▶ **Praxistipp** Ein Schnapp-Phänomen kann sowohl am medialen als auch am lateralen Ellenbogen auftreten. Bei einem medialen Schnappen handelt es sich meist um eine Subluxation des N. ulnaris (kann in 70–90°-Flexion provoziert werden) oder des medialen Anteils der Trizepssehne (kann in 115°-Flexion ausgelöst werden; Bjerre et al. 2018).

Obwohl auch akute Verletzungen des MCL-Komplexes auftreten können, handelt es sich in den meisten Fällen um chronische Überlastungsverletzungen, die durch die wiederholten Kräfte entstehen, die bei Wurfbewegungen auf den Ellenbogen einwirken (Chen et al. 2001).

Bei einer MCL-Verletzung bestehen typischerweise innenseitige Ellenbogenschmerzen. Die Symptome können schleichend in Form von innenseitigen Ellenbogen- und Unterarmbeschwerden und einer Verringerung der Leistungsfähigkeit oder akut mit plötzlichen Beschwerden beim Werfen auftreten. Zusätzlich kann es zu Parästhesien im Bereich des N. ulnaris oder zu Blockade- und Klickphänomenen des Ellenbogengelenkes kommen. Die Inzidenz einer Affektion des N. ulnaris wird in der Literatur sehr unterschiedlich berichtet und kann bis zu 40 % betragen (Chen et al. 2001).

Wurfbelastungen führen nicht selten auch zu Beschwerden im Bereich des posterioren Ellenbogens. Ursache hierfür ist der repetitive Kontakt zwischen Olekranon und der Fossa olecrani in der Wurfbewegung, wodurch es zur Ausbildung von posteromedialen Osteophyten und freien Gelenkkörpern kommen kann (Rahman et al. 2008).

▶ **Praxistipp** Eine Schmerzprovokation, die bei Valgusstress und der passiven Extension des Ellenbogens auftritt, ist hinweisend für ein Valgus-Extensions-Überlastungssyndrom, das in Zusammenhang mit posteromedialen Osteophyten auftreten kann (s. Abschn. 8.7).

Eine Valgusinstabilität erhöht zudem die Zugbelastung auf den N. ulnaris, die zu neuropathischen Symptomen des N. ulnaris führen kann (Noda et al. 2022).

In der klinischen Untersuchung wird das Bewegungsausmaß des Ellenbogens geprüft.

▶ **Praxistipp** Beachtet werden sollte, dass eine subtile Einschränkung der endgradigen Extension des Ellenbogens ein gängiges Phänomen bei leistungsorientierten Wurfsportathleten darstellt (Pearce McCarty 2019).

Bei der Palpation kann ein Schmerz im anatomischen Bandverlauf etwas distal des Epicondylus medialis oder im Bereich der medialen Ulna ausgelöst werden. Das Ellenbogengelenk wird in supinierter Unterarmposition auf eine Valgusinstabilität im Bewegungsbereich zwischen 30°- und 70°-Flexion (Abb. 8.17) untersucht (Eygendaal und Safran 2006).

Als statische Valgusstresstestung wird das Milking-Manöver durchgeführt (Abb. 8.17). Beim Moving-Valgus-Test wird unter „dynamischer" Bewegung des Ellenbogens in die Extension ein Valgusstress auf den Ellenbogen ausgeübt (Abb. 8.18).

▶ **Praxistipp** Eine Reproduktion des Schmerzes während der Provokationsmanöver sollte als positives Testergebnis gewertet werden, da selbst bei einer vollständigen MCL-Ruptur die Laxität bei der Untersuchung möglicherweise nicht erkennbar ist (Bruce und Andrews 2014).

Therapie

Die Therapie von MCL-Verletzungen hängt von verschiedenen Faktoren, wie beispielsweise der Unterscheidung zwischen einer Teil-/Komplettruptur oder der Lokalisation der Verletzung (proximal vs. distal), ab (Erickson et al. 2015).

Bei Komplettrupturen und distalen Rupturen ist die Wahrscheinlichkeit für die Notwendigkeit eines operativen Vorgehens größer (Ramkumar et al. 2019). Sowohl bei einer akuten Komplettruptur des anterioren Anteils des MCL-Komplexes als auch bei chronischen Verletzungen, die unter

8.4 Pathologien des medialen ulnaren Kollateralbandes

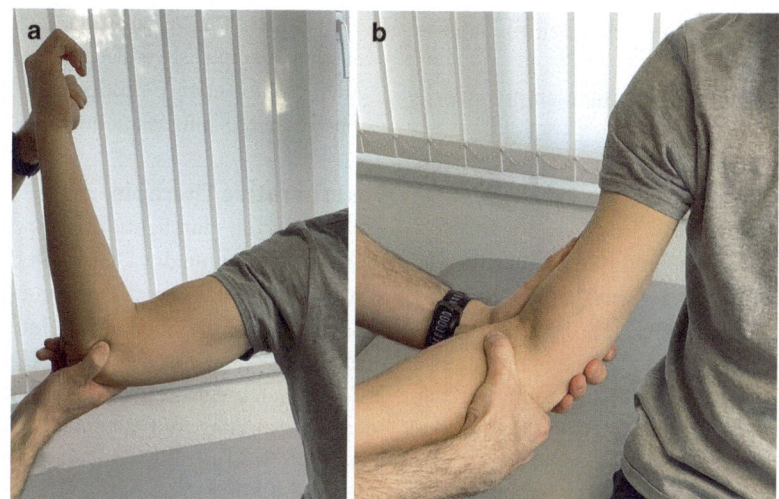

Abb. 8.17 a, b Milking-Manöver. **a** Der Ellenbogen des Patienten wird auf 70° flektiert. Der Untersucher palpiert mit einer Hand den MCL-Komplex und die mediale Gelenklinie, während er mit der anderen Hand eine Valgusbelastung auf den Ellenbogen ausübt, indem er den Daumen des Patienten nach unten zieht. **b** Testung der Valgusstabilität in unterschiedlichen Flexionswinkeln (0°/30°/70°)

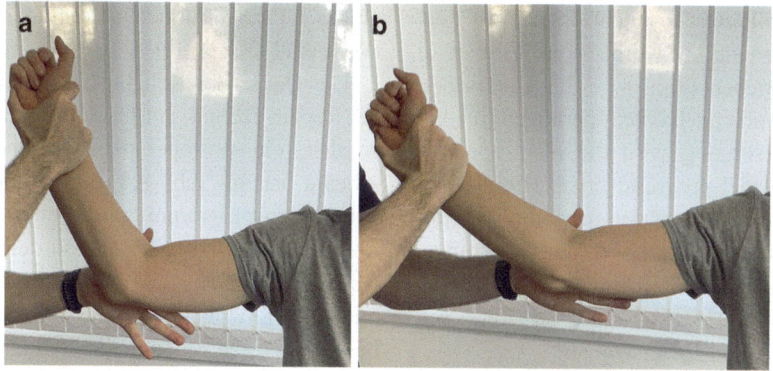

Abb. 8.18 a, b Moving-Valgus-Stress-Test. **a** Der Untersucher steht auf der betroffenen Seite und positioniert die Schulter in eine maximale Außenrotation. Der Ellenbogen ist um mindestens 120° flektiert. **b** Unter gleichzeitiger Valgusbelastung extendiert der Untersucher dann den Ellenbogen bis auf 50°-Extension

nicht-operativer Therapie keine Verbesserung erzielen, wird oftmals eine operative Therapie durchgeführt (Eygendaal und Safran 2006; Pearce McCarty 2019). Unter Chirurgen besteht eine hohe Übereinstimmung hinsichtlich der Indikation für ein operatives Vorgehen bei einer distalen Komplettruptur (Sambare et al. 2024).

Nicht-operative Therapie

Es gibt derzeit keinen Konsens für das effektivste Rehabilitationsprogramm im Zusammenhang mit MCL-Verletzungen (Buchanan et al. 2024). Als orientierende Rahmenbedingungen für eine nicht-operative Therapie nach einer MCL-Verletzung ist folgendes Vorgehen beschrieben (Frangiamore et al. 2017):

- 1. Woche: Pausierung der Wurfbelastungen und Durchführung von ROM-Übungen
- 2. Woche: Kräftigung der Rotatorenmanschette unter Schutz des Ellenbogens
- 3. Woche: Beginn mit intensiverem Training der Rotatorenmanschette und dem Krafttraining der Unterarmmuskulatur

- 4. Woche: Beginn mit bilateralen plyometrischen Belastungen
- 5. Woche: Beginn mit unilateralen plyometrischen Belastungen
- 6. Woche: Beginn mit einem progressiven Wurfprogramm

Typischerweise werden initial Wurfbelastungen pausiert und ein Fokus auf die skapulothorakale Kinematik (Skapuladyskinesie), die glenohumerale Mobilität (glenohumerales Innenrotationsdefizit, GIRD) sowie Kraftdefizite im Bereich des Rumpfes und der lumbopelvinen Region gelegt. Der Beginn einer Kräftigung der Flexoren-/Pronatorenmuskulatur und die Wiedereinführung von Wurfbelastungen erfolgen (unter Berücksichtigung einer optimierten Wurfmechanik), sobald der Ellenbogen schmerzfrei ist (Gehrman und Grandizio 2022). In der frühen Phase kann ein Tape nützlich sein (Abb. 8.19).

Ein detaillierteres nicht-operatives Rehabilitationsprogramm wurde von Wilk et al. (2012) beschrieben (Tab. 8.3). Im Unterschied zur Rehabilitation nach einer operativen (rekonstruktiven) Versorgung wird die nicht-operative Therapie sehr viel progressiver im Hinblick auf die Mobilisation und Kräftigung durchgeführt und die Wiederaufnahme von Wurfbelastungen kann dementsprechend früher erfolgen (Buchanan et al. 2024).

▶ **Praxistipp** Das Vorgehen in der nicht-operativen Therapie ist vergleichbar mit dem aktuell empfohlenen postoperativen Vorgehen nach einem UCL-Repair (s. unten).

Postoperative Therapie

Zu den derzeit durchgeführten operativen Verfahren bei Rupturen des UCL zählt die UCL-Rekonstruktion mit Autograft oder ein UCL-Repair mit einer inneren Schienung (Internal Brace) oder einer Tape-Augmentation (Dugas et al. 2019). Zuletzt wurde eine Zunahme der chirurgischen Versorgung mit einem UCL-Repair beobachtet (Bi et al. 2024). Bei chronischen Läsionen und einer dadurch bedingten Valgusinstabilität wird aber meist nach wie vor eine Rekonstruktion mit einem Sehnen-Graft durchgeführt. Die Augmentation im Sinne eines Repair kommt in erster Linie für Partial-/Komplettrupturen mit guter Gewebequalität oder geringgradigen Partialläsionen in der Bandmitte infrage (Wilk et al. 2022).

Die Dauer der Rehabilitation kann im Falle der Repair-Technik auf bis zu 5 Monate verkürzt werden, ein postoperatives Nachbehandlungsschema ist in Tab. 8.4 dargestellt. Das Rehabilitationsprogramm beinhaltet eine Kombination aus zeit- und kriterienbasierten Vorgehensweisen, die den physiologischen Heilungsprozess und die individuelle Progression des Patienten berücksichtigen sollen (Wilk et al. 2019).

Tab. 8.5 zeigt die Kriterien, die vor dem Beginn eines Intervall-Wurfprogramms erfüllt werden sollen. Angemerkt werden muss, dass es sich bei diesem Protokoll lediglich um eine Expertenmeinung handelt. Zwei zuletzt durchgeführte Übersichtsarbeiten zur postoperativen Rehabilitation konnten zwar eine gewisse Übereinstimmung im Hinblick auf Parameter wie Ruhigstellung, Mobilisation, Kräftigung und Durchführung eines Intervall-Wurfprogramms feststellen. Insgesamt sind die derzeit verfügbaren Rehabilitationsprotokolle aber sehr heterogen (Buchanan et al. 2024; Kemler et al. 2022).

Vergleicht man das Rehabilitationsprotokoll nach einem UCL-Repair mit dem postoperativen Vorgehen nach einer UCL-Rekonstruktion, so

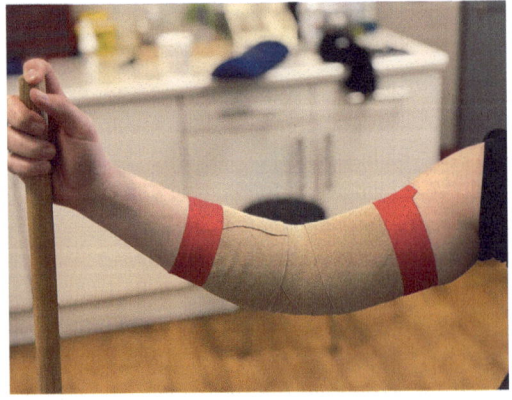

Abb. 8.19 Unterstützung der Ellenbogenstabilität durch Tape

8.4 Pathologien des medialen ulnaren Kollateralbandes

Tab. 8.3 Nicht-operative Therapie bei Verletzungen des MCL-Komplexes (Wilk et al. 2012)

1. Phase der sofortigen Bewegung (Woche 0–2)	2. Zwischenphase (Woche 3–6)
Ziele: – Vergrößerung des ROM – Förderung der Heilung des UCL – Verzögerung der Muskelatrophie – Verringerung von Schmerzen und Entzündung ROM: – Schiene (optional) schmerzfreies ROM (20–90°) – aaROM, pROM von Ellenbogen und Handgelenk (schmerzfreier Bewegungsbereich) Übungen: – Isometrisches Training der Handgelenk- und Ellenbogenmuskulatur – Kräftigung der Schulter (kein Training der Außenrotation) – Kryotherapie und Kompression	Ziele: – Erweiterung des Bewegungsumfangs – Verbesserung von Kraft und Ausdauer – Verringerung von Schmerzen und Entzündung – Förderung der Stabilität ROM: – Graduelle Steigerung des ROM hin zu 135° (10°/Woche) Übungen: – Beginn mit isotonischen Übungen: Handgelenk-Curls, Handgelenkextension, -pronation/-supination, Bizeps/Trizepsübungen mit Kurzhanteln, Außenrotation, Deltamuskel, M. supraspinatus, Rhomboiden, Innenrotation – Eis und Kompressen
3. Fortgeschrittenephase (Woche 6/7–12/14)	**4. Return-to-Activity-Phase (ab Woche 12/14)**
Progressionskriterien: volles Bewegungsausmaß, keine Schmerzen/Berührungsempfindlichkeit, keine Zunahme der Laxität, Kraftgrad 4/5 für Ellenbogenflexoren/-extensoren Ziele: – Verbesserung von Kraft, Leistung und Ausdauer – Verbesserung der neuromuskulären Kontrolle – Initiierung von Übungen mit hoher Geschwindigkeit – Förderung der Stabilität Übungen: – Beginn mit Tubing-Übungen – Throwers-Ten-Exercise-Programm – Bizeps-/Trizepsprogramm – Supination/Pronation des Handgelenkes – Extension/Flexion des Handgelenkes – Plyometrie und wurfspezifische Trainingsvarianten	Progressionskriterien für Wurfsportarten („Return to Throwing"): – Volles, schmerzfreies Bewegungsausmaß – Keine Zunahme der Laxität – Erfüllung isokinetischer Testkriterien – Zufriedenstellende klinische Untersuchung Übungen: – Beginn mit Intervall-Wurfprogramm – Fortführung des Throwers-Ten-Exercise-Programms – Fortführung der Plyometrie

aaROM aktiv-assistiertes Bewegungsausmaß, *MCL-Komplex* medialer Kollateralbandkomplex, *pROM* passives Bewegungsausmaß, *ROM* Range of Motion (Bewegungsausmaß), *UCL* ulnares Kollateralband

zeigen sich folgende Unterschiede in der Rehabilitation (Wilk et al. 2019):

- Immobilisation des Ellenbogens in 90°-Flexion für 7 Tage postoperativ für Repair und Rekonstruktion
- Repair: Schnellere Progression der Ellenbogenbeweglichkeit → Progression der Ellenbogenextension so wie toleriert, volles Bewegungsausmaß bis zum Ende der 4. Woche postoperativ (vs. Rekonstruktion: volles Bewegungsausmaß erst bis zum Ende der 6. Woche postoperativ)
- Repair: Beginn mit dem Throwers-Ten-Exercise-Programm 3–4 Wochen postoperativ (vs. nach Rekonstruktion erst 6 Wochen postoperativ) und Advanced-Throwers-Ten-Exercise-Programm 6–8 Wochen postoperativ (vs. nach Rekonstruktion erst 8–9 Wochen postoperativ)
- Repair: Beginn mit beidhändigen plyometrischen Trainingsvarianten 6 Wochen postoperativ (vs. nach Rekonstruktion erst 8 Wochen postoperativ)
- Repair: Beginn mit einhändigen plyometrischen Trainingsvarianten 8 Wochen postoperativ (vs. nach Rekonstruktion erst 16 Wochen postoperativ)
- Repair: Beginn mit isotonischem Krafttraining in Maschine ab 10. Woche postoperativ (vs. nach Rekonstruktion erst 12–14. Woche postoperativ)

Tab. 8.4 Postoperative Rehabilitation nach Repair/Internal Brace des UCL (Wilk et al. 2019)

Phase 1 (Woche 1)	Phase 2 (Woche 2–5)	Phase 3 (Woche 6–8)
Ziele: – Schutz des heilenden Gewebes – Reduktion von Schmerz und Entzündung – Verzögerung der Muskelatrophie – Wiederherstellung des vollen ROM des Handgelenkes	Ziele: – Graduelle Wiederherstellung des ROM des Ellenbogens – Verbesserung von Muskelkraft und -ausdauer – Normalisierung der Arthrokinematik	Ziele: – Wiederherstellung des vollen ROM des Ellenbogens – Progression der Muskelkraft der oberen Extremität – Fortführung der funktionellen Progression
Tag der OP: – Ellenbogen-Immobilisations-Orthese mit Fixierung in 90°-Flexion für 7 Tage – pROM von Handgelenk und Hand in fixierter Orthese	Woche 2 (Tag 8): 1. Ellenbogen-ROM-Orthese mit Fixierung in 30–110° 2. Beginn mit pROM und aaROM Ellenbogen in 30–110° 3. Beginn mit aROM in Flexion 4. Beginn mit aROM der Schulter in Ellenbogenorthese 5. Progression der Skapulakräftigung (manueller Widerstand im Sitzen: Pro-/Retraktion, Elevation/Depression, diagonale Muster) 6. Progression zu leichten isotonischen Kräftigungsvarianten für Handgelenk, Ellenbogen und Schulter ab Tag 10	Woche 6: 1. Beendigung der Ellenbogenorthese 2. Beginn mit dem Advanced-Throwers-Ten-Exercise-Programm 3. Beginn mit beidhändiger Plyometrie: Brustpass, Seit-zu-Seit-Wurf, Überkopfpass 4. Beginn mit Plank-Übung
Tag 1 und 2 zusätzlich (in fixierter Orthese): 1. pROM der Schulter: Flexion, AR und IR je nach Toleranz 2. Schulterpendeln 3. Greifübungen	Woche 3: 1. Progressiondes ROM des Ellenbogens in 10–125° 2. Beginn mit dem Throwers-Ten-Exercise-Programms	Woche 8: 1. Progression zu einhändiger Plyometrie: 90/90°-Ballwurf, 0°-Ballwurf 2. Fortführung des Advanced-Throwers-Ten-Exercise-Programms 3. Beginn mit Seitstütz und Schulter-AR-Kräftigungsvariante
Tag 3–7 (in fixierter Orthese): 1. Fortführung der Übungen mit pROM-Progression je nach Toleranz 2. Zusätzlich folgende Übungen ergänzen: a) Isometrisches Training der Schulter: AR, IR, Abduktion, Flexion, Extension (schmerzfrei, submaximal) b) Skapulakräftigung: neuromuskuläre Kontrolle im Sitzen mit manuellem Widerstand.	Woche 4: 1. Progression des ROM des Ellenbogens in 0–145° 2. Progression der Ellenbogen- und Handgelenkkräftigung 3. Beginn mit mit Handgelenkflexion/-extension gegen manuellen Widerstand	
Progressionskriterien: Die Progression zur nächsten Phase ist rein zeitbasiert.	Progressionskriterien: pROM des Ellenbogens in 10–125°; minimaler Schmerz und Empfindlichkeit; gute manuelle Muskelfunktionsprüfung für wichtige Muskelgruppen/Bewegungen (Ellenbogenextension/-flexion, Handgelenkflexion, Schulter-IR/-AR, Skapulaabduktion)	Progressionskriterien: Volles und schmerzfreies aROM und pROM; kein Schmerz oder Empfindlichkeit, angemessene Kraft in Schulter und Ellenbogen (Minimum 70 % im Vergleich zur Gegenseite); zufriedenstellende klinische Untersuchung; Komplettierung der bisherigen Rehabilitationsphase ohne Schwierigkeiten

8.4 Pathologien des medialen ulnaren Kollateralbandes

Tab. 8.4 (Fortsetzung)

Phase 4 (Woche 9–14)	Phase 5 (ab Woche 14)
Ziele: – Fortgeschrittenes Krafttraining – Beginn mit Intervall-Wurfprogramm – Graduelle Rückkehr zum Werfen	Ziele: – Graduelle Rückkehr zu Wettkampfbelastungen (Wurf) – Fortführung aller Trainings- und Stretching-Varianten
Woche 9: 1. Fortführung aller Krafttrainingsvarianten inklusive Advanced-Throwers-Ten-Exercise-Programm sowie ein-/beidhändiger Plyometrie Woche 10: 1. Beginn mit Brustpresse (Maschine) im Sitz 2. Beginn mit Rudermaschine im Sitz 3. Beginn mit Bizeps/Trizepstraining in Maschine oder mit Kabelzug 4. Beginn mit Intervall-Hitting-Programm (nur relevant für Baseball) Woche 12: 1. Beginn mit „Long Toss" (nur relevant für Baseball) Progressionskriterien: volles ROM von Ellenbogen, Handgelenk und Schulter; kein Schmerz oder Berührungsempfindlichkeit; Erfüllung der funktionellen oder isokinetischen Testkriterien der angestrebten Aktivität; zufriedenstellende klinische Untersuchung	Woche 16–20: 1. Forführung ROM- und Stretching-Programm 2. Fortführung des Advanced-Throwers-Ten-Exercise-Programms 3. Fortführung der Plyometrie 4. Beginn mit Intervall-Wurfprogramm, sobald die Phase 1 komplettiert wurde und der Athlet bereit ist Woche 20+: 1. Beginn mit gradueller Rückkehr zum Wettkampf (Wurf) 2. Durchführung von dynamischem Aufwärmen und Stretchen 3. Fortführung des Advanced-Throwers-Ten-Exercise-Programms 4. Rückkehr zum Wettkampf, sobald der Athlet bereit ist (Entscheidung durch Arzt und Rehabilitationsteam)

aaROM aktiv-assistiertes Bewegungsausmaß, *aROM* aktives Bewegungsausmaß, *AR* Außenrotation, *IR* Innenrotation, *pROM* passives Bewegungsausmaß, *UCL* ulnares Kollateralband

Tab. 8.5 Return-to-Throwing-Kriterien: Kriterien für den Beginn mit Phase 1 des Intervall-Wurfprogramms (weite Würfe; Wilk et al. 2019)

Kriterium	Beschreibung
Volles, schmerzfreies ROM	– AR/IR in 90°-Abduktion im Bereich von 5° der Nichtwurfschulter – Horizontale Adduktion der Wurfschulter von 40° oder mehr – Glenohumerales Innenrotationsdefizit < 15° – Normales pROM von Ellenbogen und Handgelenk
Schulter-, Ellenbogen- und Handgelenkkraft anhand eines manuellen Muskeltests, HDD oder eines isokinetischen Tests	– Verhältnis AR/IR: 72–76 % – Verhältnis AR/Abduktion: 68–73 % – IR des Wurfarms: >115 % im Vergleich zur Gegenseite – AR des Wurfarms: >95 % im Vergleich zur Gegenseite – Ellenbogenflexion/-extension und Pronation/Supination des Wurfarms: 100–115 % im Vergleich zur Gegenseite – Handgelenkflexion/-extension des Wurfarms: 100–115 % im Vergleich zur Gegenseite
Zufriedenstellende klinische Untersuchung	– Kein Schmerz, keine Berührungsempfindlichkeit oder Schwellung – Negative Laxitätstestung: Valgusstresstest und Milking-Manöver – Negative Spezialtestungen auf andere Ellenbogen-/Schulterpathologien – Freigabe durch den Arzt und das Rehabilitationsteam
Erfolgreicher Abschluss aller Schritte im Rehabilitationsprozess	–

(Fortsetzung)

Tab. 8.5 (Fortsetzung)

Kriterium	Beschreibung
Zufriedenstellende Ergebnisse in den Funktionstestungen	– Prone-Ball-Drop-Test (Wurfseite 110 % oder mehr im Vergleich zur Nichtwurfseite) – Einarmige Ballwürfe gegen die Wand mit einem 0,9 kg schweren Plyoball für 30 s ohne Schmerzen und mit der Fähigkeit, eine 90/90°-Armhaltung ohne Kompensation durchzuführen (Wurfarm > 90 % im Vergleich zur Gegenseite) – 30 s lang schmerzfreies Werfen mit normaler Mechanik mit einem 0,45 kg schweren Plyoball auf den Plyoback-Rebounder mit guter Kontrolle – Einbeiniger Step-down für 30 s mit Kontrolle der Ausrichtung des Beckens und der unteren Extremitäten auf beiden Seiten (Symmetrie der Extremitäten: 95 % oder mehr) – Liegestütztest auf Zeit
Ausreichend hohe Werte beim „Kerlan-Jobe Orthopaedic Clinic Throwers' Assessment Score"	– Mindestpunktzahl von 85

AR Außenrotation, *HDD* Handheld-Dynamometrie, *IR* Innenrotation, *pROM* passives Bewegungsausmaß

- Repair: Beginn mit Intervall-Trainingsprogramm 10 Wochen postoperativ (vs. nach Rekonstruktion erst 12–14 Wochen postoperativ)
- Repair: Graduelle Rückkehr zum Wurfwettkampf („Return to competitive Throwing") 5 Monate postoperativ (vs. nach Rekonstruktion erst 9–12 Monate postoperativ)

Zusammenfassend lässt sich sagen, dass das postoperative Vorgehen nach einer UCL-Rekonstruktion in der Regel restriktiver ist als nach einem UCL-Repair. Das postoperative Vorgehen nach einem UCL-Repair entspricht dem sehr viel progressiveren Vorgehen bei einer nicht-operativen Therapie.

▶ **Praxistipp** Interessanterweise konnte zuletzt gezeigt werden, dass sich die Ergebnisse einer progressiven postoperativen Rehabilitation nach UCL-Rekonstruktion nicht von den Ergebnissen einer restriktiven Rehabilitation unterscheiden sowie die RTS-Rate (RTS = Return to Sport) durch ein progressives Vorgehen sogar besser zu sein scheint (Buchanan et al. 2024). Nichtsdestotrotz wird nach einer UCL-Rekonstruktion nach wie vor ein restriktiveres postoperatives Vorgehen favorisiert.

Return to Sport

Die Wahrscheinlichkeit eines erfolgreichen RTS hängt von Faktoren wie dem Schweregrad und der Lokalisation der Verletzung ab (Cascia et al. 2019). Proximal lokalisierte Verletzungen haben eine höhere RTS-Rate als distale Verletzungen, wobei eine nicht-operative Therapie bei hochgradigen Verletzungen oftmals versagt (Frangiamore et al. 2017).

Bei Partialrupturen des anterioren Anteils des MCL-Komplexes ist ein nicht-operatives Vorgehen potenziell möglich, in der Vergangenheit wurden die RTS-Raten dazu jedoch als deutlich geringer als bei einer operativen Therapie beschrieben (Rettig et al. 2001). Die RTS-Rate unter nicht-operativer Therapie wurde zuletzt zwischen 42 und 100 % angegeben (Cascia et al. 2019). Die RTS-Rate bei einer nicht-operativen Therapie ist bei proximalen Läsionen größer als bei distalen Läsionen (Gopinatth et al. 2023).

Die RTS-Rate nach einer operativen Therapie wird mit 80–95 % angegeben, allerdings kann die Rehabilitationszeit 12–18 Monate andauern (Zaremski 2022). Die RTS-Zeit kann potenziell durch die OP-Technik (Repair statt Rekonstruktion) auf 6–7 Monate verkürzt werden (Dugas et al. 2019).

Die RTS-Raten basieren überwiegend auf Untersuchungen im Baseball. Denkbar sind sportartspezifische Unterschiede der RTS-Raten. So ist beispielsweise bei Speerwerfern eine deutlich niedrigere Rate von nur 62,5 % beschrieben (Hadley et al. 2022). Orthobiologische Therapieverfahren wie PRP-Injektionen als ergänzende Therapiemöglichkeit werden zur Verbesserung der Ergebnisse einer nicht-operativen Therapie bei Partialläsionen diskutiert (Ifarraguerri et al. 2024). Aktuell gibt es in der Literatur allerdings keine Einigkeit über den Nutzen von PRP-Injektionen (Sambare et al. 2024).

8.5 Stressfrakturen des Olekranons

58 % aller Stressfrakturen der oberen Extremität betreffen das Olekranon und sind mit schnellen und wiederholten Extensions-/Valgusbelastungen des Ellenbogens während der Wurfbewegung assoziiert (Greif et al. 2020). Stressfrakturen im Bereich des Olekranons können zu einem Verlust der Extensionskraft und des Bewegungsausmaßes sowie zu posterioren Ellenbogenbeschwerden in der endgradigen Extension führen (Looney et al. 2021).

Klinik

Eine Stressfraktur oder ossäre Stressreaktion des Olekranons kann die Folge einer wiederholten Mikrotraumatisierung oder einer exzessiven Zugbelastung der Trizepssehne sein (Eygendaal und Safran 2006). Auch ein posteriores Impingement bei Wurfsportathleten, bei dem es zu wiederholten Kontakten zwischen Olekranon und Fossa olecrani kommt, kann zu einer Stressfraktur bzw. ossären Stressreaktionen des Olekranons führen (Patel et al. 2014). Zwar treten Stressfrakturen oftmals bei Wurf- und Überkopfsportathleten auf, es gibt aber auch Berichte über das Vorkommen in anderen Sportarten wie z. B. im Turnen, Gewichtheben oder im Speerwurf (Hulkko et al. 1986; Rao et al. 2001). Der Pathomechanismus in den Nicht-Wurfsportarten erklärt sich durch Impact-Belastungen und durch übermäßige Zugkräfte der distalen Trizepssehne am Olekranon (Brucker et al. 2015; Greif et al. 2020).

Differenzialdiagnostisch sollten bei Schmerzen über dem Olekranon eine Tendinopathie im Bereich des Trizepssehnenansatzes, eine Osteochondrosis dissecans des Capitulum humeri, chondrale Defekte sowie ein posteromediales Impingement ausgeschlossen werden.

Therapie

Vollständige Stressfrakturen bei leistungsorientierten Wurfsportathleten erfordern in der Regel ein operatives Vorgehen (Eygendaal und Safran 2006). Ein Großteil der Stressfrakturen im Bereich des Ellenbogens bei Wurfsportathleten wird letzten Endes operativ behandelt, vor allem dann, wenn die nicht-operative keinen Erfolg hatte (Smith et al. 2018).

Initial wird aber oftmals ein nicht-operativer Therapieversuch über ein Zeitfenster von 3 bis 4 Monaten durchgeführt (Looney et al. 2021). Meist haben die betroffenen Athleten bis zur Diagnosestellung aber ohnehin bereits mehrere Monate Symptome. So wird von einer durchschnittlichen Symptomdauer bei Stressfrakturen im Bereich des Ellenbogens bis zum Beginn der Therapie von 6,7 Monaten berichtet (Smith et al. 2018).

Bei der nicht-operativen Therapie erfolgt eine Pausierung sämtlicher Wurfbelastungen sowie aller valgisierenden Belastungen und einer Limitation der Ellenbogenextension in ca. 20° durch eine Orthese für ein Zeitfenster von 4 Wochen (Patel et al. 2014). Nach 4 Wochen wird das volle Bewegungsausmaß dann wieder freigegeben und ein progressiver Muskelaufbau begonnen. Die sportspezifische Rehabilitation beginnt in der 6. Woche und ein Intervall-Wurfprogramm kann in der 8. Woche gestartet werden.

Aufgrund der Seltenheit der Verletzung gibt es keinen „Goldstandard" für die operative Therapie (Michelin et al. 2024). Nach einer Immobilisation in 90° Ellenbogenflexion in einer Schiene für 7–10 Tage wird die aktive und passive Mobilisation begonnen. Ziel ist es, die vollständige

Ellenbogenbeweglichkeit nach 6–8 Wochen postoperativ wiederherzustellen. Krafttraining wird nach 8 Wochen postoperativ, initial mit einem Fokus auf die Rotatorenmanschette und die Flexoren-/Pronatorenmuskulatur, begonnen. Wenn keine Schmerzen bestehen, kann mit einem Wurfprogramm 12 Wochen postoperativ begonnen werden (Michelin et al. 2024).

Return to Sport

Die RTS-Rate nach der operativen Versorgung von Frakturen im Bereich des Olekranons auf das präoperative Niveau bei wettkampforientierten Wurfsportathleten wird mit 60–94 % angegeben (Erickson et al. 2019; Paci et al. 2013).

8.6 Posterolaterale Rotationsinstabilität

Die Stabilität des Ellenbogens basiert auf einem Zusammenspiel von primären und sekundären statischen bzw. dynamischen Stabilisatoren. Die (statische) laterale Stabilität wird durch den lateralen Kollateralbandkomplex (LCL-Komplex) und das Humeroulnargelenk gewährleistet (Anakwenze et al. 2014). Der LCL-Komplex besteht aus 4 Anteilen, von denen das laterale ulnare Kollateralband (LUCL) ursprünglich als Hauptstabilisator gegenüber einer posterolateralen Rotationsinstabilität (PLRI) beschrieben wurde (O'Driscoll 1994). Für eine signifikante PLRI müssen wohl aber mindestens 2 der 4 Bandanteile des LCL betroffen sein (Zumbansen und Lenich 2023).

Die häufigste Ursache für eine PLRI ist eine Kombination aus axialer Belastung, Valgusstress und Supination im Zusammenhang mit einem akuten Ellenbogentrauma (Camp et al. 2017). Bei einem Sturz auf den ausgestreckten Arm kommt es zu einer Innenrotation des distalen Humerus gegenüber dem am Boden fixierten Unterarm und einem posterolateralen „Wegrotieren" des Radiuskopfes gegenüber dem distalen Humerus. Dieser Mechanismus führt dann typischerweise zu einer Ruptur im Bereich des LCL-Komplexes.

Neben einer akuten Verletzung kann eine PLRI aber auch sekundär bei einer (schweren) LE (vor allem bei Kortison-Injektionen) oder nach operativen Eingriffen am lateralen Ellenbogen auftreten (Kholinne et al. 2025). Auch repetitive Mikrotraumatisierungen bei Wurfsportathleten sind als Auslöser für eine chronische Instabilität des Ellenbogens möglich (Carlier und Soubeyrand 2023).

Klinik

Man kann bei einer PLRI 3 Ursachenkategorien unterscheiden (Camp et al. 2017):

- Gruppe 1 (am häufigsten): PLRI als Folge eines Ellenbogentraumas (z. B. Luxation)
- Gruppe 2: PLRI im Zusammenhang mit einer LE, Kortison-Injektionen oder nach Operationen am lateralen Ellenbogen
- Gruppe 3: PLRI im Zusammenhang mit angeborenen Fehlstellungen im Bereich des Ellenbogens

Während bei einer PLRI nach einem Ellenbogentrauma (Gruppe 1) oftmals die Symptome einer Instabilität in Form von Schnapp- oder Klickphänomen bis hin zu einer willkürlichen Subluxation im Vordergrund stehen, ist bei einer PLRI der Gruppe 2 vor allem der laterale Ellenbogenschmerz das vorherrschende Symptom (Camp et al. 2017). Die Ähnlichkeit der Symptome einer PLRI (vor allem in der Gruppe 2) mit denen einer LE erschwert die Diagnosestellung.

Bei einem Verdacht auf eine PLRI werden Assessments durchgeführt, die darauf abzielen, die Symptome/Instabilität entweder manuell oder durch eine Kombination aus Supination mit gleichzeitiger axialer Belastung und Valgusstress des Ellenbogens zu reproduzieren (Abb. 8.20 und 8.21).

Beschrieben ist auch die Provokation eines Schnappens oder eines positiven Apprehension-Zeichens (vergleichbar der Testung bei Schulterinstabilität) durch einen Pivot-Shift-Test am Ellenbogen in 30–45°-Flexion (Conti Mica et al.

8.6 Posterolaterale Rotationsinstabilität

Abb. 8.20 a, b Push-up- (a) und Stand-up-Test/Chair Sign (b). Ellenbogen in 90°-Flexion und Supination. Bei einer posterolateralen Rotationsinstabilität (PLRI) versucht der Patient, die Ellenbogenextension aus der jeweiligen Position zu vermeiden, oder es kommt zu einer Subluxation des Radiuskopfes

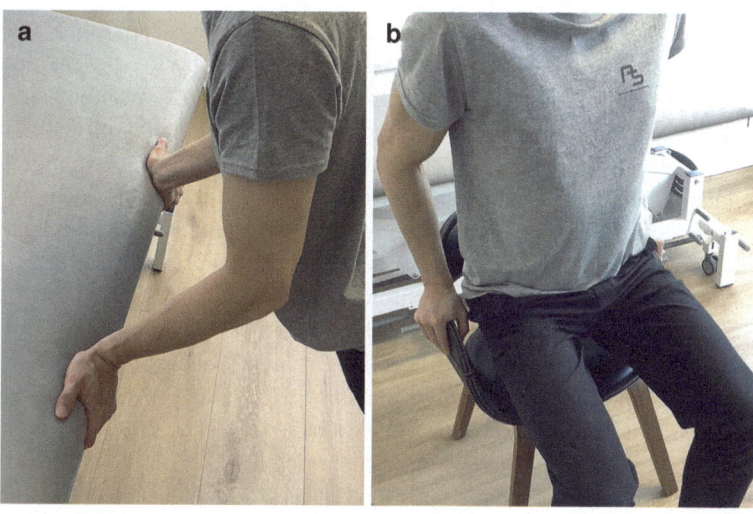

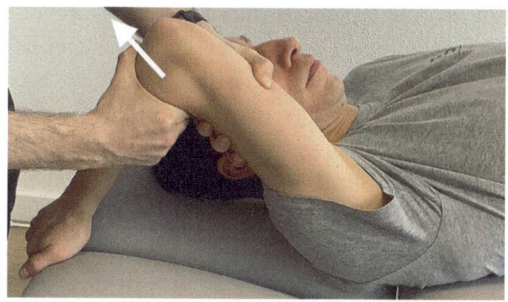

Abb. 8.21 Posterolateral-Rotatory-Drawer-Test. Eine posteriore Translation des Radiuskopfes („Schubladenmanöver") in maximaler Supination zwischen Ober- und Unterarm führt bei einer posterolateralen Rotationsinstabilität (PLRI) zu einer Subluxation des Radiuskopfes nach posterolateral

2016). Die Durchführung dieses Tests am wachen Patienten ist aber oftmals schwierig, und er wird meist unter Narkose präoperativ zur Bestätigung der Diagnose eingesetzt.

▶ **Praxistipp** Da die Instabilitätstestungen oftmals schmerzbedingt weder durchführbar sind noch adäquat beurteilt werden können, ist die Diagnose einer PLRI nicht einfach und wird meist erst sehr spät gestellt. Hinzu kommt die Schwierigkeit in der Abgrenzung zu einer LE, wenn Schmerzen das führende Symptom sind.

Therapie

Die Erfolgsaussichten einer nicht-operativen Therapie bei Patienten mit einer symptomatischen PLRI werden kritisch gesehen, oftmals ist eine Operation notwendig (Conti Mica et al. 2016). Die Indikation für ein operatives Vorgehen wird bei symptomatischer PLRI mit Bandrupturen in der MRT-Bildgebung oder bei Versagen der nicht-operativen Therapie gestellt (Carlier und Soubeyrand 2023).

Es sind unterschiedliche operative Verfahren zur Behandlung einer PLRI beschrieben, die insbesondere darauf abzielen, die Integrität des LUCL wiederherzustellen. Im Zusammenhang mit akuten Verletzungen ist oftmals eine Wiederherstellung der Bandstrukturen (Repair) möglich, während bei chronischen Instabilitäten meist eine Rekonstruktion (z. B. durch ein Sehnentransplantat) notwendig ist (Kholinne et al. 2025).

Unabhängig von der Operationstechnik kann die Stabilität des Ellenbogens durch ein operatives Vorgehen meist erfolgreich wiederhergestellt werden (Fares et al. 2022). Eine Rekonstruktion mit Sehnen-Graft kann die RTS-Rate möglicherweise erhöhen (Carlier und Soubeyrand 2023). Es wird aber auch berichtet, dass im Falle einer akuten Verletzung, die Repair-Technik zu besseren Ergebnissen führt als die Rekonstruktion (Conti

Mica et al. 2016). Die RTS-Rate im Hinblick auf das präoperative Sportniveau nach operativer Versorgung einer PLRI ist derzeit nicht bekannt.

Es gibt derzeit keinen Konsens für die nicht-operative Therapie und die postoperative Rehabilitation bei einer PLRI (Reuter et al. 2021). In der nicht-operativen Behandlung von ligamentären Verletzungen infolge einer Ellenbogenluxation wird heutzutage eine frühfunktionelle Behandlung empfohlen, um einer sekundären Bewegungseinschränkung und Einsteifung des Ellenbogens entgegenzuwirken (Wegmann et al. 2023). Grundsätzlich soll die frühfunktionelle Therapie eine aktiv assistierte Mobilisation des Ellenbogens unter Vermeidung von Belastungen und Varusstress beinhalten (Hackl et al. 2019).

Frühfunktionelle Behandlung bei PLRI
- Nach initial kurzer Ruhigstellung in 90°-Flexion in einer Schiene von maximal 1 Woche erfolgt die Umstellung auf eine Bewegungsorthese für insgesamt 6 Wochen
- Freigabe einer Extensionslimitation spätestens nach 2 Wochen
- Vermeiden von Belastungen des Ellenbogens für 6 Wochen und Beginn der Wiederherstellung des aktiven Bewegungsausmaßes (bevorzugt in Pronation) spätestens in der 2. Woche postoperativ
- Initial auch Durchführung einer eigenständigen Mobilisation (Abb. 8.22)
- Beginn mit Kraftaufbau und Aufbelastung nach 6 Wochen

Auch nach einer operativen Therapie einer PLRI wird die Therapie frühfunktionell durchgeführt. Während in der Vergangenheit der Ellenbogen oftmals für bis zu 6 Wochen in einer Schiene immobilisiert wurde, wird heutzutage nach einer kurzen Phase der postoperativen Immobilisation auf eine Bewegungsorthese umgestellt.

▶ **Praxistipp** Das Eigengewicht einer Ellenbogenorthese kann den Stress auf die periartikulären Strukturen potenziell erhöhen (Lee et al. 2013).

Gängig ist eine Einschränkung der Flexion in der Orthese für ein Zeitfenster von bis zu 6 Wochen postoperativ, mitunter wird auch die Pro-/Supination und die Extension (meist auf 30°) vorübergehend limitiert (Verstuyft et al. 2021). Ziel ist die Wiederherstellung des vollständigen Bewegungsausmaßes bis zum Ende der 6. Woche. Die Mobilisation innerhalb des freigegebenen Bewegungsausmaßes sollte frühzeitig und regelmäßig sowie möglichst aktiv in Pronation (dadurch wird die laterale Seite stabilisiert) durchgeführt werden (Manocha et al. 2017). Initial kann im Overhead-Motion-Protokoll bewegt werden.

Die Handgelenkbewegung kann anfangs zur Stimulation der Muskelansätze der Handgelenkflexoren/-extensoren am Ellenbogen genutzt werden. Zur Reaktivierung der durch die operative Versorgung potenziell inhibierten Muskulatur können in dieser frühen Phase submaximale isometrische Kontraktionen unterhalb der Schmerzgrenze durchgeführt werden (Wilk et al. 2012). Im Hinblick auf ihre lateral stabilisierenden

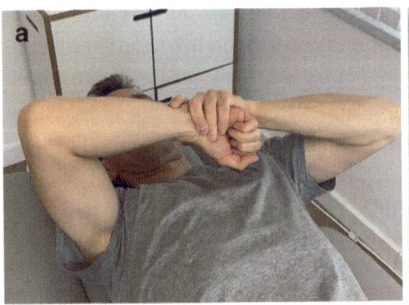
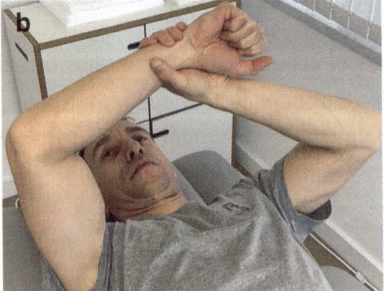
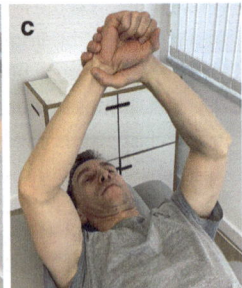

Abb. 8.22 a–c Overhead-Motion-Protokoll (Wolff und Hotchkiss 2006). Aus einer 90°-Flexions- und 90°-Pronationsstellung wird der Ellenbogen in die maximale Streckung und anschließend wieder in die maximale Beugung bewegt

Eigenschaften werden dabei insbesondere der M. anconeus und die Handgelenkextensoren in das Training einbezogen (Badre et al. 2019).

▶ **Praxistipp** Je nach Operationstechnik könnte eine Sehnen-Graft-Entnahme im Bereich der Trizepssehne oder ein Ablösen/Refixation der Extensorensehnen am Ellenbogen erfolgt sein. In diesem Fall sollte ein Training der betroffenen Muskulatur erst mit etwas zeitlichem Abstand erfolgen.

In dieser frühen Phase der Rehabilitation sollten alle Interventionen allenfalls minimal schmerzprovokativ sein. Hands-on-Techniken wie manuelle Therapie oder die Mobilisation unter Bewegung (Abb. 8.23) können zur Schmerzmodulation und Verbesserung des Bewegungsausmaßes eingesetzt werden (Jones 2022). Ein Training der nicht-betroffenen Körperabschnitte wie Rumpf und untere Extremität ist möglich und sinnvoll. Zur Vermeidung einer Varusbelastung auf den Ellenbogen sollten Innenrotations-/Abduktionsbewegungen der Schulter auf der betroffenen Seite vermieden werden (Wolff und Hotchkiss 2006).

Ziel der sich anschließenden Phase ist es, die Beweglichkeit des Ellenbogens und die Muskelkraft/-ausdauer weiter zu verbessern sowie die neuromuskuläre Kontrolle zu optimieren. Als Ausgangskriterien für den Übergang von der frühen in diese Zwischenphase sollten ca. 90 % des präoperativen Bewegungsausmaßes wiederhergestellt sein, allenfalls minimale Schmerzen bestehen und ein Kraftgrad von 4/5 in der manuellen Muskelfunktionsprüfung für die Ellenbogenflexoren und -extensoren gegeben sein (Wilk et al. 2012). In dieser Phase geht es darum, die Flexibilität und Kraft im Bereich des gesamten Schultergürtels zu verbessern.

Das lokale Training der periartikulären Muskulatur am Ellenbogen wird von isometrischen nun zu konzentrisch-/exzentrisch-isotonischen Kontraktionen mit einem Schwerpunkt auf die Handgelenkextensoren und den M. anconeus progressiv gesteigert. Das Throwers-Ten-Exercise-Programm kann unter Vermeidung von Trainingsvarianten mit einer langen Hebelbelastung in Schulterabduktion in dieser Phase begonnen werden (Jones 2022). Zur Wiederherstellung der neuromuskulären Kontrolle können rhythmische Stabilisation und PNF-Varianten (unter Berücksichtigung der Vermeidung von übertragenen Varuskräften ausgehend von der Schulter) am Ellenbogen implementiert werden. Vor dem Übergang in die nächste Phase sollte die Kraft 70 % im Vergleich zur Gegenseite betragen und der Ellenbogen schmerzfrei das volle Bewegungsausmaß erreichen (Wilk et al. 2012).

Das Advanced-Throwers-Ten-Exercise-Programm, plyometrische Trainingsvarianten (erst ein- dann beidhändig) und eine Progression des Krafttrainings sind der Fokus dieser Phase. Bei Kontaktsportathleten sollten nun auch Impact-Belastungen auf den Ellenbogen vorbereitet, d. h.

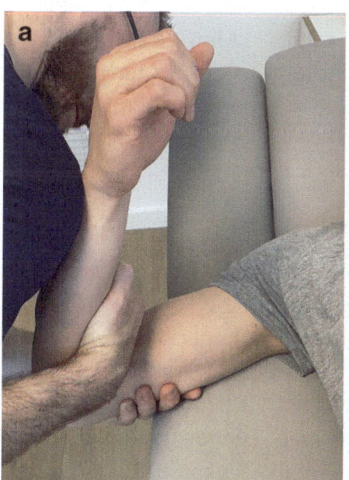
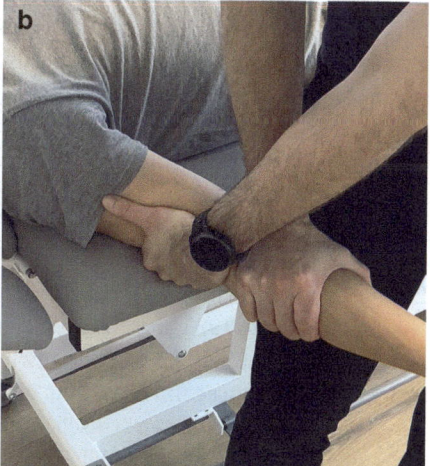

Abb. 8.23 a, b Manuelle Mobilisationstechniken am Ellenbogen

langsam aufgebaut werden (Jones 2022). Die Rehabilitation ist nicht mehr an ein Zeitschema gebunden, sondern erfolgt kriterienbasiert (Reuter et al. 2016).

Vor der Wiederaufnahme der Zielsportbelastung empfiehlt es sich, ein sportartspezifisches Intervall-Programm (Baseball, Tennis, Schwimmen etc.) durchzuführen. Die RTS-Freigabe variiert zwischen 4 und 9 Monaten und kann bei Kontaktsportathleten auch 12 Monate betragen (Reuter et al. 2021).

▶ **Praxistipp** Aufgrund seiner Anatomie neigt der Ellenbogen nach einer Verletzung oder einer Operation zur Einsteifung. Eine Ellenbogensteife ist definiert als ein Bewegungsverlust von mehr als 30° in Richtung Extension und weniger als 120° in Richtung Flexion (Masci et al. 2020).

Bekannt ist mittlerweile, das eine längere Immobilisationsdauer mit der potenziellen Entwicklung einer Ellenbogensteife assoziiert ist, sodass heutzutage eine frühfunktionelle Mobilisation durchgeführt wird (Qian et al. 2020). Dabei muss berücksichtigt werden, dass das subjektive Schmerzempfinden in einem möglichen Zusammenhang mit der Ausbildung von Gelenkkontrakturen steht (Monument et al. 2013). Daher wird der Schmerzkontrolle, insbesondere in der frühen Phase der Rehabilitation, ein wichtiger Stellenwert zugeschrieben (Jones 2016). Wenn durch die Physiotherapie (bei weichteilbedingten Kontrakturen) keine Verbesserung in einem Zeitfenster von 3 bis 6 Monaten erzielt werden kann, wird eine operative Behandlung in Betracht gezogen (Siemensma et al. 2023).

8.7 Posteromediales Impingement

Das posteromediale Impingement am Ellenbogen wurde erstmalig 1983 beschrieben und tritt nahezu ausschließlich bei Überkopfwurfsportathleten auf (Wilson et al. 1983). Man bezeichnet dieses für Wurfsportathleten typische Phänomen auch als „Valgus-Extensions-Überlastungssyndrom", das im weiteren Verlauf ebenfalls zu Beschwerden im lateralen Kompartiment des Ellenbogens führen kann.

Während der Wurfbewegung wird der Ellenbogen besonders in der Beschleunigungs- und der Abbremsphase belastet. Der posteromediale Gelenkbereich des Ellenbogens ist ein wichtiger Stabilisator gegenüber den medial einwirkenden valgisierenden Belastungen des Ellenbogens in der Beschleunigungsphase der Wurfbewegung. Während die Beschleunigungsphase zu erheblichen Belastungen des medialen Ellenbogens führt, spielt die nachfolgende Abbremsphase ebenfalls eine wichtige Rolle im Zusammenhang mit Ellenbogenpathologien. In dieser Phase kommt es zu einer Ellenbogenextension unter gleichzeitiger Ausleitung der valgisierenden Kräfte und Drehmomente, denen der Ellenbogen in der vorangegangenen Phase ausgesetzt war. Diese Kombination aus repetitiven Kompressions- und Scherbelastungen in der Ellenbogenextension kann zu einer Knochenaktivierung mit Osteophytenausbildung am posteromedialen Olekranon und klinischen Ausprägung eines posteromedialen Impingements führen (Bowers et al. 2022).

Die Kombination aus Hyperextension, Valgus und Supination kann neben einer Osteophytenbildung auch freie Gelenkkörper oder Weichteilirritationen in der Fossa olecrani bedingen (Eygendaal und Safran 2006). Eine für Wurfsportathleten typische Valgusinstabilität des Ellenbogens führt zu einer größeren Belastung des posterioren Kompartiments und kann ebenfalls zur Ausbildung von Osteophyten beitragen (Ahmad et al. 2004). Während diese Faktoren vor allem bei jüngeren Patienten relevant sind, spielen bei älteren Patienten eher arthrotische Ellenbogenveränderungen bei der Ausbildung von Osteophyten eine Rolle.

Klinik

In der klinischen Untersuchung bestehen Beschwerden im posteromedialen Bereich des Ellenbogens. Oftmals liegt eine Einschränkung der endgradigen Streckung mit einem harten Gelenkanschlag vor. Krepitationen während der Bewegung sind möglich.

8.7 Posteromediales Impingement

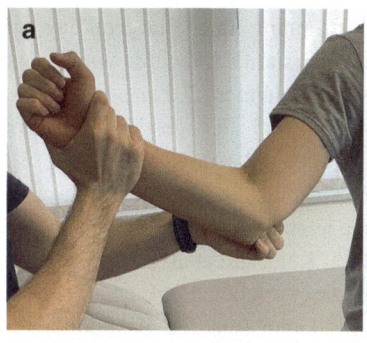 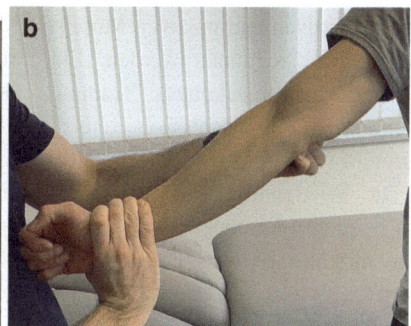

Abb. 8.24 a, **b** Valgus-Extensions-Überlastungs-Test. Der Ellenbogen wird ausgehend von einer 20–30°-Flexion wiederholt in eine schnelle, endgradige Extension bewegt. Dabei wird ein leichter Valgusstress ausgeübt und der posteromediale Anteil des Olekranons palpiert

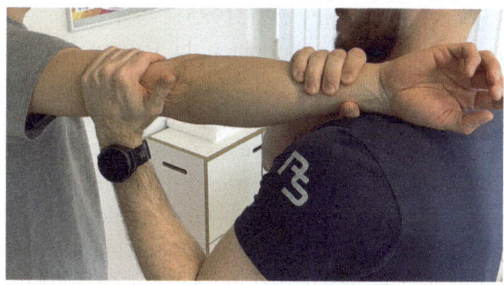

Abb. 8.25 Arm-Bar-Test. Arm des Patienten in 90°-Flexion in voller Ellenbogenextension und Innenrotation der Schulter. Der Untersucher übt eine leichte nach unten gerichtete Hyperextensionskraft auf das Olekranon aus

Durch den Valgus-Extensions-Überlastungs-Test (Abb. 8.24) und den Arm-Bar-Test (Abb. 8.25) können die Beschwerden im posterioren Kompartiment reproduziert werden.

▶ **Praxistipp** Aufgrund des Zusammenhangs einer Valgusinstabilität mit einem posteromedialen Impingement sollte die Valgusstabilität des Ellenbogens immer mitbeurteilt werden.

Therapie

Aufgrund des Zusammenhangs einer medialen Instabilität und einem daraus resultierenden pathologischen Prozess eines posteromedialen Impingements sollten Valgusinstabilitäten des Ellenbogens behandelt werden. Als zentrales Element der nicht-operativen Therapie von Läsionen des UCL gilt es, die Stressbelastung durch Werfen für einen längeren Zeitraum zu vermeiden und einen physiotherapeutischen Ansatz mit einem Schwerpunkt auf den Erhalt der Ellenbogenbeweglichkeit, der Kräftigung der Flexoren-/Pronatorenmuskulatur sowie Kräftigung der Schulter und des Rumpfes durchzuführen. Zusätzlich sollte die kinetische Kette im Hinblick auf die Zielsportart optimiert werden, um die auf den Ellenbogen einwirkenden Belastungen möglichst optimal zu kontrollieren. Erst wenn der Ellenbogen schmerzfrei ist, kann die langsame und progressive Wiederaufnahme von Wurfbelastungen über ein Zeitfenster von 2 bis 3 Monaten erfolgen (Rossy und Oh 2016).

In der nicht-operativen Therapie liegt die Therapiestrategie bei einem posteromedialen Impingement in der Minimierung von Hyperextensionsbelastungen durch eine Optimierung der muskulären Kontrolle und ggf. durch eine Anwendung eines Tapes oder Bracing des Ellenbogens zur Vermeidung der endgradigen Extension. Zur Verbesserung der dynamischen Extensionskontrolle in der Abbremsphase des Wurfs wird ein exzentrisches Training der Ellenbogenflexoren empfohlen (Patel et al. 2014).

Beim Versagen einer nicht-operativen Therapie kann ein operativer Eingriff mit Osteophytenresektion in Betracht gezogen werden. Das gleichzeitige Vorliegen einer Insuffizienz des UCL wird als Kontraindikation für eine isolierte Osteophytenresektion bei einem posteromedialen Impingement beschrieben, da sich dadurch eine Valgusinstabilität entwickeln könnte. Nach einer isolierten Osteophytenresektion kann postoperativ mit einer sofortigen aktiven und passiven Mobilisation des Ellenbogens begonnen werden. Ein plyometrisches und neuromuskuläres Training wird in Vorbereitung auf ein progressives Return-to-Throw-Programm (ca. 6 Wochen postoperativ) durchgeführt. Die Wiederaufnahme von Wurfsportaktivitäten ist dann typischerweise 3–4 Monate postoperativ möglich (Bowers et al. 2022).

8.8 Distale Bizepssehnenruptur

Anatomisch inseriert die distale Bizepssehne an der Tuberositas radii am proximalen Teil des Radius. Der M. biceps brachii ist der stärkste Supinator des Unterarms. Es besteht eine zusätzliche Verbindung der distalen Sehne zur Unterarmfaszie durch die Aponeurosis bicipitalis (Lacertus fibrosus), der zur Flexions- und Supinationskontrolle beiträgt (Snoeck et al. 2014, 2021).

Die distale Bizepssehnenruptur ist eine seltene Verletzung, die oftmals Männer in der 4. und 5. Lebensdekade mit einem Durchschnittsalter von 46 Jahren betrifft (Kapicioglu et al. 2021; Kelly et al. 2015). Aber auch jüngere Sportler können von dieser Verletzung betroffen sein. Dabei handelt es sich dann oftmals um Sportarten wie Gewichtheben oder Bodybuilding (Thomas und Lawton 2017).

Verletzungsursache ist meist eine exzentrisch auf den Ellenbogen einwirkende Kraft, ausgehend von einer Flexionsstellung des Ellenbogens. Eine Sehnenruptur kann aber auch aus einer exzentrischen Krafteinwirkung in gestreckter Ellenbogenposition mit Supination (wie z. B. beim Kreuzheben) resultieren (Kapicioglu et al. 2021).

Unabhängig vom Verletzungsmechanismus tragen vorbestehende degenerative Veränderungen zu einer Partial- oder Komplettruptur der Sehne bei (Boufadel et al. 2025; Kannus und Józsa 1991). Eine in der Literatur häufig zitierte Theorie beschreibt eine anfälligere hypovaskuläre Zone ca. 2 cm proximal der Insertion sowie ein mechanisches Impingement der Sehne während Pro-/Supinationsbewegungen als Ursache für degenerative Veränderungen und Sehnenrupturen (Seiler et al. 1995). Auch der Missbrauch anaboler Steroide sowie bestimmte Sportarten wie Krafttraining und Bodybuilding stellen potenzielle Risikofaktoren für eine Sehnenruptur dar (Kapicioglu et al. 2021).

Aufgrund der gestiegenen Partizipation in Kontakt- und Kraftsportarten (z. B. Crossfit) ist ein Anstieg der Prävalenz dieser Verletzung in den letzten Jahren zu beobachten (Kelly et al. 2015; Kolaczko et al. 2022).

Die Verletzung ist zwar selten, kann aber signifikante funktionelle Folgen für den Ellenbogen haben. Ein Verlust von 40 % der Supinations- und 21–30 % der Flexionskraft sind infolge einer Ruptur beschrieben. Auch die Kraftausdauer für die Supination und die Greifkraft sind nach einer Ruptur reduziert (Baker und Bierwagen 1985; Morrey et al. 1985).

Bei einer Ruptur berichten die Patienten über ein Knackphänomen mit akuten Schmerzen im Bereich der Ellenbeuge nach einer plötzlichen und oftmals unerwarteten exzentrischen Krafteinwirkung auf den flektierten Ellenbogen. Nach einer Ruptur besteht oftmals eine subtile Schwäche der Ellenbogenflexion und ein merkliches Supinationskraftdefizit (Logan et al. 2019). Ein Hämatom tritt typischerweise in der Ellenbeuge auf. Bei vollständiger Ruptur der Sehne kommt es bei einer Muskelkontraktion zu einer Kranialisierung des Muskelbauches, was auch als „umgekehrtes Popeye-Zeichen" bezeichnet wird.

Klinik

Als klinisches Assessment kann der Hook-Test (Abb. 8.26) durchgeführt werden (O'Driscoll

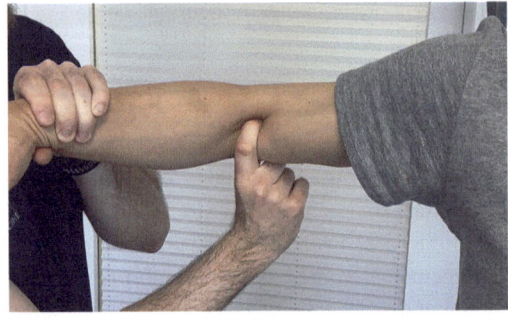

Abb. 8.26 Hook-Test. Einhaken von lateral über der Bizepssehne in 90°-Ellenbogenflexion

8.8 Distale Bizepssehnenruptur

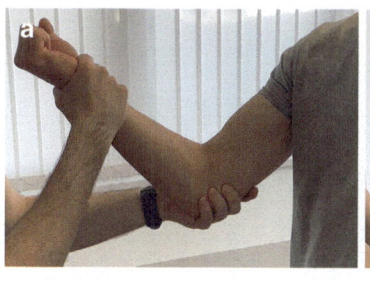
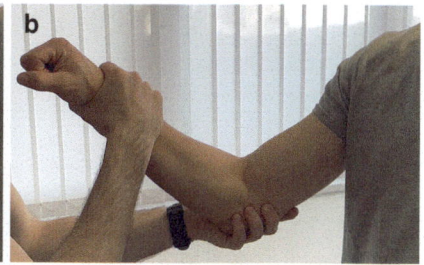

Abb. 8.27 a, b Bizeps-Provokations-Test. **a** Flexion gegen Widerstand in Supination ausgehend von 70°-Flexion. **b** Dann Wiederholung des Tests in Pronation. Bei einem positiven Test ist die Flexion gegen Widerstand in Pronation schmerzhafter als in Supination, da sich die distale Bizepssehne bei Pronation um das Tuberculum radii wickelt und die Sehne bei Aktivierung des M. biceps brachii gedehnt und komprimiert wird

et al. 2007). Bei einer Partialruptur oder einer Tendinitis kann eine Provokation der Beschwerden durch den Bizeps-Provokations-Test (Abb. 8.27) erzielt werden (Caekebeke et al. 2021b).

Therapie

Aufgrund des erheblichen Kraftverlusts bei einer Komplettruptur der distalen Bizepssehne wird meist eine operative Therapie empfohlen (Nesterenko et al. 2010). Dabei scheint die erfolgreiche Wiederherstellung der Sportfähigkeit unabhängig von der Operationstechnik und vom durchgeführten Rehabilitationsprotokoll zu sein (Pitsilos et al. 2022).

Ein nicht-operativer Therapieversuch kann bei Partialrupturen, die weniger als 50 % der Sehne betreffen, über ein Zeitfenster von 6 Monaten oder bei Patienten mit einem geringen funktionellen Anspruch in Erwägung gezogen werden (Caekebeke et al. 2021a; Hamoodi et al. 2022). Im Fall einer nicht-operativen Behandlung ist es wichtig, gegenüber dem Patienten zu betonen, dass es keine Evidenz dafür gibt, dass eine Tendinopathie oder eine degenerativ bedingte Partialläsion zwangsläufig zu einer Komplettruptur führen muss (MacLean et al. 2024).

Tab. 8.6 zeigt ein exemplarisches Rehabilitationsprotokoll nach Refixation der distalen Bizepssehne. Eine Umfrage zur postoperativen Nachbehandlung ergab, dass die meisten Operateure initial eine Immobilisation des Ellenbogens in 90°-Flexion und Neutralstellung durchführen (Prada et al. 2024). Je nach intraoperativer Sehnenspannung und Retraktion des Sehnenstumpfes wird postoperativ auch die Ellenbogenextension limitiert.

In der frühen Phase der Rehabilitation stehen die Schmerzkontrolle sowie die Bewegung der angrenzenden Gelenke (Handgelenk und Schultergürtel) im Vordergrund. Die Schwerkraft-unterstützte Flexion und Extension des Ellenbogens beginnt 2 Wochen postoperativ. Einige Operateure geben aktive Bewegungen des Ellenbogens auch erst 4 Wochen postoperativ frei (Boufadel et al. 2025).

Ein isometrisches Training des M. triceps brachii kann 6 Wochen postoperativ begonnen werden und dann progressiv zu einem isotonischen Training des M. triceps brachii ab der 8. Woche postoperativ gesteigert werden. Das isometrische Training des M. biceps brachii startet in der 12. Woche postoperativ und wird progressiv zu einem isotonischem Bizepstraining in der 16. Woche gesteigert (Abb. 8.28). Mitunter wird der Beginn von Krafttrainingsvarianten des M. biceps brachii aber auch schon (je nach Operateur) 10 Wochen postoperativ freigegeben. Auch das isometrische Training wird zum Teil unmittelbar postoperativ freigegeben (Pitsilos et al. 2022).

Ein spezifisches Rehabilitationsprotokoll zur nicht-operativen Therapie bei Partialrupturen oder Tendinopathien der distalen Bizepssehne existiert derzeit nicht. Wie auch bei anderen Tendinopathien wird ein Belastungsmanagement auf Basis der Reaktivität der Symptomatik durch-

Tab. 8.6 Rehabilitation nach Refixation der distalen Bizepssehne (Logan et al. 2019)

	Phase 1 (Woche 0—6)	Phase 2 (Woche 6–12)	Phase 3 (Woche 12–16)	Phase 4 (ab Woche 16)
Limitationen	– ROM nach Vorgabe des Operateurs (Standard: 90-0-0° für die ersten beiden Wochen) – Orthese für 6 Wochen mit progressiver ROM-Steigerung – Kein Heben mit der operierten Seite – Keine aktive Ellenbogenflexion/Supination	– Kein Heben mit der operierten Seite – Keine aktive Ellenbogenflexion/Supination	Keine	Keine
Ziel	Volles, schmerzfreies Bewegungsausmaß bis zur 6. Woche	– Erhalt der korrekten skapulothorakalen Mechanik – Beginn der Kräftigung der oberen Extremität	Steigerung der funktionellen Kraft der oberen Extremität	– Weitere Steigerung der Kraft der oberen Extremität – Rückkehr zur bevorzugten Sportart und/oder Aktivität
Übungen	– Mobilisation Mobilisation des Ellenbogens im freigegeben ROM – Mobilisation von Hand/Handgelenk und Schwellungskontrolle von Ödemen – Skapula: Retraktion/Protraktion, Elevation/Depression – Schwerkraft-unterstützte Flexion und Extension (Beginn in Woche 2) – Kardiovaskuläres Training (Gehen auf dem Laufband, Ellipsentrainer ohne Armeinsatz, Fahrrad)	– Isometrisches Trizepstraining – Isotonisches Trizepstraining (8. Woche) – Kräftigung der Handgelenkflexoren und -extensoren (8. Woche) – Training der posturalen Skapulakontrolle (Retraktion/Protraktion) – Kardiovaskuläres Training (Gehen auf dem Laufband, Ellipsentrainer ohne Armeinsatz, Fahrrad)	– Isometrisches Bizepstraining – Leichtes isotonisches Bizepsstraining (16. Woche): Hammer, traditionell, umgekehrter Griff – Training der Rotatorenmanschette und der periskapulären Muskulatur (offene/geschlossene kinetische Kette) – Kardiovaskuläres Training (Gehen auf dem Laufband, Ellipsentrainer mit/ohne Armeinsatz, Fahrrad)	– Isometrisches Bizepstraining – Leichtes isotonisches Bizepsstraining (16. Woche): Hammer, traditionell, umgekehrter Griff, Side Curls – Trizepsextension – Training der Rotatorenmanschette und der periskapulären Muskulatur – Sportspezifische Trainingsvarianten – Kardiovaskuläres Training (Gehen auf dem Laufband, Ellipsentrainer mit/ohne Armeinsatz, Fahrrad)
Progressionskriterien	Kontraindikationen für die Progression: wiederkehrende Schmerzen und/oder Schwellungen	– Volle, schmerzfreie Beweglichkeit von Schulter, Ellenbogen, Handgelenk und Hand – Korrekte skapulothorakale Mechanik (keine Dyskinesie)	– Volle, schmerzfreie Beweglichkeit von Schulter, Ellenbogen, Handgelenk und Hand – Korrekte skapulothorakale Mechanik (keine Dyskinesie) – Volle Bizepskraft gegen die Schwerkraft (manuelle Muskelfunktionsprüfung: 5/5)	Funktions-/Sporttestung für die Wiederaufnahme in das Erhaltungsprogramm

ROM Range of Motion (Bewegungsausmaß)

8.8 Distale Bizepssehnenruptur

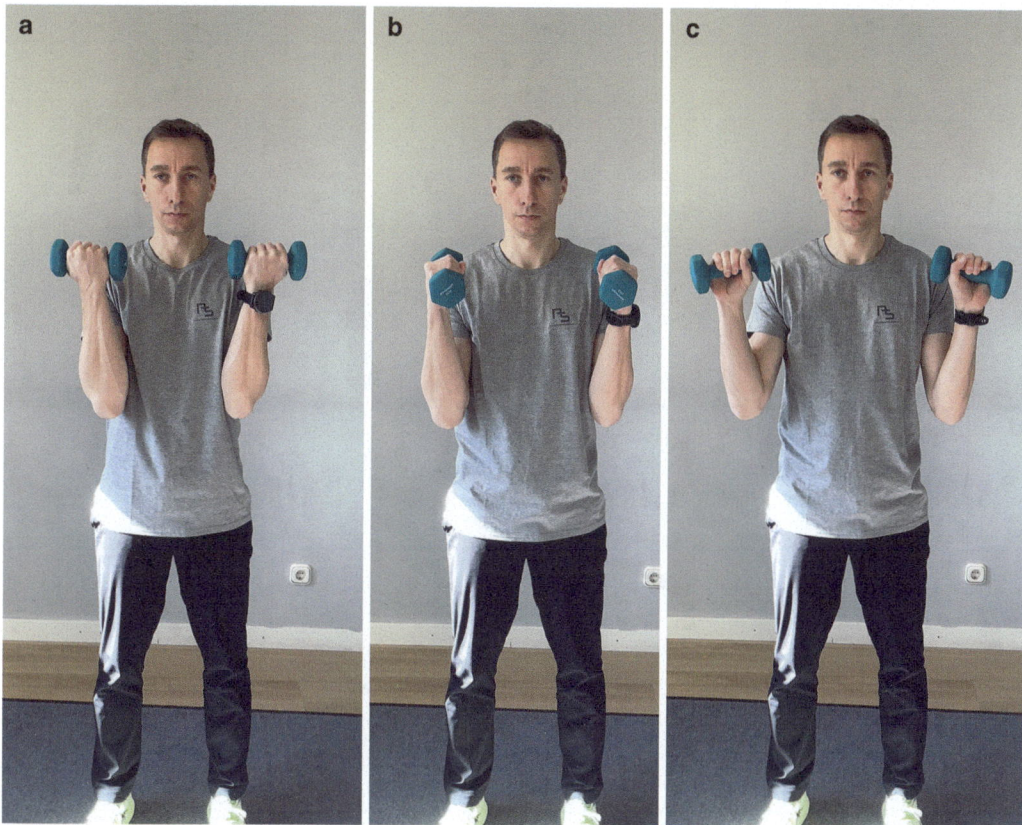

Abb. 8.28 a–c Isotonisches Training des M. biceps brachii. **a** Bizeps-Curls. **b** Hammer-Curls. **c** Reverse-Bizeps-Curls

geführt. Dabei sollten zunächst die Kapazität der Sehne und Faktoren, die zu einer Dysfunktion beitragen, ermittelt werden.

Schmerzen mit einer Intensität von > 3/10 auf der visuellen Analogskala (VAS) während des Trainings oder Schmerzen, die bis zum nächsten Tag anhalten, sollten vermieden und das Rehabilitationsprogramm entsprechend angepasst werden.

Von einer Friktionsbehandlung einer schmerzhaften Sehne wird heutzutage abgesehen und auch das traditionelle exzentrische Training bei Tendinopathien spielt nicht mehr die Hauptrolle, wird aber trotzdem je nach Zielsportart (z. B. Wurf) in die Rehabilitation integriert.

Insbesondere niedrige bis moderate isometrische Belastungen der Sehne haben sich als vorteilhaft in der initialen Therapie erwiesen. Es lassen sich grob 4 allgemeine Rehabilitationsphasen unterscheiden (MacLean et al. 2024):

1. Isometrisches Training
2. Krafttraining mit zunehmender Belastung
3. Funktionelles Krafttraining
4. Explosives Training

In jeder Phase werden zunächst Übungen im mittleren Bewegungsbereich des Ellenbogens durchgeführt und anschließend progressiv in die Extension gesteigert. Bei der Planung einer optimalen Rehabilitation ist es wichtig, die sportspezifischen Anforderungen zu berücksichtigen. Exzentrische Belastungen sind in Wurf-/Kontaktsportarten, Krafttraining etc. notwendig und können ausgehend von einer Flexionsposition des Ellenbogens im mittleren Bewegungsbereich in multiplen Unterarmpositionen zunächst mit Unterstützung durchgeführt werden (Abb. 8.29).

Im weiteren Verlauf werden dann auch plyometrische Trainingsvarianten mit schneller exzentrischer Belastung (Abb. 8.30) in den Re-

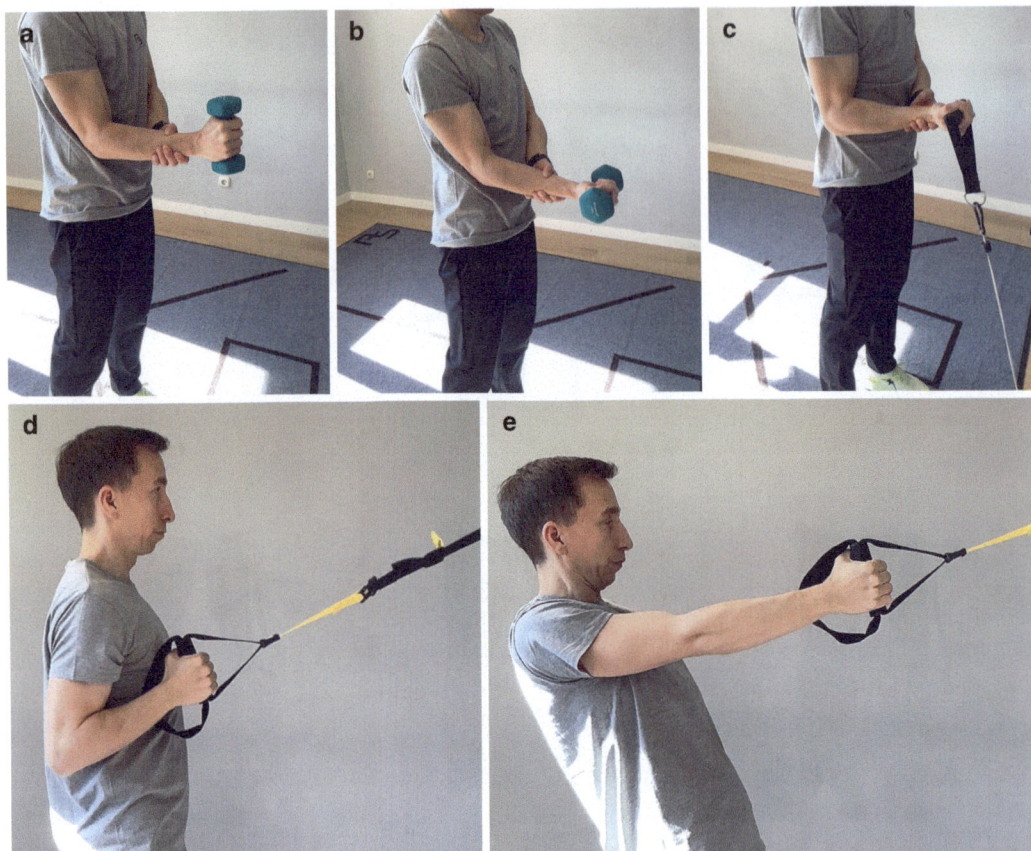

Abb. 8.29 a–e Kontrollierte exzentrische Ellenbogenflexion mit/ohne Unterstützung

habilitationsplan aufgenommen (Holshouser und Jayaseelan 2020). Erfordert die Zielsportart Belastungen in der geschlossenen kinetischen Kette, sollte dies in der Rehabilitationsplanung berücksichtigt werden (Jayaseelan und Magrum 2012). Dabei können die Griffposition und die Unterstützungsfläche variiert werden (Abb. 8.31).

▶ **Praxistipp** Es wird angenommen, dass es bei der Pronation zu einer vermehrten Dehnung der distalen Bizepssehne „über" das Tuberculum radii und einem Impingement der Sehne im radioulnaren Raum kommt. Zur Vermeidung einer weiteren Mikrotraumatisierung könnten daher repetitive, endgradige Pronationsbelastungen bei ansatznahen Pathologien im Bereich der Tuberositas radii (Tendinopathie, Enthesiopathie usw.) gemieden werden (Hamoodi et al. 2022; MacLean et al. 2024).

Neben dem „lokalen" Training des Ellenbogens gilt es, auch die kinetische Kette zu optimieren. Eine besondere Rolle kommt dabei der Einbeziehung der Schulter- und Skapulamechanik/-kraft zu, um die auf den Ellenbogen übertragenen Belastungen während der sportlichen Aktivität (z. B. Wurf) besser zu kontrollieren.

Return to Sport

Einen Konsens zum optimalen therapeutischen Vorgehen gibt es zwar nicht, aber es kann ein Trend dahingehend beobachtet werden, dass eine Immobilisationsdauer ≤ 2 Wochen, eine frühzeitige Aufnahme der aktiven Bewegung und der Beginn mit Krafttrainingsvarianten in einem Zeitfenster von 4 bis 10 Wochen postoperativ die RTS-Rate erhöhen können. Der Zeitpunkt des

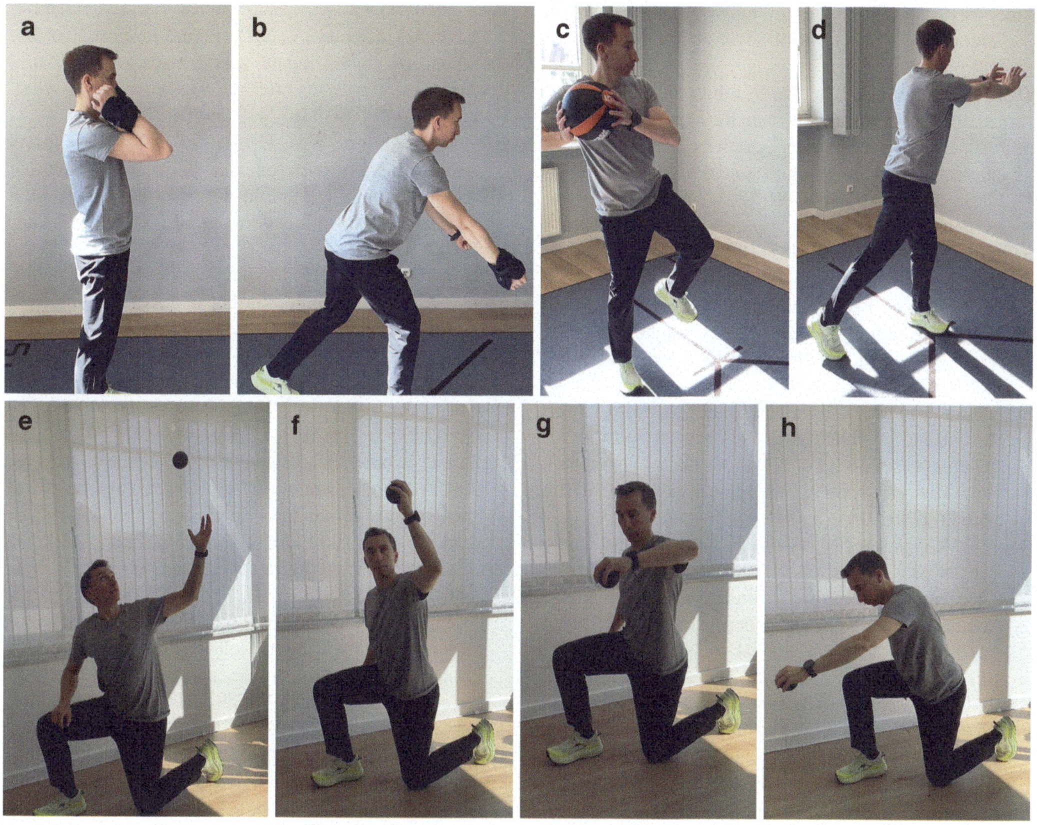

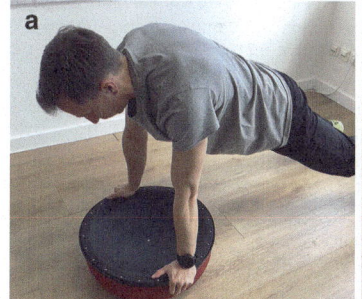

Abb. 8.30 a–h Schnelle exzentrische Belastung mit Gewichten oder Ball

Abb. 8.31 a, b Liegestütz mit unterschiedlicher Griffweite und instabiler Unterstützungsfläche

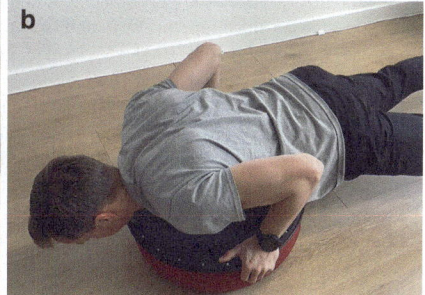

Beginns mit Krafttraining scheint dabei nicht mit dem RTS-Zeitpunkt zusammenzuhängen.

Die RTS-Rate nach einer operativen Therapie wird mit 91,5–97,5 % nach durchschnittlich ca. 6 Monaten angegeben. Dabei schafft es ein Großteil der Athleten, wieder das prätraumatische Sportniveau zu erreichen (Boufadel et al. 2025; Pitsilos et al. 2022). Die Angst vor einer Wiederverletzung ist der wichtigste limitierende Faktor, der die RTS-Rate negativ beeinflusst.

Literatur

Ahmad CS, Park MC, Elattrache NS (2004) Elbow medial ulnar collateral ligament insufficiency alters posteromedial olecranon contact. Am J Sports Med 32(7):1607–1612. https://doi.org/10.1177/0363546503263149

Anakwenze OA, Kwon D, O'Donnell E, Levine WN, Ahmad CS (2014) Surgical treatment of posterolateral rotatory instability of the elbow. Arthroscopy 30(7):866–871. https://doi.org/10.1016/j.arthro.2014.02.029

Ateef M (2018) Physiotherapy management in common tendon injuries: review of reviews. Int J Physiother 5(2):69–74

Badre A, Axford DT, Banayan S, Johnson JA, King GJW (2019) Role of the anconeus in the stability of a lateral ligament and common extensor origin-deficient elbow: an in vitro biomechanical study. J Shoulder Elbow Surg 28(5):974–981. https://doi.org/10.1016/j.jse.2018.11.040

Baker BE, Bierwagen D (1985) Rupture of the distal tendon of the biceps brachii. Operative versus non-operative treatment. J Bone Joint Surg Am 67(3):414–417

Bennett JB, Mehlhoff TL (2015) Triceps tendon repair. J Hand Surg Am 40(8):1677–1683. https://doi.org/10.1016/j.jhsa.2015.05.016

Berglund KM, Persson BH, Denison E (2008) Prevalence of pain and dysfunction in the cervical and thoracic spine in persons with and without lateral elbow pain. Man Ther 13(4):295–299. https://doi.org/10.1016/j.math.2007.01.015

Beyer R, Kongsgaard M, Hougs Kjær B, Øhlenschlæger T, Kjær M, Magnusson SP (2015) Heavy slow resistance versus eccentric training as treatment for Achilles tendinopathy: a randomized controlled trial. Am J Sports Med 43(7):1704–1711. https://doi.org/10.1177/0363546515584760

Bi AS, Lin CC, Anil U, Rokito AS, Jazrawi LM, Erickson BJ (2024) Trends in elbow ulnar collateral ligament repairs and reconstructions and an analysis between low- and high-volume surgical centers: a 10-year study in New York State. Orthop J Sports Med 12(5):23259671241246811. https://doi.org/10.1177/23259671241246811

Bisset L, Beller E, Jull G, Brooks P, Darnell R, Vicenzino B (2006a) Mobilisation with movement and exercise, corticosteroid injection, or wait and see for tennis elbow: randomised trial. BMJ 333(7575):939. https://doi.org/10.1136/bmj.38961.584653.AE

Bisset LM, Russell T, Bradley S, Ha B, Vicenzino BT (2006b) Bilateral sensorimotor abnormalities in unilateral lateral epicondylalgia. Arch Phys Med Rehabil 87(4):490–495. https://doi.org/10.1016/j.apmr.2005.11.029

Bjerre JJ, Johannsen FE, Rathcke M, Krogsgaard MR (2018) Snapping elbow – a guide to diagnosis and treatment. World J Orthop 9(4):65–71. https://doi.org/10.5312/wjo.v9.i4.65

Blackwell JR, Cole KJ (1994) Wrist kinematics differ in expert and novice tennis players performing the backhand stroke: implications for tennis elbow. J Biomech 27(5):509–516. https://doi.org/10.1016/0021-9290(94)90062-0

Bochnia JM, Bockholt S, Gosheger G, Theil C, Schneider KN (2024) An ergonomic golf grip leads to lower forearm muscle activity – a prospective case series of 30 right-handed amateur and professional golfers. BMC Musculoskelet Disord 25(1):668. https://doi.org/10.1186/s12891-024-07774-7

Bordachar D (2019) Lateral epicondylalgia: a primary nervous system disorder. Med Hypotheses 123:101–109. https://doi.org/10.1016/j.mehy.2019.01.009

Boufadel P, Daher M, Lopez R, Fares MY, Lawand J, Khan AZ, Abboud JA (2025) Return to sport after distal biceps tendon repair: a systematic review. Am J Sports Med:3635465241295618. https://doi.org/10.1177/03635465241295618

Bowers RL, Lourie GM, Griffith TB (2022) Diagnosis and treatment of posteromedial elbow impingement in the throwing athlete. Curr Rev Musculoskelet Med 15(6):513–520. https://doi.org/10.1007/s12178-022-09789-w

Brady C, Dutta A (2016) Medial epicondylitis and medial elbow pain syndrome: current treatment strategies. J Musculoskelet Disord Treat 2(2):1–5

Bruce JR, Andrews JR (2014) Ulnar collateral ligament injuries in the throwing athlete. J Am Acad Orthop Surg 22(5):315–325. https://doi.org/10.5435/jaaos-22-05-315

Brucker J, Sahu N, Sandella B (2015) Olecranon stress injury in an adolescent overhand pitcher: a case report and analysis of the literature. Sports Health 7(4):308–311. https://doi.org/10.1177/1941738114567868

Buchanan TR, Hones KM, Hao KA, Kamarajugadda S, Portnoff B, Wright JO, King JJ, Wright TW, Kim J, Schoch BS, Roach RP, Aibinder WR (2024) Rehabilitation protocols in elbow medial ulnar collateral ligament injuries: a systematic review of articles published in the last 20 years. Sports Health:19417381241249125. https://doi.org/10.1177/19417381241249125

Bunata RE, Brown DS, Capelo R (2007) Anatomic factors related to the cause of tennis elbow. J Bone Joint Surg Am 89(9):1955–1963. https://doi.org/10.2106/jbjs.F.00727

Caekebeke P, Duerinckx J, van Riet R (2021a) Acute complete and partial distal biceps tendon ruptures: what have we learned? A review. EFORT Open Rev 6(10):956–965. https://doi.org/10.1302/2058-5241.6.200145

Caekebeke P, Schenkels E, Bell SN, van Riet R (2021b) Distal biceps provocation test. J Hand Surg Am 46(8):710.e711–710.e714. https://doi.org/10.1016/j.jhsa.2020.12.012

Camp CL, Smith J, O'Driscoll SW (2017) Posterolateral rotatory instability of the elbow: part I. Mechanism of injury and the posterolateral rotatory drawer test. Arthrosc Tech 6(2):e401–e405. https://doi.org/10.1016/j.eats.2016.10.016

Carlier Y, Soubeyrand M (2023) Chronic elbow instability in adults: the why, when and how of ligament reconstruction. Orthop Traumatol Surg Res 109(1s):103449. https://doi.org/10.1016/j.otsr.2022.103449

Cascia N, Uhl TL, Hettrich CM (2019) Return to play following nonoperative treatment of partial ulnar collateral ligament injuries in professional baseball players: a critically appraised topic. J Sport Rehabil 28(6):660–664. https://doi.org/10.1123/jsr.2018-0110

Chen FS, Rokito AS, Jobe FW (2001) Medial elbow problems in the overhead-throwing athlete. J Am Acad Orthop Surg 9(2):99–113. https://doi.org/10.5435/00124635-200103000-00004

Chen Z, Baker NA (2021) Effectiveness of eccentric strengthening in the treatment of lateral elbow tendinopathy: a systematic review with meta-analysis. J

Hand Ther 34(1):18–28. https://doi.org/10.1016/j.jht.2020.02.002

Chung KC, Lark ME (2017) Upper extremity injuries in tennis players: diagnosis, treatment, and management. Hand Clin 33(1):175–186. https://doi.org/10.1016/j.hcl.2016.08.009

Ciccotti MC, Schwartz MA, Ciccotti MG (2004) Diagnosis and treatment of medial epicondylitis of the elbow. Clin Sports Med 23(4):693–705, xi. https://doi.org/10.1016/j.csm.2004.04.011

Cleland JA, Whitman JM, Fritz JM (2004) Effectiveness of manual physical therapy to the cervical spine in the management of lateral epicondylalgia: a retrospective analysis. J Orthop Sports Phys Ther 34(11):713–722; discussion 722–714. https://doi.org/10.2519/jospt.2004.34.11.713

Clifford C, Challoumas D, Paul L, Syme G, Millar NL (2020) Effectiveness of isometric exercise in the management of tendinopathy: a systematic review and meta-analysis of randomised trials. BMJ Open Sport Exerc Med 6(1):e000760. https://doi.org/10.1136/bmjsem-2020-000760

Cocco G, Ricci V, Corvino A, Abate M, Vaccaro A, Bernabei C, Cantisani V, Vallone G, Caiazzo C, Caulo M, Pizzi AD (2024) Musculoskeletal disorders in padel: from biomechanics to sonography. J Ultrasound 27(2):335–354. https://doi.org/10.1007/s40477-023-00869-2

Conti Mica M, Caekebeke P, van Riet R (2016) Lateral collateral ligament injuries of the elbow – chronic posterolateral rotatory instability (PLRI). EFORT Open Rev 1(12):461–468. https://doi.org/10.1302/2058-5241.160033

Cook JL, Purdam CR (2009) Is tendon pathology a continuum? A pathology model to explain the clinical presentation of load-induced tendinopathy. Br J Sports Med 43(6):409–416. https://doi.org/10.1136/bjsm.2008.051193

Coombes BK, Bisset L, Vicenzino B (2009) A new integrative model of lateral epicondylalgia. Br J Sports Med 43(4):252–258. https://doi.org/10.1136/bjsm.2008.052738

Coombes BK, Bisset L, Vicenzino B (2012) Thermal hyperalgesia distinguishes those with severe pain and disability in unilateral lateral epicondylalgia. Clin J Pain 28(7):595–601. https://doi.org/10.1097/AJP.0b013e31823dd333

Coombes BK, Bisset L, Vicenzino B (2015) Management of lateral elbow tendinopathy: one size does not fit all. J Orthop Sports Phys Ther 45(11):938–949. https://doi.org/10.2519/jospt.2015.5841

De Smedt T, de Jong A, Van Leemput W, Lieven D, Van Glabbeek F (2007) Lateral epicondylitis in tennis: update on aetiology, biomechanics and treatment. Br J Sports Med 41(11):816–819. https://doi.org/10.1136/bjsm.2007.036723

Del Grande F, Aro M, Farahani SJ, Wilckens J, Cosgarea A, Carrino JA (2015) Three-Tesla MR imaging of the elbow in non-symptomatic professional baseball pitchers. Skeletal Radiol 44(1):115–123. https://doi.org/10.1007/s00256-014-2018-z

Descatha A, Dale AM, Jaegers L, Herquelot E, Evanoff B (2013) Self-reported physical exposure association with medial and lateral epicondylitis incidence in a large longitudinal study. Occup Environ Med 70(9):670–673. https://doi.org/10.1136/oemed-2012-101341

Dimitrios S (2016) Lateral elbow tendinopathy: evidence of physiotherapy management. World J Orthop 7(8):463–466. https://doi.org/10.5312/wjo.v7.i8.463

Donaldson O, Vannet N, Gosens T, Kulkarni R (2013) Tendinopathies around the elbow part 1: lateral elbow tendinopathy. Shoulder Elbow 5(4):239–250. https://doi.org/10.1111/sae.12025

Donaldson O, Vannet N, Gosens T, Kulkarni R (2014) Tendinopathies around the elbow part 2: medial elbow, distal biceps and triceps tendinopathies. Shoulder Elbow 6(1):47–56. https://doi.org/10.1111/sae.12022

Dugas JR, Looze CA, Capogna B, Walters BL, Jones CM, Rothermich MA, Fleisig GS, Aune KT, Drogosz M, Wilk KE, Emblom BA, Cain EL Jr (2019) Ulnar collateral ligament repair with collagen-dipped fibertape augmentation in overhead-throwing athletes. Am J Sports Med 47(5):1096–1102. https://doi.org/10.1177/0363546519833684

Dunn JC, Kusnezov N, Fares A, Rubin S, Orr J, Friedman D, Kilcoyne K (2017) Triceps tendon ruptures: a systematic review. Hand (N Y) 12(5):431–438. https://doi.org/10.1177/1558944716677338

Elliott B (2006) Biomechanics and tennis. Br J Sports Med 40(5):392–396. https://doi.org/10.1136/bjsm.2005.023150

Erickson BJ, Harris JD, Chalmers PN, Bach BR Jr, Verma NN, Bush-Joseph CA, Romeo AA (2015) Ulnar collateral ligament reconstruction: anatomy, indications, techniques, and outcomes. Sports Health 7(6):511–517. https://doi.org/10.1177/1941738115607208

Erickson BJ, Chalmers PN, D'Angelo J, Ma K, Ahmad CS, Romeo AA (2019) Performance and return to sport after open reduction and internal fixation of the olecranon in professional baseball players. Am J Sports Med 47(8):1915–1920. https://doi.org/10.1177/0363546519844479

Eygendaal D, Safran MR (2006) Postero-medial elbow problems in the adult athlete. Br J Sports Med 40(5):430–434; discussion 434. https://doi.org/10.1136/bjsm.2005.025437

Eygendaal D, Rahussen FT, Diercks RL (2007) Biomechanics of the elbow joint in tennis players and relation to pathology. Br J Sports Med 41(11):820–823. https://doi.org/10.1136/bjsm.2007.038307

Fares A, Kusnezov N, Dunn JC (2022) Lateral ulnar collateral ligament reconstruction for posterolateral rotatory instability of the elbow: a systematic review. Hand (N Y) 17(2):373–379. https://doi.org/10.1177/1558944720917763

Fernández-Carnero J, Fernández-de-las-Peñas C, de la Llave-Rincón AI, Ge HY, Arendt-Nielsen L (2008) Bilateral myofascial trigger points in the forearm muscles in patients with chronic unilateral lateral epicondylalgia: a blinded, controlled study. Clin J Pain 24(9):802–807. https://doi.org/10.1097/AJP.0b013e31817bcb79

Frangiamore SJ, Lynch TS, Vaughn MD, Soloff L, Forney M, Styron JF, Schickendantz MS (2017) Magnetic resonance imaging predictors of failure in the nonoperative management of ulnar collateral ligament injuries in professional baseball pitchers. Am J Sports Med 45(8):1783–1789. https://doi.org/10.1177/0363546517699832

Fredberg U, Stengaard-Pedersen K (2008) Chronic tendinopathy tissue pathology, pain mechanisms, and etiology with a special focus on inflammation. Scand J Med Sci Sports 18(1):3–15. https://doi.org/10.1111/j.1600-0838.2007.00746.x

Garcia GH, Gowd AK, Cabarcas BC, Liu JN, Meyer JR, White GM, Romeo AA, Verma NN (2019) Magnetic resonance imaging findings of the asymptomatic elbow predict injuries and surgery in major league baseball pitchers. Orthop J Sports Med 7(1):2325967118818413. https://doi.org/10.1177/2325967118818413

Garden R (1961) Tennis elbow. J Bone Joint Surg Br 43(1):100–106

Gehrman MD, Grandizio LC (2022) Elbow ulnar collateral ligament injuries in throwing athletes: diagnosis and management. J Hand Surg Am 47(3):266–273. https://doi.org/10.1016/j.jhsa.2021.11.026

Gopinatth V, Batra AK, Khan ZA, Jackson GR, Jawanda HS, Mameri ES, McCormick JR, Knapik DM, Chahla J, Verma NN (2023) Return to sport after nonoperative management of elbow ulnar collateral ligament injuries: a systematic review and meta-analysis. Am J Sports Med 51(14):3858–3869. https://doi.org/10.1177/03635465221150507

Greif DN, Emerson CP, Allegra P, Shallop BJ, Kaplan LD (2020) Olecranon stress fracture. Clin Sports Med 39(3):575–588. https://doi.org/10.1016/j.csm.2020.02.005

Hackl M, Leschinger T, Müller LP, Wegmann K (2019) Evidenzbasierte Behandlung der ligamentären Ellenbogenluxation. Obere Extremität 14(1):27–32. https://doi.org/10.1007/s11678-018-0493-x

Hadley CJ, Rao S, Erickson BJ, Cohen SB, Dodson CC, Ciccotti MG, Romeo AA (2022) Ulnar collateral ligament reconstruction in javelin throwers: an analysis of return to play rates and patient outcomes. J Shoulder Elbow Surg 31(3):488–494. https://doi.org/10.1016/j.jse.2021.10.003

Hamoodi Z, Winton J, Bhalaik V (2022) Partial tear of the distal biceps tendon: current concepts. J Orthop 32:18–24. https://doi.org/10.1016/j.jor.2022.05.002

Hatch GF 3rd, Pink MM, Mohr KJ, Sethi PM, Jobe FW (2006) The effect of tennis racket grip size on forearm muscle firing patterns. Am J Sports Med 34(12):1977–1983. https://doi.org/10.1177/0363546506290185

Heales LJ, Lim EC, Hodges PW, Vicenzino B (2014) Sensory and motor deficits exist on the non-injured side of patients with unilateral tendon pain and disability – implications for central nervous system involvement: a systematic review with meta-analysis. Br J Sports Med 48(19):1400–1406. https://doi.org/10.1136/bjsports-2013-092535

Heales LJ, Vicenzino B, MacDonald DA, Hodges PW (2016) Forearm muscle activity is modified bilaterally in unilateral lateral epicondylalgia: a case-control study. Scand J Med Sci Sports 26(12):1382–1390. https://doi.org/10.1111/sms.12584

Heinemeier KM, Schjerling P, Øhlenschlæger TF, Eismark C, Olsen J, Kjær M (2018) Carbon-14 bomb pulse dating shows that tendinopathy is preceded by years of abnormally high collagen turnover. Faseb j 32(9):4763–4775. https://doi.org/10.1096/fj.201701569R

Hennig EM, Rosenbaum D, Milani TL (1992) Transfer of tennis racket vibrations onto the human forearm. Med Sci Sports Exerc 24(10):1134–1140

Holshouser C, Jayaseelan DJ (2020) Multifaceted exercise prescription in the management of an overhead athlete with suspected distal biceps tendinopathy: a case report. J Funct Morphol Kinesiol 5(3). https://doi.org/10.3390/jfmk5030056

Hulkko A, Orava S, Nikula P (1986) Stress fractures of the olecranon in javelin throwers. Int J Sports Med 7(4):210–213. https://doi.org/10.1055/s-2008-1025760

Ifarraguerri AM, Berk AN, Rao AJ, Trofa DP, Ahmad CS, Martin A, Fleischli JE, Saltzman BM (2024) A systematic review of the outcomes of partial ulnar collateral ligament tears of the elbow in athletes treated nonoperatively with platelet-rich plasma injection. Shoulder Elbow 16(4):413–428. https://doi.org/10.1177/17585732241235631

Ikonen J, Lähdeoja T, Ardern CL, Buchbinder R, Reito A, Karjalainen T (2022) Persistent tennis elbow symptoms have little prognostic value: a systematic review and meta-analysis. Clin Orthop Relat Res 480(4):647–660. https://doi.org/10.1097/corr.0000000000002058

Järvinen TA (2020) Neovascularisation in tendinopathy: from eradication to stabilisation? Br J Sports Med 54(1):1–2. https://doi.org/10.1136/bjsports-2019-100608

Jayaseelan DJ, Magrum EM (2012) Eccentric training for the rehabilitation of a high level wrestler with distal biceps tendinosis: a case report. Int J Sports Phys Ther 7(4):413–424

Jones V (2016) Conservative management of the post-traumatic stiff elbow: a physiotherapist's perspective. Shoulder Elbow 8(2):134–141. https://doi.org/10.1177/1758573216633065

Jones V (2022) Rehabilitation des Sportlerellenbogens. Sportphysio 10(01):18–26. https://doi.org/10.1055/a-1708-8751

Joseph MF, Taft K, Moskwa M, Denegar CR (2012) Deep friction massage to treat tendinopathy: a systematic review of a classic treatment in the face of a new paradigm of understanding. J Sport Rehabil 21(4):343–353. https://doi.org/10.1123/jsr.21.4.343

Kannus P, Józsa L (1991) Histopathological changes preceding spontaneous rupture of a tendon. A controlled study of 891 patients. J Bone Joint Surg Am 73(10):1507–1525

Kapicioglu M, Bilgin E, Guven N, Pulatkan A, Bilsel K (2021) The role of deadlifts in distal biceps brachii tendon ruptures: an alternative mechanism described with youtube videos. Orthop J Sports Med 9(3):2325967121991811. https://doi.org/10.1177/2325967121991811

Karabinov V, Georgiev GP (2022) Lateral epicondylitis: new trends and challenges in treatment. World J Orthop 13(4):354–364. https://doi.org/10.5312/wjo.v13.i4.354

Kekelekis A, Nikolaidis PT, Moore IS, Rosemann T, Knechtle B (2020) Risk factors for upper limb injury in tennis players: a systematic review. Int J Environ Res Public Health 17(8). https://doi.org/10.3390/ijerph17082744

Kelly MP, Perkinson SG, Ablove RH, Tueting JL (2015) Distal biceps tendon ruptures: an epidemiological analysis using a large population database. Am J Sports Med 43(8):2012–2017. https://doi.org/10.1177/0363546515587738

Kemler BR, Rao S, Willier DP 3rd, Jack RA 2nd, Erickson BJ, Cohen SB, Ciccotti MG (2022) Rehabilitation and return to sport criteria following ulnar collateral ligament reconstruction: a systematic review. Am J Sports Med 50(11):3112–3120. https://doi.org/10.1177/03635465211033994

Kessler RE, Day MS, Tyler TF, McHugh MP, Bedford BB, Lee SJ, Nicholas SJ (2022) Predictive value of magnetic resonance imaging in outcomes of nonsurgical treatment of lateral epicondylitis. JSES Int 6(2):305–308. https://doi.org/10.1016/j.jseint.2021.11.017

Kheiran A, Pandey A, Pandey R (2021) Common tendinopathies around the elbow; what does current evidence say? J Clin Orthop Trauma 19:216–223. https://doi.org/10.1016/j.jcot.2021.05.021

Kholinne E, Ng ZH, Anastasia M, Singjie LC, Kwak JM, Jeon IH (2025) Surgical outcomes of lateral ulnar collateral ligament reconstruction versus repair for posterolateral rotatory instability of the elbow: a systematic review and meta-analysis. Orthop J Sports Med 13(1):23259671241299831. https://doi.org/10.1177/23259671241299831

Kibler WB (1994) Clinical biomechanics of the elbow in tennis: implications for evaluation and diagnosis. Med Sci Sports Exerc 26(10):1203–1206

Kocialkowski C, Carter R, Peach C (2018) Triceps tendon rupture: repair and rehabilitation. Shoulder Elbow 10(1):62–65. https://doi.org/10.1177/1758573217706358

Kohn HS (1996) Prevention and treatment of elbow injuries in golf. Clin Sports Med 15(1):65–83

Kolaczko JG, Knapik DM, McMellen CJ, Mengers SR, Gillespie RJ, Voos JE (2022) Complete isolated ruptures of the distal biceps brachii during athletic activity: a systematic review. Cureus 14(8):e27899. https://doi.org/10.7759/cureus.27899

Koltyn KF (2002) Exercise-induced hypoalgesia and intensity of exercise. Sports Med 32(8):477–487. https://doi.org/10.2165/00007256-200232080-00001

Konarski W, Poboży T, Poboży K, Domańska J, Konarska K (2023) Current concepts of natural course and in management of medial epicondylitis: a clinical overview. Orthop Rev (Pavia) 15:84275. https://doi.org/10.52965/001c.84275

Kongsgaard M, Kovanen V, Aagaard P, Doessing S, Hansen P, Laursen AH, Kaldau NC, Kjaer M, Magnusson SP (2009) Corticosteroid injections, eccentric decline squat training and heavy slow resistance training in patellar tendinopathy. Scand J Med Sci Sports 19(6):790–802. https://doi.org/10.1111/j.1600-0838.2009.00949.x

Kraushaar BS, Nirschl RP (1999) Tendinosis of the elbow (tennis elbow). Clinical features and findings of histological, immunohistochemical, and electron microscopy studies. J Bone Joint Surg Am 81(2):259–278

Landesa-Piñeiro L, Leirós-Rodríguez R (2022) Physiotherapy treatment of lateral epicondylitis: a systematic review. J Back Musculoskelet Rehabil 35(3):463–477. https://doi.org/10.3233/bmr-210053

Lappen S, Geyer S, Scheiderer B, Macken C, Mazzocca AD, Imhoff AB, Siebenlist S (2020) Distal triceps tendinopathies. Obere Extremität 15(4):268–272. https://doi.org/10.1007/s11678-020-00601-0

Lee AT, Schrumpf MA, Choi D, Meyers KN, Patel R, Wright TM, Hotchkiss RN, Daluiski A (2013) The influence of gravity on the unstable elbow. J Shoulder Elbow Surg 22(1):81–87. https://doi.org/10.1016/j.jse.2012.08.012

Leschinger T, Tischer T, Doepfer AK, Glanzmann M, Hackl M, Lehmann L, Müller L, Reuter S, Siebenlist S, Theermann R, Wörtler K, Banerjee M (2022) Epicondylopathia humeri radialis. Z Orthop Unfall 160(3):329–340. https://doi.org/10.1055/a-1340-0931

Lin KM, Ellenbecker TS, Safran MR (2022) Rehabilitation and return to sport following elbow injuries. Arthrosc Sports Med Rehabil 4(3):e1245–e1251. https://doi.org/10.1016/j.asmr.2022.01.012

Loew LM, Brosseau L, Tugwell P, Wells GA, Welch V, Shea B, Poitras S, De Angelis G, Rahman P (2014) Deep transverse friction massage for treating lateral elbow or lateral knee tendinitis. Cochrane Database Syst Rev 2014(11):CD003528. https://doi.org/10.1002/14651858.CD003528.pub2

Logan CA, Shahien A, Haber D, Foster Z, Farrington A, Provencher MT (2019) Rehabilitation following distal biceps repair. Int J Sports Phys Ther 14(2):308–317

Looney AM, Rigor PD, Bodendorfer BM (2021) Evaluation and management of elbow injuries in the adolescent overhead athlete. SAGE Open Med 9;20503121211003362. https://doi.org/10.1177/20503121211003362

Lucado AM, Dale RB, Vincent J, Day JM (2019) Do joint mobilizations assist in the recovery of lateral elbow tendinopathy? A systematic review and meta-analysis. J Hand Ther 32(2):262–276.e261. https://doi.org/10.1016/j.jht.2018.01.010

Lucado AM, Dale RB, Kolber MJ, Day JM (2020) Analysis of range of motion in female recreational tennis players with and without lateral elbow tendinopathy. Int J Sports Phys Ther 15(4):526–536

MacLean SB, Caekebeke P, Phadnis J, van Riet R, Bain GI (2024) Current concepts in the aetiology, assessment and management of partial distal biceps tendon tears. Shoulder Elbow:17585732241245054. https://doi.org/10.1177/17585732241245054

Mallen CD, Chesterton LS, Hay EM (2009) Tennis elbow. BMJ 339:b3180. https://doi.org/10.1136/bmj.b3180

Manocha RH, Kusins JR, Johnson JA, King GJ (2017) Optimizing the rehabilitation of elbow lateral collateral ligament injuries: a biomechanical study. J Shoulder Elbow Surg 26(4):596–603. https://doi.org/10.1016/j.jse.2016.09.038

Marks M, Rickenbacher D, Audigé L, Glanzmann MC (2021) Patient-rated tennis elbow evaluation (PRTEE). Z Orthop Unfall 159(4):391–396. https://doi.org/10.1055/a-1107-3313

Martinez-Silvestrini JA, Newcomer KL, Gay RE, Schaefer MP, Kortebein P, Arendt KW (2005) Chronic lateral epicondylitis: comparative effectiveness of a home exercise program including stretching alone versus stretching supplemented with eccentric or concentric strengthening. J Hand Ther 18(4):411–419; quiz 420. https://doi.org/10.1197/j.jht.2005.07.007

Masci G, Cazzato G, Milano G, Ciolli G, Malerba G, Perisano C, Greco T, Osvaldo P, Maccauro G, Liuzza F (2020) The stiff elbow: current concepts. Orthop Rev (Pavia) 12(Suppl 1):8661. https://doi.org/10.4081/or.2020.8661

Maxwell S, Sterling M (2013) An investigation of the use of a numeric pain rating scale with ice application to the neck to determine cold hyperalgesia. Man Ther 18(2):172–174. https://doi.org/10.1016/j.math.2012.07.004

McCarroll JR (2001) Overuse injuries of the upper extremity in golf. Clin Sports Med 20(3):469–479. https://doi.org/10.1016/s0278-5919(05)70263-5

Michelin RM, Manuputy I, Schulz BM, Schultzel M, Lee BK, Itamura JM (2024) Retrograde headless compression screw fixation of olecranon stress fractures in throwing athletes: a novel technique. JSES Int 8(1):222–226. https://doi.org/10.1016/j.jseint.2023.08.024

Miller BF, Olesen JL, Hansen M, Døssing S, Crameri RM, Welling RJ, Langberg H, Flyvbjerg A, Kjaer M, Babraj JA, Smith K, Rennie MJ (2005) Coordinated collagen and muscle protein synthesis in human patella tendon and quadriceps muscle after exercise. J Physiol 567(Pt 3):1021–1033. https://doi.org/10.1113/jphysiol.2005.093690

Monument MJ, Hart DA, Salo PT, Befus AD, Hildebrand KA (2013) Posttraumatic elbow contractures: targeting neuroinflammatory fibrogenic mechanisms. J Orthop Sci 18(6):869–877. https://doi.org/10.1007/s00776-013-0447-5

Moreno-Pérez V, Moreside J, Barbado D, Vera-Garcia FJ (2015) Comparison of shoulder rotation range of motion in professional tennis players with and without history of shoulder pain. Man Ther 20(2):313–318. https://doi.org/10.1016/j.math.2014.10.008

Morrey BF, Askew LJ, An KN, Dobyns JH (1985) Rupture of the distal tendon of the biceps brachii. A biomechanical study. J Bone Joint Surg Am 67(3):418–421

Nabil BA, Ameer MA, Abdelmohsen AM, Hanafy AF, Yamani AS, Elhafez NM, Elhafez SM (2020) The impact of tennis and golfer's elbow on shoulder external rotators and abductors' peak torque. J Sport Rehabil 29(4):469–475. https://doi.org/10.1123/jsr.2018-0159

Nesterenko S, Domire ZJ, Morrey BF, Sanchez-Sotelo J (2010) Elbow strength and endurance in patients with a ruptured distal biceps tendon. J Shoulder Elbow Surg 19(2):184–189. https://doi.org/10.1016/j.jse.2009.06.001

Newman JS, Adler RS, Bude RO, Rubin JM (1994) Detection of soft-tissue hyperemia: value of power Doppler sonography. AJR Am J Roentgenol 163(2):385–389. https://doi.org/10.2214/ajr.163.2.8037037

Nijs J, Van Houdenhove B, Oostendorp RA (2010) Recognition of central sensitization in patients with musculoskeletal pain: application of pain neurophysiology in manual therapy practice. Man Ther 15(2):135–141. https://doi.org/10.1016/j.math.2009.12.001

Nijs J, Kosek E, Van Oosterwijck J, Meeus M (2012) Dysfunctional endogenous analgesia during exercise in patients with chronic pain: to exercise or not to exercise? Pain Physician 15(3 Suppl):Es205–Es213

Nirschl RP, Ashman ES (2003) Elbow tendinopathy: tennis elbow. Clin Sports Med 22(4):813–836. https://doi.org/10.1016/s0278-5919(03)00051-6

Noda I, Kudo S, Kawanishi K, Katayama N (2022) Relationship between medial elbow pain, flexor pronator muscles, and the ulnar nerve in baseball players using ultrasonography. Healthcare (Basel) 11(1). https://doi.org/10.3390/healthcare11010050

O'Driscoll SW (1994) Elbow instability. Hand Clin 10(3):405–415

O'Driscoll SW, Goncalves LB, Dietz P (2007) The hook test for distal biceps tendon avulsion. Am J Sports Med 35(11):1865–1869. https://doi.org/10.1177/0363546507305016

Paci JM, Dugas JR, Guy JA, Cain EL Jr, Fleisig GS, Hurst C, Wilk KE, Andrews JR (2013) Cannulated screw fixation of refractory olecranon stress fractures with and without associated injuries allows a return to baseball. Am J Sports Med 41(2):306–312. https://doi.org/10.1177/0363546512469089

Park MC, Ahmad CS (2004) Dynamic contributions of the flexor-pronator mass to elbow valgus stability. J Bone Joint Surg Am 86(10):2268–2274. https://doi.org/10.2106/00004623-200410000-00020

Patel RM, Lynch TS, Amin NH, Gryzlo S, Schickendantz M (2014) Elbow injuries in the throwing athlete. JBJS Rev 2(11):e4. https://doi.org/10.2106/jbjs.Rvw.N.00011

Pearce McCarty L 3rd (2019) Approach to medial elbow pain in the throwing athlete. Curr Rev Musculoskelet Med 12(1):30–40. https://doi.org/10.1007/s12178-019-09534-w

Pitsilos C, Gigis I, Chitas K, Papadopoulos P, Ditsios K (2022) Systematic review of distal biceps tendon rupture in athletes: treatment and rehabilitation. J Shoulder Elbow Surg 31(8):1763–1772. https://doi.org/10.1016/j.jse.2022.02.027

Poltawski L, Watson T (2011) Measuring clinically important change with the Patient-rated Tennis Elbow Evaluation. Hand Therapy 16(3):52–57. https://doi.org/10.1258/ht.2011.011013

Prada C, Li Z, Sritharan P, Khan M, Marcano-Fernández F, Al Mana L, Alolabi B (2024) Distal biceps tendon injuries treatment: a survey of orthopaedic surgeons' current practice and preferences. Shoulder Elbow 16(6):646–653. https://doi.org/10.1177/17585732231215504

Pufe T, Petersen WJ, Mentlein R, Tillmann BN (2005) The role of vasculature and angiogenesis for the pathogenesis of degenerative tendons disease. Scand J Med Sci Sports 15(4):211–222. https://doi.org/10.1111/j.1600-0838.2005.00465.x

Qian Y, Yu S, Shi Y, Huang H, Fan C (2020) Risk factors for the occurrence and progression of posttraumatic elbow stiffness: a case-control study of 688 cases. Front Med (Lausanne) 7:604056. https://doi.org/10.3389/fmed.2020.604056

Rahman RK, Levine WN, Ahmad CS (2008) Elbow medial collateral ligament injuries. Curr Rev Musculoskelet Med 1(3-4):197–204. https://doi.org/10.1007/s12178-008-9026-3

Ramkumar PN, Haeberle HS, Navarro SM, Frangiamore SJ, Farrow LD, Schickendantz MS (2019) Clinical utility of an MRI-based classification system for operative versus nonoperative management of ulnar collateral ligament tears: a 2-year follow-up study. Orthop J Sports Med 7(4):2325967119839785. https://doi.org/10.1177/2325967119839785

Rao PS, Rao SK, Navadgi BC (2001) Olecranon stress fracture in a weight lifter: a case report. Br J Sports Med 35(1):72–73. https://doi.org/10.1136/bjsm.35.1.72

Rebbeck T, Moloney N, Azoory R, Hübscher M, Waller R, Gibbons R, Beales D (2015) Clinical ratings of pain sensitivity correlate with quantitative measures in people with chronic neck pain and healthy controls: cross-sectional study. Phys Ther 95(11):1536–1546. https://doi.org/10.2522/ptj.20140352

Rettig AC, Sherrill C, Snead DS, Mendler JC, Mieling P (2001) Nonoperative treatment of ulnar collateral ligament injuries in throwing athletes. Am J Sports Med 29(1):15–17. https://doi.org/10.1177/03635465010290010601

Reuter S, Schmidtlein O, Imhoff AB, Lenich A (2016) Rehabilitation of ligamentous elbow instability in athletes. Sportverletz Sportschaden 30(3):157–162. https://doi.org/10.1055/s-0042-110011

Reuter S, Proier P, Imhoff A, Lenich A (2021) Rehabilitation, clinical outcome and return to sporting activities after posterolateral elbow instability: a systematic review. Eur J Phys Rehabil Med 57(2):265–272. https://doi.org/10.23736/s1973-9087.16.04008-x

Riek S, Chapman AE, Milner T (1999) A simulation of muscle force and internal kinematics of extensor carpi radialis brevis during backhand tennis stroke: implications for injury. Clin Biomech (Bristol) 14(7):477–483. https://doi.org/10.1016/s0268-0033(98)90097-3

Rossi J, Vigouroux L, Barla C, Berton E (2014) Potential effects of racket grip size on lateral epicondilalgy risks. Scand J Med Sci Sports 24(6):e462–e470. https://doi.org/10.1111/sms.12204

Rossy WH, Oh LS (2016) Pitcher's elbow: medial elbow pain in the overhead-throwing athlete. Curr Rev Musculoskelet Med 9(2):207–214. https://doi.org/10.1007/s12178-016-9346-7

Safran M, Ahmad CS, Elattrache NS (2005) Ulnar collateral ligament of the elbow. Arthroscopy 21(11):1381–1395. https://doi.org/10.1016/j.arthro.2005.07.001

Sambare ND, Chalmers PN, Camp CL, Bowman EN, Erickson BJ, Sciascia A, Freehill MT, Smith MV (2024) High variability among surgeons in evaluation, treatment, and rehabilitation of medial ulnar collateral ligament injuries. JSES Rev Rep Tech 4(2):182–188. https://doi.org/10.1016/j.xrrt.2024.01.011

Savva C, Karagiannis C, Korakakis V, Efstathiou M (2021) The analgesic effect of joint mobilization and manipulation in tendinopathy: a narrative review. J Man Manip Ther 29(5):276–287. https://doi.org/10.1080/10669817.2021.1904348

Schabrun SM, Hodges PW, Vicenzino B, Jones E, Chipchase LS (2015) Novel adaptations in motor cortical maps: the relation to persistent elbow pain. Med Sci Sports Exerc 47(4):681–690. https://doi.org/10.1249/mss.0000000000000469

Seiler JG 3rd, Parker LM, Chamberland PD, Sherbourne GM, Carpenter WA (1995) The distal biceps tendon. Two potential mechanisms involved in its rupture: arterial supply and mechanical impingement. J Shoulder Elbow Surg 4(3):149–156. https://doi.org/10.1016/s1058-2746(05)80044-8

Shiri R, Viikari-Juntura E (2011) Lateral and medial epicondylitis: role of occupational factors. Best Pract Res Clin Rheumatol 25(1):43–57. https://doi.org/10.1016/j.berh.2011.01.013

Shiri R, Viikari-Juntura E, Varonen H, Heliövaara M (2006) Prevalence and determinants of lateral and medial epicondylitis: a population study. Am J Epidemiol 164(11):1065–1074. https://doi.org/10.1093/aje/kwj325

Sibley PA, Harman TW, Bamberger HB (2015) Triceps tendinopathy. J Hand Surg Am 40(7):1446–1448. https://doi.org/10.1016/j.jhsa.2015.04.004

Siebenlist S, Lenich A, Imhoff AB (2016) Behandlungsalgorithmus Ellenbogenluxation. OUP 3(3):132–138

Siemensma MF, van der Windt AE, van Es EM, Colaris JW, Eygendaal D (2023) Management of the stiff elbow: a literature review. EFORT Open Rev 8(5):351–360. https://doi.org/10.1530/eor-23-0039

Smidt N, Lewis M, Windt DAVD, Hay EM, Bouter LM, Croft P (2006) Lateral epicondylitis in general practice: course and prognostic indicators of outcome. J Rheumatol 33(10):2053–2059

Smith BE, Hendrick P, Smith TO, Bateman M, Moffatt F, Rathleff MS, Selfe J, Logan P (2017) Should exercises be painful in the management of chronic musculoskeletal pain? A systematic review and meta-analysis. Br J Sports Med 51(23):1679–1687. https://doi.org/10.1136/bjsports-2016-097383

Smith SR, Patel NK, White AE, Hadley CJ, Dodson CC (2018) Stress fractures of the elbow in the throwing athlete: a systematic review. Orthop J Sports Med 6(10):2325967118799262. https://doi.org/10.1177/2325967118799262

Snedeker JG, Foolen J (2017) Tendon injury and repair – a perspective on the basic mechanisms of tendon disease and future clinical therapy. Acta Biomater 63:18–36. https://doi.org/10.1016/j.actbio.2017.08.032

Snoeck O, Lefèvre P, Sprio E, Beslay R, Feipel V, Rooze M, Van Sint JS (2014) The lacertus fibrosus of the biceps brachii muscle: an anatomical study. Surg Radiol Anat 36(7):713–719. https://doi.org/10.1007/s00276-013-1254-6

Snoeck O, Coupier J, Beyer B, Salvia P, Lefèvre P, Van Sint JS, Rooze M, Feipel V (2021) The biomechanical role of the lacertus fibrosus of the biceps brachii muscle. Surg Radiol Anat 43(10):1587–1594. https://doi.org/10.1007/s00276-021-02739-0

Solitro GF, Fattori R, Smidt K, Nguyen C, Morandi MM, Barton RS (2021) Role of the transverse ligament of the ulnar collateral ligament of the elbow: a biomechanical study. JSES Int 5(3):549–553. https://doi.org/10.1016/j.jseint.2021.01.009

Stannard JP, Bucknell AL (1993) Rupture of the triceps tendon associated with steroid injections. Am J Sports Med 21(3):482–485. https://doi.org/10.1177/036354659302100327

Stasinopoulos D, Stasinopoulos I (2017) Comparison of effects of eccentric training, eccentric-concentric training, and eccentric-concentric training combined with isometric contraction in the treatment of lateral elbow tendinopathy. J Hand Ther 30(1):13–19. https://doi.org/10.1016/j.jht.2016.09.001

Stasinopoulos D, Stasinopoulou K, Johnson MI (2005) An exercise programme for the management of lateral elbow tendinopathy. Br J Sports Med 39(12):944–947. https://doi.org/10.1136/bjsm.2005.019836

Svernlöv B, Adolfsson L (2001) Non-operative treatment regime including eccentric training for lateral humeral epicondylalgia. Scand J Med Sci Sports 11(6):328–334. https://doi.org/10.1034/j.1600-0838.2001.110603.x

Tanaka Y, Aoki M, Izumi T, Wada T, Fujimiya M, Yamashita T (2011) Effect of elbow and forearm position on contact pressure between the extensor origin and the lateral side of the capitellum. J Hand Surg Am 36(1):81–88. https://doi.org/10.1016/j.jhsa.2010.10.005

Thomas JR, Lawton JN (2017) Biceps and triceps ruptures in athletes. Hand Clin 33(1):35–46. https://doi.org/10.1016/j.hcl.2016.08.019

Tol JL, Spiezia F, Maffulli N (2012) Neovascularization in Achilles tendinopathy: have we been chasing a red herring? Knee Surg Sports Traumatol Arthrosc 20(10):1891–1894. https://doi.org/10.1007/s00167-012-2172-6

Triplet JJ, Labott JR, Leland DP, Cheema A, Till SE, Kaufman KR, Camp CL (2023) Factors that increase elbow stress in the throwing athlete: a systematic review of biomechanical and motion analysis studies of baseball pitching and throwing. Curr Rev Musculoskelet Med 16(4):115–122. https://doi.org/10.1007/s12178-022-09800-4

Verstuyft L, Caekebeke P, van Riet R (2021) Postoperative rehabilitation in elbow surgery. J Clin Orthop Trauma 20:101479. https://doi.org/10.1016/j.jcot.2021.101479

Vicenzino B, Paungmali A, Buratowski S, Wright A (2001) Specific manipulative therapy treatment for chronic lateral epicondylalgia produces uniquely characteristic hypoalgesia. Man Ther 6(4):205–212. https://doi.org/10.1054/math.2001.0411

Vicenzino B, Cleland JA, Bisset L (2007a) Joint manipulation in the management of lateral epicondylalgia: a clinical commentary. J Man Manip Ther 15(1):50–56. https://doi.org/10.1179/106698107791090132

Vicenzino B, Paungmali A, Teys P (2007b) Mulligan's mobilization-with-movement, positional faults and pain relief: current concepts from a critical review of literature. Man Ther 12(2):98–108. https://doi.org/10.1016/j.math.2006.07.012

Walz DM, Newman JS, Konin GP, Ross G (2010) Epicondylitis: pathogenesis, imaging, and treatment. Radiographics 30(1):167–184. https://doi.org/10.1148/rg.301095078

Wegmann S, Ott N, Leschinger T, Hackl M, Müller LP (2023) Follow-up treatment concepts for elbow injuries. Unfallchirurgie (Heidelb) 126(9):694–699. https://doi.org/10.1007/s00113-023-01327-8

Wei SH, Chiang JY, Shiang TY, Chang HY (2006) Comparison of shock transmission and forearm electromyography between experienced and recreational tennis players during backhand strokes. Clin J Sport Med 16(2):129–135. https://doi.org/10.1097/00042752-200603000-00008

Werner SL, Fleisig GS, Dillman CJ, Andrews JR (1993) Biomechanics of the elbow during baseball pitching. J Orthop Sports Phys Ther 17(6):274–278. https://doi.org/10.2519/jospt.1993.17.6.274

Wilk KE, Macrina LC, Cain EL, Dugas JR, Andrews JR (2012) Rehabilitation of the overhead athlete's elbow. Sports Health 4(5):404–414. https://doi.org/10.1177/1941738112455006

Wilk KE, Arrigo CA, Bagwell MS, Rothermich MA, Dugas JR (2019) Repair of the ulnar collateral ligament of the elbow: rehabilitation following internal brace surgery. J Orthop Sports Phys Ther 49(4):253–261. https://doi.org/10.2519/jospt.2019.8215

Wilk KE, Finck AN, Dugas J, Cain L (2022) Rehabilitation nach Reparatur des ulnaren Kollateralbands mit „InternalBrace". Sportphysio 10(01):27–34. https://doi.org/10.1055/a-1708-8723

Williamson PM, Freedman BR, Kwok N, Beeram I, Pennings J, Johnson J, Hamparian D, Cohen E, Galloway

JL, Ramappa AJ, DeAngelis JP, Nazarian A (2021) Tendinopathy and tendon material response to load: what we can learn from small animal studies. Acta Biomater 134:43–56. https://doi.org/10.1016/j.actbio.2021.07.046

Wilson FD, Andrews JR, Blackburn TA, McCluskey G (1983) Valgus extension overload in the pitching elbow. Am J Sports Med 11(2):83–88. https://doi.org/10.1177/036354658301100206

Wolff AL, Hotchkiss RN (2006) Lateral elbow instability: nonoperative, operative, and postoperative management. J Hand Ther 19(2):238–243. https://doi.org/10.1197/j.jht.2006.02.008

Yunus MB (2007) Fibromyalgia and overlapping disorders: the unifying concept of central sensitivity syndromes. Semin Arthritis Rheum 36(6):339–356. https://doi.org/10.1016/j.semarthrit.2006.12.009

Zaremski JL (2022) Elbow ulnar collateral ligament injuries in overhead athletes: an infographic summary. Sports Health 14(4):527–529. https://doi.org/10.1177/19417381221098622

Zhang L, Wang L, Yu S, Lv Z, Zhang P, Fan C, Shen Y (2019) Severe traumatic valgus instability of the elbow: pathoanatomy and outcomes of primary operation. J Orthop Surg Res 14(1):347. https://doi.org/10.1186/s13018-019-1374-8

Zumbansen N, Lenich A (2023) Ligamentous elbow injuries-When is surgical treatment still indicated? Unfallchirurgie (Heidelb) 126(9):671–678. https://doi.org/10.1007/s00113-023-01333-w

Neuropathien des Ellenbogens

9.1 Radialtunnelsyndrom

Der N. radialis teilt sich in Höhe des Ellenbogens, unmittelbar proximal der sogenannten Frohse-Arkade, in einen oberflächlichen und einen tiefen Anteil auf (Moradi et al. 2015). Der tiefe Anteil wird als N. interosseus posterior (PIN) bezeichnet. Aufgrund der engen Lagebeziehung des Nervs zur Gelenkkapsel und anderen Weichteilstrukturen im Bereich des Ellenbogens ist der Nerv anfällig für eine Irritation nach Unfällen oder nach operativen Eingriffen (Celli et al. 2024).

Als Risikofaktor gelten repetitive Ellenbogenbelastungen in Extension mit Pronation und Supination. Betroffen sind daher oftmals Tennis- und Wurfsportathleten (Bencardino und Rosenberg 2006). Auch (Rücken-)Schwimmer können durch das Eintauchen des Arms mit proniertem Unterarm und anschließender Supination des Arms und Vorwärtsbewegung gegen den Wasserwiderstand betroffen sein (Reuter und Mehnert 2012).

Klinik

Die Neuropathie des PIN stellt nach dem Karpaltunnel- und dem Kubitaltunnelsyndrom (s. Abschn. 9.3) die dritthäufigste Neuropathie an der oberen Extremität dar.

Es sind 5 potenzielle Engpasslokalisation des PIN beschrieben (Węgiel et al. 2023):

1. Fibröse Bandstrukturen anterior des Radiuskopfes
2. Arkade von Gefäßanastomosen am Radiushals
3. Frohse-Arkade
4. Proximal-medialer Rand des M. extensor carpi radialis brevis (ECRB)
5. Distaler Rand des M. supinator

Die häufigste Lokalisation für einen Engpass liegt im Bereich der Frohse-Arkade, die einen fibrösen Bogen, der durch den proximalen Rand des oberflächlichen Kopfes des M. supinator gebildet wird, darstellt (Clavert et al. 2009).

Meistens äußert sich eine Nervenkompression durch einen lateralen Ellenbogenschmerz ohne neurologische Defizite. Diese als „Radialtunnelsyndrom" (RTS) bezeichnete Pathologie wird als Folge einer Neurapraxie angesehen, die aufgrund einer intermittierenden und nur leichten Kompression zu Schmerzen, aber nicht zu neurologischen Ausfällen führt (Celli et al. 2024). Da diese Diagnose klinisch gestellt wird und nicht mit einer Muskelschwäche einhergeht, ist die Existenz eines RTS allerdings umstritten (Moradi et al. 2015).

▶ **Praxistipp** Für die distale Läsion des N. radialis werden die Begriffe „Supinatorsyndrom", „RTS" und „PIN-Syndrom" unterschiedlich verwendet. In der deutschsprachigen Literatur wird das Supinatorsyndrom als rein motorische Schädigung des N. radialis vom PIN-Syndrom unterschieden. In der englischsprachigen Literatur wird die Läsion des PIN synonym für das Supinatorsyndrom verwendet. Die Symptome, die dem RTS zugeordnet werden, entsprechen der Schädigung des PIN in der deutschsprachigen Literatur (Reuter und Mehnert 2012).

Das RTS manifestiert sich hauptsächlich durch einen lateralen Ellenbogenschmerz ohne neurologische Symptome. Hingegen ist ein PIN-Syndrom mit Schmerzen und einer neurologischen Schwäche der Fingerextensoren assoziiert (Naik et al. 2021).

Das RTS ist eine oftmals nicht einfach von einer lateralen Epilondylopathie (LE) abzugrenzende Differenzialdiagnose, da sich die Lokalisation und die Art der Symptomatik ähneln. Das Hauptsymptom sind Schmerzen im Bereich des anterolateralen Ellenbogens und/oder im dorsalen Unterarm ohne eine motorische Schwäche. Bei einem RTS können die Beschwerden durch eine Handgelenkextension oder -supination gegen Widerstand ausgelöst werden. Im Unterschied zur LE ist der Hauptschmerz aber nicht direkt über dem lateralen Epikondylus lokalisiert, sondern etwa 5 cm distal davon. Mitunter bestehen nächtliche Beschwerden und ein Schmerz, der durch eine Kombination aus Ellenbogenextension, -pronation und Handgelenkflexion provoziert werden kann (Moradi et al. 2015).

Mit neurodynamischen Testungen des N. radialis können die Symptome reproduziert werden (Abb. 9.1).

Therapie

Als nicht-operative Therapieansätze des RTS sind Weichteiltechniken (über dem M. supinator), neurale (Gleit-)Techniken für den N. radialis sowie die Mobilisation mit Bewegung für das Humeroulnar- und Humeroradialgelenk beschrieben (Robb und Sajko 2009). Ergänzt werden kann ein Training der Unterarmmuskulatur. Die Erfolgsaussicht einer nicht-operativen Therapie ist jedoch fraglich, sodass bei einer anhaltenden Symptomatik oftmals eine operative Dekompression empfohlen wird (Moradi et al. 2015).

9.2 Pronator-teres-Syndrom

Das Pronator-teres-Syndrom wurde ursprünglich als eine Kompression des N. medianus zwischen den beiden Köpfen des M. pronator teres beschrieben (Seyffarth 1951). Es gibt aber auch andere Ursachen, die zu einem proximalen Kompressionssyndrom des N. medianus führen können. So kann eine Nervenkompression auch im Bereich der Aponeurosis bicipitalis (Lacertus fibrosus) und des Struthers-Ligaments auftreten (Özdemir et al. 2024).

Ursächlich für dieses Kompressionssyndrom scheint vor allem eine chronische Überlastung der Unterarmmuskulatur zu sein, wie sie z. B. bei Kletterern auftreten kann (Carolus und Uerschels 2024). Aber auch wiederholte Pronationsbewegungen in Sportarten wie Tennis können eine muskuläre Hypertrophie des M. pronator teres und eine Neuropathie des angrenzenden N. medianus begünstigen (Dididze et al. 2025).

Der M. pronator teres ist zudem einer der wichtigsten dynamischen Stabilisatoren gegenüber Valgusbelastungen des Ellenbogens beim Wurf. Daher besteht auch bei Wurfsportathleten ein Zusammenhang zwischen den sehr hohen Kräften am medialen Ellenbogen und einer Überlastung oder Hypertrophie des Muskels und der Entwicklung einer Neuropathie (Tamura und Saito 2023).

▶ **Praxistipp** Eine gewisse Steifigkeit im Bereich der Flexoren-/Pronatorenmuskulatur scheint bei Wurfsportathleten notwendig zu sein, um Verletzungen des ulnaren Kollateralbandes (UCL) durch die hohen valgisierenden Kräfte vorzubeugen (Hattori et al. 2023, 2024).

9.2 Pronator-teres-Syndrom

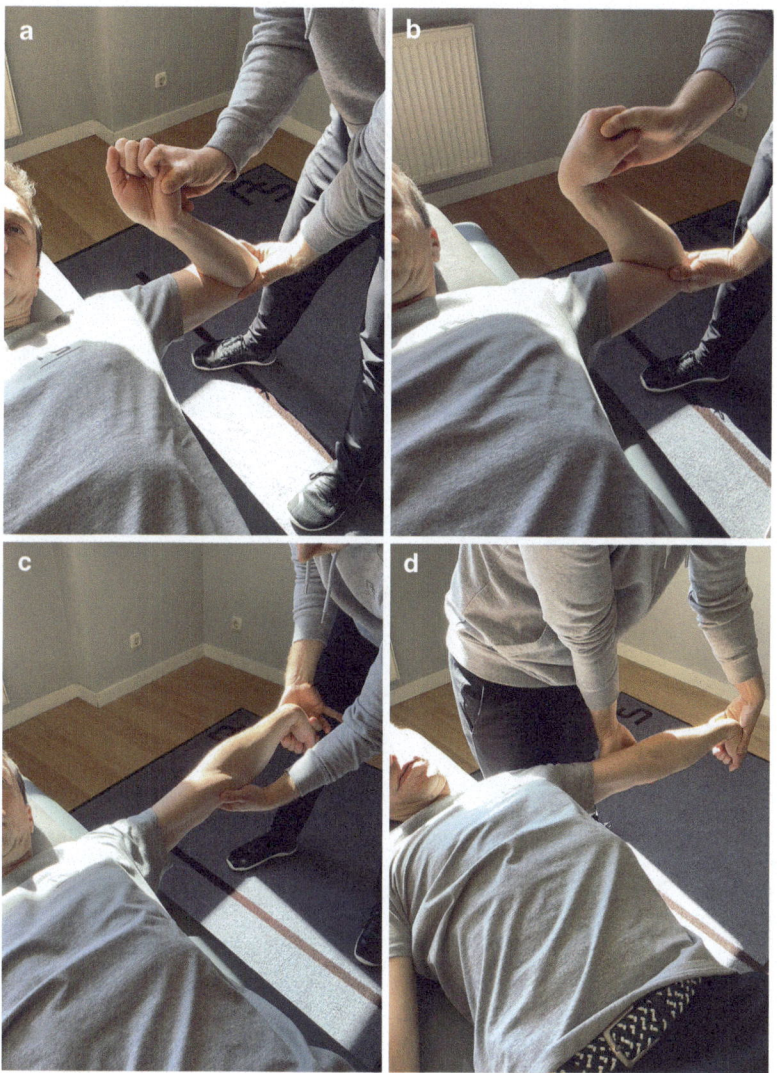

Abb. 9.1 a–d Upper-Limb-Tension-Test (Robb und Sajko 2009). **a** Ausgangsposition: Die Schulter befindet sich in 90°-Abduktion, der Ellenbogen in voller Flexion, der Unterarm in voller Pronation, das Handgelenk und die Finger in voller Extension und ipsilateraler Lateralflexion der Halswirbelsäule (HWS). **b** Zur Einleitung der Bewegung werden zunächst die Finger und das Handgelenk in volle Flexion gebracht, während die Positionen von Ellenbogen, Unterarm, Schulter und HWS beibehalten werden. **c** Extension und Pronation des Ellenbogens, während die Schulter weiterhin in 90°-Abduktion gehalten wird. **d** Depression der Schulter und Lateralflexion der HWS zur kontralateralen Seite

Klinik

Anamnestisch berichten Patienten über diffuse Unterarmbeschwerden in endgradigen Pronationsbewegungen. Diese chronischen Beschwerden im ventralen Unterarm können durch eine Pronation und Flexion gegen Widerstand verstärkt werden.

Eine Beeinträchtigung der Sensibilität der Hand im Bereich von Daumen, Zeige- und Ringfinger kann (variabel) auftreten (Dididze et al. 2025). Als Assessment wird eine neurodynamische Testung des N. medianus (Upper-Limb-Tension-Test) durchgeführt.

Wie bei anderen Neuropathien empfiehlt es sich, einen Tinel-Test, bei dem der proximale Unter-

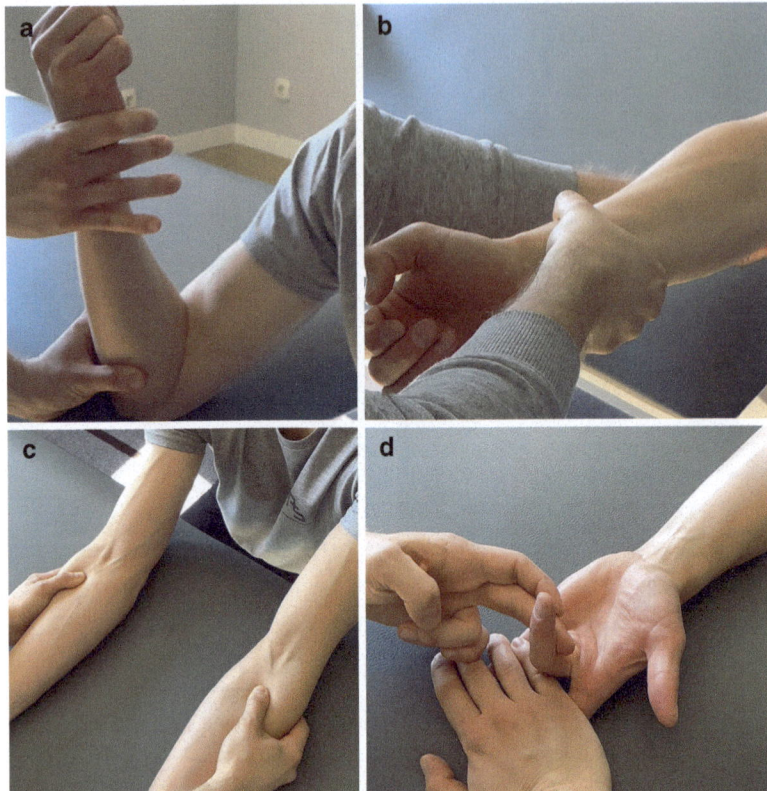

Abb. 9.2 a–d Provokationstestungen bei Pronator-teres-Syndrom. **a** Aponeurosis bicipitalis: Widerstandstestung in 120–130°-Flexion und Supination des Ellenbogens. **b** M. pronator teres: Pronation gegen Widerstand. **c** Kompression über dem M. pronator teres für 30 s. **d** M. flexor digitorum superficialis: Flexion gegen Widerstand im proximalen Interphalangealgelenk (PIP) des Mittelfingers

arm und die Ellenbeuge „abgeklopft" werden, anzuwenden. Provokationstestungen (Abb. 9.2) für die Aponeurosis bicipitalis, den M. pronator teres und den M. flexor digitorum superficialis sind als Ergänzung beschrieben (Bair et al. 2016).

Therapie

In der Literatur gibt es nur wenige Hinweise auf nicht-operative Therapieoptionen des Pronator-teres-Syndroms. Im Vordergrund steht eine Modifikation der auslösenden Belastungen.

In der initialen Therapie sollten provozierende Aktivitäten wie die repetitive Pro-/Supination oder kraftvolles Greifen (Tennis, Krafttraining etc.) vollständig gemieden werden. Auch wenn der klinische Nutzen unklar ist, können Neuromobilisationstechniken des N. medianus und Weichteiltechniken (muskuläres Release) am Unterarm durchgeführt werden (Lee und LaStayo 2004). In Abhängigkeit der Symptomatik werden Pro-/Supinationsbewegungen, anfangs mit geringem Widerstand und hoher Wiederholungszahl, begonnen. Um die Beanspruchung der Unterarmmuskulatur zu reduzieren, empfiehlt sich ein Training der gesamten oberen Extremität (Bair et al. 2016).

Bei anhaltenden Beschwerden ist eine operative Dekompression möglich.

9.3 Kubitaltunnelsyndrom und Neuritis des N. ulnaris

Beim Kubitaltunnelsyndrom bzw. bei der Engpassneuropathie des N. ulnaris handelt es sich nach dem Karpaltunnelsyndrom um die zweithäufigste periphere (Kompressions-)Neuropathie an der oberen Extremität (Andrews et al. 2018; Staples und Calfee 2017). Im deutschsprachigen Raum ist die Bezeichnung als „Sulcus-ulnaris-Syndrom" noch verbreitet. Da aber eine Pathologie des Nervs auch außerhalb des Sulcus ulnaris auftreten kann, spricht man heutzutage vom Kubitaltunnelsyndrom.

Anatomisch wird der Kubitaltunnel medial durch den Epicondylus mediales und lateral durch das Olekranon begrenzt. Den Boden bildet das UCL mit der Gelenkkapsel, das Dach wird durch das sogenannte Osborne-Ligament gebildet (Burahee et al. 2021). Das Kubitaltunnelsyndrom tritt im Sport vor allem bei repetitiven Überkopfbelastungen auf und kann zu medialen Ellenbogenbeschwerden, Parästhesien und einer Verringerung der Handkraft (Greifen) führen.

Definiert wird das Kubitaltunnelsyndrom als eine Schädigung des N. ulnaris in Höhe des Ellenbogens, die durch eine Kombination aus Kompression, Zug und Reibung verursacht wird (Unglaub et al. 2017). Ein gewisses Maß an mechanischer Belastung des N. ulnaris während der Ellenbogenbewegung ist physiologisch, eine exzessive Kompressions-, Traktions- oder Friktionsbelastung kann den Nerv aber beeinträchtigen.

Die Traktionsbelastung des Nervs, der hinter dem Epicondylus medialis verläuft, nimmt unter Flexion des Ellenbogens zu und macht ihn anfällig für eine Ischämie, eine Kompression gegen den Knochen und eine Subluxation (Bozentka 1998; Burahee et al. 2021). In der Simulation einer Wurfbewegung wurde eine vermehrte Traktionsbelastung mit zunehmender Ellenbogenflexion beobachtet (Aoki et al. 2005). Daneben stellt eine Valgusinstabilität des Ellenbogens, die oftmals bei Wurfsportathleten auftritt, einen Risikofaktor für eine vermehrte Traktionsbelastung des N. ulnaris dar (Mihata et al. 2019).

Repetitive und exzessive Belastungen der oberen Extremität werden auch mit einer Neuritis (d. h. einer Inflammation) des N. ulnaris in Verbindung gebracht. Dadurch kann es zu einer Verdickung des Nervs kommen, die diesen wiederum anfälliger für eine Hyperkompression macht. Eine chronische Neuritis führt zu einer vermehrten Steifigkeit des Nervs mit intra- und extraneuraler Vernarbung (Burahee et al. 2021). Eine Neuritis des N. ulnaris in Höhe des Ellenbogens kann entweder isoliert resultierend aus einer Hyperkompression oder vermehrten Traktion durch eine valgisierende Stressbelastung oder in Kombination mit einer Insuffizienz des UCL oder einer chronischen Tendinose der Flexoren-/Pronatorenmuskulatur auftreten. Ein enger Kubitaltunnel, osteophytäre Anbauten im Bereich des Humeroulnargelenkes, eine muskuläre Hypertrophie oder eine Subluxation des Nervs können hingegen zu einer Hyperkompression des N. ulnaris führen (Eygendaal et al. 2007).

Eine Beeinträchtigung des N. ulnaris kann im Zusammenhang mit verschieden Faktoren auftreten (Brukner et al. 2012):

1. Vermehrte Traktionsbelastung durch die im Wurf auftretenden dynamischen Valgusbelastungen, die bei einer Valgusinstabilität des Ellenbogens noch verstärkt werden können
2. Sekundäre Hyperkompression im Bereich des Kubitaltunnels durch inflammatorisch-bedingte Adhäsionen, Verdickung des Nervs oder muskuläre Hypertrophie der Flexoren-/Pronatorenmuskulatur
3. Subluxation des Nervs
4. Irregularitäten (z. B. Osteophyten) im Bereich des Sulcus nervi ulnaris

Klinik

Eine Neuritis des N. ulnaris kann sich zunächst durch Beschwerden im Bereich des medialen Ellenbogens bemerkbar machen, die mit Dysästhesien oder Parästhesien im Kleinfinger und ulnaren Teil des Ringfingers einhergeht. Die Ausprägung der Beschwerden variiert in Abhängigkeit von der Schwere und der Dauer der Kompression des Nervs (Eygendaal et al. 2007). In chronischen und schweren Fällen kann es zu einer Atrophie des M. interosseus dorsalis im 1. Interdigitalraum und einer Krallenstellung der Finger kommen (Nakashian et al. 2020).

Die Beschwerden können oftmals durch eine vermehrte Ellenbogenflexion (in Kombination mit Pronation und Dorsalextension des Handgelenkes) provoziert oder verstärkt werden. Der N. ulnaris kann auf Höhe des Ellenbogens hinter dem Epicondylus medialis palpiert werden, die Symptome lassen sich etwas proximal vom Sulcus nervi ulnaris über eine Kompression möglicherweise ebenfalls provozieren. Der N. ulnaris sollte auf eine Subluxation oder Hypermobilität bei der Ellenbogenbewegung untersucht werden. Auch die Zwei-Punkt-Diskrimination und das Berührungsempfinden sind Teil der Untersuchung.

Ein positiver Tinel-Test (Abb. 9.3) mit Provokation einer Ausstrahlung der bekannten Beschwerden (Schmerzen, Kribbeln oder Taubheit) in den ulnaren Unterarm oder die Hand kann vorliegen. Als weitere Testungen bei einem Kubitaltunnelsyndrom sind der Scratch-Collapse- (Abb. 9.4) und der Schulterinnenrotationstest (Abb. 9.5) beschrieben (Cheng et al. 2008; Ochi et al. 2011).

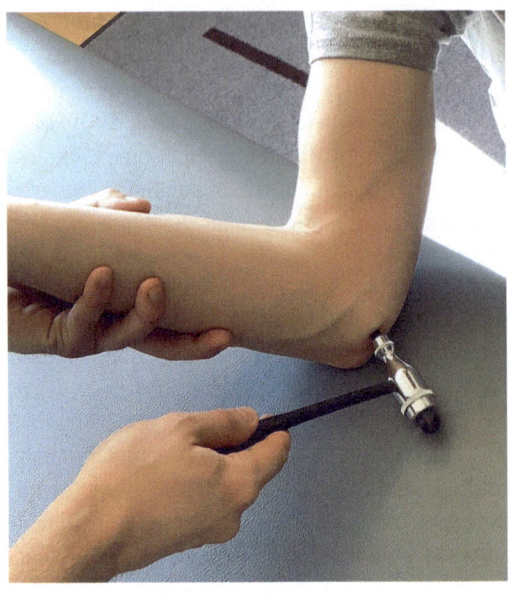

Abb. 9.3 Tinel-Test. Provokation der Beschwerden durch Perkussion über dem Sulcus nervi ulnaris

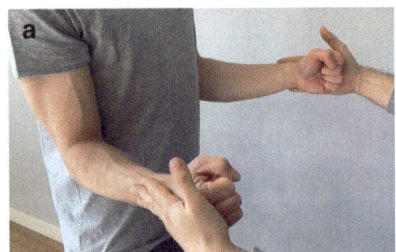 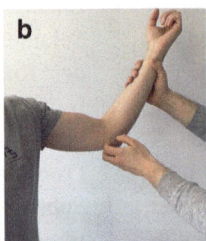 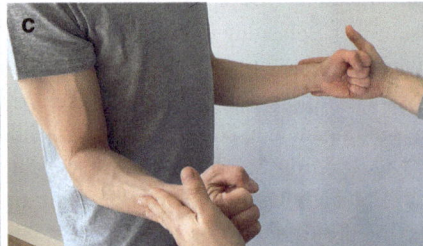

Abb. 9.4 a–c Scratch-Collapse-Test. **a** Prüfung der isometrischen Außenrotation gegen Widerstand. **b** Im 2. Schritt erfolgt dann ein „Kratzen" über dem Sulcus nervi ulnaris. **c** Anschließend wird die isometrische Außenrotation erneut geprüft. Der Test gilt als positiv, wenn im 3. Schritt die Außenrotation abgeschwächt ist

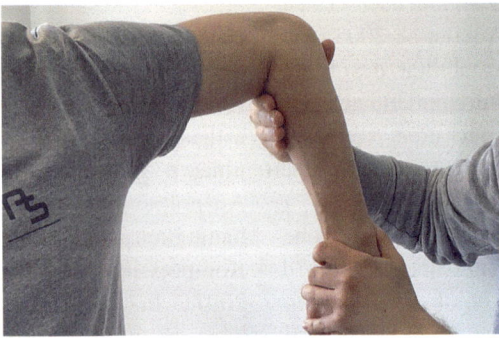

Abb. 9.5 Schulterinnenrotationstest. Reproduktion der Symptome durch die Positionierung der oberen Extremität in 90°-Abduktion, Innenrotation und 10°-Flexion der Schulter sowie 90°-Ellenbogenflexion und Extension der Finger

Die weiterführende apparative Diagnostik umfasst EMG-, Sonografie- und MRT-Untersuchungen (EMG = Elektromyografie, MRT = Magnetresonanztomografie).

Therapie

Die Therapie erfolgt bei milder Symptomatik ohne motorische Schwäche zunächst nichtoperativ (Burahee et al. 2021). Direkter Druck auf den Kubitaltunnel sollte vermieden werden, eine Schienenversorgung nachts in 40–50°-Flexion kann durchgeführt werden (Boone et al. 2015; Unglaub et al. 2017). Grundsätzlich kann eine vorübergehende Limitation der Ellenbogenflexion bei einer Neuritis des N. ulnaris erwogen werden.

Prinzipiell hängt die Therapie von der zugrunde liegenden Ursache ab. Neurale Mobilisationen und eine Weichteiltherapie kommen vor allem bei Adhäsionen infrage. Eine Insuffizienz des ULC und die dadurch bedingte vermehrte Valgusinstabilität können die Symptomatik eines Kubitaltunnelsyndroms verstärken (Mihata et al. 2019). Eine solche Insuffizienz des UCL mit daraus resultierender vermehrter Valgusbelastung sollte in der Therapie mitberücksichtigt werden. Im Vordergrund steht dann eine Optimierung der Funktion der angrenzenden Gelenke (z. B. Verbesserung der Innenrotation der Schulter) sowie ein Training der Flexoren-/Pronatorenmuskulatur mit dem Ziel, die Belastungen auf den medialen Ellenbogen zu kontrollieren (Eygendaal et al. 2007).

Faktoren wie eine Taubheit der ulnaren Seite der Hand, eine Subluxation des N. ulnaris und begleitende Läsionen des UCL gelten grundsätzlich als ungünstige prognostische Faktoren für eine erfolgreiche nicht-operative Behandlung einer Neuritis des N. ulnaris (Maruyama et al. 2017). Auch osteophytäre Anbauten stellen oftmals eine Indikation für ein operatives Vorgehen dar.

Nach einer chirurgischen Dekompression des Nervs kann der Ellenbogen unmittelbar postoperativ frei mobilisiert werden, mitunter wird die Flexion anfangs auf 70° limitiert. Bei einer Transposition des Nervs erfolgt das postoperative Vorgehen restriktiver, und es wird für 2–4 Wochen eine Schiene in 40–50°-Flexion eingesetzt (Unglaub et al. 2017). In den ersten 7–10 Tagen nach der Operation wird die endgradige Extension in der Regel limitiert. Im Anschluss werden dann die Flexion wiederhergestellt und auch die Extensionsmobilisation graduell gesteigert. Das Erreichen der vollen Beweglichkeit nach einer Transposition des N. ulnaris wird 4–6 Wochen postoperativ angestrebt (Kim et al. 2023).

Literatur

Andrews K, Rowland A, Pranjal A, Ebraheim N (2018) Cubital tunnel syndrome: anatomy, clinical presentation, and management. J Orthop 15(3):832–836. https://doi.org/10.1016/j.jor.2018.08.010

Aoki M, Takasaki H, Muraki T, Uchiyama E, Murakami G, Yamashita T (2005) Strain on the ulnar nerve at the elbow and wrist during throwing motion. J Bone Joint Surg Am 87(11):2508–2514. https://doi.org/10.2106/jbjs.D.02989

Bair MR, Gross MT, Cooke JR, Hill CH (2016) Differential diagnosis and intervention of proximal median nerve entrapment: a resident's case problem. J Orthop Sports Phys Ther 46(9):800–808. https://doi.org/10.2519/jospt.2016.6723

Bencardino JT, Rosenberg ZS (2006) Entrapment neuropathies of the shoulder and elbow in the athlete. Clin Sports Med 25(3):465–487., vi-vii. https://doi.org/10.1016/j.csm.2006.03.005

Boone S, Gelberman RH, Calfee RP (2015) The management of cubital tunnel syndrome. J Hand Surg [Am] 40(9):1897–1904; quiz 1904. https://doi.org/10.1016/j.jhsa.2015.03.011

Bozentka DJ (1998) Cubital tunnel syndrome pathophysiology. Clin Orthop Relat Res 351:90–94

Brukner P, Khan K, Brukner P (2012) Brukner & Khan's clinical sports medicine. Sports medicine series, 4. Aufl. McGraw-Hill, Sydney/New York

Burahee AS, Sanders AD, Shirley C, Power DM (2021) Cubital tunnel syndrome. EFORT Open Rev 6(9):743–750. https://doi.org/10.1302/2058-5241.6.200129

Carolus A, Uerschels A-K (2024) Seltene Nervenkompressionssyndrome [Rare nerve compression neuropathies]. Handchir Mikrochir Plast Chir 56(01):21–31. https://doi.org/10.1055/a-2250-8389

Celli A, De Crescenzo A, Abate B, Pederzini LA (2024) Causes, symptoms, and treatments of nerve entrapments around the elbow: current concepts. J isakos 9(2):240–249. https://doi.org/10.1016/j.jisako.2023.12.007

Cheng CJ, Mackinnon-Patterson B, Beck JL, Mackinnon SE (2008) Scratch collapse test for evaluation of carpal and cubital tunnel syndrome. J Hand Surg [Am] 33(9):1518–1524. https://doi.org/10.1016/j.jhsa.2008.05.022

Clavert P, Lutz JC, Adam P, Wolfram-Gabel R, Liverneaux P, Kahn JL (2009) Frohse's arcade is not the exclusive compression site of the radial nerve in its tunnel. Orthop Traumatol Surg Res 95(2):114–118. https://doi.org/10.1016/j.otsr.2008.11.001

Dididze M, Tafti D, Sherman AL (2025) Pronator teres syndrome. StatPearls Publishing LLC, Treasure Island

Eygendaal D, Rahussen FT, Diercks RL (2007) Biomechanics of the elbow joint in tennis players and relation to pathology. Br J Sports Med 41(11):820–823. https://doi.org/10.1136/bjsm.2007.038307

Hattori H, Akasaka K, Otsudo T, Sawada Y, Hall T (2023) Changes in medial elbow joint parameters due to selective contraction of the forearm flexor-pronator muscles. Healthcare (Basel) 11(4). https://doi.org/10.3390/healthcare11040586

Hattori H, Akasaka K, Otsudo T, Hall T, Sakaguchi K (2024) Weakening and factors of medial elbow dynamic stabilizers against elbow valgus laxity after repetitive pitching in high school baseball players. J Shoulder Elbow Surg 33(5):1131–1137. https://doi.org/10.1016/j.jse.2023.11.001

Kim H, Koh KH, Jeon I-H (2023) Postoperative rehabilitation of elbow pain. The Ewha Med J 46(4)

Lee MJ, LaStayo PC (2004) Pronator syndrome and other nerve compressions that mimic carpal tunnel syndrome. J Orthop Sports Phys Ther 34(10):601–609. https://doi.org/10.2519/jospt.2004.34.10.601

Maruyama M, Satake H, Takahara M, Harada M, Uno T, Mura N, Takagi M (2017) Treatment for ulnar neuritis around the elbow in adolescent baseball players: factors associated with poor outcome. Am J Sports Med 45(4):803–809. https://doi.org/10.1177/0363546516675169

Mihata T, Akeda M, Künzler M, McGarry MH, Neo M, Lee TQ (2019) Ulnar collateral ligament insufficiency affects cubital tunnel syndrome during throwing motion: a cadaveric biomechanical study. J Shoulder Elbow Surg 28(9):1758–1763. https://doi.org/10.1016/j.jse.2019.02.009

Moradi A, Ebrahimzadeh MH, Jupiter JB (2015) Radial tunnel syndrome, diagnostic and treatment dilemma. Arch Bone Jt Surg 3(3):156–162

Naik AA, Bawa A, Arya A, Gulihar A (2021) Nerve entrapment around elbow. J Clin Orthop Trauma 19:209–215. https://doi.org/10.1016/j.jcot.2021.05.031

Nakashian MN, Ireland D, Kane PM (2020) Cubital tunnel syndrome: current concepts. Curr Rev Musculoskelet Med 13(4):520–524. https://doi.org/10.1007/s12178-020-09650-y

Ochi K, Horiuchi Y, Tanabe A, Morita K, Takeda K, Ninomiya K (2011) Comparison of shoulder internal rotation test with the elbow flexion test in the diagnosis of cubital tunnel syndrome. J Hand Surg [Am] 36(5):782–787. https://doi.org/10.1016/j.jhsa.2010.12.019

Özdemir A, Güleç A, Yurteri A, Odabaşı E, Acar MA (2024) Effect of pronator teres muscle botulinum neurotoxin type-A injection on proximal median nerve entrapment. Hand Surg Rehabil 43(1):101604. https://doi.org/10.1016/j.hansur.2023.09.371

Reuter I, Mehnert S (2012) Engpasssyndrome peripherer Nerven bei Sportlern [Nerve entrapment syndromes in athletes]. Aktuelle Neurologie 39(06):292–308. https://doi.org/10.1055/s-0032-1314870

Robb A, Sajko S (2009) Conservative management of posterior interosseous neuropathy in an elite baseball pitcher's return to play: a case report and review of the literature. J Can Chiropr Assoc 53(4):300–310

Seyffarth H (1951) Primary myoses in the M. pronator teres as cause of lesion of the N. medianus (the pronator syndrome). Acta Psychiatr Neurol Scand Suppl 74:251–254

Staples JR, Calfee R (2017) Cubital tunnel syndrome: current concepts. J Am Acad Orthop Surg 25(10):e215–e224. https://doi.org/10.5435/jaaos-d-15-00261

Tamura A, Saito M (2023) Muscle activity characteristics of the pronator teres during throwing in baseball pitchers: a pilot study. Healthcare (Basel) 11(4). https://doi.org/10.3390/healthcare11040618

Unglaub F, Hahn P, Kisslinger F, Schäfer M, Müller LP, Spies CK (2017) Das Kubitaltunnelsyndrom: Diagnostik und Therapieoptionen. Handchirurgie Scan 6(01):71–82

Węgiel A, Karauda P, Zielinska N, Tubbs RS, Olewnik Ł (2023) Radial nerve compression: anatomical perspective and clinical consequences. Neurosurg Rev 46(1):53. https://doi.org/10.1007/s10143-023-01944-2

Teil III
Hand

Syndrome und Verletzungen der Hand

10.1 Pathologien des triangulären fibrokartilaginären Komplexes

Verletzungen des triangulären fibrokartilaginären Komplexes (TFCC) sind die häufigste Ursache für ulnarseitige Handgelenkbeschwerden und treten mit einer Prävalenz von 27 % bei Athleten ≤ 30 Jahren und 49 % bei Athleten ≥ 70 Jahren auf (Chan et al. 2014).

Der TFCC wird gebildet aus dem zentralen Discus articularis, den Ligg. radioulnare palmare und dorsale, der Sehnenscheide des M. extensor carpi ulnaris (ECU), den Ligg. ulnolunatum und ulnotriquetrum und dem Meniscus ulnocarpalis (Meniscus homologue) und stellt die Verbindung zwischen distaler Ulna, dem distalen Radioulnargelenk (DRUG) und der proximalen Handwurzelreihe dar (Huang und Hanel 2012). Der periphere Anteil des TFCC hat aufgrund seiner besseren Blutversorgung ein größeres Regenerationspotenzial nach Verletzungen oder Operationen als der zentrale TFCC-Anteil (Pace et al. 2024).

Der TFCC spielt eine wichtige Rolle zur Stabilisation des DRUG, zur Stoßdämpfung und zur Kraftübertragung auf das Handgelenk. Er wird auch als „intrinsischer" Stabilisator des DRUG bezeichnet, der wichtig für das Greifen sowie Unterarm- und Handgelenkbewegungen ist (Geller et al. 2021).

Verletzungen können entweder akut oder degenerativ bedingt sein, wobei es im Sport häufiger zu akuten Verletzungen kommt. Eine akute radiale (Typ 1B nach Palmer) oder ulnare Avulsionsverletzung (Typ 1D nach Palmer) des TFCC kann zu einer Instabilität des DRUG führen (Bonhof-Jansen et al. 2019). Eine akute Verletzung des TFCC ist eine der Hauptursachen für ulnarseitige Handgelenkbeschwerden und die Beeinträchtigung der Handgelenkfunktion. Insbesondere periphere Verletzungen des TFCC können zu einer DRUG-Instabilität führen (Park et al. 2018; Rettig 2003).

Zu den typischen Verletzungsmechanismen zählt man einerseits die Kombination aus einer axialen Belastung, Handgelenkextension und Pronation (Kompressionsbelastung) und andererseits exzessive Drehmomente, ausgehend vom Handgelenk oder Unterarm, die auf den TFCC übertragen werden (Geller et al. 2021). Während Kompressionsbelastungen im Zusammenhang mit einem Sturz auf die ausgestreckte Hand oder in Sportarten wie Turnen, Boxen, Stabhochsprung oder beim Krafttraining vorkommen, treten exzessive Drehmomente und Rotationsbelastungen vor allem in Sportarten mit Benutzung eines Schlägers (Hockey, Tennis, Paddel, Baseball etc.) oder beim Golfen auf. Daneben sind auch Traktionsverletzungen beim Wasserski beschrieben.

TFCC-Verletzungen werden insgesamt häufiger bei einer Ulna-Plusvariante beobachtet (Rettig 2003). Verletzungen des TFCC machen zwischen 3 und 9 % der Hand- bzw. Handgelenkverletzungen im Sport aus (Pace et al. 2024).

Klinik

Verletzungen des TFCC äußern sich klinisch meist durch ulnarseitige Handgelenkbeschwerden, ein „Klickphänomen" bei Bewegungen des Handgelenkes, Schmerzen und einer Kraftminderung beim Greifen/bei Rotationsbewegungen des Unterarms und ein Instabilitätsgefühl im Bereich des Handgelenkes (Rios-Russo et al. 2021). Eine TFCC-Verletzung kann immer auch mit einer Instabilität im DRUG einhergehen.

Das Ziel der klinischen Untersuchung ist es daher, mithilfe von spezifischen Provokationstestungen eine TFCC-Verletzung gegenüber anderen Pathologien abzugrenzen und eine potenzielle assoziierte Instabilität des DRUG zu erfassen.

Die Abb. 10.1, 10.2 und 10.3 zeigen eine Auswahl an Assessments zur Beurteilung des TFCC (Frank 2016). Zur Beurteilung einer assoziierten

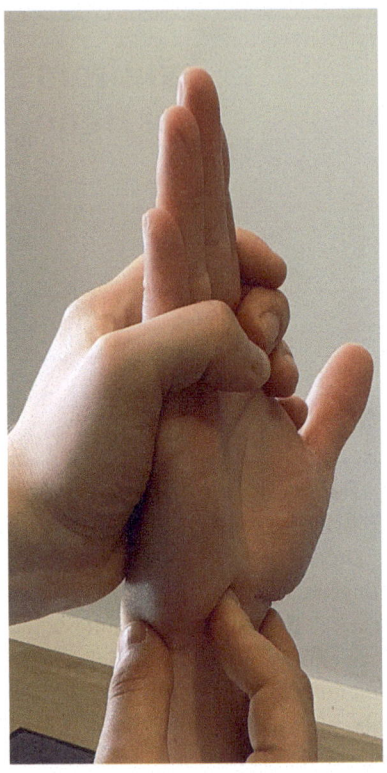

Abb. 10.2 TFCC-Shear-Test. Mit dem Zeigefinger wird ein Druck in dorsaler Richtung auf das Os pisiforme und mit dem Daumen ein gleichzeitiger Druck in palmarer Richtung auf die distale Ulna ausgeübt

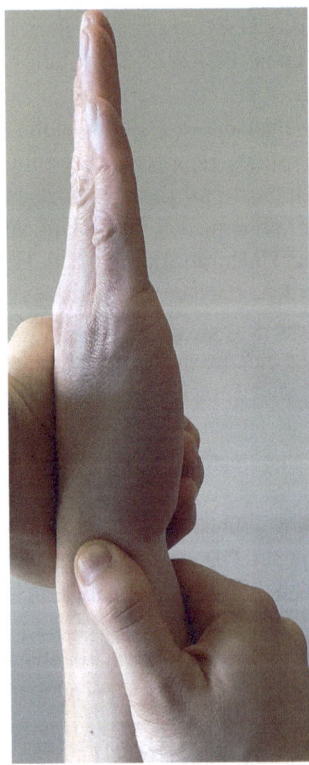

Abb. 10.1 Fovea-Zeichen. Der Untersucher palpiert von ulnar die Fovea im Dreieck zwischen der Sehne des M. extensor carpi ulnaris (ECU), Ulna und Os triquetrum

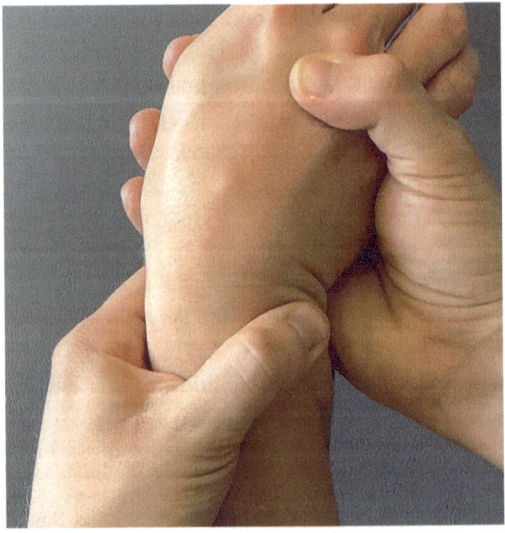

Abb. 10.3 Ulnocarpal-Stress-Test. Handgelenk in Pronation. Der TFCC wird nun durch die Kombination aus einer axialen Kraft, Ulnarabduktion und Rotation von der Pro- zur Supination unter Stress gesetzt

DRUG-Instabilität können der Piano Key-Test (Abb. 10.4) und der Ballottement-Test (Abb. 10.5) durchgeführt werden.

Da es sich um eine weichteilige Verletzung handelt, wird in der Regel eine MRT-Bildgebung (MRT = Magnetresonanztomografie) durchgeführt. Dabei muss berücksichtigt werden, dass oftmals auch bei asymptomatischen Personen TFCC-Auffälligkeiten in der MRT-Aufnahme bestehen können (Fones et al. 2024).

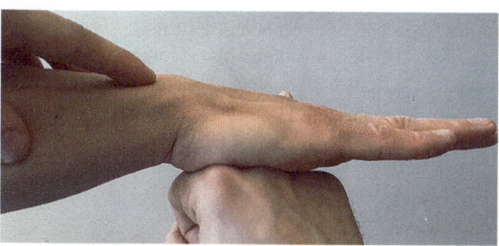

Abb. 10.4 Piano-Key-Test (modifiziert nach Frank 2016). Druck der Hand gegen die Hand des Untersuchers. Mit dem Zeigefinger versucht der Untersucher, die distale Ulna nach palmar zu verschieben; endet der Druck, springt die distale Ulna bei einer DRUG-Instabilität wie eine Klaviertaste nach dorsal zurück

Therapie

Das Therapieziel stellt die Wiederherstellung der vollen Pro-/Supination unter Belastungssituationen dar, sodass sportartspezifische Aktivitäten wieder durchgeführt werden können (Kleinman 2007).

Bei einer akuten TFCC-Verletzung ohne eine Instabilität im DRUG erfolgt zunächst eine Phase der Immobilisation über ein Zeitfenster von 2–4 Wochen und eine Pausierung der sportlichen Belastungen für 3–6 Wochen in Abhängigkeit der Verletzungsschwere (Pace et al. 2024).

Es gibt nur wenige Untersuchungen zur nichtoperativen Therapie einer TFCC-Läsion mit einer DRUG-Instabilität. Auch nicht bekannt sind die RTS-Rate und -Zeit (RTS = Return to Sport) bei einer nicht-operativen Therapie einer TFCC-Läsion (Robertson et al. 2019).

Zur dynamischen Stabilisation des DRUG spielen der M. pronator quadratus (PQ), der ECU und der M. flexor carpi ulnaris (FCU) eine Rolle. So kann durch eine willkürliche Muskelaktivierung des ECU und des FCU die Translation der Ulna im DRUG um 70 % reduziert werden (Weber et al. 2023). Aufgrund ihrer dynamischen Stabilisationsfähigkeit des DRUG erscheint ein entsprechendes Training sinnvoll.

Ein solches auf PQ und ECU ausgerichtetes Trainingsprogramm (Tab. 10.1 und Abb. 10.6) ist bei TFCC-Läsionen (Typ 1B nach Palmer) mit begleitender DRUG-Instabilität beschrieben (Bonhof-Jansen et al. 2019). Die in diesem Trainingsprogramm angewendeten Prinzipien orientieren sich an der Vorgehensweise der Rehabilitation bei Instabilitäten im Bereich der Mittelhand (Harwood und Turner 2016).

Ergänzend sollten vor allem in der Immobilisationsphase Übungen zur Sehnengleitfähigkeit (Abb. 10.7) durchgeführt werden (Reider et al. 2014). Nach der Immobilisationsphase

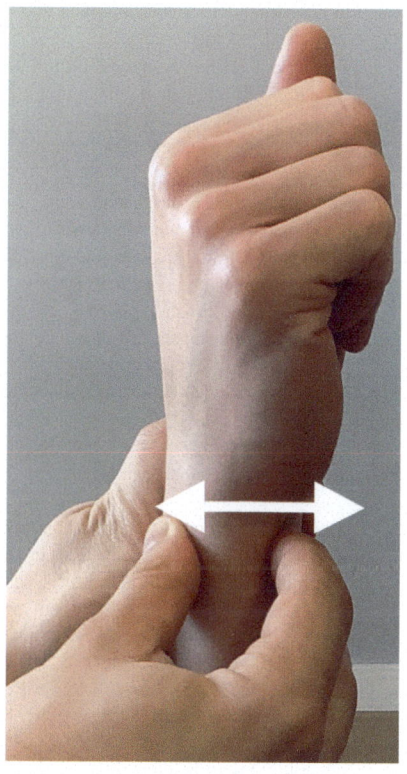

Abb. 10.5 Balottement-Test. Der Unterarm wird vertikal in Mittelstellung zwischen Pro- und Supination ausgerichtet. Der Untersucher stabilisiert den Radius und bewegt mit seiner anderen Hand die Ulna nach palmar und dorsal

Tab. 10.1 Behandlungshinweise bei TFCC-Verletzung mit DRUG-Instabilität (Bonhof-Jansen et al. 2019)

Behandlungsziel	Behandlungstechnik	Beschreibung
Vorbereitungsphase Reaktivierung der Handgelenkstabilisatoren, bewusste neuromuskuläre Rehabilitation		
– Propriozeptive Wahrnehmung – Gelenkpositionswahrnehmung	Aktive, neutrale Handgelenkpositionierung ohne Visus	In der Therapie und bei Alltagsaktivitäten
Bewusste schmerzfreie, statische Stabilisation des Handgelenkes	– Isometrische Stabilisation des Handgelenkes während der Bewegung des Ellenbogens oder der Schulter – Isometrische Stabilisation des Handgelenkes in der kinetischen Kette (Ellenbogen, Schulter und Unterarm zusammen)	– Training von Kinästhesie und Gelenkpositionswahrnehmung durch Beibehaltung der statischen Handgelenkposition – Langsames Bewegen des Arms mit Beibehaltung einer neutralen Handgelenkposition (ohne Handgelenkbewegung)
Unbewusste, statische Handgelenkstabilisation	Isometrische Stabilisation des Handgelenkes in der kinetischen Kette	Spiegeln von Bewegungen mit Ablenkung oder Halten eines Luftballons in der Luft mit verschiedenen Hand-/Handgelenkpositionen
Kräftigungsphase (beginnt, wenn der Patient in der Lage ist, die Übungen der Vorbereitungsphase korrekt auszuführen) Kräftigung der Stabilisatoren des Handgelenkes und des DRUG, Verbesserung der neuromuskulären Kontrolle und Ausdauer der Handgelenkmuskulatur, unbewusste neuromuskuläre Rehabilitation		
Kräftigung der Handgelenkstabilisatoren	Isometrische Handgelenkstabilisation	Isometrische Kräftigung des Handgelenkes mit zunehmenden Wiederholungen und Gewicht (0,5–2 kg)
Kräftigung des PQ	Exzentrisch/konzentrisch	Training mit Hammer: sitzend mit um 90° gebeugtem Ellenbogen; den Hammer halten und von der neutralen Position in die Supination und wieder zurück bewegen (keine Pronation).
Kräftigung des ECU	Isometrisches Training mit elastischem Band	Kräftigung des ECU ausgehend von supinierter oder neutraler Unterarmstellung
Bewusste Handgelenk-/DRUG-Stabilisation mit PQ-/ECU-Aktivierung	Training mit horizontal gespanntem Band	Das Band horizontal spannen und einen Stab in der Mitte platzieren; den Stab in die Supination und Pronation bis zur Neutralstellung bringen. Aus dieser Position heraus den Arm bewegen und dabei das Handgelenk und den Unterarm stabilisieren.
Funktionelle Trainingsphase (beginnt, wenn der Patient in der Lage ist, die Übungen der Kräftigungsphase korrekt auszuführen) Kombination von bewussten und unbewussten, neuromuskulären Übungen, sport- und arbeitsspezifischen Aktivitäten		
Unbewusste Handgelenk-/DRUG-Stabilisation mit PQ-/ECU-Aktivierung	ECU/PQ konzentrisch in kinetischer Kette	– Horizontal gespanntes Gummiband mit einem Stab in der Mitte; den Stab in Supination und Pronation bis zur Neutralstellung halten, während ein Luftballon in der Luft gehalten wird. – Schlägerübung: Den Schläger in supiniertem Griff halten, sodass der PQ und der ECU aktiviert werden. Einen Ball auf dem Schläger rollen oder Ball oder Ballon mit dem Schläger in der Luft halten
	Reaktives Training	Werfen und Fangen eines waagerechten Stocks mit proniertem Arm, sodass die Pronation aktiviert wird

10.1 Pathologien des triangulären fibrokartilaginären Komplexes

Tab. 10.1 (Fortsetzung)

Behandlungsziel	Behandlungstechnik	Beschreibung
	Gewichtbelastendes Training	Von leicht (horizontal) bis schwer (schieben) auf stabilem oder instabilem Untergrund, während die Pronatoren aktiviert werden
	Plyometrisches Training	Stand, die Hände an der Wand abgestützt, Ellenbogen gebeugt, um den Oberkörper nahe an die Wand zu bringen. Dynamisches Abdrücken nach hinten, sodass sich die Hände von der Wand lösen; kontrolliertes Fallenlassen zur Wand, wobei die Arme gebeugt werden.

DRUG distales Radioulnargelenk, *ECU* M. extensor carpi ulnaris, *PQ* M. pronator quadratus

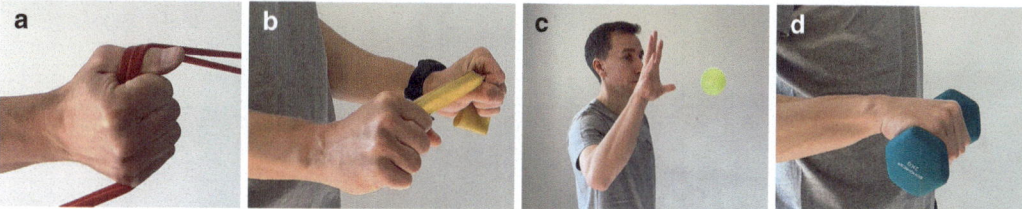

Abb. 10.6 a–d Beispielhafte Trainingsvarianten bei TFCC-Verletzung mit DRUG-Instabilität (Bonhof-Jansen et al. 2019). **a** Bewusste Handgelenk- und DRUG-Stabilisation mit Aktivierung des M. pronator quadratus (PQ) und des M. extensor carpi ulnaris (ECU). **b** Kräftigung des ECU. **c** Reaktives Training. **d** Kräftigung der Handgelenkstabilisatoren

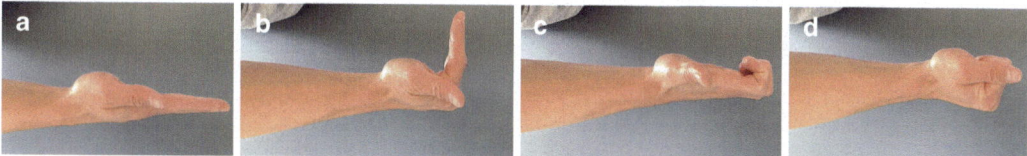

Abb. 10.7 a–d Erhalt der Gleitfähigkeit der Sehnen und Training der intrinsischen Hand-/Fingermuskulatur

kann eine Kräftigung der intrinsischen Handmuskulatur (z. B. mit Therapieknete) begonnen werden.

Neben einem Krafttraining kann auch ein sensomotorisches Training unter Einbeziehung des ECU und des PQ zur Optimierung der Stabilität im DRUG durchgeführt werden. Chen (2021) hat ein sensomotorisches Rehabilitationsprogramm (Tab. 10.2 und Abb. 10.8) mit 4 Phasen bei TFCC-Verletzungen beschrieben.

Im Rahmen eines progressiven Belastungsaufbaus bei einer TFCC-Verletzung erscheint ein Stabilisationstraining sowie eine „Desensibilisierung" des betroffenen Bereichs sinnvoll (Abb. 10.9), bevor ein Training mit höherer Gewichtsbelastung durchgeführt wird.

Während der Rehabilitation können Parameter wie das Bewegungsausmaß von Finger- und Handgelenk, die Maximalkraft und Kraftausdauer (für verschiedene Greifarten wie Pinzetten-, Schlüssel- und Power-Griff) sowie die Fähigkeit der Gewichtsübernahme gemessen werden (Abb. 10.10).

Bei anhaltenden Beschwerden kann eine operative Therapie erwogen werden. Bei zentralen Läsionen wird dann oftmals ein Debridement und bei peripheren bzw. radialen oder ulnaren Läsionen ein arthroskopisches Repair des TFCC durchgeführt.

Tab. 10.2 Sensomotorisches 4-Phasen-Rehabilitationsprogramm. (Chen 2021)

Stufe	Ziel	Rehabilitationstechniken	Beispiele	Frequenz	Progression
1	Schmerzkontrolle	– DTM in aROM – Schiene im Intervall		20 Wdh. × 3–5 Sätze/Tag	– Kein Schmerz bei aROM – VAS < 2 bei isometrischem Training
2	– Muskelreaktivierung – Gelenkwahrnehmung	– Fortführung der DTM in aROM – Isometrisches Training von ECU und PQ – DTM isotonisch – Schiene zur Nacht	– Eigenständig mit Unterarm in Neutralstellung – Mit 0,5-kg-Ball	– 20 Wdh. × 3–5 Sätze/Tag (DTM in aROM) – 30 s halten, 5 Sätze/Tag (isometrisch) – 10–20 Wdh. × 3 Sätze, 3–4×/Woche (isotonisch)	– VAS < 2 bei isotonischen Varianten – 2 × 10 Wdh. Durchführbar – Gute Kontrolle durch das ROM
3	Neuromuskuläre Rehabilitation	– Fortführung des isometrischen Trainings von ECU und PQ – Progression zu isotonischem Training – Reaktive Muskelaktivierungen – Graduelle Gewichtsbelastung – Koordination ohne Schiene	– Flexbar, Ball-Flip mit 0,5-kg-Ball – Belastung mit Ball gegen Wand mit/ohne Pertubation – PNF mit freiem Gewicht	– 10–20 Wdh. × 5 Sätze, 3–4×/Woche (isotonisch) – 2–3 min × 3 Sätze, 3–4×/Woche (isometrisch) – 10–20 Wdh. × 3 Sätze, 3–4×/Woche (reaktiv) – 10–20 Wdh. × 3 Sätze, 3–4×/Woche (PNF)	– VAS < 2 bei Gewichtsbelastung (Wand) – Gute Gelenkkoordination
4	Normalisierung der Bewegung und Funktion	– Beendigung der isometrischen und isotonischen Übungen – Fortführung der reaktiven Muskelaktivierung – Progression zur Gewichtsbelastung – Koordinatives Widerstandstraining	– Slosh Tube, Power-Ball – Wall-Push-up – Push-up am Boden mit Griffhilfe – PNF mit Band	– 2–3 min × 3 Sätze, 3–4×/Woche (Slosh Tube) – 10–20 Wdh. × 3 Sätze, 3–4×/Woche (Push-up) – 10–20 Wdh. × 3 Sätze, 3–4×/Woche (PNF)	Wiederherstellung der Funktionen der oberen Extremitäten auf das Niveau vor der Verletzung

aROM aktives Bewegungsausmaß, *DTM* Dartwurf-Bewegung, *ECU* M. extensor carpi ulnaris, *PNF* propriozeptive neuromuskuläre Fazilitation, *PQ* M. pronator quadratus, *ROM* Range of Motion (Bewegungsausmaß), *VAS* visuelle Analogskala (von 0 = „kein Schmerz" bis 10 = „stärkster vorstellbarer Schmerz"), *Wdh.* Wiederholungen

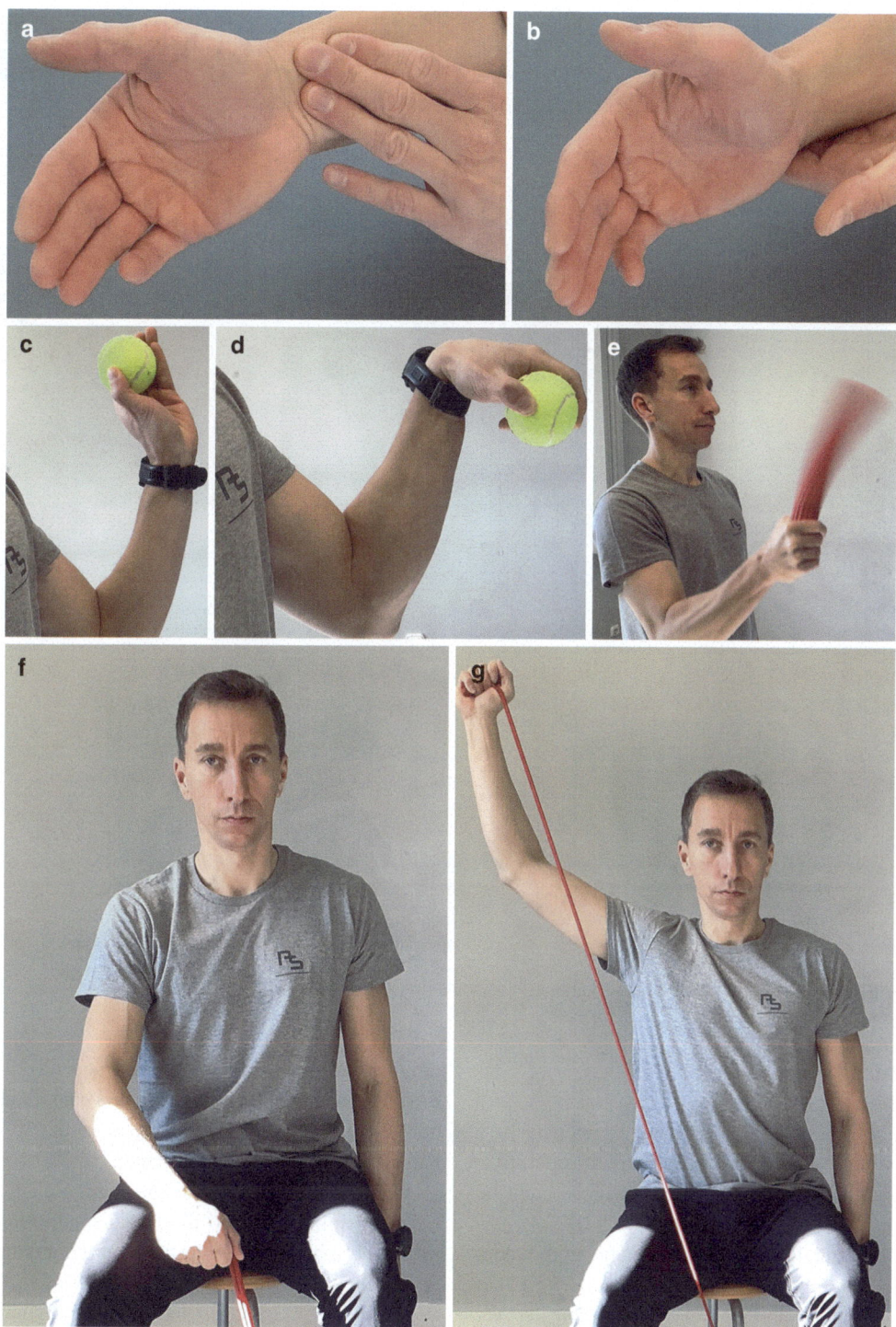

Abb. 10.8 a–g Beispielhafte Trainingsvarianten aus dem 4-Phasen-Rehabilitationsprogramm (Chen 2021). **a, b** Isometrisches Training von M. pronator quadratus (PQ)/M. extensor carpi ulnaris (ECU). **c, d** Isotonische Dartwurf-Bewegung. **e** Reaktive Muskelaktivierung mit Flexbar. **f, g** Koordinatives Widerstandstraining mit Band

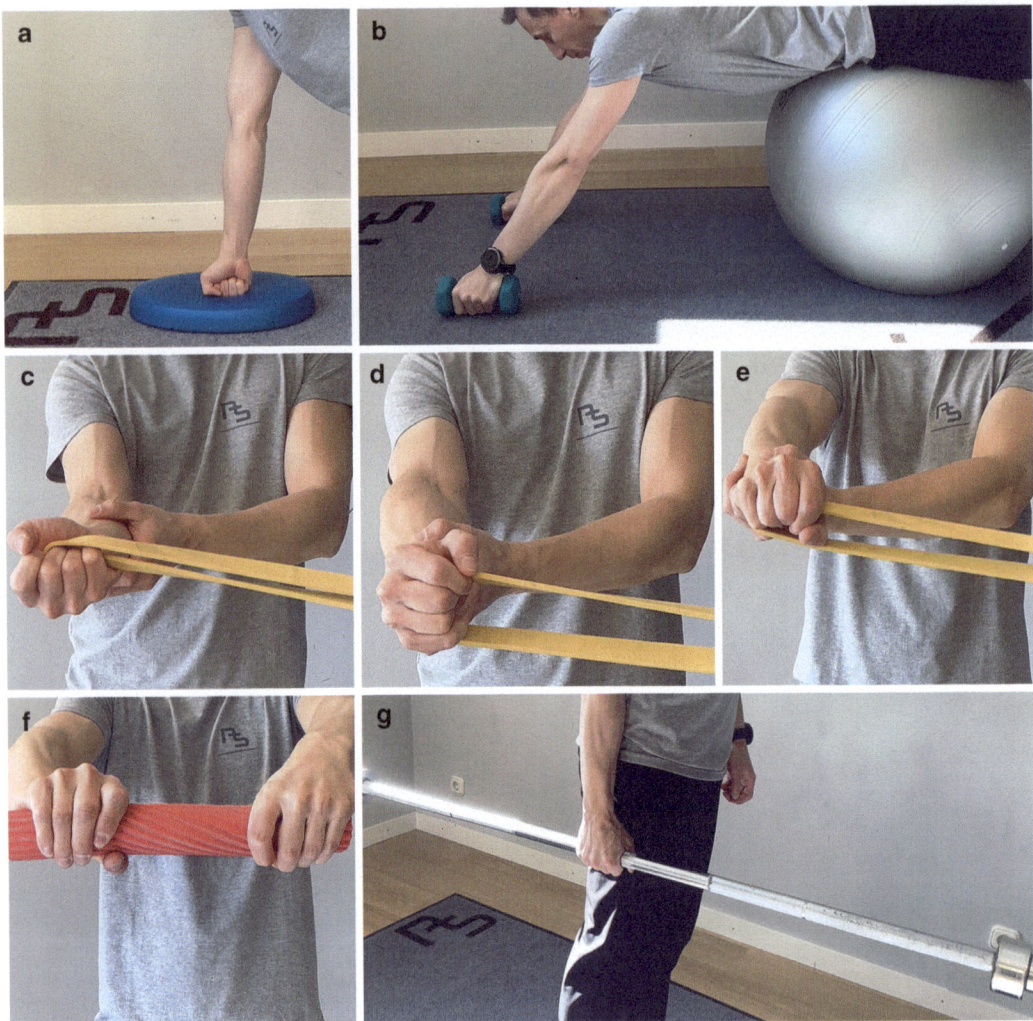

Abb. 10.9 a–g Stabilisationstraining und Desensibilisierung des Handgelenkes

Return to Sport

Das arthroskopische Debridement zeigen die beste RTS-Rate und -Zeit; bei der nicht-operativen Therapie einer TFCC-Läsion ist diese nicht bekannt (Robertson et al. 2019).

Grundsätzlich hängt die Zeit bis zur Wiederherstellung der vollen Sportfähigkeit von Faktoren wie der Sportart, der Lokalisation der Verletzung, dem Verletzungstyp und dem Operationsverfahren ab. So ist bei zentralen Läsionen Golfen oftmals bereits nach 4–6 Wochen wieder möglich, während ein RTS im Boxen oder Turnen 8–12 Wochen und ein RTS im Tennis oder Paddel 6–8 Wochen betragen kann (Pace et al. 2024; Rios-Russo et al. 2021; Robertson et al. 2019).

Weitere Faktoren, die die Dauer der Rehabilitation beeinflussen, sind die Lokalisation (zentral vs. peripher), der Verletzungstyp (Einteilung nach Palmer) sowie das damit assoziierte Operationsverfahren. Grundsätzlich sollte sicherheitshalber eine Rehabilitationsdauer von mindestens 3 Monaten nach einer operativen Versorgung einkalkuliert werden (Pace et al. 2024).

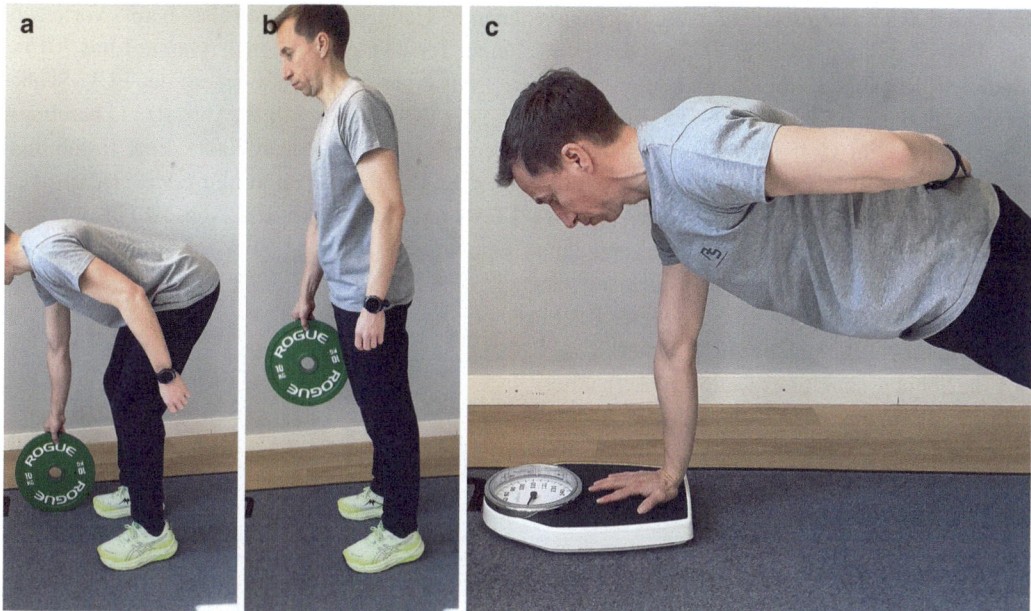

Abb. 10.10 a–c Funktionelle Assessments im Rehabilitationsverlauf

10.2 Pathologien des M. extensor carpi ulnaris

Der ECU zählt funktionell zu den Stabilisatoren und Extensoren des Handgelenkes. Auf Höhe des Handgelenkes liegt die Sehne des ECU im 6. Strecksehnenfach in einer Rinne auf der dorsalen Seite der Ulna. Die Sehne wird dabei durch ein Retinakulum und eine Sehnenscheide gesichert und verläuft in einem fibroossären Tunnel (Pang und Yao 2017).

In Supinationsstellung nimmt die Sehne einen Verlauf mit einer Angulation von 30°, in Pronation verläuft die Sehne hingegen mehr longitudinal. Die Belastung auf das Retinakulum und die Sehnenscheide ist daher bei einer Kombination aus Supination, Handgelenkflexion und Ulnarabduktion (z. B. beim Halten eines Objekts nah am Körper) am größten (Campbell et al. 2013).

Eine Verletzung im Bereich der ECU-Sehne kann akut oder chronisch bedingt auftreten. Zu den beschriebenen Pathologien der ECU-Sehne zählen die Tendinose/Tendinopathie, die Tendovaginits, eine (Sub-)Luxation der Sehne und (selten) die Sehnenruptur (Avery et al. 2016).

Im Hinblick auf die Ätiologie einer Tendinopathie der ECU-Sehne sind eine eingeschränkte (constrained) und eine nicht-eingeschränkte (unconstrained) Form beschrieben (Garcia-Elias 2015). Bei der eingeschränkten Form soll die Sehnenscheide zu eng sein und die Gleitfähigkeit der Sehne einschränken. Bei einer nicht-eingeschränkten Form besteht eine Läsion (oder Schwäche) der Sehnenscheide, wodurch es zu einer (Sub-)Luxation der Sehne kommen könnte (Byrd et al. 2021).

Vergleichbar mit anderen Tendinopathien geht man davon aus, dass auch die Tendinopathie der ECU-Sehne eine Anpassungsreaktion auf repetitive Belastungen darstellt und stadienabhängige Ausprägungsformen (von der reaktiven Tendinopathie bis hin zur degenerativen Tendinopathie) annehmen kann (Campbell et al. 2013). Eine Tendinopathie der ECU-Sehne tritt oftmals im Tennis oder Golf auf und führt zu ulnarseitigen Schmerzen im Bereich des Handgelenkes mit einer Beeinträchtigung der Kraft in Richtung Handgelenkextension und Ulnarabduktion (Hemmati et al. 2024). Dabei spielt als Verletzungsmechanismus die repetitive Mikrotraumatisierung durch eine Kombination aus Flexion, Supination und Ulnarabduktion, wie z. B. bei der beidhändigen Rückhand im Tennis (die nichtdominante Hand ist betroffen) oder in der Abschwungphase im Golf (die führende Hand ist betroffen), eine Rolle (Avery et al. 2016). Grundsätzlich bergen alle Sportarten, bei denen „gegriffen" werden muss (Schlägersportarten) und dann eine gleichzeitige Supinationsbelastung auf das Handgelenk übertragen, wird ein höheres Risiko für Probleme im Bereich der ECU-Sehne.

Eine Sehnenscheide aus Kollagenfasern unterhalb des Retinakulums umschließt das 6. Strecksehnenfach, stabilisiert die ECU-Sehne und verhindert deren Subluxation (Nevalainen et al. 2023). Eine Instabilität der ECU-Sehne ist die Folge einer Läsion oder einer Dysfunktion dieser Sehnenscheide und tritt im Sport meist im Zusammenhang mit einem akuten Unfallereignis auf. Das Spektrum reicht dabei von einer geringfügigen Subluxation bis hin zur vollständigen Luxation der Sehne. Eine solche Instabilität der ECU-Sehne kann dann auch zu einer sekundären Tenosynovitis oder Tendinopathie der Sehne führen (Campbell et al. 2013). Es sind also die repetitiven Flexions- und Extensionsbewegungen des Handgelenkes (vor allem in Supinationsstellung des Unterarms), die eine Tenosynovitis begünstigen.

Klinik

Bei einer akuten Verletzung der Sehnenscheide berichten Betroffene oftmals über mechanische Symptome wie ein Klick- oder Schnapp-Phänomen.

Subluxationen der Sehne sind in der Regel nur durch eine Muskelaktivierung des ECU (Supination, Handgelenkflexion und Ulnarabduktion) reproduzierbar. Es besteht ein Palpationsschmerz im Verlauf der Sehne (ausgehend von der Basis des 5. Mittelhandknochens nach proximal), und eine aktive Handgelenkextension mit Ulnarabduktion gegen Widerstand führt zur Schmerzprovokation. Eine Schwellung über dem dorsoulnaren Handgelenkbereich ist beim Vorliegen einer Tenosynovitis möglich (Garcia-Elias 2015).

Als ergänzendes Assessment der ECU-Sehne ist der ECU Synergy-Test (Abb. 10.11) beschrieben (Ruland und Hogan 2008). Eine Instabilität der ECU-Sehne kann mithilfe des Heart-like-Tests reproduziert werden (Abb. 10.12).

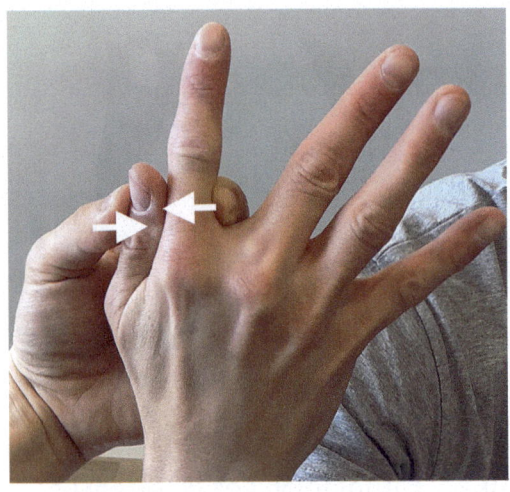

Abb. 10.11 ECU-Synergy-Test. Die betroffene Extremität des Patienten wird in 90°-Ellenbogenflexion und voller-supination eingestellt. Der Untersucher hält den Daumen und den Zeigefinger zusammen. Aus dieser Position führt der Patient eine Abduktion des Daumens gegen Widerstand durch. Es kommt zu einer reflektorischen Gegenspannung der ECU-Sehne, was im Falle einer Pathologie zur Symptomreproduktion ulnarseits führt

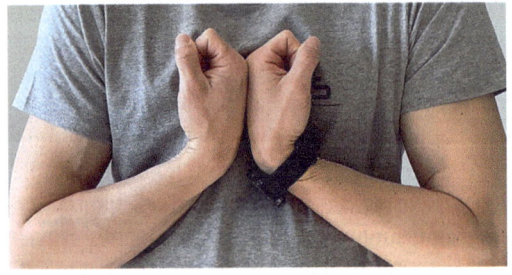

Abb. 10.12 Heart-like-Test (Garcia-Elias 2015). Der Patient wird aufgefordert, die Handrücken beider Hände gegeneinander zu legen und dann mit der ulnaren Handkante gegen seinen Brustkorb zu drücken. Dieses Manöver kombiniert eine Flexion mit Supination und Ulnarabduktion. Im Falle einer Instabilität der ECU-Sehne kommt es zu einer Provokation der Luxation

Therapie

Typischerweise wird bei einer ECU-Tendinopathie eine Immobilisation in einer Schiene (in 30°-Handgelenkextension und Ulnarabduktion) für 3 Wochen mit anschließend progressiver Rehabilitation empfohlen. Bei einer Instabilität der ECU-Sehne wird sogar eine Immobilisation von bis zu 6 Wochen durchgeführt, bevor eine langsame Wiederherstellung der Funktion begonnen wird (Byrd et al. 2021). Asymptomatische Subluxationen der ECU-Sehne erfordern hingegen nur im Falle einer sekundären Tendinopathie oder Tenosynovitis eine Therapie. So kann bei einer anhaltenden, symptomatischen Sehneninstabilität oder bei sekundären Beschwerden eine operative Therapie erwogen werden (Pang und Yao 2017).

Eine Tendinopathie der ECU-Sehne erfordert nicht zwangsläufig eine Immobilisation und das vollständige Einstellen aller Trainingsaktivitäten, sondern primär eine Modifikation der Belastungen (Tab. 10.3). Wie bei anderen Tendinopathien erscheint ein Belastungsmanagement unter Berücksichtigung der Reaktivität der Sehne sinnvoll. Insbesondere plyometrische Belastungen sollten bei hoher Irritierbarkeit der Symptomatik reduziert und dann schrittweise wieder eingeführt werden (Herde und Stroia 2018).

Isometrische Trainingsvarianten können in der akut-irritativen Phase einen guten Einstieg in den Rehabilitationsprozess darstellen. Eine Kombination aus Belastungsmanagement, isometrischem und exzentrischem Training sowie progressiver Kräftigung (Abb. 10.13, 10.14, 10.15 und 10.16) ist bei einer chronischen Tendinopathie der ECU-Sehne oftmals hilfreich (Campbell et al. 2013).

Aufgrund der größeren Belastung der ECU-Sehne und der Sehnenscheide in Supination und Flexion kann dieser Bewegungsbereich zunächst bewusst gemieden bzw. der Unterarm in der Trainingsausgangsstellung mehr in Richtung Pronation (= weniger Supination) eingestellt werden.

Um Belastungen auf das Handgelenk zu optimieren, wird frühzeitig die kinetische Kette in die Rehabilitation einbezogen.

Im Falle einer operativen Versorgung richtet sich die postoperative Rehabilitation nach dem Operationsverfahren. Bei einer einfachen Synovektomie mit oder ohne Debridement der Sehne erfolgt meist nur eine kurzfristige Immobilisation für 2 Wochen. Bei rekonstruktiven Verfahren ist von einer längeren Immobilisationsdauer (4–6 Wochen) und einem größeren Zeitfenster bis zur Wiederaufnahme von sportlichen Belastungen (3 Monate) auszugehen (Byrd et al. 2021; Pang und Yao 2017).

Tab. 10.3 Nicht-operative Therapie bei Verletzungen des Handgelenkes (Rios-Russo et al. 2021)

Phase	Inhalte
Akute Phase	– Modifikation der Aktivitäten und Belastungsmanagement – Symptombehandlung (medikamentös, andere Modalitäten) – Schiene, Orthese, Tape
Erholungsphase	– Wiederherstellung der Beweglichkeit – Flexibilität – Progressives Handgelenkkräftigungsprogramm – Training von Rumpf und kinetischer Kette – Propriozeptives und neuromuskuläres Training
Funktionelle Phase	– Sportspezifisches Training – Plyometrisches Training – Korrekte Sportbiomechanik
RTS-Phase	– Normale Bewegung und Kraft – Keine Symptome in Ruhe oder bei sportlicher Aktivität – Normale kardiovaskuläre Funktion – Psychologische Bereitschaft

RTS Return to Sport

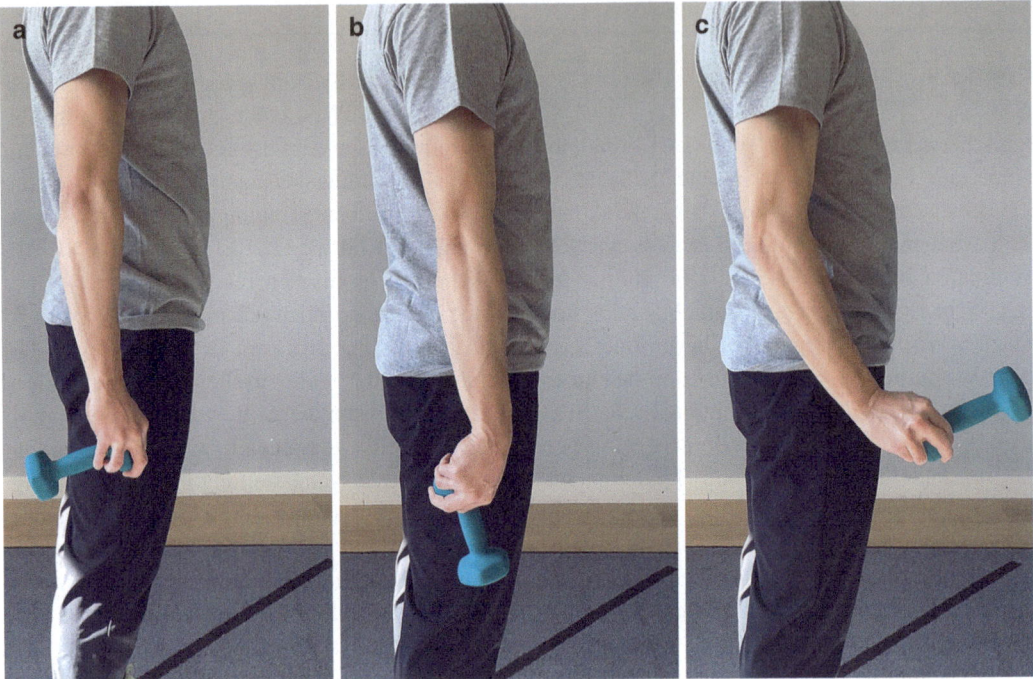

Abb. 10.13 a–c Training der ulnaren/radialen Abduktion

Abb. 10.14 a, b Training der Supination/Pronation mit Hebelarm

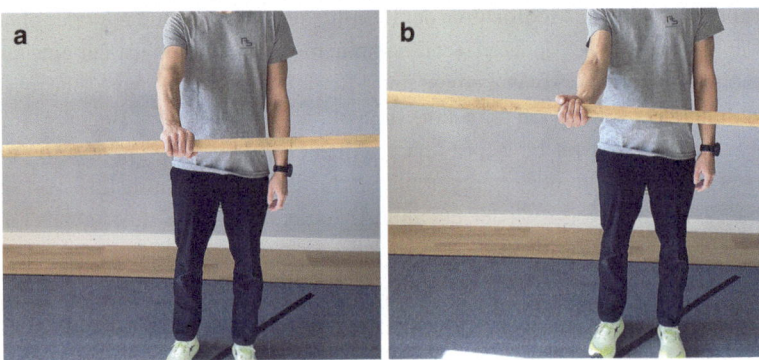

Abb. 10.15 a, b Training der Handgelenkextensoren/-flexoren durch dynamisches Auf- und Abrollen eines Gewichts

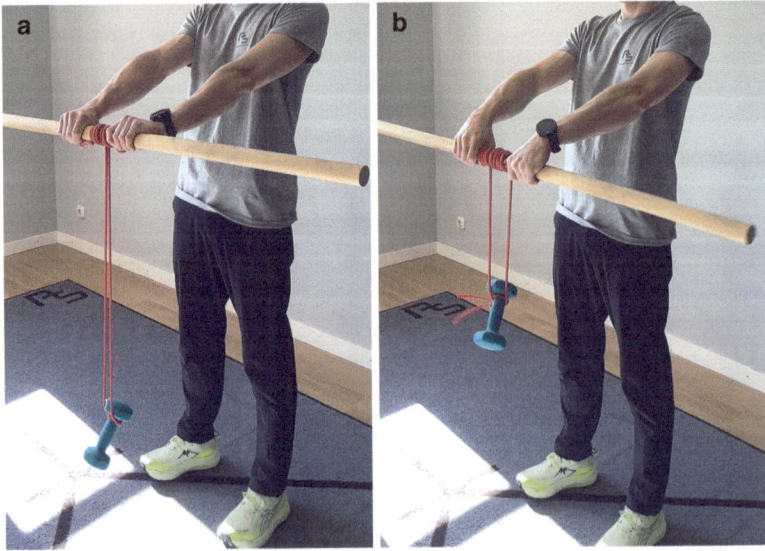

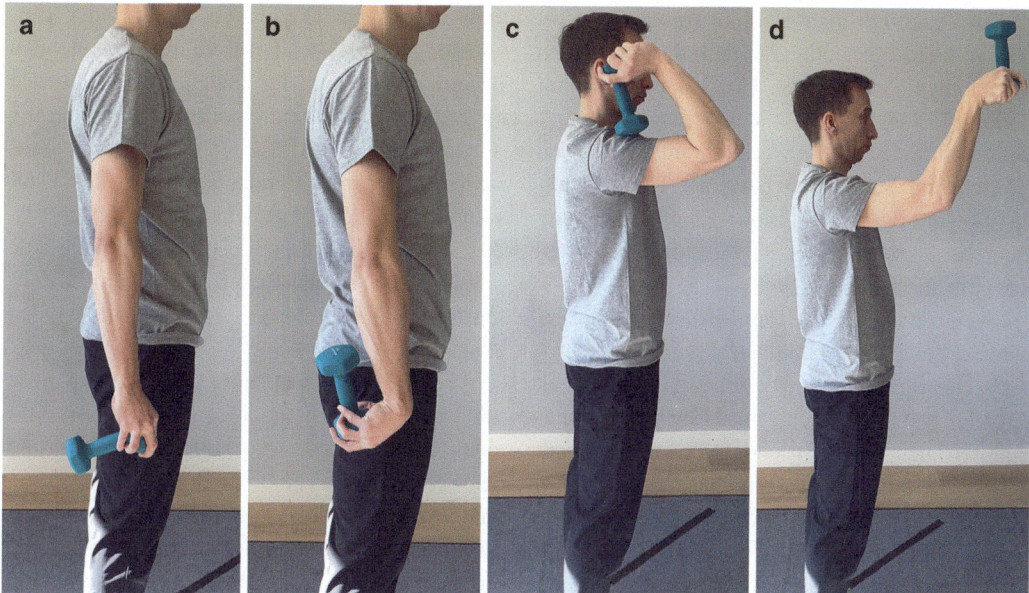

Abb. 10.16 a–d Handgelenk „Kickbacks" (nach Herde und Stroia 2018). Ein Gewicht seitlich halten, die Handfläche zeigt nach innen. Das Handgelenk mit lockerem Handgelenk schnell nach ulnar abwinkeln, um plyometrische Kraft aufzubauen. Zunächst seitlich (**a, b**) dann Progression zu Überkopf (**c, d**)

10.3 Scaphoid- und Hamulusfraktur

Hamulusfraktur

Frakturen des Os hamatum werden in Korpus- und Hamulusfrakturen unterteilt und machen 2–4 % aller Frakturen im Bereich der Handwurzel auf (Geissler 2001). Im Sport spielen vor allem die Hamulusfrakturen eine Rolle. Diese können einerseits akut-traumatisch vorkommen, andererseits aber auch im Zusammenhang mit repetitiven Mikrotraumata stehen (Vigler et al. 2006).

▶ **Praxistipp** Selten kann es auch zu Stressfrakturen im Bereich des Os hamatum kommen (vor allem im Klettersport). Man geht davon aus, dass dabei der Pulley-Mechanismus bzw. der Kontakt der 4. und 5. Beugesehne in Kombination mit einer Ulnarabduktion des Handgelenkes eine mechanische Rolle spielen (Koslosky et al. 2024).

Hamulusfrakturen kommen in Schlägersportarten vor, in denen es zu wiederholten (Schwung-assoziierten) Impact-Belastungen eines Schlägergriffs (z. B. Tennis, Baseball, Golf) gegen das Os hamatum kommt (Bansal et al. 2017). Dabei ist die nicht-dominante Hand häufiger betroffen (Burleson und Shin 2018). Im Golf führt beispielsweise ein Schlag mit Bodenkontakt zu einem Anstoßen des Schlägerschafts gegen das Os hamatum an der proximal am Schaft positionierten Hand.

Aufgrund der engen topografischen Beziehung des Os hamatum zu den Abgängen des N. ulnaris und zur Flexorenmuskulatur der Finger kann es bei einer dislozierten Fraktur oder einer Pseudarthrose zu einem Impingement dieser neuralen und tendinösen Strukturen kommen. Daraus können dann chronische Beschwerden mit Tendinitiden (bis hin zur Sehnenruptur) der Beugesehnen von Klein-/Ringfinger oder Neuritiden des peripheren N. ulnaris resultieren (Kadar et al. 2018).

Klinik

Patienten berichten typischerweise über einen ulnaren Handgelenkschmerz im Zusammenhang mit Aktivitäten, bei denen etwas mit Kraft gegriffen werden muss (z. B. ein Schläger im Tennis). Nicht immer liegt ein erinnerliches Unfallereignis vor, die Beschwerden können sich auch chronisch entwickeln.

Die Diagnose einer Hamulusfraktur wird oft erst verzögert gestellt. Zu den unspezifischen Symptomen gehört eine Druckempfindlichkeit über dem Os hamatum sowie eine Schmerzreproduktion bzw. Schwäche beim kraftvollen Greifen und Schmerzen bei einer Handgelenkflexion und Ulnarabduktion. Eine Schwellung kann bei akuten Verletzungen auftreten (Rios-Russo et al. 2021).

Aufgrund der Nähe zum distalen N. ulnaris können bei einer Hamulusfraktur auch neuropathische Beschwerden bestehen (Bansal et al. 2017). In seltenen Fällen kann es auch zu Sehnenrupturen der Flexorensehne von Klein- oder Ringfinger mit einer entsprechenden klinischen Schwäche der Flexion dieser Finger kommen (Jeong et al. 2012).

Als spezielles klinisches Assessment kann bei einem Verdacht auf eine Fraktur des Os hamatum der Hook-of-Hamate-Pull-Test (Abb. 10.17) durchgeführt werden.

Therapie

Die Therapie von Hamulusfrakturen kann grundsätzlich nicht-operativ oder operativ durch eine Resektion oder eine osteosynthetische Refixation erfolgen (Sahu et al. 2024). Ein Hauptrisiko der nicht-operativen Therapie besteht in der Entwicklung einer Pseudarthrose mit anhaltenden Beschwerden. Auf der anderen Seite werden nicht-dislozierte Frakturen oftmals nicht-operativ (Gipsruhigstellung des Handgelenkes mit Ausschluss der Fingergrundgelenke und des Daumens für 4–6 Wochen) behandelt (Ayache et al. 2021). Nach der Immobilisation folgt dann eine physiotherapeutische Behandlung über ein Zeitfenster von weiteren 4–6 Wochen (Whalen et al. 1992).

Aber auch trotz frühzeitig gestellter Diagnose und schnell eingeleiteter Immobilisation stellt eine fehlende Frakturkonsolidierung aufgrund der Avaskularität eine gängige Komplikation dar, sodass eine operative Versorgung oftmals von Anfang an in Betracht gezogen wird. Allerdings gibt es im Hinblick auf die optimale Operationstechnik bei Hamulusfrakturen derzeit keinen Konsens (Donohue et al. 2024; Sahu et al. 2024).

Die Resektion oder eine (osteosynthetische) Refixation sind gängige operative Techniken. Dabei gilt die Resektion als eine gute Option, um eine möglichst schnelle Sportfähigkeit wiederherzustellen. Aufgrund seiner Funktion als Hypomochlion der ulnaren Flexorensehnen kann eine Resektion jedoch zu einem Kraftverlust der Flexion des Klein- und des Ringfingers führen (Demirkan et al. 2003). Daher empfehlen einige Autoren, eine Resektion nur im Falle einer bereits vorhandenen Pseudarthrose durchzuführen (Ayache et al. 2021). Der Vorteil der Resektion liegt darin, dass die physiotherapeutische Behandlung unmittelbar postoperativ begonnen werden kann und die Sportfähigkeit meist bereits nach 6 Wochen wiederhergestellt ist (Devers et al. 2013; Donohue et al. 2024).

Nach einer osteosynthetischen Refixation erfolgt zunächst eine Ruhigstellung für 2–3 Wochen, gefolgt von einer Physiotherapiephase ohne höhergradige Belastungen des Handgelenkes von weiteren 4 Wochen (Scheufler et al. 2012). Erst danach wird eine progressive Belastungssteigerung durchgeführt. Die volle Sportfähigkeit kann nach weiteren 6–8 Wochen erreicht werden.

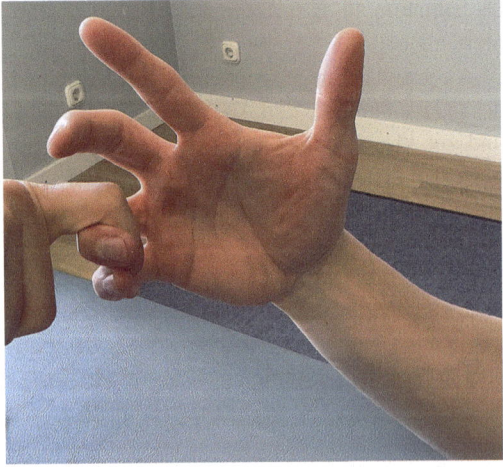

Abb. 10.17 Hook-of-Hamate-Pull-Test. Ausgangsstellung in Supination und Ulnarabduktion. Es wird dann eine aktive Flexion gegen den Widerstand des Klein- und Ringfingers durchgeführt. Im Falle einer Fraktur des Os hamatum kommt es dadurch zu einer Schmerzprovokation

Die Greifkraft und das präoperative Sportniveau können durch eine Refixation oftmals vollständig wiederhergestellt werden (Lamas-Gómez et al. 2019). Insbesondere die längere RTS-Dauer nach einer Refixation stellt im Leistungssport aber immer noch einen Grund für die Favorisierung einer Resektion bei Hamulusfrakturen dar (Burleson und Shin 2018).

Skaphoidfraktur

Das Os scaphoideum nimmt eine Schlüsselfunktion als Verbindungselement zwischen der proximalen und distalen Reihe der Handwurzelknochen ein und trägt entscheidend zur Stabilisation des Mediokarpalgelenkes bei (Kußmaul et al. 2024). Anatomische Besonderheiten wie die kritische Durchblutung und die hohe biomechanische Beanspruchung als Teil des radio- und mediokarpalen Gelenkes erschweren die Heilung im Falle einer Verletzung (Schädel-Höpfner et al. 2023).

Eine Fraktur des Os scaphoideum stellt mit einem Anteil von 85 % die häufigste Frakturform im Bereich der Handwurzelknochen im Sport dar (Aitken und Court-Brown 2008). Typischerweise resultiert eine Fraktur aus einem Sturz auf die überstreckte Hand. Betroffen sind vor allem junge und aktive Männer aus Sportarten, die zu einer hohen Impact-Belastung auf das Handgelenk führen oder bei denen es zu Stürzen kommt (z. B. Boxen, Football, Basketball, Skateboarden, Radfahren; Duckworth et al. 2012).

Stressfrakturen des Skaphoids sind möglich, aber sehr selten. In Einzelfällen wurden diese in Sportarten wie Turnen bei jungen Athleten mit hoher Belastung beobachtet (Matzkin und Singer 2000).

Im Sport führen Athleten ihre Aktivitäten nach einer Verletzung zunächst oftmals fort und eine entsprechende Frakturdiagnose wird dann erst (verspätet) bei anhaltenden Beschwerden gestellt (Winston und Weiland 2017).

Das Risiko einer unzureichenden Heilung mit Entwicklung einer Pseudarthrose ist bei Skaphoidfrakturen hoch. Wird die Fraktur nicht erkannt, führt dies schätzungsweise in 15,5 % der Fälle zur Ausbildung einer Pseudarthrose (Zura et al. 2016). Eine unzureichend behandelte Skaphoidfraktur ohne knöcherne Konsolidierung kann zu einer karpalen Instabilität und einem arthrotischen karpalen Kollaps (SNAC-Wrist; SNAC = scaphoid non-union advanced collapse) führen. Beschrieben ist, dass mehr als 50 % der Patienten mit unzureichender Frakturkonsolidierung im Langzeitverlauf eine Arthrose entwickeln (Düppe et al. 1994).

Auch bei denjenigen, bei denen eine Skaphoidfraktur nicht zu einer solchen schwerwiegenden Dysfunktion im Bereich der Handwurzelgelenke führt, kommt es oftmals zur Einschränkung der Greifkraft und der Beweglichkeit (Dunleavy et al. 2025).

Klinik

Bei einem Sturz auf die ausgestreckte Hand mit anschließenden Beschwerden im radialen Handgelenkbereich und einer Druckempfindlichkeit über der Tabatière sollte eine Skaphoidfraktur ausgeschlossen werden (Abb. 10.18). Im Falle einer Fraktur können die Beschwerden

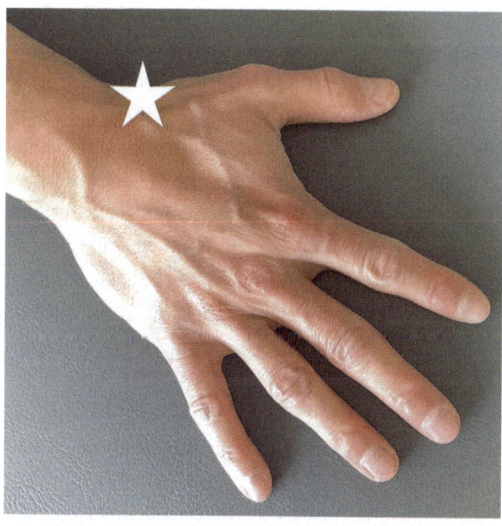

Abb. 10.18 Tabatière (Foveola radialis). Die Tabatière liegt zwischen den Sehnen der M. extensor pollicis longus und des M. extensor pollicis brevis

durch eine axiale Kompression des Daumens reproduziert werden. Auch eine Handgelenkextension oder eine Radial-/Ulnarabduktion kann schmerzhaft sein.

Therapie
Wenn eine Skaphoidfraktur vermutet wird, sollte eine Immobilisation des Handgelenkes und eine zeitnahe Bildgebung (Röntgen, Computertomografie [CT], Magnetresonanztomografie [MRT]) erfolgen (Patel et al. 2013). Die weitere Therapie basiert dann auf der Frakturmorphologie in der CT-Bildgebung.

Im Falle der Indikation für eine operative Therapie wird diese möglichst zeitnah angestrebt. Eine nicht-operative Therapie kommt bei stabilen und nicht-dislozierten Frakturen in Frage. Bis zum Abschwellen der Weichteile wird eine Schienenversorgung durchgeführt. Im Anschluss wird das Handgelenk in leichter Extensionsstellung in einem zirkulären Gips/Cast über ein Zeitfenster von 4–12 Wochen (je nach Fraktur-Typ und Lokalisation) immobilisiert (Winston und Weiland 2017).

Die optimale Immobilisationstechnik (mit/ohne Daumeneinschluss) wird nach wie vor diskutiert (Dunleavy et al. 2025). Bei ausbleibender Konsolidierung sollte spätestens nach 12 Wochen Immobilisationsdauer eine operative Therapie erwogen werden (Schädel-Höpfner et al. 2023).

Eine operative Versorgung ist prinzipiell auch bei nicht-dislozierten Frakturen möglich. Das Zeitfenster bis zur knöchernen Konsolidierung und bis Wiederherstellung der vollen Belastungsfähigkeit kann dadurch potenziell verkürzt werden (Bond et al. 2001). Beschrieben ist zudem eine höhere Pseudarthrosen-Rate bei nicht-operativer Therapie im Vergleich zur operativen Therapie (Goffin et al. 2019). Die operative Standardversorgung einer Skaphoid-Fraktur ist eine intraossäre Schraubenosteosynthese (Samade und Awan 2024).

Postoperativ hängt die Dauer der Immobilisation von Faktoren wie der Frakturmorphologie, der Lokalisation der Fraktur und der intraoperativ erzielten Stabilität der osteosynthetischen Versorgung ab. Während einige Frakturen eine frühfunktionelle Behandlung zulassen, ist bei bestimmten Frakturformen eine Immobilisation von bis zu 6 Wochen notwendig. Die Heilungszeit bei distalen Frakturen liegt bei 6 Wochen und kann bei proximalen Frakturen 16–24 Wochen andauern (Grewal et al. 2013). Die Mobilisation wird daher mitunter erst ab 25 % Konsolidierung in der CT-Kontrolle (typischerweise 6 Wochen nach Behandlungsbeginn) freigegeben. Für die volle Belastungsfreigabe nach Schraubenosteosynthese gelten mindestens 50 % Konsolidierung (Dunleavy et al. 2025).

Die Wiederaufnahme der sportlichen Aktivitäten variiert und hängt von Faktoren wie der Frakturart, der Therapie, der Sportart, dem Sportniveau usw. ab. Während in einigen Sportarten eine Wiederaufnahme bereits in der Phase der Gips-/Cast-Immobilisation möglich ist (z. B. Fußball), lassen andere Sportarten aufgrund der Vorgaben oder der Praktikabilität (z. B. Basketball, Hockey) ein solches Vorgehen gar nicht erst zu.

Im Falle einer solchen „geschützten" Wiederaufnahme von sportlichen Belastungen gibt es auch keine einheitlichen Vorgaben im Hinblick auf den idealen Zeitpunkt. So variiert die Freigabe für sportliche Belastungen (im Cast) je nach Operateur zwischen „sofort" und 4–12 Wochen (Dy et al. 2013).

Hinzu kommt, dass es derzeit kein standardisiertes Rehabilitationsprotokoll zur Behandlung von Skaphoidfrakturen gibt. Tab. 10.4 zeigt exemplarisch ein mögliches Rehabilitationsprotokoll, das nach vollständiger Frakturkonsolidierung durchgeführt werden kann.

Return to Sport
Die RTS-Rate nach einer nicht-operativen Therapie wird mit 90 % nach durchschnittlich 9,6 Wochen angeben. Nach einer operativen Therapie liegt die RTS-Rate bei 98 % nach durchschnittlich 7,3 Wochen (Goffin et al. 2019). Unklar ist jedoch, inwieweit sich diese Daten in Abhängigkeit des Sportniveaus und der Frakturart unterscheiden.

10.3 Scaphoid- und Hamulusfraktur

Tab. 10.4 Rehabilitationsprogramm bei Skaphoidfrakturen. Der Beginn des Programms erfolgt erst nach vollständiger Frakturkonsolidierung und Beendigung der Immobilisation (Binkley et al. 2012)

	Übungen	Häufigkeit (Sätze und Wiederholungen)/Dauer
Phase I (Woche 1–3)	**Dehnungen:** Aktive Handgelenkflexion/-extension, Ulnar-/Radialabduktion, Pronation/Supination, Flexion des Daumens; aaROM oder pROM	3× täglich, 1 × 10; Halten der Dehnung für 20–30 s
	Kräftigung: Isometrisches Training	2× täglich, 1 × 10
	Handgelenkextension/-flexion, Ulnar-/Radialabduktion	Halten für 10 s
	Leichte Widerstandsbänder für die Dehnungen	1–3 × 10–20
	Plyometrie: Nein	–
Phase II (Woche 4–8)	**Dehnungen:** Wie in Phase I	Wie in Phase I
	Kräftigung:	
	Greifkraft/Ball drücken	1–3 × 10–15 oder 3× bis zum Versagen, an alternierenden Tagen
	Progression von Finger-Push-ups zu Push-ups mit flacher Hand	1–3 × 15–20
	Handgelenk-Curls und Extension	3 × 10 jeden 2. Tag
	Handtuch-Twister/Handgelenkaufroller	1–3 × 10–15
	Handgelenkgreifen (0,45–1,3 kg oder Spannung)	1–3 × 10–15
	Widerstandsbänder mit moderatem Widerstand für die Dehnübungen	1–3 × 10–20
	Qigong-Kugeln	2 min
	Plyometrie:	
	Werfen und Fangen mit leichten Bällen	15–20× Werfen; 15–20× Fangen
Phase III (Woche 8–12)	**Dehnungen:** Wie in Phase I	Wie in Phase I
	Kräftigung:	
	Progression der Greifkraft zu 1,3–4,5 kg	1–3 × 10
	Widerstandsbänder mit hohem Widerstand für die Dehnübungen	1–3 × 10–20
	Plyometrie:	
	Fußballwürfe (2–4-kg-Bälle)	3 × 6–8
	Einarmige Überkopfwürfe (1–4-kg-Bälle)	1–2 × 5–8; 2 Tage pro Woche
	Einarmiges Fangen (1–3-kg-Bälle)	1–2 × 5–8; 2 Tage pro Woche
	Medizinball-Chest-Pass (3–5-kg-Bälle)	1–3 × 10–20
	– Ballistische Push-ups (Clapping-Push-ups) – Shock-Push-ups – Decline-Push-ups – Drop-/Rebound-Push-ups	Beginn mit 1 ballistischen Push-up und Progression zu 10 ballistischen Push-ups vor dem Hinzufügen von Shock-Push-ups; Progression zu 10 Shock-Push-ups vor dem Hinzufügen von Decline-Push-ups; Progression zu 10 Decline-Push-ups vor dem Hinzufügen von Rebound-Push-ups

aaROM aktiv-assistiertes Bewegungsausmaß, *pROM* passives Bewegungsausmaß

10.4 Loge-de-Guyon-Syndrom

Das Loge-de-Guyon-Syndrom ist eine seltene periphere Neuropathie des N. ulnaris im Bereich des Handgelenkes (Aleksenko und Varacallo 2025). Dabei stellt die Loge de Guyon eine physiologische Enge für den N. ulnaris im Bereich der Handwurzel zwischen dem Os pisiforme und dem Hamulus ossis hamati dar (Verheggen 2021).

Als Ursachen für eine Neuropathie kommen vor allem Ganglionzysten und eine repetitive Hyperkompression infrage. Aber auch Hamulusfrakturen, Gefäßmalformationen oder anatomische Varianten der hypothenaren Muskulatur können einen Engpass des peripheren N. ulnaris bedingen (Claassen et al. 2013).

Im Sport spielt ursächlich in erster Linie ein dauerhafter Druck durch das Abstützen des Körpergewichts auf einem Fahrradlenker bei langen Radsportbelastungen eine Rolle. Dabei sind vor allem Rennradfahrer aufgrund ihrer nach vorne ausgerichteten Körperhaltung betroffen. Die Druckbelastung der Handgelenke auf den Lenker hängt dabei auch vom individuellen Greifstil und der etwaigen Nutzung von Handschuhen ab (Sirisena et al. 2021).

Neben der Druckbelastung spielen auch Faktoren wie Vibration oder Streckengefälle eine Rolle. So steigt der Druck auf die Handgelenke beim Bergabfahren, da hierbei die Hände einen Großteil des Körpergewichts aufnehmen müssen (Chiaramonte et al. 2022).

Klinik

Aufgrund der Aufteilung des N. ulnaris in einen sensiblen (Ramus superficialis) und einen motorischen Ast (Ramus profundus) hängt die Symptomatik bei einem Engpasssyndrom prinzipiell von der Lokalisation der Nervenläsion ab.

Man unterscheidet 3 unterschiedliche Zonen im Bereich der Loge: Während es in der Zone 1 zu gemischt sensiblen-motorischen Symptomen (Ramus profundus und Ramus superficialis betroffen) kommt, treten bei einer Nervenaffektion in Zone 2 rein motorische Symptome (Ramus profundus betroffen) und in Zone 3 rein sensorische Symptome (Ramus superficialis betroffen) auf (Aleksenko und Varacallo 2025). Demnach kann es klinisch zu rein motorischen, rein sensiblen oder gemischt motorisch-sensiblen Symptomen kommen.

Typischerweise treten Beschwerden und Parästhesien im Bereich des Kleinfingers und der ulnaren Seite des Ringfingers auf. Eine Kompression des Ramus profundus kann in einer Schwäche des M. adductor pollicis resultieren, die durch Prüfung des Froment-Zeichens verifiziert werden kann (Abb. 10.19).

▶ **Praxistipp** Im Gegensatz zum Kubitaltunnelsyndrom (Kompression des N. ulnaris im Kubitaltunnel) ist bei einem Loge-de-Guyon-Syndrom (Kompression des N. ulnaris in der Loge de Guyon) die Unterarmmuskulatur nicht betroffen.

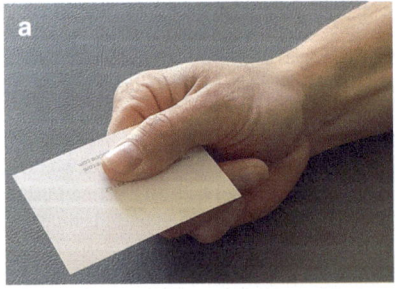
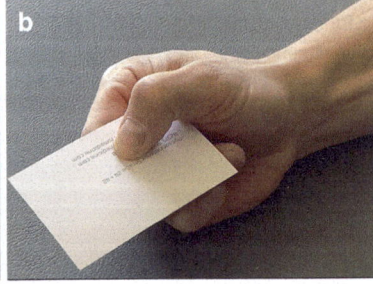

Abb. 10.19 a, b Froment-Zeichen. **a** Halten eines Papierstreifens zwischen Daumen und Zeigefinger. Der Untersucher versucht, den Papierstreifen herauszuziehen. **b** Kommt es dabei zu einer Beugung des Daumenendgelenkes, deutet dies auf eine Kompensation des M. adductor pollicis (innerviert durch N. ulnaris) durch den M. flexor pollicis longus (innerviert durch N. medianus) hin

Therapie

Die Therapie richtet sich nach Ursache, Symptomdauer und Schweregrad der Beschwerden. Im Falle einer Hamulusfraktur wird im Hochleistungssport mitunter auch eine frühzeitige operative Therapie durchgeführt (Aleksenko und Varacallo 2025).

Die nicht-operative Therapie beinhaltet primär die Aufklärung über die Ursache, eine Vermeidung der mechanischen Hyperkompression und eine gepolsterte Handgelenkschiene (Nachtlagerungsschiene) über ein Zeitfenster von bis zu 12 Wochen.

Im Hinblick auf die oftmals ursächliche exzessive Druckbelastung über den Lenker auf das Handgelenk zielen die weiteren therapeutischen Maßnahmen darauf ab, diese Hyperkompression zu reduzieren. So können Faktoren wie Lenkertyp, Sattelposition, Sitzhöhe etc. durch ein Bike-Fitting optimiert sowie der Einsatz von Handschuhen erwogen werden. Dabei scheinen Handschuhe mit einer vergleichsweise dünnen Polsterung (3 mm) im Gegensatz zu dickeren Polsterungen besser geeignet zu sein, um hypothenare Druckbelastungen zu reduzieren (Slane et al. 2011).

Insbesondere auch die Hyperextension und Ulnarabduktion des Handgelenkes scheint einen Engpass des N. ulnaris zu begünstigen, was in der Optimierung einer ergonomischeren Radposition berücksichtigt werden muss (Rauch et al. 2016). Außerdem sollte die Handgelenkhaltung bei längerer Belastungsdauer regelmäßig verändert werden.

Zudem erscheint es sinnvoll, ein allgemeines Rumpftraining in die Therapie und Prävention zu integrieren, sodass die Körperhaltung auch bei längeren Belastungen unter Ermüdung gehalten werden kann (Abt et al. 2007).

10.5 Skidaumen

Die Stabilität des Metakarpophalangealgelenkes (MCP-Gelenkes) am Daumen wird statisch und dynamisch gewährleistet. Dabei zählt man das ulnare Kollateralband (UCL) neben der volaren Platte und der dorsalen Kapsel zu den statischen Stabilisatoren (Schroeder und Goldfarb 2015).

Die Verletzung des UCL wird auch als Skidaumen bezeichnet. Verletzungen des UCL machen den Großteil der ligamentären Verletzungen am MCP-Gelenk des Daumens aus (Robinson et al. 2023). Diese Verletzungen resultieren entweder aus einer chronisch-repetitiven Valgusbelastung oder aus einem akuten Valgusstress, der typischerweise im Zusammenhang mit einem Skiunfall oder anderen Sportverletzungen auftritt (Boesmueller et al. 2017).

Verletzungsmechanismus ist eine Hyperabduktion des Daumens am Skistock bei einem Sturz. Grundsätzlich kann eine UCL-Verletzung aber auch in vielen anderen Sportarten auftreten, bei denen es durch einen Gegnerkontakt, einen Sturz oder im Zusammenhang mit der Nutzung von einem Griff/Stock zu einer plötzlichen Hyperabduktion oder -extension des Daumens kommt (Basketball, Boxen, Baseball, Football etc.). Meist kommt es dabei zu einer Avulsion des UCL im Bereich seiner distalen Insertion am proximalen 1. Mittelhandknochen. Dabei sind auch Avulsionsfrakturen der Basis des 1. Mittelhandknochens möglich (Allahabadi et al. 2023).

Eine Komplikation einer UCL-Verletzung stellt die Stener-Läsion dar. Dabei handelt es sich um ein Einklemmen des distal abgerissenen Ligaments weiter proximal an der Aponeurose des M. adductor pollicis.

Klinik

Die Betroffenen berichten im Zusammenhang mit einer MCL-Verletzung über einen akuten Schmerz nach einem Abduktions- oder Extensionstrauma des Daumens. Im Bereich der ulnaren Seite des MCP-Gelenkes besteht eine Berührungsempfindlichkeit. Eine Schwellung in diesem Bereich ist möglich. Im Falle einer Stener-Läsion kann möglicherweise vermehrtes Weichteilgewebe palpiert werden (Stener 1962).

Als wichtigstes Assessment wird eine Valgusstresstestung in 0°- und 30°-Flexion des MCP-Gelenkes durchgeführt (Abb. 10.20). Neben der

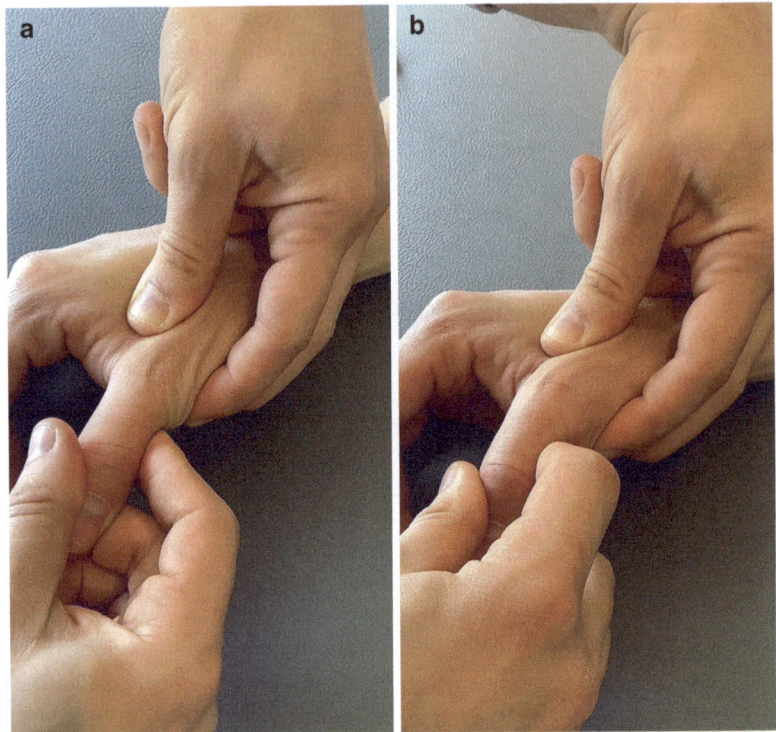

Abb. 10.20 a, b Klinische Untersuchung des MCP-Gelenkes. Beurteilung der UCL-Integrität in 0°-MCP-Flexion aus der Neutralstellung des Handgelenkes und des Daumens (**a**) sowie in 30°-Flexionsstellung im MCP (**b**)

Stabilität im Vergleich zur Gegenseite wird dabei auch das Endgefühl bewertet (Schroeder und Goldfarb 2015):

- Grad-1-Verletzungen sind schmerzhaft, weisen keine Instabilitätszeichen auf.
- Grad-2-Verletzungen entsprechen einer Partialruptur mit vermehrter Laxität, aber festem Anschlag am Bewegungsende.
- Eine Komplettruptur mit Laxität ohne Anschlag stellt eine Grad-3-Verletzung dar.

Therapie

Eine nicht-operative Therapie kann bei Grad-1- und Grad-2-Verletzungen durchgeführt werden. Das bedeutet, knöchern nicht-dislozierte und klinisch stabile Verletzungen können nicht-operativ in einem Cast behandelt werden (Giddins 2015). Dabei erfolgt eine Immobilisation über ein Zeitfenster von 4 bis 6 Wochen mit anschließender Mobilisation und Kräftigung. Grad-3-Verletzungen oder das zusätzliche Auftreten einer Stener-Läsion haben eine schlechte Prognose unter einer nicht-operativen Therapie und werden daher meist operativ versorgt (Allahabadi et al. 2023).

Nach einer operativen Versorgung erfolgt eine Immobilisation für 6 Wochen in einer Daumen-/Handorthese ohne Einschluss der Interphalangealgelenke. Aktive Bewegungen im MCP-Gelenk des Daumens werden nach 6 Wochen wieder freigegeben, die Orthese wird beim Sport dann weitere 3 Monate getragen (Schroeder und Goldfarb 2015). Alternativ ist auch die Anlage eines Tapes möglich (Abb. 10.21).

Die Fortschritte in den Operationstechniken (z. B. Fadenanker oder Augmentation mit Tape) führen zu einer Verbesserung der Stabilität, sodass die Mobilisation heutzutage oftmals bereits deutlich früher erfolgen kann (Patel et al. 2022).

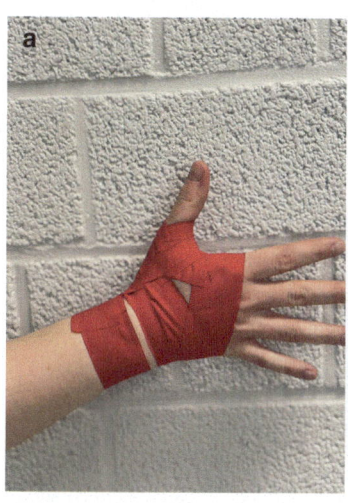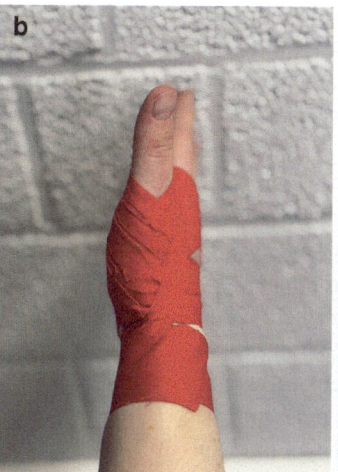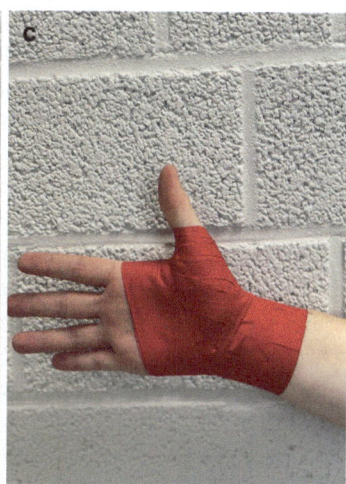

Abb. 10.21 a–c Tape-Anlage Sport

Return to Sport

Die RTS-Rate auf das prätraumatische Niveau nach einer operativen Versorgung wird mit 98 % angegeben (Allahabadi et al. 2023). Nach einer operativen UCL-Augmentation beträgt dabei das RTS-Zeitfenster gerade einmal knapp 5 Wochen (Gibbs und Shin 2020).

10.6 Mallet- und Jersey-Finger

Mallet-Finger

Der Mallet-Finger beschreibt eine Flexionsdeformität des Fingers im Bereich des distalen Interphalangealgelenkes (DIP).

Ursache ist meist ein direktes und hoch energetisches Anpralltrauma am Finger im Sport mit einer plötzlichen Flexion des DIP-Gelenkes unter axial einwirkender Kraft (z. B. durch einen Ball). Dabei kann es zu einer Teil- oder Komplettruptur der Extensorensehne im Bereich der Insertion am Endglied kommen, sodass das DIP-Gelenk nicht mehr aktiv gestreckt werden kann.

Diese Verletzung ist die häufigste Sehnenverletzung an der Hand (de Jong et al. 2014). Betroffen ist primär der Mittelfinger, gefolgt von Ringfinger, kleinem Finger und Zeigefinger (Khera et al. 2021).

Neben einer isoliert weichteiligen Sehnenverletzung ist auch eine knöcherne Sehnenavulsion, bei der die Extensorensehne zusammen mit einem kleinen Knochenfragment ausreißt, möglich.

Klinik

Die Betroffenen berichten über ein Unfallereignis mit anschließenden Schmerzen und einer Unfähigkeit, das Endglied des betroffenen Fingers aktiv zu strecken.

In der klinischen Untersuchung zeigt sich eine Flexionsstellung des betroffenen DIP-Gelenkes, das nicht mehr aktiv gestreckt werden kann. Hingegen ist die passive Extension im DIP-Gelenk möglich. Es bestehen eine Schwellung und ein Druckschmerz über dem Gelenk.

Zum Ausschluss einer knöchernen Avulsion der Sehne wird eine Röntgenbildgebung durchgeführt.

Therapie

Eine unkomplizierte Mallet-Verletzung kann nicht-operativ durch eine Immobilisation des DIP-Gelenkes in Extensionsstellung über ein Zeitfenster von 6–8 Wochen behandelt werden. Die Schiene muss dabei kontinuierlich getragen werden (Cronin et al. 2024). Nach der Beendigung der strikten Immobilisation wird empfohlen, die Schiene nachts sowie bei sportlichen

Aktivitäten für einige Wochen weiterzutragen. Die Rückkehr zu sportlichen Belastungen ist nach 8–12 Wochen möglich (Bachoura et al. 2017).

Aufgrund der langen und strikten Immobilisation erfordert die nicht-operative Behandlung eine hohe Compliance des Patienten. Auch bei der Abnahme der Schiene zur Hauthygiene darf das DIP-Gelenk nicht flektiert werden.

Bei nicht ausreichender Compliance, chronischen Verletzungen (älter als 12 Wochen), instabilen Verletzungen (30–50 % der Gelenkfläche betroffen) und großen knöchernen Fragmenten wird eine operative Therapie durchgeführt (Turner et al. 2025).

Jersey-Finger

Der Jersey-Finger beschreibt eine volare Avulsion der Sehne des M. flexor digitorum profundus am Fingerendglied durch eine Hyperextension, während der Finger aktiv gebeugt wird (Bachoura et al. 2017). Betroffen ist meist der Ringfinger.

Typischer Verletzungsmechanismus ist das Greifen/Halten der Kleidung des Gegenspielers in Kontaktsportarten wie Football oder Rugby. Während der Athlet durch das Greifen eine aktive Flexion im DIP-Gelenk durchführt, kommt es bei der ruckartigen Bewegung des Gegenspielers zu einer passiven Extension des DIP-Gelenkes.

Wie beim Mallet-Finger kann es auch beim Jersey-Finger zu isoliert weichteiligen oder knöchernen Sehnenavulsionen kommen.

Klinik

In der klinischen Untersuchung fällt auf, dass kein vollständiger Faustschluss mehr möglich ist. Die aktive Flexion des betroffenen Endgliedes kann nicht durchgeführt werden. Knöcherne Avulsionen werden in der Röntgenbildgebung ausgeschlossen.

Therapie

Im Gegensatz zum Mallet-Finger wird beim Jersey-Finger eine frühzeitige operative Therapie innerhalb von 10 Tagen angestrebt (Abrego und Shamrock 2025). Die postoperative Rehabilitation ist langwierig und erfordert initial eine Immobilisation des betroffenen Fingers. Aktive Bewegungen werden erst nach 6 Wochen freigegeben, der Belastungsaufbau des betroffenen Fingers beginnt 8–10 Wochen postoperativ (Yarar et al. 2015).

▶ **Praxistipp** In der postoperativen Rehabilitation gilt es die Belastung auf die Sehne zu kontrollieren, da exzessive Belastungen zu einer Reruptur führen können.

Die Rückkehr zum Sport ist frühestens 8–12 Wochen postoperativ möglich. Voraussetzungen sind ein funktionell adäquates aktives Bewegungsausmaß, keine oder nur wenig Beschwerden sowie eine Greifkraft von > 80 % im Vergleich zur Gegenseite (Bachoura et al. 2017).

10.7 Verletzungen des proximalen Interphalangealgelenkes

Die proximalen Interphalangealgelenke (PIP) gehören zu den am häufigsten verletzten Gelenken im Sport (Rettig 2003). PIP-Verletzungen können die Kollateralbänder, die palmare Platte und die Kapselbänder, den Tractus intermedius der Streckaponeurose oder die knöchernen Gelenkpartner des Grund- bzw. Mittelglieds in Form einer Fraktur betreffen (Yarar et al. 2015).

Eine Verletzung der Kollateralbänder resultiert meist aus einer axialen (Extensions-) Belastung des Fingers und wird häufig in Ballsportarten wie Basketball beobachtet (Deckey et al. 2020). Grundsätzlich können PIP-Verletzungen aber auch durch axiale Belastungen beim Kontaktsport oder im Zusammenhang mit einem Sturz vorkommen. Meist handelt es sich dabei dann um Partialrupturen, die das radiale Kollateralband betreffen (Rettig 2003).

Klinik

In der klinischen Untersuchung bestehen bei einer akuten Verletzung Schmerzen und eine Schwellung im Bereich des PIP-Gelenkes.

Untersucht werden sollten die passive dorsale Überstreckbarkeit, die passive dorsopalmare Verschieblichkeit des Mittelglieds gegen das Grundglied, die radiale/ulnare passive Aufklappbarkeit und ein potenziell aktiver Streckverlust gegen Widerstand (Yarar et al. 2015).

▶ **Praxistipp** Es besteht im PIP-Gelenkeine physiologische seitliche Aufklappbarkeit von 15–20°.

Therapie

Partialrupturen der Kollateralbänder sind klinisch stabil und werden durch eine Schiene (z. B. Stack-Schiene oder individuell angefertigte Schiene) maximal 2 Wochen in Extensionsstellung immobilisiert und anschließend mit Buddy-Tape (Abb. 10.22) stabilisiert. Eine frühfunktionelle Behandlung ist möglich (Paschos et al. 2014).

Höhergradige Instabilitäten oder knöchern-dislozierte Verletzungen werden operativ behandelt.

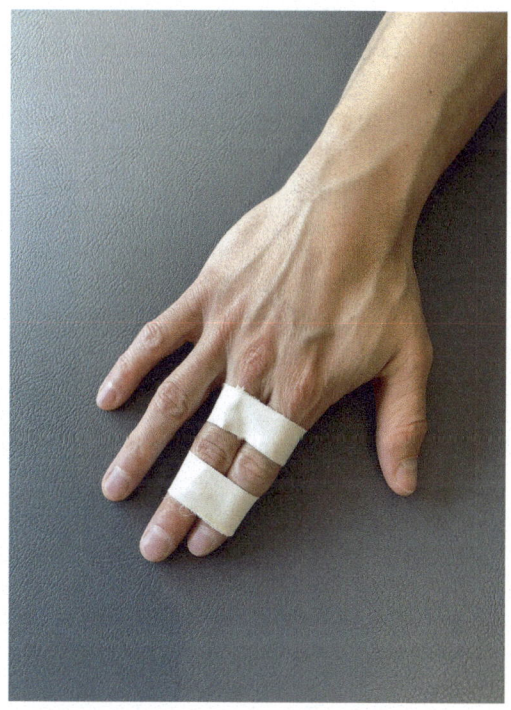

Abb. 10.22 Buddy-Tape

10.8 Tendovaginitis de Quervain

Die Tendinitis im 1. Strecksehnenfach ist die häufigste überlastungsbedingte Tendinitis des Handgelenkes im Sport (Rettig 2004). Betroffen sind die Sehnen des M. abductor pollicis longus und des M. extensor pollicis brevis.

Es handelt sich pathoanatomisch um eine entzündliche Veränderung im 1. Strecksehnenfach, meist ausgelöst durch repetitive Mikrotraumata im Zusammenhang mit einer exzessiven Belastung. Dabei spielen Bewegungen, die eine Extension und Abduktion des Daumens oder einen festen Griff in Kombination mit Pro-/Supination bei gleichzeitiger Ulnarabduktion erfordern, eine pathomechanische Rolle (Meier et al. 2025).

Neben einer inflammatorischen Pathogenese kann eine repetitive Überbelastung auch zu einer Verdickung der Sehnenscheide und einer Stenose führen. Diskutiert wird daher, inwieweit es sich bei der Tendovaginitis de Quervain eher um eine degenerative und nicht um eine inflammatorische Pathologie handelt (Cavaleri et al. 2016).

Klinik

Klinisch bestehen Schmerzen auf der radialen Seite des Handgelenkes unterhalb des Daumens, die in den Daumen und den Unterarm ausstrahlen können. Im fortgeschrittenen Stadium sind Krepitationen bei Greifbewegen des Daumens möglich. Ein positiver Finkelstein- (Abb. 10.23) und der Eichhoff-Test (Abb.10.24) dienen zur Diagnosesicherung.

Therapie

Die Therapie der Tendovaginitis de Quervain erfolgt zunächst nicht-operativ. Bei milder Symptomatik stehen eine orale Analgesie und eine Immobilisation mit Daumeneinschluss durch eine Schiene oder eine Orthese für 3–8 Wochen im Vordergrund (Huisstede et al. 2014).

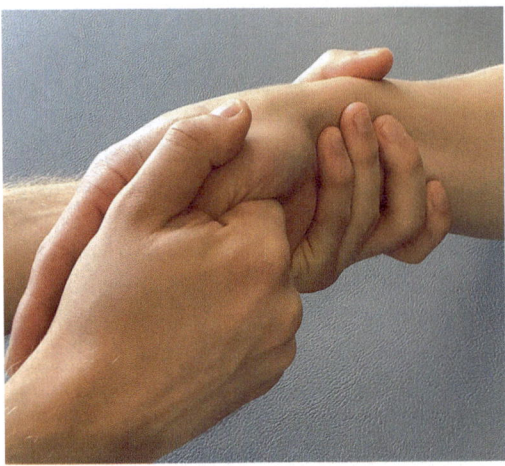

Abb. 10.23 Finkelstein-Test. Der Untersucher führt den Daumen des Patienten nach ulnar. Bei einer Schmerzreproduktion gilt der Test als positiv

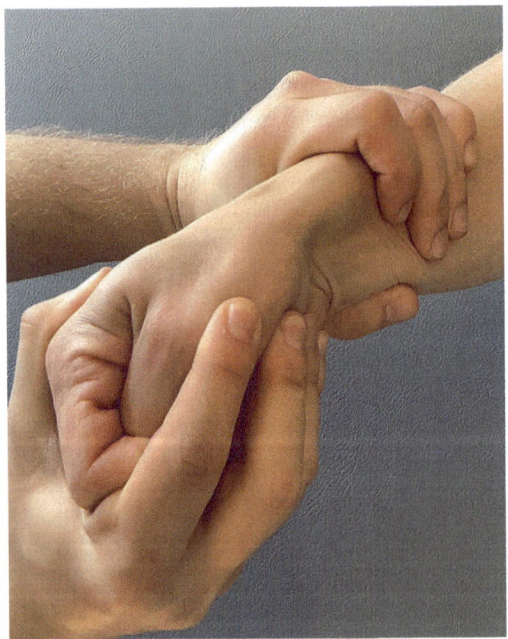

Abb. 10.24 Eichhoff-Test. Der Patient umschließt seinen Daumen in einer Faust. Der Untersucher führt die Hand nach ulnar. Bei einer Schmerzreproduktion gilt der Test als positiv

▶ **Praxistipp** Eine Schiene kann eine „äußere Einengung" provozieren, sodass die Immobilisation in einer Orthese abgewogen werden sollte (Meier et al. 2025). Eine Möglichkeit zur Optimierung der Immobilisation stellen individuell angepasste Orthesen dar (Sun et al. 2024).

Im Rahmen eines multimodalen Therapieansatzes wurde ein progressives isometrisches Training der Daumenextension beschrieben. Der Vorteil ist, dass im Gegensatz zu einem exzentrischen oder konzentrischen Training dabei kein Gleiten der betroffenen Sehne erfolgt (McBain et al. 2023). Denkbar ist auch die Nutzung der analgetischen Effekte einer manualtherapeutischen Therapie in der Vorbereitung auf eine solche aktive Therapie (Savva et al. 2021).

Bei moderater und schwerer Symptomatik ist eine zusätzliche Infiltrationstherapie in das 1. Strecksehnenfach möglich und potenziell effektiver als die alleinige Immobilisation (Cavaleri et al. 2016). Dabei scheint der Therapieerfolg auch von der Anatomie der Sehnen selbst abzuhängen. So wurde eine höhere Rezidivgefahr im Zusammenhang mit bestimmten anatomischen Varianten im ersten Strecksehnenfach beobachtet (Kitridis et al. 2024).

Im Hinblick auf eine Injektionstherapie wurden in der Vergangenheit primär Kortikosteroide eingesetzt. Eine potenzielle Alternative zur Kortison-Injektion stellt eine PRP-Injektion (PRP = plättchenreiches Plasma) dar, wenngleich hierzu noch weitere Studien notwendig sind (Chowley et al. 2025).

Die operative Therapie ist schweren Fällen nach einem erfolglosen nicht-operativen Therapieversuch vorbehalten. Dabei wird das Sehnenfach entweder durch eine mittige Längsinzision oder einer Erweiterungsplastik entlastet. Im selben Eingriff können auch potenzielle anatomische Varianten (z. B. Septen) identifiziert und reseziert werden (Meier et al. 2025).

10.9 Boxer's Knuckle

Als „Boxer's Knuckle" wurde ursprünglich eine Ruptur des Seitenbandes im Bereich des MCP-Gelenkes bezeichnet. Heutzutage steht der Begriff für eine schwere Verletzung der MCP-Gelenkkapsel, die häufig mit einer Verletzung im Bereich des Extensorenapparats (Extensorensehne, Kapsel und Seitenbänder) einhergeht (van der Zee et al. 2015). Aufgrund ihrer zentralisierenden Funktion kann es bei einer Verletzung der

Seitenbänder zu einer Subluxation der Extensorensehne über dem MCP-Gelenk kommen (Rosenbaum und Awan 2017). Am häufigsten sind der kleine Finger und der Mittelfinger betroffen.

Unfallmechanismus ist eine axial einwirkende Kraft auf die Rückseite des flektierten MCP-Gelenkes, z. B. durch einen Schlag. Durch den Schlag kommt es zu einer starken Flexion des MCP-Gelenkes und einer daraus resultierenden hohen Belastung auf den Extensorenapparat. Neben diesem Schlag-assoziierten Pathomechanismus stellt im Prinzip jegliche Form eines Hyperkompressionstraumas im Bereich des distalen Mittelhandknochens eine potenzielle Verletzungsursache dar. Neben einem akuten Trauma können auch repetitive Belastungen zu einer solchen Verletzung führen.

Klinik

Zu den Symptomen zählen Schmerzen und eine Schwellung über dem betroffenen MCP-Gelenk sowie im angrenzenden Interdigitalraum. Es kann zu einer Einschränkung der Extension, einem schmerzhaften Faustschluss und einer sichtbaren Luxation der Extensorensehne über dem MCP-Gelenk kommen. Die Richtung der Luxation gibt einen Hinweis darauf, ob das ulnare oder radiale Seitenband betroffen ist und wo ein potenzieller kapsulärer Defekt lokalisiert ist (van der Zee et al. 2015).

Therapie

Die Therapie erfolgt operativ (Melone et al. 2009). Es kann bis zu 5 Monate dauern, bevor wieder sportliche Aktivitäten möglich sind (Hame und Melone 2000).

Literatur

Abrego MO, Shamrock AG (2025) Jersey Finger. StatPearls Publishing LLC, Treasure Island

Abt, J. P. et al. Relationship between cycling mechanics and core stability. *J Strength Cond Res* **21**(4), 1300–1304. https://doi.org/10.1519/r-21846.1 (2007).

Aitken S, Court-Brown CM (2008) The epidemiology of sports-related fractures of the hand. Injury 39(12): 1377–1383. https://doi.org/10.1016/j.injury.2008.04.012

Aleksenko D, Varacallo MA (2025) Guyon Canal Syndrome. StatPearls Publishing LLC, Treasure Island

Allahabadi S, Kwong JW, Pandya NK, Shin SS, Immerman I, Lee NH (2023) Return to play after thumb ulnar collateral ligament injuries managed surgically in athletes-a systematic review. J Hand Surg Glob Online 5(3):349–357. https://doi.org/10.1016/j.jhsg.2023.03.005

Avery DM, Rodner CM, Edgar CM (2016) Sports-related wrist and hand injuries: a review. J Orthop Surg Res 11(1):99. https://doi.org/10.1186/s13018-016-0432-8

Ayache A, Schmitt R, Unglaub F, Langer MF, Müller LP, Spies CK (2021) Frakturen der Handwurzel ohne Os scaphoideum. Der Unfallchirurg 124(1):59–73. https://doi.org/10.1007/s00113-020-00929-w

Bachoura A, Ferikes AJ, Lubahn JD (2017) A review of mallet finger and jersey finger injuries in the athlete. Curr Rev Musculoskelet Med 10(1):1–9. https://doi.org/10.1007/s12178-017-9395-6

Bansal A, Carlan D, Moley J, Goodson H, Goldfarb CA (2017) Return to play and complications after hook of the hamate fracture surgery. J Hand Surg Am 42(10):803–809. https://doi.org/10.1016/j.jhsa.2017.06.108

Binkley H, Smith DL, Wise S (2012) Rehabilitation and return to sport after scaphoid fractures. Strength Condition J 34(5):24–33. https://doi.org/10.1519/SSC.0b013e318263f845

Boesmueller S, Huf W, Rettl G, Dahm F, Meznik A, Muschitz G, Kitzinger H, Bukaty A, Fialka C, Vierhapper M (2017) The influence of sex and trauma impact on the rupture site of the ulnar collateral ligament of the thumb. PLoS One 12(7):e0181754. https://doi.org/10.1371/journal.pone.0181754

Bond CD, Shin AY, McBride MT, Dao KD (2001) Percutaneous screw fixation or cast immobilization for nondisplaced scaphoid fractures. J Bone Joint Surg Am 83(4):483–488. https://doi.org/10.2106/00004623-200104000-00001

Bonhof-Jansen E, Kroon G, Brink S, van Uchelen J (2019) Rehabilitation with a stabilizing exercise program in triangular fibrocartilage complex lesions with distal radioulnar joint instability: a pilot intervention study. Hand Therapy 24(4):116–122

Burleson A, Shin S (2018) Return to play after hook of hamate excision in baseball players. Orthop J Sports Med 6(10):2325967118803090. https://doi.org/10.1177/2325967118803090

Byrd JN, Sasor SE, Chung KC (2021) Extensor carpi ulnaris subluxation. Hand Clin 37(4):487–491. https://doi.org/10.1016/j.hcl.2021.06.005

Campbell D, Campbell R, O'Connor P, Hawkes R (2013) Sports-related extensor carpi ulnaris pathology: a review of functional anatomy, sports injury and management. Br J Sports Med 47(17):1105–1111. https://doi.org/10.1136/bjsports-2013-092835

Cavaleri R, Schabrun SM, Te M, Chipchase LS (2016) Hand therapy versus corticosteroid injections in the treatment of de Quervain's disease: a systematic review and meta-analysis. J Hand Ther 29(1):3–11. https://doi.org/10.1016/j.jht.2015.10.004

Chan JJ, Teunis T, Ring D (2014) Prevalence of triangular fibrocartilage complex abnormalities regardless of symptoms rise with age: systematic review and pooled analysis. Clin Orthop Relat Res 472(12):3987–3994. https://doi.org/10.1007/s11999-014-3825-1

Chen Z (2021) Clinical evaluation of a wrist sensorimotor rehabilitation program for triangular fibrocartilage complex injuries. Hand Ther 26(4):123–133. https://doi.org/10.1177/17589983211033313

Chiaramonte R, Pavone P, Musumeci G, Rosa MD, Vecchio M (2022) Preventive strategies, exercises and rehabilitation of hand neuropathy in cyclists: a systematic review. J Hand Ther 35(2):164–173. https://doi.org/10.1016/j.jht.2021.11.003

Chowley P, Biswas H, Mondal K, Hazra S, Hazra S, Das P (2025) Platelet-rich plasma versus corticosteroid injection for the treatment of de Quervain tenosynovitis: a randomised control open label equivalence trial. J Hand Surg Asian Pac. https://doi.org/10.1142/s2424835525500249

Claassen H, Schmitt O, Schulze M, Wree A (2013) Variation in the hypothenar muscles and its impact on ulnar tunnel syndrome. Surg Radiol Anat 35(10):893–899. https://doi.org/10.1007/s00276-013-1113-5

Cronin UM, Shannon A, Óh M, O'Sullivan A, Cummins NM, O'Sullivan L (2024) What is known from the existing literature about the treatment of mallet injury using 3D printed splints? A scoping review protocol. HRB Open Res 7:21. https://doi.org/10.12688/hrbopenres.13865.2

Deckey DG, Scott KL, Hinckley NB, Makovicka JL, Hassebrock JD, Tummala SV, Pena A, Asprey W, Chhabra A (2020) Hand and wrist injuries in men's and women's national collegiate athletic association basketball. Orthop J Sports Med 8(9):2325967120953070. https://doi.org/10.1177/2325967120953070

Demirkan F, Calandruccio JH, Diangelo D (2003) Biomechanical evaluation of flexor tendon function after hamate hook excision. J Hand Surg Am 28(1):138–143. https://doi.org/10.1053/jhsu.2003.50005

Devers BN, Douglas KC, Naik RD, Lee DH, Watson JT, Weikert DR (2013) Outcomes of hook of hamate fracture excision in high-level amateur athletes. J Hand Surg Am 38(1):72–76. https://doi.org/10.1016/j.jhsa.2012.10.011

Donohue JK, Calcaterra MJ, Fowler JR (2024) Surgical management of hook of hamate fractures: a systematic review of outcomes. J Hand Surg Glob Online 6(2):183–187. https://doi.org/10.1016/j.jhsg.2023.11.011

Duckworth AD, Jenkins PJ, Aitken SA, Clement ND, Court-Brown CM, McQueen MM (2012) Scaphoid fracture epidemiology. J Trauma Acute Care Surg 72(2):E41–E45. https://doi.org/10.1097/ta.0b013e31822458e8

Dunleavy ML, Pilla N, Darowish M (2025) Treatment options, return to play, and functional performance after operatively and non-operatively managed acute scaphoid fractures. Curr Rev Musculoskelet Med 18(1):17–25. https://doi.org/10.1007/s12178-024-09935-6

Düppe H, Johnell O, Lundborg G, Karlsson M, Redlund-Johnell I (1994) Long-term results of fracture of the scaphoid. A follow-up study of more than thirty years. J Bone Joint Surg Am 76(2):249–252. https://doi.org/10.2106/00004623-199402000-00012

Dy CJ, Khmelnitskaya E, Hearns KA, Carlson MG (2013) Opinions regarding the management of hand and wrist injuries in elite athletes. Orthopedics 36(6):815–819. https://doi.org/10.3928/01477447-20130523-30

Fones L, Kasper A, Milano M, Ilyas AM (2024) Incidental triangular fibrocartilage complex changes on wrist MRI. Hand (N Y):15589447241277846. https://doi.org/10.1177/15589447241277846

Frank U (2016) Untersuchung und MR-Morphologie des ulnokarpalen Handgelenkschmerzes. Handchirurgie Scan 5(02):137–152

Garcia-Elias M (2015) Tendinopathies of the extensor carpi ulnaris. Handchir Mikrochir Plast Chir 47(5):281–289. https://doi.org/10.1055/s-0035-1559720

Geissler WB (2001) Carpal fractures in athletes. Clin Sports Med 20(1):167–188. https://doi.org/10.1016/s0278-5919(05)70254-4

Geller JS, Taormina DP, Greene JD, Dodds SD (2021) Delayed presentation of unstable triangular fibrocartilage complex tears treated with volar foveal ligament repair. J Wrist Surg 10(2):144–149. https://doi.org/10.1055/s-0040-1721410

Gibbs DB, Shin SS (2020) Return to play in athletes after thumb ulnar collateral ligament repair with suture tape augmentation. Orthop J Sports Med 8(7):2325967120935063. https://doi.org/10.1177/2325967120935063

Giddins GE (2015) The non-operative management of hand fractures. J Hand Surg Eur 40(1):33–41. https://doi.org/10.1177/1753193414548170

Goffin JS, Liao Q, Robertson GA (2019) Return to sport following scaphoid fractures: a systematic review and meta-analysis. World J Orthop 10(2):101–114. https://doi.org/10.5312/wjo.v10.i2.101

Grewal R, Suh N, Macdermid JC (2013) Use of computed tomography to predict union and time to union in acute scaphoid fractures treated nonoperatively. J Hand Surg Am 38(5):872–877. https://doi.org/10.1016/j.jhsa.2013.01.032

Hame SL, Melone CP (2000) Boxer's knuckle in the professional athlete. Am J Sports Med 28(6):879–882. https://doi.org/10.1177/03635465000280061701

Harwood C, Turner L (2016) Conservative management of midcarpal instability. J Hand Surg Eur 41(1):102–109. https://doi.org/10.1177/1753193415613050

Hemmati S, Ponich B, Lafreniere AS, Genereux O, Rankin B, Elzinga K (2024) Approach to chronic wrist pain in adults: review of common pathologies for primary care practitioners. Can Fam Physician 70(1):16–23. https://doi.org/10.46747/cfp.700116

Herde B, Stroia KA (2018) Wrist and hand rehabilitation. In: Di Giacomo G, Ellenbecker TS, Kibler WB (Hrsg) Tennis medicine: a complete guide to evaluation, treatment, and rehabilitation. Springer International Publishing, Cham, S 327–357

Huang JI, Hanel DP (2012) Anatomy and biomechanics of the distal radioulnar joint. Hand Clin 28(2):157–163. https://doi.org/10.1016/j.hcl.2012.03.002

Huisstede BM, Coert JH, Fridén J, Hoogvliet P (2014) Consensus on a multidisciplinary treatment guideline for de Quervain disease: results from the European HANDGUIDE study. Phys Ther 94(8):1095–1110. https://doi.org/10.2522/ptj.20130069

Jeong SH, Gu JH, Han SK, Kim WK (2012) Two-staged tendon reconstruction in flexor tendon ruptures secondary to fracture of the hamate hook. Ann Plast Surg 69(2):157–160. https://doi.org/10.1097/SAP.0b013e31821ee401

de Jong JP, Nguyen JT, Sonnema AJ, Nguyen EC, Amadio PC, Moran SL (2014) The incidence of acute traumatic tendon injuries in the hand and wrist: a 10-year population-based study. Clin Orthop Surg 6(2):196–202. https://doi.org/10.4055/cios.2014.6.2.196

Kadar A, Bishop AT, Suchyta MA, Moran SL (2018) Diagnosis and management of hook of hamate fractures. J Hand Surg Eur 43(5):539–545. https://doi.org/10.1177/1753193417729603

Khera B, Chang C, Bhat W (2021) An overview of mallet finger injuries. Acta Biomed 92(5):e2021246. https://doi.org/10.23750/abm.v92i5.11731

Kitridis D, Perdikakis E, Potoupnis M, Pavlidis L, Karagergou E, Givissis P (2024) De Quervain tendinopathy: anatomical prognostic indicators of corticosteroid injection success. J Pers Med 14(9). https://doi.org/10.3390/jpm14090928

Kleinman WB (2007) Stability of the distal radioulna joint: biomechanics, pathophysiology, physical diagnosis, and restoration of function what we have learned in 25 years. J Hand Surg Am 32(7):1086–1106. https://doi.org/10.1016/j.jhsa.2007.06.014

Koslosky E, Elder G, Heath D, Brady C, Dutta A (2024) Stress fractures of the hand and wrist in athletes. Injury 55(2):111218. https://doi.org/10.1016/j.injury.2023.111218

Kußmaul AC, Kuehlein T, Langer MF, Ayache A, Löw S, Unglaub F (2024) Konservative und operative Therapie von Frakturen der Handwurzelknochen. Dtsch Arztebl International 121(18):594–600. https://doi.org/10.3238/arztebl.m2024.0102

Lamas-Gómez C, Velasco-González L, González-Osuna A, Almenara-Fernández M, Trigo-Lahoz L, Aguilera-Roig X (2019) Evaluation of grip strength in hook of hamate fractures treated with osteosynthesis. Is this surgical treatment necessary? Acta Orthop Traumatol Turc 53(2):115–119. https://doi.org/10.1016/j.aott.2018.12.005

Matzkin E, Singer DI (2000) Scaphoid stress fracture in a 13-year-old gymnast: a case report. J Hand Surg 25(4):710–713. https://doi.org/10.1053/jhsu.2000.7382

McBain B, Rio E, Cook J, Sanderson J, Docking S (2023) Isometric thumb extension exercise as part of a multimodal intervention for de Quervain's syndrome: a randomised feasibility trial. Hand Ther 28(2):72–84. https://doi.org/10.1177/17589983231158499

Meier R, Spies CK, Hug U, Honigmann P, Harbrecht A, Engler C (2025) Pain around the first ray of the hand: differential diagnoses and treatment. Orthopadie (Heidelb) 54(3):227–239. https://doi.org/10.1007/s00132-025-04616-9

Melone CP Jr, Polatsch DB, Beldner S (2009) Disabling hand injuries in boxing: boxer's knuckle and traumatic carpal boss. Clin Sports Med 28(4):609–621. https://doi.org/10.1016/j.csm.2009.06.004

Nevalainen MT, Zoga AC, Rivlin M, Morrison WB, Roedl JB (2023) Extensor carpi ulnaris tendon pathology and ulnar styloid bone marrow edema as diagnostic markers of peripheral triangular fibrocartilage complex tears on wrist MRI: a case-control study. Eur Radiol 33(5):3172–3177. https://doi.org/10.1007/s00330-023-09446-x

Pace V, Bronzini F, Novello G, Mosillo G, Braghiroli L (2024) Review and update on the management of triangular fibrocartilage complex injuries in professional athletes. World J Orthop 15(2):110–117. https://doi.org/10.5312/wjo.v15.i2.110

Pang EQ, Yao J (2017) Ulnar-sided wrist pain in the athlete (TFCC/DRUJ/ECU). Curr Rev Musculoskelet Med 10(1):53–61. https://doi.org/10.1007/s12178-017-9384-9

Park JH, Kim HD, Park H, Jung I, Youn I, Park JW (2018) The effect of triangular fibrocartilage complex tear on wrist proprioception. J Hand Surg Am 43(9):866.e861–866.e868. https://doi.org/10.1016/j.jhsa.2018.01.022

Paschos NK, Abuhemoud K, Gantsos A, Mitsionis GI, Georgoulis AD (2014) Management of proximal interphalangeal joint hyperextension injuries: a randomized controlled trial. J Hand Surg Am 39(3):449–454. https://doi.org/10.1016/j.jhsa.2013.11.038

Patel NK, Davies N, Mirza Z, Watson M (2013) Cost and clinical effectiveness of MRI in occult scaphoid fractures: a randomised controlled trial. Emerg Med J 30(3):202–207. https://doi.org/10.1136/emermed-2011-200676

Patel SS, Hachadorian M, Gordon A, Nydick J, Garcia M (2022) Thumb metacarpophalangeal joint ulnar collateral ligament: early outcomes of suture anchor repair with suture tape augmentation. J Hand Microsurg 14(1):25–30. https://doi.org/10.1055/s-0040-1710154

Rauch A, Teixeira PA, Gillet R, Perez M, Clerc-Urmes I, Lombard C, Blum A (2016) Analysis of the position of the branches of the ulnar nerve in Guyon's canal using high-resolution MRI in positions adopted by cyclists. Surg Radiol Anat 38(7):793–799. https://doi.org/10.1007/s00276-015-1612-7

Reider B, Davies G, Provencher MT (2014) Orthopaedic rehabilitation of the athlete: getting back in the game. Elsevier Health Sciences

Rettig AC (2003) Athletic injuries of the wrist and hand. Part I: traumatic injuries of the wrist. Am J Sports Med 31(6):1038–1048. https://doi.org/10.1177/03635465030310060801

Rettig AC (2004) Athletic injuries of the wrist and hand: Part II: overuse injuries of the wrist and traumatic injuries to the hand. Am J Sports Med 32(1):262–273. https://doi.org/10.1177/0363546503261422

Rios-Russo JL, Lozada-Bado LS, de Mel S, Frontera W, Micheo W (2021) Ulnar-sided wrist pain in the athlete: sport-specific demands, clinical presentation, and management options. Curr Sports Med Rep 20(6):312–318. https://doi.org/10.1249/jsr.0000000000000853

Robertson G, Ang KK, Maffulli N, Simpson CK, Rust PA (2019) Return to sport following surgical management of triangular fibrocartilage tears: a systematic review. Br Med Bull 130(1):89–103. https://doi.org/10.1093/bmb/ldz013

Robinson DM, Kakar S, Jelsing E (2023) Acute thumb metacarpophalangeal joint ulnar collateral ligament injury: diagnosis, management, and return to sports considerations. Curr Sports Med Rep 22(6):238–244. https://doi.org/10.1249/jsr.0000000000001079

Rosenbaum YA, Awan HM (2017) Acute hand injuries in athletes. Phys Sportsmed 45(2):151–158. https://doi.org/10.1080/00913847.2017.1306420

Ruland RT, Hogan CJ (2008) The ECU synergy test: an aid to diagnose ECU tendonitis. J Hand Surg 33(10):1777–1782. https://doi.org/10.1016/j.jhsa.2008.08.018

Sahu MA, Tahir A, Sahu MA, Varachia A, Khawar H, Ahmed U (2024) Fractures of the hamate bone: a review of clinical presentation, diagnosis and management in the United Kingdom. Cureus 16(11):e73839. https://doi.org/10.7759/cureus.73839

Samade R, Awan HM (2024) Surgical treatment of scaphoid fractures: recommendations for management. J Wrist Surg 13(3):194–201. https://doi.org/10.1055/s-0043-1772689

Savva C, Karagiannis C, Korakakis V, Efstathiou M (2021) The analgesic effect of joint mobilization and manipulation in tendinopathy: a narrative review. J Man Manip Ther 29(5):276–287. https://doi.org/10.1080/10669817.2021.1904348

Schädel-Höpfner M, Windolf J, Lögters T, Pillukat T, Jung M, Bickert B (2023) Skaphoidfrakturen. Die Unfallchirurgie 126(10):799–811. https://doi.org/10.1007/s00113-023-01364-3

Scheufler O, Radmer S, Andresen R (2012) Dorsal percutaneous cannulated mini-screw fixation for fractures of the hamate hook. Hand Surg 17(2):287–293. https://doi.org/10.1142/s0218810412970039

Schroeder NS, Goldfarb CA (2015) Thumb ulnar collateral and radial collateral ligament injuries. Clin Sports Med 34(1):117–126. https://doi.org/10.1016/j.csm.2014.09.004

Sirisena DC, Sim SH, Lim I, Rajaratnam V (2021) Median and ulnar nerve injuries in cyclists: a narrative review. Biomedicine (Taipei) 11(4):1–12. https://doi.org/10.37796/2211-8039.1143

Slane J, Timmerman M, Ploeg H-L, Thelen DG (2011) The influence of glove and hand position on pressure over the ulnar nerve during cycling. Clin Biomech 26(6):642–648. https://doi.org/10.1016/j.clinbiomech.2011.03.003

Stener B (1962) Displacement of the ruptured ulnar collateral ligament of the metacarpo-phalangeal joint of the thumb. J Bone Joint Surg Br 44(4):869–879

Sun G, Li X, Dai J (2024) the role of personalized stenosing tenosynovitis brace therapy based on 3D printing technology: a prospective cohort study. Health Sci Rep 7(11):e70156. https://doi.org/10.1002/hsr2.70156

Turner AR, Mabrouk A, Cooper JS (2025) Mallet finger (Archived). StatPearls Publishing LLC, Treasure Island

Verheggen R (2021) Nervenkompressionssyndrome der Hand. Praxis Handreha 2(02):56–61. https://doi.org/10.1055/a-1322-1682

Vigler M, Aviles A, Lee SK (2006) Carpal fractures excluding the scaphoid. Hand Clin 22(4):501–516; abstract vii. https://doi.org/10.1016/j.hcl.2006.07.007

Weber A, Reissner L, Friedl S, Schweizer A (2023) Stability of the distal radioulnar joint with and without activation of forearm muscles. J Hand Surg Eur 48(8):762–767. https://doi.org/10.1177/17531934231168299

Whalen JL, Bishop AT, Linscheid RL (1992) Nonoperative treatment of acute hamate hook fractures. J Hand Surg Am 17(3):507–511. https://doi.org/10.1016/0363-5023(92)90363-t

Winston MJ, Weiland AJ (2017) Scaphoid fractures in the athlete. Curr Rev Musculoskelet Med 10(1):38–44. https://doi.org/10.1007/s12178-017-9382-y

Yarar S, Rueger JM, Schlickewei C (2015) Fingerverletzungen beim Ballsport. Der Unfallchirurg 118(6):496–506. https://doi.org/10.1007/s00113-014-2723-z

van der Zee C, van Oosterom FJT, Pijnenburg BACM (2015) Boxer's knuckle. In: Doral MN, Karlsson J (Hrsg) Sports injuries: prevention, diagnosis, treatment and rehabilitation. Springer, Berlin/Heidelberg, S 2721–2727. https://doi.org/10.1007/978-3-642-36569-0_259

Zura R, Xiong Z, Einhorn T, Watson JT, Ostrum RF, Prayson MJ, Della Rocca GJ, Mehta S, McKinley T, Wang Z, Steen RG (2016) Epidemiology of fracture nonunion in 18 human bones. JAMA Surg 151(11):e162775. https://doi.org/10.1001/jamasurg.2016.2775

The manufacturer's authorised representative in the EU is Springer Nature Customer Service Centre GmbH, Europaplatz 3, 69115 Heidelberg, Germany. If you have any concerns regarding our products, please contact ProductSafety@springernature.com

Printed and bound by CPI Group (UK) Ltd, Croydon, CR0 4YY

26/03/2026

02078993-0004